JN323816

新しい衛生薬学

第7版

名古屋市立大学大学院薬学研究科教授　小野嵜菊夫
編　集　名城大学薬学部教授　小嶋仲夫
岐阜薬科大学教授　永瀬久光

顧　問　北海道薬科大学名誉教授　植松孝悦

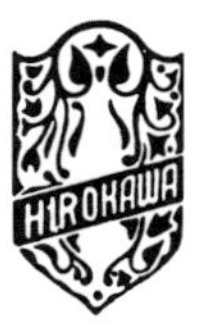

東京　廣川書店　発行

執筆者一覧（五十音順）

小野嵜菊夫	名古屋市立大学大学院薬学研究科教授
河村典久	元金城学院大学薬学部教授
北小路学	近畿大学薬学部准教授
小嶋仲夫	名城大学薬学部教授
佐藤雅彦	愛知学院大学薬学部教授
高橋和彦	横浜薬科大学教授
千葉拓	金城学院大学薬学部教授
永瀬久光	岐阜薬科大学教授
中西剛	岐阜薬科大学准教授
橋爪清松	名城大学薬学部准教授
林秀敏	名古屋市立大学大学院薬学研究科教授
吉岡忠夫	北海道薬科大学教授

新しい衛生薬学［第7版］

編集	小野嵜菊夫（おのざき きくお） 小嶋仲夫（こじま なかお） 永瀬久光（ながせ ひさみつ）	昭和49年4月1日	初版発行©
		平成25年3月10日	第7版 4刷発行
発行者	廣川節男		

発行所　株式会社　**廣川書店**

〒113-0033　東京都文京区本郷3丁目27番14号

電話 03(3815)3651　FAX 03(3815)3650

第７版発行に際して

衛生化学は長い間，薬学教育の中で重要な位置を占めてきた．平成８年度に新しい薬剤師国家試験のガイドラインが示され，衛生化学は衛生薬学と名を改め，基礎生物学から環境問題までより幅広く健康を学ぶ学問へと変わった．しかし，化学の知識にもとづく健康に関する学問という点では一貫している．このような学問は薬学に特有のものであり，薬学の独自性を示すものである．

21世紀になり，薬学教育も大きく変わり，薬学教育の指針となるべきコア・カリキュラムが示された．また，平成18年度からは，薬学部が６年制と４年制に移行し，薬学教育の多様化がはじまった．しかし，衛生薬学は両学科にとり重要な学問であり，薬学教育にとっては必要不可欠なものである．また，第６版改訂時に比べ，法律や学ぶべき内容も変わってきている．このような変革に対応し，全面的に内容を見なおし書き改めた．

しかし，内容，表現など，まだ至らぬところが数多くあると思われる．読者諸賢の御指摘，御叱正をお願いする次第である．

本書を改訂するに当たり，多大のご尽力を賜った廣川書店社長廣川節男氏をはじめ編集部の方々に厚く御礼申し上げる．また，今までに本書の執筆に携わった，諸先輩先生方に多大の敬意を表する．

平成22年１月

編　者
小野嵜　菊　夫
小　嶋　　仲　夫
永　瀬　　久　光

まえがき

衛生化学は薬学部および薬科大学に独特な履修課目として，古くから重要な課目となっている．編者は，幸い分担執筆者諸氏の熱心な協力を得て，昭和 49 年 4 月，“新しい衛生化学” を刊行したところ，多くの大学において教科書として採用され，編者の多大な喜びとするところである．しかしながら，その後初版本の中に誤植，誤記，ならびに内容が足りない箇所などがあることに気付いた．そのため，今回，新しい執筆者を加え，誤りを訂正するとともに，内容の一部を書き改めることとした．

本書は教科書の目的で刊行したので，記述に誤りがないように努めて留意したが，衛生化学の内容は非常に広汎にわたっており，思わぬ誤りを犯している点がないとはいえない．誤りは読者諸賢の御叱正と御教示を得て，他日完全を期したい．

本書を刊行するにあたり，多大の御尽力を賜わった廣川書店専務廣川節男氏，編集部菊地真一氏ならびに編集部の方々に対し，謹んで厚く御礼申上げる．

昭和 51 年 4 月

編　　者

目　次

本書と関連する日本薬学会薬学教育モデル・コア・カリキュラム

C 薬学専門教育

［物理系薬学を学ぶ］

C2 化学物質の分析

一般目標：

化学物質（医薬品を含む）をその性質に基づいて分析できるようになるために，物質の定性，定量などに必要な基本的知識と技能を習得する．

【薬毒物の分析】

到達目標：

1）毒物中毒における生体試料の取扱いについて説明できる．

2）代表的な中毒原因物質（乱用薬物を含む）のスクリーニング法を列挙し，説明できる．

△3）代表的な中毒原因物質を分析できる．（技能）

［化学系薬学を学ぶ］

C6 生体分子・医薬品を化学で理解する

一般目標：

生体分子の機能と医薬品の作用を化学構造と関連づけて理解するために，それらに関連する基本的知識と技能を修得する．

【生体分子の化学構造】

到達目標：

1）タンパク質の高次構造を規定する結合（アミド基間の水素結合，ジスルフィド結合など）および相互作用について説明できる．

2）糖類および多糖類の基本構造を概説できる．

3）糖とタンパク質の代表的な結合様式を示すことができる．

4）核酸の立体構造を規定する化学結合，相互作用について説明できる．

5）生体膜を構成する脂質の化学構造の特徴を説明できる．

［生物系薬学を学ぶ］

C9 生命をミクロに理解する

一般目標：

生物をミクロなレベルで理解するために，細胞の機能や生命活動を支える分子の役割についての基本的知識を修得し，併せてそれらの生体分子を取り扱うための基本的技能と態度を身につける．

(1) 細胞を構成する分子

一般目標：

生命の活動単位としての細胞の成り立ちを分子レベルで理解するために，その構成分子の構造，生合成，性状，機能に関する基本的知識を修得し，それらを取り扱うための基本的技能を身につける．

【脂質】

到達目標：

1) 脂質を分類し，構造の特徴と役割を説明できる．
2) 脂肪酸の種類と役割を説明できる．
3) 脂肪酸の生合成経路を説明できる．
4) コレステロールの生合成経路と代謝を説明できる．

【糖質】

到達目標：

1) グルコースの構造，性質，役割を説明できる．
2) グルコース以外の代表的な単糖，および二糖の種類，構造，性質，役割を説明できる．
3) 代表的な多糖の構造と役割を説明できる．
△4) 糖質の定性および定量試験法を実施できる．(技能)

【アミノ酸】

到達目標：

1) アミノ酸を列挙し，その構造に基づいて性質を説明できる．
2) アミノ酸分子中の炭素および窒素の代謝について説明できる．
△3) アミノ酸の定性および定量試験法を実施できる．(技能)

【ビタミン】

到達目標：

1) 水溶性ビタミンを列挙し，各々の構造，基本的性質，補酵素や補欠分子として関与する生体内反応について説明できる．
2) 脂溶性ビタミンを列挙し，各々の構造，基本的性質と生理機能を説明できる．
3) ビタミンの欠乏と過剰による症状を説明できる．

(3) 生命情報を担うタンパク質

一般目標：

生命活動の担い手であるタンパク質，酵素について理解するために，その構造，性状，代謝についての基本的知識を修得し，それらを取り扱うための基本的技能を身につける．

【タンパク質の構造と機能】

到達目標：

1）タンパク質の主要な機能を列挙できる．
2）タンパク質の一次，二次，三次，四次構造を説明できる．
3）タンパク質の機能発現に必要な翻訳後修飾について説明できる．

【タンパク質の取扱い】

到達目標：

△1）タンパク質の定性，定量試験法を実施できる．（技能）
2）タンパク質の分離，精製と分子量の測定法を説明し，実施できる．（知識・技能）
△3）タンパク質のアミノ酸配列決定法を説明できる．

(4) 生体エネルギー

一般目標：

生命活動が生体エネルギーにより支えられていることを理解するために，食物成分からのエネルギーの産生，および糖質，脂質，タンパク質の代謝に関する基本的知識を修得し，それらを取り扱うための基本的技能を身につける．

【栄養素の利用】

到達目標：

1）食物中の栄養成分の消化・吸収，体内運搬について概説できる．

【ATPの産生】

到達目標：

1）ATPが高エネルギー化合物であることを，化学構造をもとに説明できる．
2）解糖系について説明できる．
3）クエン酸回路について説明できる．
4）電子伝達系（酸化的リン酸化）について説明できる．
5）脂肪酸のβ酸化反応について説明できる．
6）アセチルCoAのエネルギー代謝における役割を説明できる．
7）エネルギー産生におけるミトコンドリアの役割を説明できる．
8）ATP産生阻害物質を列挙し，その阻害機構を説明できる．
9）ペントースリン酸回路の生理的役割を説明できる．
10）アルコール発酵，乳酸発酵の生理的役割を説明できる．

【飢餓状態と飽食状態】
到達目標：
1）グリコーゲンの役割について説明できる．
2）糖新生について説明できる．
3）飢餓状態のエネルギー代謝（ケトン体の利用など）について説明できる．
4）余剰のエネルギーを蓄えるしくみを説明できる．
5）食餌性の血糖変動について説明できる．
6）インスリンとグルカゴンの役割を説明できる．
7）糖から脂肪酸への合成経路を説明できる．
8）ケト原性アミノ酸と糖原性アミノ酸について説明できる．

［健康と環境］

C11 健康

一般目標：
人とその集団の健康の維持，向上に貢献できるようになるために，栄養と健康，現代社会における疾病とその予防に関する基本的知識，技能，態度を修得する．

(1) 栄養と健康
一般目標：
健康維持に必要な栄養を科学的に理解するために，栄養素，代謝，食品の安全性と衛生管理などに関する基本的知識と技能を修得する．

【栄養素】
到達目標：
1）栄養素（三大栄養素，ビタミン，ミネラル）を列挙し，それぞれの役割について説明できる．
2）各栄養素の消化，吸収，代謝のプロセスを概説できる．
3）脂質の体内運搬における血漿リポタンパク質の栄養学的意義を説明できる．
4）食品中のタンパク質の栄養的な価値（栄養価）を説明できる．
5）エネルギー代謝に関わる基礎代謝量，呼吸商，エネルギー所要量の意味を説明できる．
6）栄養素の栄養所要量の意義について説明できる．
7）日本における栄養摂取の現状と問題点について説明できる．
8）栄養素の過不足による主な疾病を列挙し，説明できる．

【食品の品質と管理】
到達目標：
1）食品が腐敗する機構について説明できる．
2）油脂が変敗する機構を説明し，油脂の変質試験を実施できる．（知識・技能）

3）食品の褐変を引き起こす主な反応とその機構を説明できる．
4）食品の変質を防ぐ方法（保存法）を説明できる．
5）食品成分由来の発がん物質を列挙し，その生成機構を説明できる．
6）代表的な食品添加物を用途別に列挙し，それらの働きを説明できる．
7）食品添加物の法的規制と問題点について説明できる．
△8）主な食品添加物の試験法を実施できる．（技能）
9）代表的な保健機能食品を列挙し，その特徴を説明できる．
10）遺伝子組換え食品の現状を説明し，その問題点について討議する．（知識・態度）

【食中毒】
到達目標：
1）食中毒の種類を列挙し，発生状況を説明できる．
2）代表的な細菌性・ウイルス性食中毒を列挙し，それらの原因となる微生物の性質，症状，原因食品および予防方法について説明できる．
3）食中毒の原因となる自然毒を列挙し，その原因物質，作用機構，症状の特徴を説明できる．
4）代表的なマイコトキシンを列挙し，それによる健康障害について概説できる．
5）化学物質（重金属，残留農薬など）による食品汚染の具体例を挙げ，ヒトの健康に及ぼす影響を説明できる．

（2）社会・集団と健康
一般目標：
社会における集団の健康と疾病の現状およびその影響要因を把握するために，保健統計と疫学に関する基本的知識，技能，態度を修得する．

C12 環境
一般目標：
人の健康にとってより良い環境の維持と向上に貢献できるようになるために，化学物質の人への影響，および生活環境や地球生態系と人の健康との関わりについての基本的知識，技能，態度を修得する．

（1）化学物質の生体への影響
一般目標：
有害な化学物質などの生体への影響を回避できるようになるために，化学物質の毒性などに関する基本的知識を修得し，これに関連する基本的技能と態度を身につける．

【化学物質の代謝・代謝的活性化】
到達目標：

1）代表的な有害化学物質の吸収，分布，代謝，排泄の基本的なプロセスについて説明できる．
2）第一相反応が関わる代謝，代謝的活性化について概説できる．
3）第二相反応が関わる代謝，代謝的活性化について概説できる．

【化学物質による発がん】
到達目標：
1）発がん性物質などの代謝的活性化の機構を列挙し，その反応機構を説明できる．
2）変異原性試験（Ames 試験など）の原理を説明し，実施できる．（知識・技能）
3）発がんのイニシエーションとプロモーションについて概説できる．
△4）代表的ながん遺伝子とがん抑制遺伝子を挙げ，それらの異常とがん化との関連を説明できる．

【化学物質の毒性】
到達目標：
1）化学物質の毒性を評価するための主な試験法を列挙し，概説できる．
2）肝臓，腎臓，神経などに特異的に毒性を示す主な化学物質を列挙できる．
3）重金属，農薬，PCB，ダイオキシンなどの代表的な有害化学物質の急性毒性，慢性毒性の特徴について説明できる．
4）重金属や活性酸素による障害を防ぐための生体防御因子について具体例を挙げて説明できる．
5）毒性試験の結果を評価するのに必要な量-反応関係，閾値，無毒性量（NOAEL）などについて概説できる．
6）化学物質の安全摂取量（1 日許容摂取量など）について説明できる．
7）有害化学物質による人体影響を防ぐための法的規制（化審法など）を説明できる．
8）環境ホルモン（内分泌撹乱化学物質）が人の健康に及ぼす影響を説明し，その予防策を提案する．（態度）

【化学物質による中毒と処置】
到達目標：
1）代表的な中毒原因物質の解毒処置法を説明できる．
△2）化学物質の中毒量，作用器官，中毒症状，救急処置法，解毒法を検索することができる．（技能）

【電離放射線の生体への影響】
到達目標：
1）人に影響を与える電離放射線の種類を列挙できる．
2）電離放射線被曝における線量と生体損傷の関係を体外被曝と体内被曝に分けて説明でき

る．

3）電離放射線および放射性核種の標的臓器・組織を挙げ，その感受性の差異を説明できる．
4）電離放射線の生体影響に変化を及ぼす因子（酸素効果など）について説明できる．
5）電離放射線を防御する方法について概説できる．
6）電離放射線の医療への応用について概説できる．

【非電離放射線の生体への影響】
到達目標：
1）非電離放射線の種類を列挙できる．
2）紫外線の種類を列挙し，その特徴と生体に及ぼす影響について説明できる．
3）赤外線の種類を列挙し，その特徴と生体に及ぼす影響について説明できる．

(2) 生活環境と健康
一般目標：
生態系や生活環境を保全，維持するために，それらに影響を及ぼす自然現象，人為的活動を理解し，環境汚染物質などの成因，人体への影響，汚染防止，汚染除去などに関する基本的知識と技能を修得し，環境の改善に向かって努力する態度を身につける．

【地球環境と生態系】
到達目標：
1）地球環境の成り立ちについて概説できる．
2）生態系の構成員を列挙し，その特徴と相互関係を説明できる．
△3）人の健康と環境の関係を人が生態系の一員であることをふまえて討議する．（態度）
4）地球規模の環境問題の成因，人に与える影響について説明できる．
5）食物連鎖を介した化学物質の生物濃縮について具体例を挙げて説明できる．
6）化学物質の環境内動態と人の健康への影響について例を挙げて説明できる．
7）環境中に存在する主な放射性核種（天然，人工）を挙げ，人の健康への影響について説明できる．

【水環境】
到達目標：
1）原水の種類を挙げ，特徴を説明できる．
2）水の浄化法について説明できる．
3）水の塩素処理の原理と問題点について説明できる．
4）水道水の水質基準の主な項目を列挙し，測定できる．（知識・技能）
5）下水処理および排水処理の主な方法について説明できる．
6）水質汚濁の主な指標を水域ごとに列挙し，その意味を説明できる．
△7）DO，BOD，COD を測定できる．（技能）

8）富栄養化の原因とそれによってもたらされる問題点を挙げ，対策を説明できる．

【大気環境】

到達目標：

1）空気の成分を説明できる．

2）主な大気汚染物質を列挙し，その推移と発生源について説明できる．

3）主な大気汚染物質の濃度を測定し，健康影響について説明できる．（知識・技能）

4）大気汚染に影響する気象要因（逆転層など）を概説できる．

【室内環境】

到達目標：

1）室内環境を評価するための代表的な指標を列挙し，測定できる．（知識・技能）

2）室内環境と健康との関係について説明できる．

3）室内環境の保全のために配慮すべき事項について説明できる．

4）シックハウス症候群について概説できる．

【廃棄物】

到達目標：

1）廃棄物の種類を列挙できる．

2）廃棄物処理の問題点を列挙し，その対策を説明できる．

△3）医療廃棄物を安全に廃棄，処理する．（技能・態度）

4）マニフェスト制度について説明できる．

5）PRTR 法について概説できる．

【環境保全と法的規制】

到達目標：

1）典型七公害とその現状，および四大公害について説明できる．

2）環境基本法の理念を説明できる．

3）大気汚染を防止するための法規制について説明できる．

4）水質汚濁を防止するための法規制について説明できる．

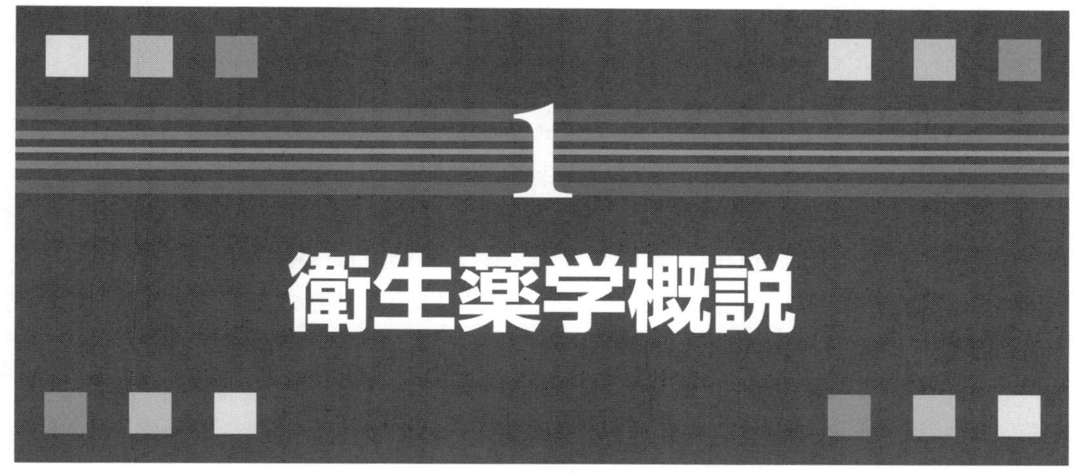

1 衛生薬学概説

衛生薬学は衛生化学と公衆衛生学から成り，いずれも疾病を予防し，健康の保持増進をはかり，健全な生活環境を維持するための科学と技術である．衛生化学は化学的要素の多い分野を中心とする学問で，わが国の薬学の特徴的な分野として発展してきた．

健康を守る科学としての衛生薬学は，歴史的には医薬品の品質を確保するための規格基準をつくることに始まり，食品衛生や環境衛生といった公衆衛生の物質的基盤，すなわち生活環境に関する学問として，人々の健康な生沽を守る公衆衛生活動を支えてきた．しかし，今日では，健康に関する種々の要因の理解が深まり，保健と環境，さらにその基礎となる健康を守るしくみ（生体防御機構）と物質の安全性に関する総合科学としてとらえられている．すなわち，衛生薬学は，生体と栄養，環境物質との相互作用，種々の生活環境条件の分析と評価についての基礎と応用に関する研究を通して，健康を守ることに貢献することを目的としている．

薬剤師と衛生薬学：医師法，歯科医師法および薬剤師法はいずれも第一条・任務規定で始まるが，その条文は共に「公衆衛生の向上及び増進に寄与し，もって国民の健康な生活を確保するものとする」で結ばれている．しかし条文の前半は「医師は医療（歯科医師は歯科医療）および保健指導を掌（つかさど）ることによって」であるのに対し，「薬剤師は，調剤，医薬品の供給その他薬事衛生をつかさどることによって」と違いが明記されている．ここで薬剤師が特につかさどるべき薬事衛生とは，薬剤師法制定（1960 年（昭和 35 年））に際し「医薬品の試験鑑定，研究または食品，水等の試験検査等，広く薬学の知識に基づいて処置すべき衛生上の事項を総て指す」と例示されている．すなわち，薬剤師には調剤，医薬品の供給とならぶ社会的任務として，薬学の知識を最大限に発揮して，あらゆる衛生上の事項を処置することが求められているのである．衛生上の事項はどれも社会生活に直結し，時代とともに著しく変化し，地域的，空間的にも広がりがあり，さらに速やかな行政的対応が必要とされる課題である．

また，これからの薬剤師の活動は，医師，歯科医師，看護師等多くの医療従事者との連携が強まり相互協力が必須となる．疾病対策としての環境や食生活の改善，在宅医療，地域保健の分野にあっては彼らの学ぶ衛生学や公衆衛生学と同一の視野が必要なこともあるが，薬剤師は，そこに広い薬学の知識に基づいた独自の視点と技能とを発揮して問題に対処できなければならない．

社会的要請と衛生薬学：近年，政治，経済，文化の国際化，規制緩和や情報公開の波は，わが国の杜会構造のさまざまな方面に波及し，行政改革，機構や制度の抜本的見直し，大綱化等々の方策が次々と打ち出されている．他方，科学技術や医療技術の急速な進歩に伴い国民の価値観も多様化し，個人の健康意識や環境問題，さらに倫理問題などへの関心もきわめて高まっている．

こうした杜会的関心の中で，良質で効率的な医療の供給と，患者本位の医療の実現をめざして医療法が改正された（1992年（平成4年））．改正医療法には，薬剤師が初めて医療の担い手，医療関係者と明記された．社会的要請に対応できる質の高い薬剤師の養成を目指す厚生省（厚生労働省）は，現行教育制度の範囲内で，医療人としての薬剤師に必要な知識と技能を念頭においた薬剤師国家試験出題基準の改正を行った．その結果，国家試験科目は基礎薬学，医療薬学，衛生薬学および薬事関連法・制度の4つの区分に改訂された．薬剤師法でいう薬剤師の職能を一層明確にした衛生薬学という名称はここで初めて法律的な公用語となった．医学を基礎医学，臨床医学および社会医学に大別する考え方にも対応させている．

このように衛生薬学は，薬学という学問的基盤と従来の衛生化学・公衆衛生学の成果に立脚した，薬学の特徴を生かした健康科学である．

衛生薬学の基礎知識：医薬品およびその他の化学物質の専門家となるために，衛生薬学で習得すべきことはまず，化学物質の自然界における変遷とヒトの健康に関する正確な知識である．

化学物質は，地圏，水圏，気圏という無機（非生物）的環境と生物圏からなる地球環境において，無機的環境と生物圏との間を，その形を変えながら絶えず循環を繰り返しつつ移動している．一方，地球上に棲むあらゆる生物はこの循環の中で，生命活動に必要な共通の化学物質を，効果的に再利用する食物連鎖のネットワークで互いに深く結ばれつつ地球環境，生態系を形成している．また，生物体内に侵入した化学物質は，代謝系と排泄系に接触するが，ある量を越えると，排泄されるまでに生体に毒性を示す．生命活動は多種多様の化学物質に対する生物の許容範囲内の量でのみ正常に営まれる．

化学物質とヒトの健康に最も古くから関係しているのが食物であるが，現代人にとっての食物は，多様化した食生活や食品加工技術の進歩との関連性で新たな課題を抱えている．飽食の時代の栄養問題や生活習慣病，変貌する食品添加物や容器包装，各種食品汚染物質や食中毒等がある．その他，衛生薬学には日常生活に関わる各種の化学物質ばかりでなく，照度，騒音，振動などの物理的要因とそれらによるヒトの健康への影響も含まれる．

衛生薬学の範囲：衛生薬学では，ヒトの生活を豊かにするために人間活動が生み出した化学物質が環境汚染の原因となり，食物連鎖を介して再びヒトの健康問題として還ってくることを学ぶ．個々の生命体の生存を脅かす種々の化学物質から生態系を衛らなければ，結局，生態系を構成するヒトの生を衛ることもできないことになる．

さらに衛生薬学は，化学物質等による有害作用からヒトを含めた生態系の生をいかに，影響が出ないうちに衛るか，という具体的な方策を迅速に指し示さなければならない．すなわち，食品衛生や環境衛生に関する実態を迅速に正確に把握する技術が要求される．そのためには化学物質の試験，分析技術の習得が不可欠であり，試験法の開発が必要な場合もある．そして，実態に即して具体的な防止策や予防対策を提案し，その対策が直ちに行政に生かされるように推進し，地域社会で実践し監視するなど，衛生薬学には独特の社会的責任がある．

1-1　衛生薬学の歴史と特徴

A　欧米における衛生学の歴史

1）衛生学の誕生

生命を衛り，疫病を免れ，衣食住を備え，健康を保ちたいというのは，人間の本能に基づく願望である．人は社会的な存在であるから，集団としての人間が痛苦からのがれようとする工夫は原始社会からすでに芽生えていたと思われる．この個および集団の人間の生（せい）を衛り，健康を妨害するもろもろの原因を明らかにして健康の維持増進に役立てる科学が一般に衛生学，公衆衛生学と呼ばれるものである．この科学は古代ギリシア時代に，医学の祖といわれる Hippocrates（460～337 B.C.）により誕生した．疾病の原因を悪魔や神の裁きという概念から離れて，彼は忠実な自然現象の観察に基づき，空気，水および土地という環境因子との因果関係でとらえて記録した．古代ギリシアの文化を継承したローマ時代には，公衆衛生面では画期的な上下水道の施設が建設された．この時代に病気の原因として生活，食物，住居などの諸要因を重視したギリシア出身の医師 Galenus（130～200 A.D.）は，ギリシア神話の健康の女神 Hygeia の名にちなんで衛生学を，Hygiene と命名したといわれている．

2）中世の衛生学

ローマの滅亡後，中世のヨーロッパでは，キリスト教の強い支配下で科学は全く停滞した．宗教的に敵対するアラビアでは医学，化学，薬学が独自の発展を遂げていたが，それとは融合することはなく，迷信がはびこる長い非衛生時代が続き，疫病が猛威をふるった．14 世紀中葉のペストの大流行では，ヨーロッパの全人口の 1/4 に相当する約 2500 万人が死亡している．

暗黒の中世も，永い眠りのあと，人間の尊さに目覚め，自由な文化を創造する文芸復興と宗教改革が起こり，各地に病院，大学が設立され，公衆衛生制度の基盤がつくられ，合理性，普遍性を求める近代科学の萌芽期へと移行していった．

3）産業革命と衛生学

市民革命と産業革命をいち早く終えて近代社会の形成を成し遂げたイギリスでは，おびただしい数の労働者階級を生み出し，工業都市の急激な膨張を引き起こした．工場労働，特に幼少年と婦人の過酷な労働条件と，過密，不潔な住環境の劣悪さは結核による死亡率の急上昇をもたらし，貧困，低栄養，不衛生は大きな社会問題となった．Bentham（1748 ～ 1832）の「最大多数の最大幸福」という新しい合理的倫理に思想的影響を受けたイギリス近代公衆衛生の創始者である Chadwick（1800～1890）は，「大英帝国の労働者階級の衛生状態に関する報告」を刊行し，これを契機として1848年，世界最初の本格的衛生立法である「公衆衛生法」が制定された．イギリスに始まった衛生思想と衛生行政は，欧米諸国の環境衛生政策に大きな影響を与えた．

アメリカ合衆国はイギリスの影響を受けながらも，ピューリタニズムの伝統を生かしたボランティア団体の訪問看護事業の登場やアメリカ民主主義に根ざした独特の諸制度を作り上げている．Wimslow（1877～1957）による公衆衛生の定義が最初に発表されたのが1920年である．

4）近代衛生学の科学的基盤

近代的な衛生行政が確立され始めた時期には，公衆衛生学の基盤となる疾病予防の分野に画期的な発展をもたらした科学者も活躍した．ワクチンを確立したPasteur（1822～1895）と，コレラや結核や破傷風の病原体を発見したKoch（1843～1910）は，それまで人類を苦しめた疫病の原因を明らかにし，生体に本来そなわっている防御機構である免疫能を疫病の予防に活用する道を切り開いた．一方，疾病や健康に影響する因子としての環境を重視し，土地，水，換気さらに食品，栄養などを対象とする世界最初の衛生学講座を1886年にミュンヘン大学に開講したのがPettennkoffer（1818～1901）であった．PasteurもPettenkofferもともに元来化学者であったことは注目すべきである．

B　わが国の薬学と衛生薬学の歴史

衛生学あるいは衛生関連の科学は，国の内外を問わず医，獣医，農，工，理学部など幅広い学部で発展してきており，各分野を学んだ人々により継承され，衛生行政に生かされている．この領域では，わが国は教育，研究および行政面において，薬学独自の分野を確立してきた．衛生領域が薬剤師の任務，職能と直結しているという点は諸外国と異なり，わが国の特徴でもある．その特徴はわが国の近代薬学の誕生とも無縁ではありえなかったのである．

1）薬学誕生の背景

長い鎖国政策で近代化が著しく立ち遅れたわが国は，文化と政治，軍事，教育，行政などに関する当時の欧米先進国の諸制度を熱心に急速に導入した．したがって，日本の近代薬学と衛生化学・公衆衛生学と衛生行政もほとんど同時に誕生した．それらは，欧米視察団に随行し，先進諸国の衛生行政制度をつぶさに調査して帰った長与専斉が文部省医務局長に就任した1873年（明治6年）に始まる．

明治新政府はドイツ医学の採用を決定していたが，当時出回った医薬品は粗悪な偽造品が多く危険なものであった．そのような状況の中で，専斉は新しい医学教育および関連する諸制度を確立するに当たり，薬学の不可欠性を確信し，製薬学校と司薬場の設置を提唱した．

2）薬学の誕生と衛生

1873年には第一大学区医学校（東京大学医学都の前身）に製薬学教場が設置され，翌年には東京司薬場（現在の国立医薬品食品衛生研究所の前身）も相次いで設置された．1874年，専斉の起草による医育，医療，衛生制度の包括的法典である医制76条が公布された．「衛生」という言葉も医制の制定にあたり，彼が荘子の「庚桑楚編」から引用したものである．続く1875年（明治8年）には医務局は文部省を離れ新設の内務省に移管され，その名称も新しい公用語を採用した衛生局と変更された．

3）衛生化学の誕生

1876年（明治9年）には製薬通学生教場が設けられ，学生に対する教育や製薬実習，薬学研究が始まり，司薬場でも薬物の真贋鑑定のほか，製薬法，試験法の伝示も行われ始めた．東京司薬場では1878年（明治11年）より講義科目に「衛生学大意」が加えられた．1883年（明治16年）東京，大阪，横浜の司薬場は衛生局試験所と改称され，大気，用水，土壌，衣服料，飲食品，鉱泉等の衛生試験や裁判に関する分析試験を実施する検明部が設置された．そして，1893年（明治26年）帝国大学医科大学薬学科に3講座が設置された時，その1つとして，丹波敬三教授により開講されたのが衛生裁判化学であった．これがその後わが国の大学の薬学部あるいは薬科大学にみられる本格的な衛生化学教育，研究の誕生である．すなわち，わが国の薬学教育における衛生化学は近代薬学の開講と同時に始まっているのである．

このように，粗悪な偽造医薬品の検査，鑑定と製薬技術の確立という社会要請の中で誕生した日本の近代薬学には，欧米諸国の薬学とは大きく異なる特徴がある．

4）衛生化学の発展期

20世紀に入り，国民の生活様式の変革に対応し，飲食物関連の取締法をはじめ，下水道，汚物清掃など衛生に関する法律が次々整備されていった．これらの取調べ規則の運用上必要な各種試験法について，日本薬学会（1880年（明治13年）創立）は衛生試験法調査委員会（1903年），全国衛生技術官協議会（1905年）を設け，行政への寄与を積極的に実行した．この流れは衛生化学調査委員会と公衆衛生協議会に引き継がれ，現在は環境・衛生部会の衛生試験法委員会により，絶えず変貌する社会の要求に応えた試験法である「衛生試験法・注解」の整備という不断の作業を行っている．

第二次世界大戦後，日本国憲法の公布（1946年（昭和21年））とともにさまざまな改革が行われた．1949年（昭和24年）には新制大学が発足し，それまでの薬学専門学校は新制の薬科大学あるいは薬学部となった．その後全国に次々と新たな薬科大学や薬学部が誕生し，各大学に衛生化学講座が設置され教育と研究が進められている．

1960年（昭和35年）以後の高度経済成長政策はすさまじい勢いでわが国を世界第2位の経済大国に成長させたが，人口の極端な都市集中化，公害病の出現，産業廃棄物，生活廃棄物による環境の汚染と破壊等々いたるところにひずみを残した．世界が注目した“水俣病”や“イタイイタイ病”をはじめとするこれら多くの難問に対処するわが国の衛生化学的能力・技量が試されることにもなった．薬学，医学，農学，水産学，工学，理学等の各分野の密接な連携が生まれていった中で，それまで地方衛生研究所などで，自らの職能を発揮して地道な活動を続けていた薬剤師や衛生化学技術者の力がここで広く認識され，社会的信頼を得た．同時に各種の有害化学物質の分析に，協定法として用いられていた衛生試験法の意義と重要性とが期せずして実証されることになった．人間活動の結果生じた公害問題から得た教訓は，経済活動と人々の健康は表裏一体となっているということであった．

衛生化学分野での薬学出身者の活躍や社会的要請に呼応して，多くの私立薬科大学，薬学部には衛生薬学科の設立がなされ，環境衛生等の充実化が進行した．一方，医薬品のみならず工業薬品や農薬の開発に伴って，それらによる副作用，中毒事故や犯罪が新たな社会問題となってきた．それらが契機となり，薬毒物の分析法のみならず，生体内における薬毒物の代謝および代謝物の分析法に関する研究が発展していった．わが国では，薬学部の衛生化学・裁判化学がこの分野で貢献したことも歴史的な必然性があった．従来，刑事事件の証拠物件に対する化学的検査の協定法であった「犯罪科学試験法」は公衆衛生協議会の審議の結果「薬毒物化学試験法」と改められた．そして1974年（昭和49年）「薬毒物化学試験法・注解」が誕生し，犯罪捜査面に限らず，薬毒物の試験検査に従事する技術者に広く利用されるようになった．現在は「薬毒物試験法・注解」として，日本薬学会の環境・衛生部会の薬毒物試験法委員会が，その改訂等を行っている．

5）衛生薬学の課題と展望

衛生薬学の課題：衛生後進国として出発したわが国で，衛生化学は，先人達によるたゆまぬ努力の結果，めざましい成果と社会的信頼を確立してきた．今後の衛生薬学はそれらを継承するだけではなく，いわゆる衛生先進国における衛生という未開の分野を切り開くこともその使命としている．物質的に満たされた国の栄養問題などとともに，地域社会の人々の日常活動に由来する生活に関連した環境問題の処理も重要な課題である．また，環境汚染予防対策や地球環境の保全の方策など，国際的協力のもとに緊急に取り組まなければならない課題が山積みしている．

衛生薬学の展望：酸性雨，海洋汚染，地球温暖化，オゾン層破壊等，種々の地球上の生物の存亡に関わる深刻な環境問題に直面し，現在，健康問題は環境問題と一体化し同時に国際化している．それらは人類共通の課題として，国際的協力以外には解決できないと認識されたからである．社会経済活動は環境への負荷を可能な限り少ないものとし，環境の汚染や破壊は未然に防止しなければ，将来の人類を含めた地球上の生物は健康を手に入れることはできない．現在のみならず将来を見越した活動が人類には求められているのであり，過去の活動の経験は失敗例も成功例もすべて国際的に貢献し得るものである．これらの具体化にこそ，今後の日本の衛生薬学の進むべき道が存在すると思われる．

衛生薬学で取り扱う多くの問題は，本質的には，生命倫理と人間の自己規制という時代を超えた普遍の命題に直面する．衛生薬学は科学的知識と技術と社会的良心と職業に対する使命感と誇りを育てていく学問でなければならない．

2 栄養素と食品成分

世界保健機関（WHO）憲章および日本国憲法第25条にあるように，健康な生活を営むことは人の基本的な権利の1つである．食生活は健康の維持・増進・疾病予防の基本であるとともに生活の質（QOL）との関連が深い．健康的な食生活の実践や生活習慣の見直しという一次予防の推進は，国民の健康の維持・増進や生活習慣病予防に重要である．

この章では，食品成分を栄養素の面から分類し，各食品成分について，主に栄養学的および生理機能的な面から記述する．

2-1 食品の構成成分

C11　健康　（1）栄養と健康【栄養素】
到達目標：
1）栄養素（三大栄養素，ビタミン，ミネラル）を列挙し，それぞれの役割について説明できる．

食品 foods とは日常的に飲食物として摂取する物の総称で，法令では食品衛生法第4条で，「食品とはすべての飲食物をいう．ただし，薬事法に規定する医薬品及び医薬部外品は，これを含まない」と規定されている．また，食品は健康の保持・増進や発育に必要な栄養の目的で摂取するものであり，栄養 nutrition とは生物が食品に含まれる成分のうち，生命・健康の維持，成長，臓器・組織の正常な機能を営み，およびエネルギー産生のための成分を摂取し，これを利用する過程である．栄養素 nutrients とは，栄養のために摂取する物質（成分）を要素としていう用語である．

食品は炭水化物，脂質，タンパク質（アミノ酸も含む），無機質（灰分），ビタミン，水，色素，香気成分や呈色成分などから構成されている．図2-1に示すように，炭水化物，脂質，タ

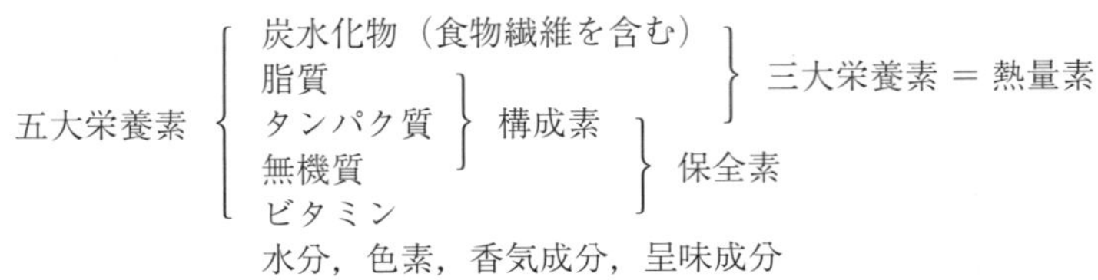

図 2-1　食品成分の分類

ンパク質，無機質，ビタミンをヒトの五大栄養素といい，このうち炭水化物，脂質とタンパク質は主に体構成成分やエネルギー源となるため，三大栄養素という．また，別の分け方をすると，エネルギー源となる熱量素には三大栄養素が該当し，組織の構成源となる構成素には脂質，タンパク質，無機質が該当し，生理機能の調整を行っている保全素にはタンパク質，無機質，ビタミンが該当する．

図 2-1 の分類では，炭水化物の項に入っている食物繊維は熱量素ではないが，その摂取が健康の維持・増進の望ましい食品成分である．なお，水分は五大栄養素に入らないが人体の約 65 %を占めており，生命維持に欠くことのできない成分である．

2-2　炭水化物

C11　健康　(1) 栄養と健康【栄養素】
到達目標：
1) 栄養素（三大栄養素，ビタミン，ミネラル）を列挙し，それぞれの役割について説明できる．

炭水化物つまり糖質は植物が光合成により生産したものであり，動物はこれを摂取し代謝分解によりエネルギーを産生するとともに脂質やタンパク質の合成にも利用している．構造的には一般式 $C_n(H_2O)_m$ で表されるポリヒドロキシアルデヒドまたはケトンであり，アルドースとケトースに分類される．炭水化物は単糖類，少糖類，多糖類に大別される．

2-2-1　単糖類

1) 単糖の構造

炭水化物を構成する最小単位の構造体であり，炭素数により三炭糖，四炭糖，五炭糖，六炭糖，七炭糖に分類される．基準物質はアルドースの場合，三炭糖のグリセルアルデヒドであり，ケトースの場合，ジヒドロキシアセトンである．Fischer 構造式でグリセルアルデヒドの C-2 位の水酸基が右側にある場合を D 体，左側にある場合を L 体という．四炭糖以上に増炭された場合，アルデヒド基やカルボニル基から一番遠い位置にある第二級水酸基の向きにより，D 体，L 体が決まる．また同じ炭素番号の水酸基の向きが反対だった場合，互いをエピマーと呼び，C-1 位の場合は特別にアノマーと呼ぶ．五炭糖以上でカルボニル基が分子内の水酸基とヘミアセタールまたはヘミケタール構造をとり，五員環構造になった場合をフラノース furanose と呼び，六員環構造になった場合をピラノース pyranose と呼ぶ．そして，新たに生成した水酸基をヘミアセタール性水酸基またはアノマー水酸基と呼ぶ．D 体，L 体を決める水酸基の向きと同じ場合を α アノマー（α 体），反対の場合を β アノマー（β 体）と呼ぶ．

糖質の消化吸収の過程では，少糖類や多糖類は単糖類にまで消化されてから小腸で吸収される．

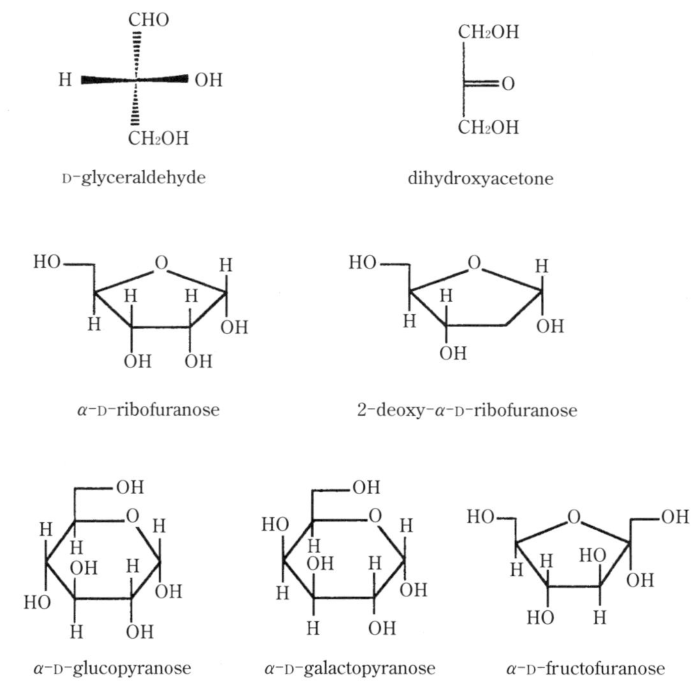

図 2-2　代表的な単糖類の構造式

表 2-1　代表的な単糖類

単糖類	所　在
D-リボース D-ribose	リボ核酸（RNA），補酵素
2-デオキシ-D-リボース 2-deoxy-D-ribose	デオキシリボ核酸（DNA）
D-グルコース D-glucose	麦芽糖，乳糖，ショ糖，セルロース，グリコーゲン，デンプン，セルロース，果汁，血糖
D-ガラクトース D-galactose	乳糖，ガラクタン，糖脂質
D-フルクトース D-fructose	ショ糖，イヌリン，果汁

2-2-2 少糖類

少糖類はオリゴ糖とも呼ばれ，単糖類が2個以上10個位まで脱水縮合（グリコシド生成）したものである．最近は，保健機能食品材料として多くの少糖類（例えば，フルクトオリゴ糖，大豆オリゴ糖，イソマルトオリゴ糖等）が使われている．麦芽糖，乳糖やショ糖等の二糖類は，小腸微絨膜上でそれぞれの加水分解酵素で切られ，単糖類となってから吸収される．

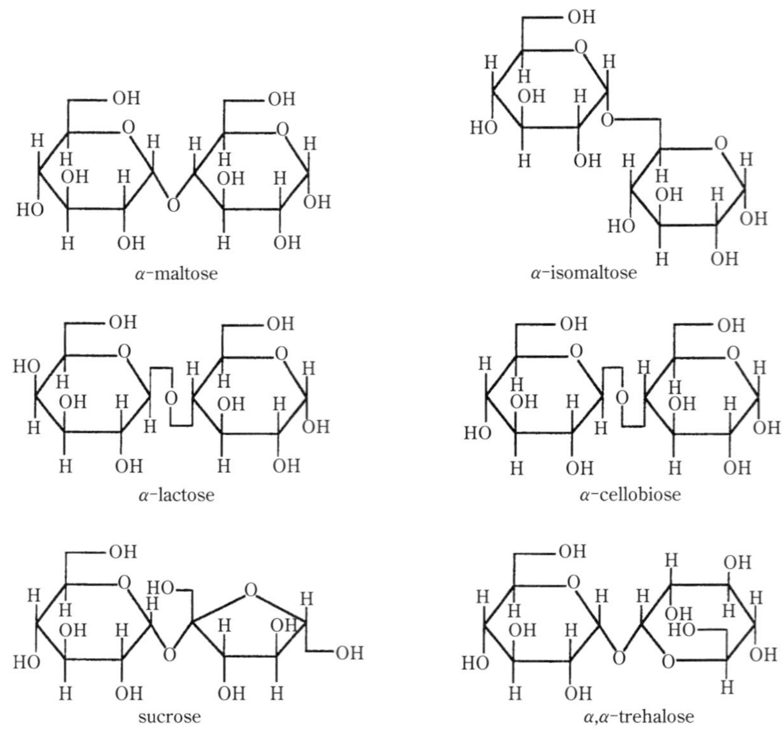

図 2-3　代表的な二糖類の構造式

表 2-2　代表的な少糖類

少糖類	構　造	所在・調製
麦芽糖 maltose	D-Glc*p*-α-(1 → 4)-D-Glc*p*	デンプンの酵素分解で生成
イソマルトース isomaltose	D-Glc*p*-α-(1 → 6)-D-Glc*p*	デンプンの酵素分解で生成
乳糖 lactose	D-Gal*p*-β-(1 → 4)-D-Glc*p*	哺乳動物の乳汁
セロビオース cellobiose	D-Glc*p*-β-(1 → 4)-D-Glc*p*	セルロースの部分的酸加水分解で生成
ショ糖 sucrose	D-Glc*p*-α-(1 ↔ 2)-β-D-Fru*f*	サトウキビ，テンサイ
トレハロース trehalose	D-Glc*p*-α-(1 ↔ 1)-α-D-Glc*p*	酵母，キノコ，カビ類

2-2-3 多糖類

多くの単糖類が脱水縮合したもので，自然界に存在する多糖類は貯蔵多糖（デンプン，デキストリン，イヌリン，グリコーゲン等）と構成多糖（セルロース，ペクチン質，アルギン酸，ムコ多糖類，ヒアルロン酸，キチン等）に分類される．

表 2-3 代表的な貯蔵多糖類

貯蔵多糖類	性 状	所 在
デンプン starch	アミロース amylose：D-glucose の α-1,4 重合体，分子量：数千～15 万 アミロペクチン amylopectin：D-glucose の α-1,4 および α-1,6 の分枝重合体，分子量：約 180 万～1800 万	根，茎，種子
グリコーゲン glycogen	D-glucose の α-1,4 および α-1,6 の分枝重合体，分子量：約 100 万	筋肉，肝臓
イヌリン inuline	D-fructose が β-2,1 結合でショ糖の D-fructose の C-1 位に重合したもの，分子量：約 5 千	キク科植物の球根

表 2-4 代表的な構成多糖類

構造多糖類	性 状	所在・調製
セルロース cellulose	D-glucose の β-1,4 重合体，分子量：5 万～40 万	植物細胞膜，木材
ペクチン質 pectic substance	D-galacturonic acid およびその methyl ester の α-1,4 重合体，分子量：数千～15 万	果実，根菜
ヘミセルロース hemicellulose	D-xylose の α-1,4 重合体の xylan の他に hexose や pentose を含むヘテロ多糖	植物細胞壁を構成する多糖のうち，セルロースとペクチン質以外のもの
キチン chitin	*N*-acetylglucosamine の β-1,4 重合体，分子量：約 40 万	甲殻類，昆虫類，菌類
デキストラン dextran	D-glucose の α-1,6 重合体で少量の α-1,3 および α-1,4 結合を含む，分子量：数百万	ショ糖に *Leuconostoc mesenteroides* 等の菌を作用させると生成する
アルギン酸 alginic acid	D-mannuronic acid と L-guluronic acid の重合体，分子量：3 万 2 千～16 万 4 千	褐藻類（昆布等）

表 2-5　代表的なムコ多糖類（グリコサミノグリカン）

ムコ多糖類	構　造	所在（主な分布結合組織）
ヒアルロン酸 hyaluronic acid	D-glucuronic acid と *N*-acetylglucosamine の β-1,3 重合体，分子量：10 万～ 40 万	皮膚，ガラス体，軟骨，滑液
コンドロイチン硫酸 chondroitin sulfate	D-glucuronic acid と *N*-acetylgalactosamine の β-1,3 重合体，部分的に硫酸化されている．分子量：2 万～ 5 万	軟骨，角膜，骨，皮膚，動脈
デルマタン硫酸 dermatan sulfate	D-glucuronic acid または L-iduronic acid と *N*-acetylgalactosamine の β-1,3 重合体，部分的に硫酸化されている．分子量：2 万～ 5 万	皮膚，血管，心臓
ヘパラン硫酸 heparan sulfate	D-glucuronic acid または L-iduronic acid と *N*-acetylglucosamine または D-glucosamine の β-1,3 重合体，部分的に硫酸化されている．分子量：2 千～ 1 万 5 千	肺，動脈，細胞表面
ヘパリン heparin	D-glucuronic acid または L-iduronic acid と *N*-acetylglucosamine または D-glucosamine の β-1,3 重合体，部分的に硫酸化されている．分子量：1 万 5 千～ 2 万	肺，肝，小腸，皮膚，肥満細胞

2-3 脂　質

C11　健康　(1) 栄養と健康【栄養素】
到達目標：
1）栄養素（三大栄養素，ビタミン，ミネラル）を列挙し，それぞれの役割について説明できる．
（健康維持に必要な栄養を科学的に理解するために，栄養素のうち，脂質に関する分類と生体における役割，試験法等に関する基本的知識を修得する.）

脂質 lipid は動植物体に含まれる成分であり，一般には水に難溶で有機溶媒に可溶な有機物である．脂質は生体の構成成分であるとともに，生体膜の機能性成分，エネルギーの貯蔵形態，種々の生理活性物質の供給源などとして重要である．熱量素としては，単位重量当たりの脂質のエネルギー生成量に関して，炭水化物，タンパク質に比べ大きく，栄養学的にも重要なエネルギー源となっている．

2-3-1 分 類

A 単純脂質

脂肪酸とアルコールからなるエステルであり，油脂（トリグリセリド），ロウ wax，ステロールエステルが含まれる．

1）油脂 oil and fat

グリセリンと脂肪酸のエステルで，ほとんどがトリグリセリドである．常温で液体のものを油 oil，固体のものを脂肪 fat と呼び，両者を併せて油脂という．一般に，構成脂肪酸として不飽和脂肪酸を多く含む油脂は常温で油状であり，植物油に多い．同一炭素数で比較すると，不飽和脂肪酸よりも融点が高い飽和脂肪酸を多く含む動物油脂は常温で固体である．代表的な油脂の脂肪酸量を表 2-6 に示した．常温で固体のバターおよび牛脂では，飽和脂肪酸の構成割合は植物油である大豆油と比較して高いことがわかる．バターに含まれる飽和脂肪酸のその他は，乳脂肪に特徴的な酪酸から炭素数 12 のラウリン酸などの低級脂肪酸が占める．

油脂は，起源によって植物性油脂と動物性油脂（さらに陸産動物と水産動物）に分類される．植物性油脂は不飽和脂肪酸の含有割合によって性状が異なり，不乾性油，半乾性油，乾性油の 3 種に分類される．表 2-7 に代表的なものを示した．これら 3 種は後述するヨウ素価（油脂の不飽和度を示す値）によって識別できる．

表 2-6 脂肪酸総量 100 g 当たりの脂肪酸（g）

脂肪酸		バター	牛 脂	大豆油
飽和脂肪酸	パルミチン酸	29.6 g	25.6 g	10.3 g
	ステアリン酸	11.1 g	17.6 g	3.8 g
	その他	28.1 g	4.6 g	0.7 g
	計	68.8 g	47.8 g	14.8 g
不飽和脂肪酸	オレイン酸	24.6 g	43.0 g	24.3 g
	リノール酸	2.6 g	3.3 g	52.6 g
	α-リノレン酸	0.7 g	0.3 g	7.9 g
	その他	3.3 g	5.6 g	0.4 g
	計	31.2 g	52.2 g	85.2 g

表 2-7 植物油の分類

分類名	ヨウ素価	代表的な油	特 徴
不乾性油	100 以下	ツバキ油，オリーブ油，ヤシ油	オレイン酸や飽和脂肪酸含量が高く，酸化されにくい．
半乾性油	100 ～ 130	大豆油，菜種油，コーン油	リノール酸の含量が高い．
乾性油	130 以上	キリ油，アマニ油	多価不飽和脂肪酸含量が高く，酸化されやすい．

2）ロウ wax

高級脂肪酸と高級アルコールがエステル結合したもので，動物の皮膚，アブラソコムツやバラムツ（食用禁止）の筋肉，昆虫の分泌物，植物の葉，果実等の表皮に存在する．

3）ステロールエステル sterol ester

動物体内のコレステロールは，その2/3が不飽和脂肪酸とのエステルとして存在している．

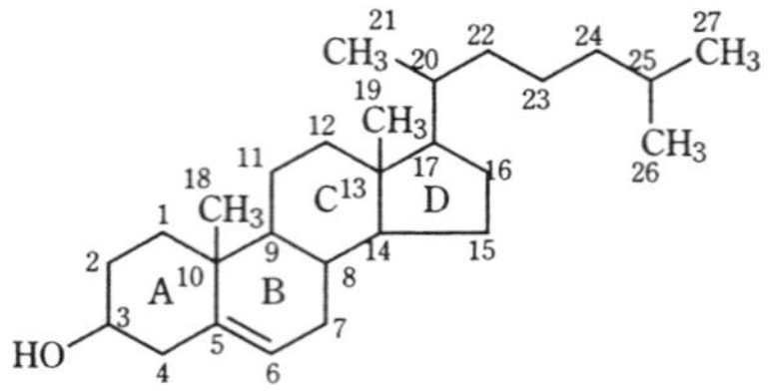

cholesterol

B　複合脂質

脂肪酸とアルコールおよび他の成分からなるエステルのことで，さらにリン脂質や糖脂質などに分類される．

1）リン脂質

リン脂質は動植物界に広く分布し，生体膜の重要な構成成分である．リン脂質は，分子中に親水基と疎水基を有するので，脂質二重層を形成している．

a）グリセロリン脂質

（1）レシチン lecithin

L-グリセロリン酸に脂肪酸が2分子エステル結合したL-ホスファチジン酸（X = H）に，コリンが結合したものをホスファチジルコリン，あるいはレシチンという．卵黄 *lekithos* から初めて分離された．哺乳動物ではグリセロリン脂質の30～50％を占め，生体膜脂質の主要な構成成分である．エタノールに可溶で，クロロホルムに不溶である．強い界面活性作用を有しており，多くの食品の乳化剤として使用されている．1位には飽和脂肪酸，2位に不飽和脂肪酸が結合していることが多い．動物では，グリセリンの2位にはアラキドン酸が結合しているのがほとんどである．

（2）ホスファチジルエタノールアミン phosphatidyl ethanolamine，**ホスファチジルセリン** phosphatidyl serine

ホスファチジン酸にそれぞれエタノールアミンあるいはセリンが結合したものである．ホスファチジルエタノールアミンは動植物界でレシチンに次いで含有量が高い．

(3) ホスファチジルイノシトール phosphatidyl inositol

ホスファチジン酸に *myo*-イノシトールが結合したものである．動植物界に広く分布している．細胞膜にあるイノシトールリン脂質は，情報伝達機構に関与している．

(4) リン脂質加水分解酵素

リン脂質加水分解酵素の総称をホスホリパーゼ phospholipase といい，作用部位により A_1, A_2, C, D がある．

ホスホリパーゼ A_1 がレシチンに作用すると，グリセリンの 1 位のエステル結合を加水分解して脂肪酸とリゾレシチンを生成する．

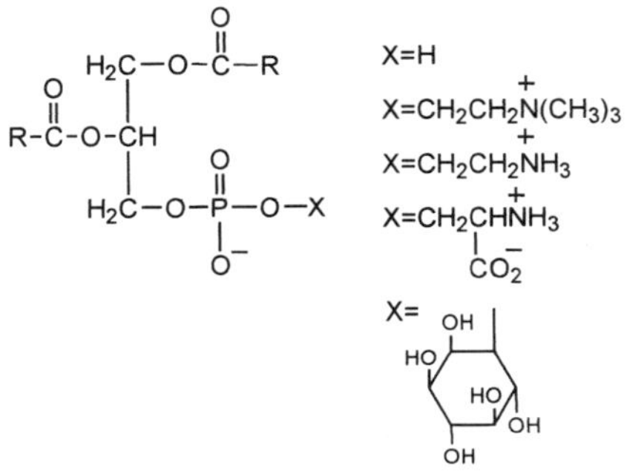

X=H
X=$CH_2CH_2\overset{+}{N}(CH_3)_3$
X=$CH_2CH_2\overset{+}{N}H_3$
X=$CH_2CH(\overset{+}{N}H_3)CO_2^-$
X= (inositol)

ここで遊離する脂肪酸は，アラキドン酸である場合がほとんどで，このアラキドン酸はさらに生理活性物質であるプロスタグランジン，トロンボキサン，ロイコトリエンなどの生理活性物質であるエイコサノイドに変換される．この経路はアラキドン酸カスケードと呼ばれる．

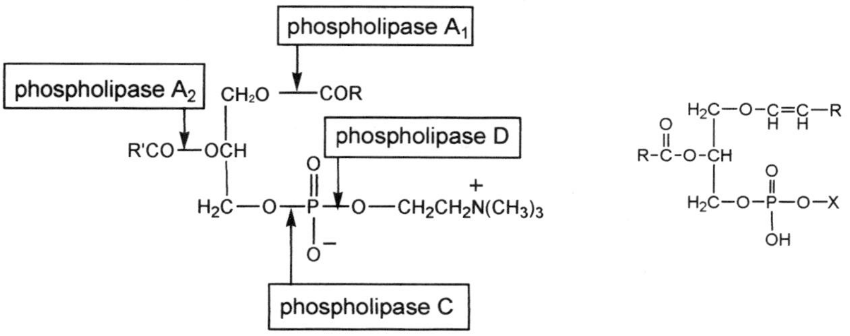

phospholipase A_1
phospholipase A_2
phospholipase D
phospholipase C

(5) プラスマローゲン plasmalogen

ホスファチジルコリンなどのジアシル型リン脂質の 1 位の脂肪酸に代わって，高級脂肪族アルデヒドがビニルエーテル型等で結合したものである．動物の筋肉や脳，心臓に多くみられ，それらの機能に関係している．

b) スフィンゴ脂質

スフィンゴシン sphingosine 等の長鎖アミノアルコールを含む脂質で，主にスフィンゴリン脂質 sphingophospholipid とスフィンゴ糖脂質 sphingoglycolipid からなる．動物では，神経系組織に多く存在する．スフィンゴリン脂質としては，動物の脳神経組織に多いスフィンゴミエリン sphingomyelin（スフィンゴシンのアミノ基に脂肪酸がアミド結合したものをセラミドといい，

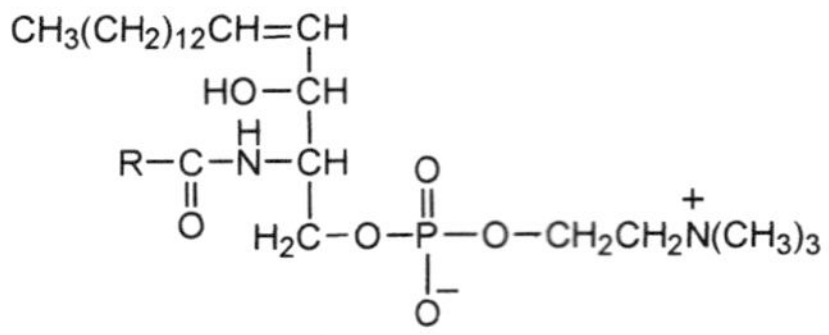

スフィンゴミエリン

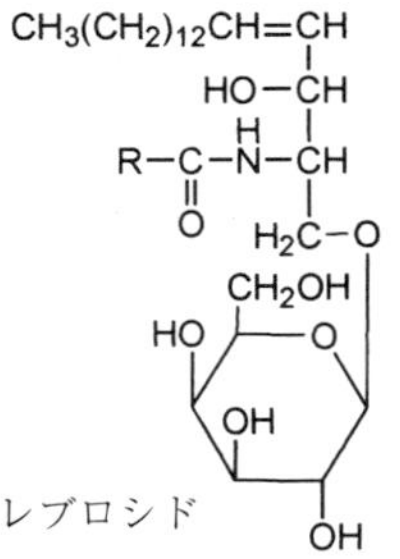

ガラクトセレブロシド

セラミドがリン酸コリンとリン酸エステルしたもの)，スフィンゴ糖脂質としては，脳の神経組織に多いガラクトセレブロシド galactocerebroside（セラミドにガラクトースが結合したもの）がある．

2-3-2 脂肪酸 fatty acid

脂肪酸は脂質の主要な構成成分であり，モノカルボン酸 R-CO_2H で表すことができる．

表2-6に，代表的な脂肪酸を飽和脂肪酸，1価不飽和脂肪酸，多価不飽和脂肪酸に分けて名称，構造式，略号，融点を示した．不飽和脂肪酸はシス配置の二重結合を有し，複数の二重結合がある場合にはメチレン1個をはさんで存在する（共役していない）．一般に，同じ炭素数の脂肪酸では二重結合数の増大に伴って融点が低下する．不飽和脂肪酸は，哺乳動物由来の油脂よりも植物由来の油脂に多く含まれる．不飽和脂肪酸の系列を表記する方法として，脂肪酸の末端メチル基炭素から数えて初めての二重結合性炭素原子が何番目に来るかを数字で表記するものがある．表2-8にその表記法を記載した．表記法として，n-6というほかに同じ意味で ω-6という表し

表2-8　主要な脂肪酸

		脂肪酸名称	英名-acid	炭素数	略号	系	融点（℃）
飽和脂肪酸		酪酸	butyric	4	4：0		−7.9
		カプロン酸	caproic	6	6：0		−3.4
		カプリル酸	caprylic	8	8：0		16.7
		カプリン酸	capric	10	10：0		31.6
		ラウリン酸	lauric	12	12：0		44.2
		ミリスチン酸	myristic	14	14：0		53.9
		パルミチン酸	palmitic	16	16：0		63.1
		ステアリン酸	stearic	18	18：0		69.6
		アラキジン酸	arachidic	20	20：0		76.5
多価不飽和脂肪酸	一価	パルミトレイン酸	palmitoleic	16	16：1（9）	n-7	0.0
		オレイン酸	oleic	18	18：1（9）	n-9	14.0
		リノール酸	linoleic	18	18：2（9, 12）	n-6	−5.1
		α-リノレン酸	linolenic	18	18：3（9,12,15）	n-3	−11.0
		γ-リノレン酸	linolenic	18	18：3（6,9,12）	n-6	−
		アラキドン酸	arachidonic	20	20：4（5,8,11,14）	n-6	−49.5
		(エ)イコサペンタエン酸	eicosapentaenoic	20	20：5（5,8,11,14,17）	n-3	−54.1
		ドコサヘキサエン酸	docosahexaenoic	22	22：6（4,7,10,13,16,19）	n-3	−78.0

方もある.

動物体内での脂肪酸の不飽和化反応において，9位よりも位置番号で下位の炭素鎖上での不飽和化反応を触媒する酵素は知られていないので，不飽和化反応や増炭による炭素鎖伸長反応においては，例えばn-6系列の脂肪酸からはn-6系列の脂肪酸が生成する.

1）必須脂肪酸

哺乳動物は，飽和脂肪酸（例えばステアリン酸）からある種の不飽和脂肪酸（オレイン酸；n-9系不飽和脂肪酸）を合成できるが，n-9系不飽和脂肪酸からn-6系あるいはn-3系脂肪酸を合成することはできない．したがって，リノール酸（n-6系）とα-リノレン酸（n-3系）は体内で合成できないので，必須脂肪酸である．アラキドン酸（n-6系）は，下式に従ってリノール酸から生合成されるが，必要量を得るのに生合成量では不足する場合，食餌からの摂取が必要であるため，アラキドン酸も必須脂肪酸に分類されることもある.

下式において，－2Hは不飽和化酵素の触媒する段階を，$+C_2$はマロニルCoA由来の炭素鎖伸長反応段階を表している.

リノール酸 18：2 (9, 12) n-6 $\xrightarrow{-2H}$ γ-リノレン酸 18：3 (6, 9, 12) n-6 $\xrightarrow{+C_2}$ ホモ-γ-リノレン酸 20：3 (8, 11, 14) n-6 $\xrightarrow{-2H}$ アラキドン酸 20：4 (5, 8, 11, 14) n-6

また，α-リノレン酸（n-3系）からドコサヘキサエン酸（DHA：n-3系）の生合成には，下式が示すように，ペルオキシソームでのβ-酸化反応が関与している.

α-リノレン酸 18：3 (9, 12, 15) $\xrightarrow{-2H}$ 18：4 (6, 9, 12, 15) $\xrightarrow{+C_2}$ 20：4 (8, 11, 14, 17) $\xrightarrow{-2H}$ EPA 20：5 (5, 8, 11, 14, 17)

$\xrightarrow{+C_2}$ 22：5 (7, 10, 13, 16, 19) $\xrightarrow{+C_2}$ 24：5 (9, 12, 15, 18, 21) $\xrightarrow{-2H}$ 24：6 (6, 9, 12, 15, 18, 21) $\xrightarrow[-C_2]{\beta\text{-酸化}}$ DHA 22：6 (4, 7, 10, 13, 16, 19)

必須脂肪酸の不足により，細胞膜の脂肪酸組成が変化 → 細胞膜の透過性が低下 → 細胞内外への物質の透過障害 → 細胞機能の低下 → 病気の発生，ということが考えられる.

2）代表的な不飽和脂肪酸

(1) リノール酸： n-6（ω-6）系多価不飽和脂肪酸に分類される必須脂肪酸

主に，植物（紅花油，ひまわり油，綿実油，大豆油，コーン油，ごま油，くるみ等）に含まれ，動物はこれをもとにアラキドン酸，プロスタグランジン，ロイコトリエン，トロンボキサンなどの生理活性物質を合成する．したがって，動物は食物からリノール酸を摂取しなければ生存できないが，健常人では血清中の総脂肪酸の約5％がリノール酸といわれる.

(2) アラキドン酸： n-6（ω-6）系多価不飽和脂肪酸に分類される（非）必須脂肪酸

動物体内で合成されるので，非必須脂肪酸として扱われる場合がある．必要量の多くは動物性食品（レバー，卵，動物性脂肪など）から摂取している．

(3) α-リノレン酸： n-3（ω-3）系多価不飽和脂肪酸に分類される必須脂肪酸

一般に，リノール酸と比較して含量は低いが，菜種油，植物油（調合油），大豆油，くるみ，シソ油などに含まれ，動物は食物（植物および肉類）から摂取する必要がある．

(4) γ-リノレン酸： n-6（ω-6）系多価不飽和脂肪酸に分類される非必須脂肪酸

体内ではリノール酸から合成することができる．母乳に多く，アトピー性皮膚炎は皮膚の水分不足が特徴的で，皮膚の表皮細胞に必要なγ-リノレン酸の不足により水分調節に異常をきたし，皮膚の乾燥からアトピー性皮膚炎が発症しやすくなる．

(5) エイコサペンタエン酸（EPA）： n-3（ω-3）系多価不飽和脂肪酸

魚介類に多く含まれる脂肪酸で，二重結合が多く，酸化によって変質しやすい．国際的には，イコサペンタエン酸（IPA）と呼称するのが一般的である．抗炎症タイプのロイコトリエンを合成し，血小板の凝集を阻害して血液循環を改善し，血中の中性脂肪濃度が高くなるのを抑制することから，医薬品として動脈硬化症，高脂血症の治療に使用されている．

(6) ドコサヘキサエン酸（DHA）： n-3（ω-3）系多価不飽和脂肪酸

ヒト体内では，DHAはほとんど生合成されず，EPAと同様に魚介類に含まれる脂肪酸である．血栓防止作用，LDLコレステロールや中性脂肪の低減作用，脳の発達の維持，記憶力の向上や脳の老化防止に効果があるといわれている．EPA同様，非常に酸化されやすい．

2-3-3 脂質の試験法

1）酸　価

酸価とは，試料油脂1gを中和するのに必要な水酸化カリウムのmg数をいう．酸価は油脂に含まれる遊離脂肪酸量を示すものであり，油脂が古くなると酸敗（酸化や加水分解など）が進行するため，酸価は高くなる．

2）けん化価およびエステル価

けん化価とは，油脂試料1g中のエステルのけん化および遊離脂肪酸の中和に要する水酸化カリウムのmg数をいう．エステル価とは，油脂試料1g中に含有されるエステルをけん化するのに要する水酸化カリウムのmg数をいい，けん化価から酸価を差し引いて求める．

油脂の主成分であるトリグリセリドは，1分子中に3個のエステル結合を有するので，分子量の大きな脂肪酸を含む油脂ほど，けん化価は小さくなる．バターやヤシ油は低級脂肪酸が多く，けん化価およびエステル価は大きくなる．酸価やけん化価，エステル価は油脂の判別法の1つとなる．

3）ヨウ素価

ヨウ素価とは，一定の測定法で測定した油脂試料100gに吸収されるハロゲンの量をヨウ素の

表 2-9 主な食用油脂の特性値（食用油恒数実測値；開缶時測定）

試 料	融点（℃）	ヨウ素価	けん化価	酸 価
ごま油	− 6 〜 − 3	103 〜 118	186 〜 195	0.3 〜 1.4
なたね油	− 12 〜 0	94 〜 107	167 〜 180	0.12
とうもろこし油	− 15 〜 − 10	88 〜 147	187 〜 198	0.15
大豆油	− 8 〜 − 7	114 〜 138	188 〜 196	0.1 〜 0.15
綿実油	− 6 〜 4	88 〜 121	189 〜 199	0.2 〜 0.25
落花生油	0 〜 3	82 〜 109	188 〜 197	0.1 〜 6
オリーブ油	0 〜 6	75 〜 90	185 〜 197	0.65
米ぬか油	− 10 〜 − 5	99 〜 103	179 〜 196	0.2 〜 0.5
カカオ脂	32 〜 39	29 〜 38	189 〜 202	1 〜 4
パーム油	27 〜 50	43 〜 60	186 〜 197	−
ヤシ油	20 〜 28	7 〜 16	245 〜 271	1 〜 10
いわし油	−	163 〜 195	188 〜 205	1 〜 13
さんま油	−	140	185	25
牛脂	35 〜 50	25 〜 60	190 〜 202	−
豚脂	28 〜 48	46 〜 70	193 〜 202	−
乳脂肪	28 〜 38	25 〜 47	210 〜 245	−
羊脂	44 〜 55	31 〜 47	192 〜 198	−

g 数で示したものである．不飽和脂肪酸が有する二重結合の含有量に関する情報が得られ，油脂の種類や性状を知るのに重要な試験法である．植物油は不飽和脂肪酸を多く含むので，動物性油脂よりヨウ素価は高い．また，油脂の変質が進行するほど二重結合が切断されるため，ヨウ素価は低下していく．変質試験における油脂の変質の程度においては，ヨウ素価のほか酸価も参考になる．表 2-9 に，主な油脂の特性値（開缶時測定）を示した．

4）不けん化物

不けん化物とは，規定の方法に基づき油脂をけん化した後，ジエチルエーテルで抽出される物質から混入している脂肪酸（オレイン酸に換算）を差し引いて，試料に対する百分率として表したものをいう．物質としては，アルカリで加水分解されず，水に不溶で有機溶媒に可溶な物質の総称である．高級アルコール，ステロール，スクワレン等の炭化水素，脂溶性ビタミン（A，D 等），脂溶性樹脂等が属する．

5）変質試験

脂質の変質（酸敗）の程度を調べる試験項目として，過酸化物価，カルボニル価，チオバルビツール酸試験がある．前述のように，酸価（徐々に増加）やヨウ素価（徐々に減少）も参考になる（4-5-2 食品衛生試験法各論参照）．

2-4　アミノ酸およびタンパク質

C11　健康　(1) 栄養と健康【栄養素】
到達目標：
1) 栄養素（三大栄養素，ビタミン，ミネラル）を列挙し，それぞれの役割について説明できる.
（健康維持に必要な栄養を科学的に理解するために，栄養素のうち，アミノ酸，タンパク質に関する分類と生体における役割，試験法等に関する基本的知識を修得する.）

タンパク質 protein は，アミノ酸 amino acid がペプチド peptide 結合した高分子化合物であり，人体の水分を除いた重量の 1/2 以上を占める. タンパク質は，核酸や糖などの他の成分と結合しているものも含め，生理活性を示す酵素，ホルモン，抗体等としての機能や生体構成成分，熱量素としても重要である.

2-4-1　アミノ酸

タンパク質合成に直接関与するアミノ酸は 20 種類あり，側鎖 R 基の性質によって中性アミノ酸，酸性アミノ酸，塩基性アミノ酸というアミノ酸水溶液の液性に由来する分類や，疎水性アミノ酸と親水性アミノ酸という分類，あるいは芳香族アミノ酸や分岐鎖アミノ酸という分類もなされている. また，ヒトにおいては体内で生合成できないか，あるいは必要量が生合成されないために食品から摂取が必要となる必須アミノ酸が 9 種類知られている. それは，イソロイシン，ロイシン，リシン，メチオニン，フェニルアラニン，スレオニン，トリプトファン，バリン，ヒスチジンである. 表 2-10 に 20 種類のアミノ酸の側鎖 R 基，名称と酸解離定数をまとめた.

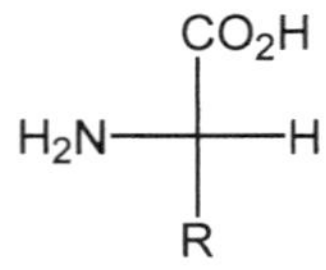

アミノ酸の等電点 isoelectric point は，中性アミノ酸（側鎖 R 基がアルキル基に準ずるもの，あるいは表 2-10 で側鎖 R 基部に解離基を有さないもの）では約 6 である. この pH において，アミノ酸の水溶液中の正に帯電したイオン種と負に帯電したイオン種の濃度は等しく，大部分は双性イオンとして存在する. 酸性アミノ酸（Asp と Glu）の等電点は酸性領域にあり，塩基性アミノ酸（Lys, Arg, His）の等電点はアルカリ性領域にある.

表 2-10　20 種のアミノ酸　（Proline；全体構造式表示）

1文字略号	3文字略号	英語名称	日本語名称	側鎖 R 基の構造	酸解離定数
A	Ala	Alanine	アラニン	$-CH_3$	2.34 9.69
C	Cys	Cysteine	システイン	$-CH_2SH$	1.96 8.33 10.28
D	Asp	Aspartic Acid	アスパラギン酸	$-CH_2CO_2H$	1.88 3.96 9.60
E	Glu	Glutamic Acid	グルタミン酸	$-CH_2CH_2CO_2H$	2.19 4.32 9.67
F	Phe	Phenylalanine	**フェニルアラニン***	$-CH_2-C_6H_5$	1.83 9.13
G	Gly	Glycine	グリシン	$-H$	2.34 9.60
H	His	Histidine	**ヒスチジン***	$-CH_2-$(imidazolyl)	1.82 6.00 9.17
I	Ile	Isoleucine	**イソロイシン***	$-CH(CH_3)-CH_2CH_3$	2.36 9.60
K	Lys	Lysine	**リシン***	$-(CH_2)_4NH_2$	2.18 8.95 10.80
L	Leu	Leucine	**ロイシン***	$-CH_2-CH(CH_3)_2$	2.36 9.60
M	Met	Methionine	**メチオニン***	$-CH_2-CH_2-SCH_3$	2.28 9.21
N	Asn	Asparagine	アスパラギン	$-CH_2CONH_2$	2.02 8.80
P	Pro	Proline	プロリン	HN–C(H)(CO₂H) (pyrrolidine ring, full structure)	1.99 10.60
Q	Gln	Glutamine	グルタミン	$-CH_2CH_2CONH_2$	2.17 9.13
R	Arg	Arginine	アルギニン	$-(CH_2)_3-NH-C(=NH)-NH_2$	2.17 9.04 12.48
S	Ser	Serine	セリン	$-CH_2OH$	2.21 9.15
T	Thr	Threonine	**スレオニン***	$-CH(OH)-CH_3$	2.09 9.10
V	Val	Valine	**バリン***	$-CH(CH_3)_2$	2.32 9.62
W	Trp	Tryptophan	**トリプトファン***	$-CH_2-$(indolyl, NH)	2.83 9.39
Y	Tyr	Tyrosine	チロシン	$-CH_2-C_6H_4-OH$	2.20 9.11 10.11

*必須アミノ酸

2-4-2 ペプチド

2 個以上のアミノ酸がペプチド結合したものの総称である．ペプチド peptide およびタンパク質のペプチド鎖の両端には N 末端アミノ酸および C 末端アミノ酸があるが，微生物起源等のものには環状ペプチドが存在し，その場合には末端アミノ酸残基はない．

ペプチドの構造式は，N 末端（左側）から C 末端（右側）の方向にアミノ酸を順次配列して書く．命名は左から順に構成アミノ酸の語尾に yl をつける．次の構造で表されるグルタチオンは，γ-L-グルタミル-L-システイニルグリシンと命名される．

$$\mathrm{HO{-}\overset{O}{\overset{\|}{C}}{-}\underset{NH_2}{\underset{|}{CH}}{-}CH_2{-}CH_2{-}\overset{O}{\overset{\|}{C}}{-}NH{-}\underset{\underset{SH}{|}}{\underset{CH_2}{\underset{|}{CH}}}{-}\overset{O}{\overset{\|}{C}}{-}\overset{H}{N}{-}CH_2{-}\overset{O}{\overset{\|}{C}}{-}OH}$$

グルタチオン　glutathione

2-4-3 タンパク質

タンパク質は，分子量が数千～数千万の巨大分子のものまで非常に多種類が存在するが，分子量 10 万程度以上の場合はサブユニットから構成されているものが多い．タンパク質はアミノ酸からのみ構成される単純タンパク質 simple protein と他の成分を含む複合タンパク質 complex protein に分類される．

A　タンパク質の性質

タンパク質の性質は，構成アミノ酸の種類，量，結合様式等により特徴づけられる．タンパク質は両性電解質であり，塩基性タンパク質の等電点はアルカリ性側に，酸性タンパク質の等電点は酸性側にあるように，それぞれ特有の等電点を有する．溶液中のタンパク質はトリクロロ酢酸，スルホサリチル酸，アルカロイド試薬，硫酸アンモニウム（硫安），アルコール，アセトン，重金属塩等の添加によって沈殿するため，その検出，精製，除去に利用される．

B　タンパク質の分類

1）単純タンパク質

a）球状タンパク質 globular protein

（1）アルブミン albumin

動植物細胞および体液に存在する可溶性タンパク質の総称である．血液や体液の浸透圧調節，pH 調節等の作用を有する．水や希塩類溶液に可溶であり，熱で凝固し高濃度の硫安で沈殿する．

血清アルブミン，卵白アルブミン，ラクトアルブミン lactoalbumin 等がある．特に血清アルブミンは，薬物や脂肪酸等の難溶性物質と結合して運搬する働きを有する．

(2) グロブリン globulin

動植物細胞および体液に存在するが，純水に不溶であり，アルブミンと分別される．熱で凝固し，硫安半飽和で沈殿するタンパク質である．血清グロブリン，リゾチーム lysozyme，ラクトグロブリン lactoglobulin，植物性グロブリン等がある．

(3) グルテリン glutelin，**プロラミン** prolamin

小麦などの穀物の種子に存在するタンパク質であり，水，希塩類溶液に不溶で，希酸，希アルカリに可溶である．

(4) ヒストン histone

アルギニンを多く含む塩基性タンパク質で，水，希酸に可溶である．真核細胞に広く分布し，核酸と結合していることが多い．細胞核，赤血球，胸腺等に存在する．

(5) プロタミン protamine

塩基性タンパク質で，水，希酸に可溶である．生殖細胞に存在する．魚類の精子核中にDNAとともに存在して核タンパク質を構成する．ニシンのプロタミンは，クルペイン clupeine という．

b) 繊維状タンパク質 fibrous protein

硬タンパク質 scleroprotein とも呼ばれる．繊維状であり，通常の溶媒に不溶で酵素により消化されにくい．

(1) コラーゲン collagen

骨，皮膚，腱等に存在する膠(にかわ)質であり，プロリンおよびヒドロキシプロリン含量が高い．水，塩類溶液に不溶，希酸で加水分解するとゼラチンとなる．

(2) ケラチン keratin

表皮，毛髪，羽毛，爪等に存在し，水，塩類溶液に不溶である．

2) 複合タンパク質

(1) 核タンパク質 nucleoprotein

核酸（DNA，RNA）と複合体を形成している．動植物細胞および核に存在する．ヌクレオヒストン nucleohistone，ヌクレオプロタミン nucleoprotamine 等がある．

(2) リンタンパク質 phosphoprotein

水酸基をもつ構成アミノ酸が，リン酸エステルの形でリンを保持しているタンパク質である．カゼイン casein（乳）およびビテリン vitellin（卵黄）等があり，必須アミノ酸を多く含み栄養価の高いタンパク質である．

(3) 糖タンパク質 glycoprotein

糖（分岐オリゴ糖）との複合体を形成して動植物細胞に存在する．糖鎖とタンパク質中のアミノ酸残基との結合は，アスパラギンでの *N*-グリコシド結合（血清糖タンパク質等）やセリンあるいはスレオニンでの *O*-グリコシド結合（顎下腺ムチン等）がある．例えば，血液，唾液，消化管，粘膜，植物の種子等で，タンパク質に結合した糖鎖が細胞間のアンテナ的な役目をすること等が明らかにされてきた．

(4) リポタンパク質 lipoprotein

脂質との複合体を形成して，血液や卵黄に存在する．

(5) 色素タンパク質 chromoprotein

鉄，銅等を含む有機色素（ポルフィリン環）を含有するタンパク質である．ヘモグロビン hemoglobin（血液），ミオグロビン myoglobin（筋肉）およびシトクロム cytochrome 等がある．

(6) 金属タンパク質 metalloprotein

鉄や銅等の金属が直接，タンパク質と結合したものである．鉄ではフェリチン，銅ではセルロプラスミン，亜鉛ではインスリンが知られている．

C　タンパク質の構造

(1) 一次構造 primary structure

ペプチドあるいはタンパク質でペプチド鎖を構成しているアミノ酸の配列順序のことをいう．N末端（アミノ末端）からC末端（カルボキシル末端）アミノ酸までのアミノ酸配列を指す．

(2) 二次構造 secondary structure

ポリペプチドが取り得るさまざまな構造（主にα-ヘリックスとβ-シート）のことで，ポリペプチド中の異なるアミノ酸の間に形成される水素結合により安定化される．

(3) 三次構造

二次構造をもつポリペプチド鎖が，特定の箇所で折りたたまれて生じる三次元構造のことをいう．水素結合，静電引力，疎水性相互作用，ジスルフィド結合等が安定化に関与する．

(4) 四次構造

三次構造をもつ分子（サブユニット）が2個以上会合して，特定の空間的配置をもつ複合体（オリゴマー）構造をいい，サブユニットの数により二，三量体等と呼ぶ．

上述のタンパク質の二～四次構造をまとめてタンパク質の高次構造という．タンパク質の変性は，一次構造は変化せず高次構造が変化したものであり，非共有結合の切断組換えによって起こる．タンパク質は加熱，凍結，高圧などの物理的条件と強酸，強アルカリ，界面活性剤等の化学的条件によって変性し，水に対する溶解度の低下，官能基の反応性および吸収スペクトルの変化，生物活性の不活性化等をきたす．また，変性によってランダムコイル状となり，消化酵素の作用を受けやすくなる．食品の加工では，タンパク質の変性を利用したものが多い．

2-4-4 タンパク質およびアミノ酸の試験法

1）タンパク質およびアミノ酸の呈色反応

(1) ビウレット Biuret 反応

タンパク質溶液に水酸化アルカリ溶液と1％硫酸銅溶液を加えると，赤紫色〜青紫色を呈する．この反応は，ペプチド結合が2個以上ある場合（トリペプチド）に陽性を示し，アミノ酸やジペプチドは呈色しない．ビウレット $H_2NCONHCONH_2$ が陽性反応を示すことから名前が付けられた．

(2) ロウリー Lowry 法（銅 Folin 法）

タンパク質溶液にアルカリ性銅溶液を加えてビウレット反応を起こさせ，これに Folin 試薬（リンモリブデン酸＋リンタングステン酸）を加えるとチロシン，トリプトファン，システインはモリブデン酸やタングステン酸を還元してモリブデン（タングステン）ブルーを生成する．タンパク質の定量によく用いられる．

(3) ニンヒドリン Ninhydrin 反応

タンパク質，ペプチド，アミノ酸の呈色反応であり，これらを含む水溶液にニンヒドリン溶液を加え加熱すると，赤紫色（ルーヘマン紫 Ruhemann's purple）を呈する．プロリンとヒドロキシプロリンの二級アミンは黄色を呈する．

ニンヒドリン反応は，ろ紙および薄層クロマトグラフィーでの検出やアミノ酸自動分析計に利用されている．

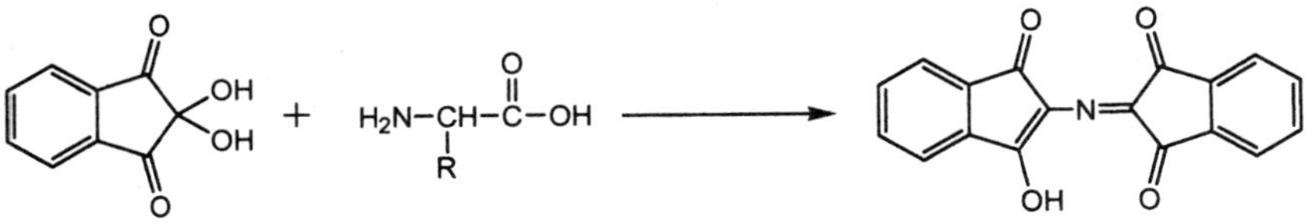

(4) 紫外部吸収

タンパク質の水溶液は，チロシンやトリプトファンに基づく 280 nm の吸収極大をもつ．これらのアミノ酸含量はタンパク質によって大きな差がないため，280 nm での吸収を測定すればタンパク質の概略値を求めることができる．しかし，核酸が存在する場合は 260 nm に吸収極大を有するので，その吸収度との間で補正する必要がある．

(5) その他

- ミロン Millon 反応：チロシンが陽性で，フェノール性水酸基に特有な反応である．
- 坂口（α-ナフトール）反応：アルギニンが陽性で，グアニジル基に基づく反応である．
- パウリ Pauly 反応：チロシンやヒスチジンが陽性で，フェノール基ならびにイミダゾール基とのジアゾカップリング反応である．
- 硫化鉛反応：含硫アミノ酸（システイン，シスチン）が陽性で，酢酸鉛との反応である．
- キサントプロテイン Xanthoprotein 反応：芳香族アミノ酸（チロシン，フェニルアラニン，トリプトファン）が陽性で，ニトロ化に基づく反応である．

・エールリッヒ Ehrlich 反応：トリプトファンが陽性で，インドール核と *p*-ジメチルアミノベンズアルデヒドとの反応である．

2）粗タンパク質の定量；セミミクロケルダール semimicro-Kjeldahl 法

3）アミノ酸分析計による分析

タンパク質を加水分解してアミノ酸混合物とし，これをイオン交換クロマトグラフィーにより各アミノ酸を分離する．それぞれをニンヒドリン試薬などの発色試薬で発色させ，自動的に吸光度を測定して各アミノ酸を定量し，タンパク質のアミノ酸組成を求める．

通常，タンパク質の加水分解は，6 N 塩酸で長時間の加熱により行われ，アミノ酸にまで分解される．しかし，グルタミンやアスパラギンのアミド結合は切断されて，それぞれグルタミン酸およびアスパラギン酸となる．トリプトファンやシステインは分解してしまうので，トリプトファンの定量にはアルカリ性下での加水分解を行い，システインには 2-メルカプトエタノールを添加して酸加水分解を行うなどの方法がとられる．

イオン交換クロマトグラフィーにおいては，イオン強度，pH 等を変化させてアミノ酸を溶出させる．陽イオン交換樹脂を用いた場合の溶出順序は，酸性側の pH の溶出液を使用するので，最初に酸性アミノ酸，次に中性アミノ酸，最後に陽イオンに帯電している塩基性アミノ酸の順となる．

2-5 ビタミン

C11 健康 (1) 栄養と健康【栄養素】
到達目標：
1）栄養素（三大栄養素，ビタミン，ミネラル）を列挙し，それぞれの役割について説明できる．

2-5-1 ビタミン総論

栄養素ビタミンは次のような特徴をもっている：① 生命維持に不可欠であるが，② 微量で効いて，③ 炭素を含む有機物であり，④ 体内で必要量を合成できないので外部から摂取する必要がある．他の栄養素と異なり，エネルギーや体構成成分にならず栄養素の代謝に欠かせない．

その欠乏により障害（ビタミン欠乏症 avitaminosis）を生じる．例えば，歴史的には 5 大欠乏症がよく知られている．すなわち，ビタミン B_1 の欠乏では脚気，ニコチン酸ではペラグラ，C では壊血病，D ではくる病，B_{12} では悪性貧血である．いくつかのビタミンは腸内細菌によりある程度合成される．例えば，ヒトはビタミンAをカロテンから，ナイアシンをトリプトファンから，ビタミンDをメバロン酸経由でアセチルCoAから生合成する能力がある．したがって，ビタミンの欠乏が起こるのは栄養摂取が不十分な場合だけでなく，吸収障害や組織での要求性の増大や各種ビタミンの体内のバランス変動や腸内細菌の不活性化によっても観察される．

現在，栄養学的立場からビタミンとされているものには13種ある（A，D，E，K，B_1，B_2，B_6，ナイアシン，パントテン酸，ビオチン，葉酸，B_{12}，C）．その他に，ビタミンに近い因子すなわちビタミン様作用物質として，ユビキノン，必須脂肪酸（リノール酸，アラキドン酸，α-リノレン酸），イノシトールなどを挙げる場合もある．

1） 命名・分類

当初，ニワトリの脚気様症状を予防する栄養素が米ぬかから発見され，それが塩基性物質（vital amine）であったことから，Funkはこれをvitamineと命名した．ところがその後，こうした栄養素は必ずしも塩基性物質だけではないことが明らかとなったので，Drummondは語尾のeを省いてvitaminと一括して呼ぶことを提唱し現在に至っている．

ビタミンは他の栄養素のように化学的に共通した構造をもつものでなく，また生物学的作用も多様な多元性をもつ化合物群であり，構造に基づいて分類することはできない．そこで一般にはその溶解性に基づき，脂溶性ビタミンと水溶性ビタミンの2つに大別している．後者はB群とCに分けられる．B群は生理作用，構造の違いからB_1，B_2，ナイアシンなど8つに細分されているが，共通点としては，①肝，酵母，胚芽，米ぬかに含まれる，②微生物の発育促進物質である，③酵素の補酵素または活性剤である，などが考えられる．また，この分類はビタミンの所在の暗示，製剤方法を考える点においても意義がある．

2）含有食品

一般にビタミンは食物から摂取されるが，これらは動植物界に広く分布しており，通常の適切な食生活により無意識に摂取され健康は保持されている．乳汁や卵および肝のように重要な組織は各種のビタミンを多く含んでおり，野菜，果実にはCが多く，種子，種実，胚芽および酵母類はB群を蓄えている．自然界では，これらB群ビタミンの多くはリン酸エステルなど結合型・活性型として存在し，またA，Dについてはビタミンの前駆体であるプロビタミンprovitaminの形で存在している．

3）ビタミンの定量

天然の食品中のビタミンは結合型（例：Aは脂肪酸エステル，B_1はTPP，B_2はFADなど）として存在するので，一般にはこれらの試料は前処理（けん化，酵素処理，酸処理など）をして遊離型にする必要がある．定量法には，①動物を用いる生物学的定量法，②微生物学的定量法，③理化学的定量法がある．①は個体差に基づく誤差があり，時間と費用がかかるので必要なとき以外は一般には行わない．②では微生物（乳酸菌，酵母など）を使いビタミン活性のみを正確に定量できるが，B群のみに限られる．③としては以下のようにいくつかあるが，一般的には高速液体クロマトグラフィー（HPLC）による定量法が行われている．

a）比色法による定量：A（Carr-Price 反応），D（$SbCl_3$ 法），E，B_1，ナイアシン（ケーニッヒ法 420 nm），C（インドフェノール法，ジニトロフェニルヒドラジン法 510～540 nm）.

b）紫外線吸収スペクトルによる定量：A（イソプロパノール中 325 nm）.

c）けい光法による定量：B_1（チオクローム法），B_2（リボフラビン法，ルミフラビン法）.

d）高速液体クロマトグラフィー（HPLC）法：ビタミンA（逆相系カラム，けい光検出器 Ex 340 nm/Em 460 nm），D（逆相系・順相系カラム，紫外分光検出器 254 nm），E（順相系カラム，けい光検出器 Ex 298 nm/Em 325 nm），B_1（逆相系カラム，生成チオクロームをけい光検出器 Ex 370 nm/Em 450 nm または紫外分光検出器 254 nm），B_2（逆相系カラム，けい光検出器 Ex 445 nm/Em 530 nm，3 型を分別分析），C（逆相系カラム，紫外分光検出器 254 nm）.

2-5-2 脂溶性ビタミン各論

脂溶性ビタミンの一覧を表 2-11 に掲げる．なお，食事摂取基準については，付表 3-7，3-8（p.400，p.401）参照.

1）ビタミンA

ビタミンAは最初に発見された脂溶性ビタミンで，うなぎ，牛乳，卵黄，肝，特に海産魚類の肝に含まれている．肝油の不けん化物中にビタミンDと共存しており，動物の成長や組織および視覚の恒常性を維持する因子として古くから知られている.

化学構造は，イソプレン単位より成る all-*trans* 型ポリエンアルコール側鎖と β-ヨノン環から構成される（図 2-4）．Aには海産魚より得られる A_1 のほかに，淡水魚に共存している A_2 の同族体があるが，その活性は A_1 の 2/5 程度である．また構造上の特徴として多くの二重結合をもち *cis*，*trans* 異性体がある．天然には all-*trans* 型が 70 ％で，約 30 ％は neo-a-ビタミン A_1

表 2-11　脂溶性ビタミン一覧

名　称	常用名	生理作用	欠乏症・過剰症	主な供給源
A	レチノール レチナール レチノイン酸	視覚作用，上皮細胞の正常維持	夜盲症，角質乾燥症，成長停止 過剰で脳圧亢進，催奇形性	ウナギ，肝，牛乳，卵黄，緑黄色野菜*
D	コレカルシフェロール エルゴカルシフェロール	Ca（P）の腸管吸収，血中 Ca 調節	くる病，骨軟化症，骨歯の発育不全 過剰で高 Ca 血症，石灰化	魚類，肝，卵黄，シイタケ*，酵母*
E	トコフェロール	生体内抗酸化作用	不妊症，筋萎縮症（動物） 過剰で出血傾向	植物油，野菜
K	フィロキノン メナキノン	γ-カルボキシカルボン酸の生成，血液凝固	血液凝固障害，出血性貧血，微生物が産生	納豆，緑葉野菜

*プロビタミン

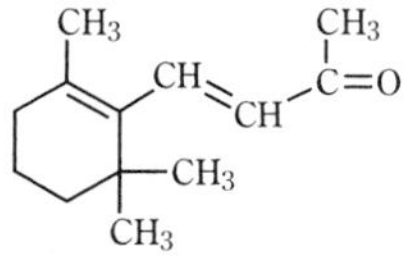

β-ヨノン

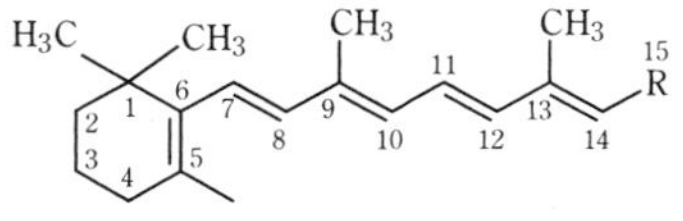

all-*trans*-ビタミン A_1

$R=CH_2OH$ (A_1 alcohol)，レチノール
$R=CHO$ (A_1 aldehyde)，レチナール
$R=COOH$ (A_1 acid)，レチノイン酸
$R=CH_2OOC$-alkyl (A_1 ester)

$CH_2=CH-C(CH_3)=CH_2$

イソプレン

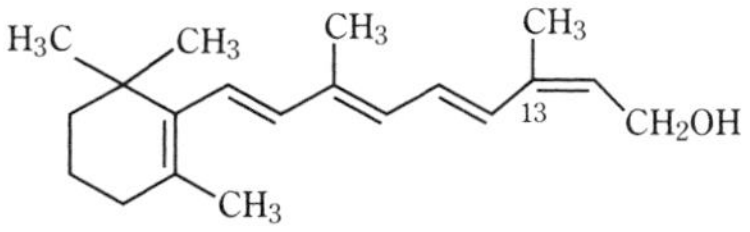

Neo-a-ビタミン A_1 (13-*cis*)

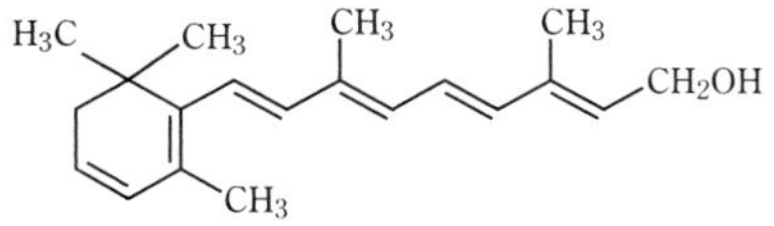

all-*trans*-ビタミン A_2 (3-デヒドロレチノール)

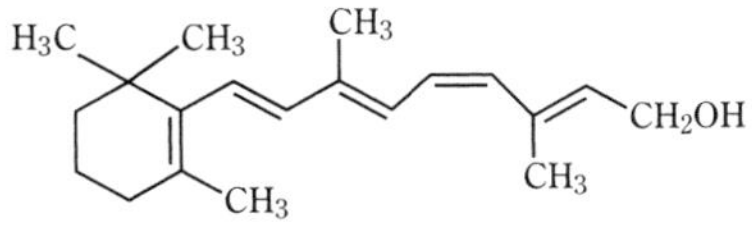

Neo-b-ビタミン A_1 (11-*cis*)

図 2-4 ビタミン A と関連化合物

(13-*cis* 体) が存在し，その活性は all-*trans* 体に比して低いとされている．また生体内では neo-b-ビタミン A_1 (11-*cis* 体) が生成し，視覚作用に関与している．

a) 性 状

all-*trans*-ビタミン A_1 は有機溶剤，油脂に可溶，水に不溶の帯黄色の結晶で，酸素や光線に不安定である．5 つの二重結合を有するので 325 nm (イソプロパノール中) に特有の紫外部吸収をもつ．自然界，体内では比較的安定な脂肪酸エステルとして存在する．血液中に分泌されるときエステルは加水分解され，レチノール結合タンパク質 retinol-binding protein (RBP) と結合して輸送される．

b) プロビタミン A

生体内において A に転換されるカロテノイド類である．緑黄色野菜，ニンジン，トマト，カボチャなどの植物中に存在する黄～赤の色素である．一般に C_{40} で末端構造の 1 つは β-シクロゲラニル cyclogeranyl 環となっており，カロテン carotene がよく知られている．立体異性体中では all-*trans* 型が最も活性が高いが，その利用率は 30 % 程度であり，生物効果は A の 1/2 ～ 1/3 程度である (図 2-5)．プロビタミン A は抗酸化作用があり一重項酸素を消去する．

これらカロテン類は，動物体内小腸壁でオキシゲナーゼにより 15,15′ の不飽和結合が切断されレチナールとなり，さらに還元されて A に転換され吸収される．

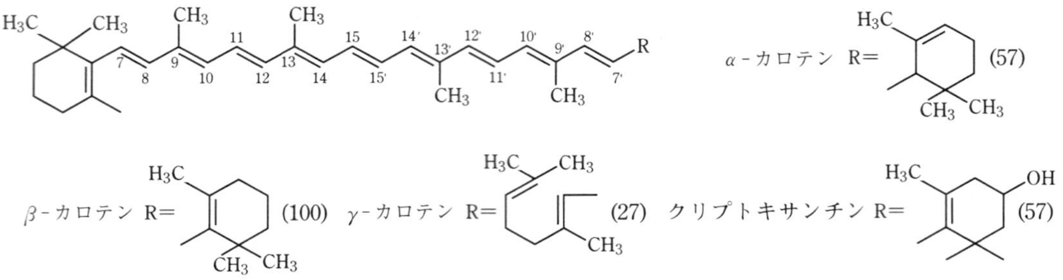

α-カロテン R＝ (57)

β-カロテン R＝ (100)　γ-カロテン R＝ (27)　クリプトキサンチン R＝ (57)

図 2-5　プロビタミン A の構造と比活性値

（　）内は比活性値

c）生理作用と欠乏症・過剰症

A 類の生理活性は，体内代謝物によりその活性が異なる．レチノール（A）は精子形成などの生殖機能作用に関与し，レチナールは視覚作用（暗調応 dark adaptation）で働く．また，ビタミン A 酸（レチノイン酸）は，核内受容体に結合したのち他種の受容体とも連携して遺伝子の転写を調節しており，細胞の分化誘導，皮膚の機能維持，成長促進などに関与し，発癌における抗プロモーター活性も示すといわれている．

暗調応における A の関与機序はよく知られている．哺乳動物では網膜の光覚をになう桿体細胞にロドプシン rhodopsin（視紅，分子量 4 万）という視物質があり，そのタンパク質部分（オプシン）のリジン残基には 11-*cis*-レチナールがシッフ塩基を形成して結合している．これに光があたると 11-*cis*-レチナールが all-*trans*-レチナールに異性化することによりオプシンから離脱する．このときのタンパク質の構造変化と関連酵素の活性化，イオンチャネルの開閉などにより膜電位の変化をもたらし，視神経が刺激され光を認識する．図 2-6 に示すように，all-*trans*-レ

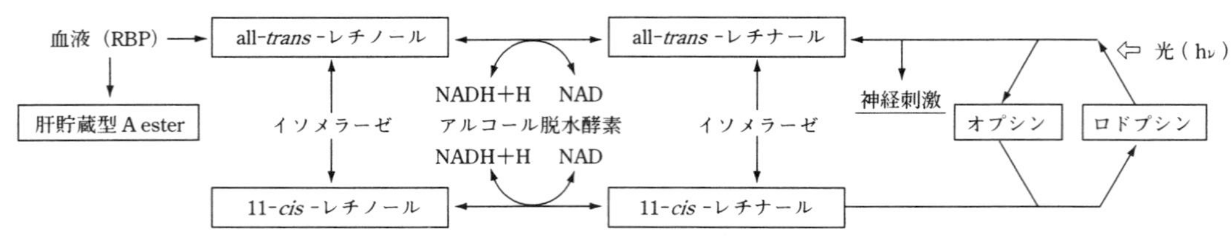

図 2-6　ビタミン A と暗調応機構（視循環）

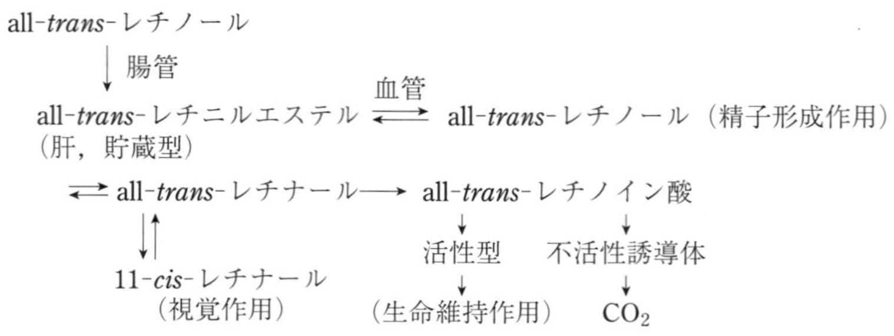

all-*trans*-レチノール
↓ 腸管
all-*trans*-レチニルエステル（肝，貯蔵型） ⇄（血管） all-*trans*-レチノール（精子形成作用）
⇄ all-*trans*-レチナール ⟶ all-*trans*-レチノイン酸
⇅
11-*cis*-レチナール（視覚作用）

all-*trans*-レチノイン酸 → 活性型 → （生命維持作用）
all-*trans*-レチノイン酸 → 不活性誘導体 → CO_2

図 2-7　ビタミン A の体内変化

チナールはさらに all-*trans*-レチノールに還元されるが，その後 11-*cis*-レチナールに異性化されてオプシンと再び結合してロドプシンを生成する．ロドプシンの構成成分である A が不足すると，ロドプシンの生成が少なくなり暗調応が低下し，ひいては夜盲症となる．また，A の生体内の変化を図 2-7 に示す．

A の欠乏症としては夜盲症，皮膚粘膜上皮あるいは眼の角膜上皮などの乾燥・角質化，成長停止などが知られている．

蓄積されやすい A を過剰摂取すると，急性中毒では頭痛・悪心などの脳圧亢進症状，また慢性中毒では催奇形性などがみられる．

2）ビタミン D

D（カルシフェロール calciferol）は抗くる病性ビタミンとして古くから知られており，D_2（エルゴカルシフェロール ergocalciferol）および D_3（コレカルシフェロール cholecalciferol）などの同族体が存在する．植物界には D はほとんど存在せず，魚類や肝，卵黄に D_3 が存在するが，一般に D の給源はプロビタミン D に依存している．プロビタミン D が皮膚で紫外線照射（UVB，ドルノ線，290～310 nm）により D を生成する．

a）性　状

D_2 と D_3 は側鎖の構造を異にしているが，いずれも無色の結晶で有機溶媒に溶け，水に不溶である．紫外部に吸収（265 nm，石油ベンジン中）を有し，加熱や空気酸化にはかなり安定であり，$SbCl_3$ で橙黄色を呈する．

b）プロビタミン D

プロビタミン D_2 は酵母，シイタケなどに含まれているエルゴステロールであり，プロビタミン D_3 は動物性食品（魚油，卵黄，乳脂肪など）に含まれる 7-デヒドロコレステロールである．紫外線照射により光分解を受け B 環の 9-10 位間で開裂してコイル型のプレビタミン D となる．次いでこれが体温で容易に熱異性化されて D（リニヤ型）となる（図 2-8）．

c）生理作用と欠乏症・過剰症

D の生理作用は小腸からの Ca の吸収を促進し，二次的にリンの吸収を促すことにより結果的に骨・歯に Ca 沈着をもたらすものである．

小腸からの Ca の吸収と血清中の Ca の濃度を調節している（図 2-9）．D_3 は肝に貯蔵されシトクロム P450 によって 25 位が水酸化を受け 25-hydroxycholecalciferol（25-HCC）となる．これは，血清中の Ca が 10 mg/100 mL 以下になると副甲状腺ホルモン parathyroid hormone（PTH）の影響で腎に運ばれ，1 位が水酸化を受けて活性型 D_3 である 1α, 25-dihydroxycholecalciferol（1α, 25-DHCC）が生成する．この 1α, 25-DHCC は，標的細胞の核内受容体と結合して腸壁におけるカルシウム結合タンパク質 Ca-binding protein（CaBP）の遺伝子を発現させ，Ca の腸管吸収を促進する．さらに骨塩も動員し，血清中の Ca 濃度を上昇させる．この濃度が限度を越えた場合は，甲状腺ホルモン・カルシトニン calcitonin（CT）が応答し，腎において 24 位を水酸化

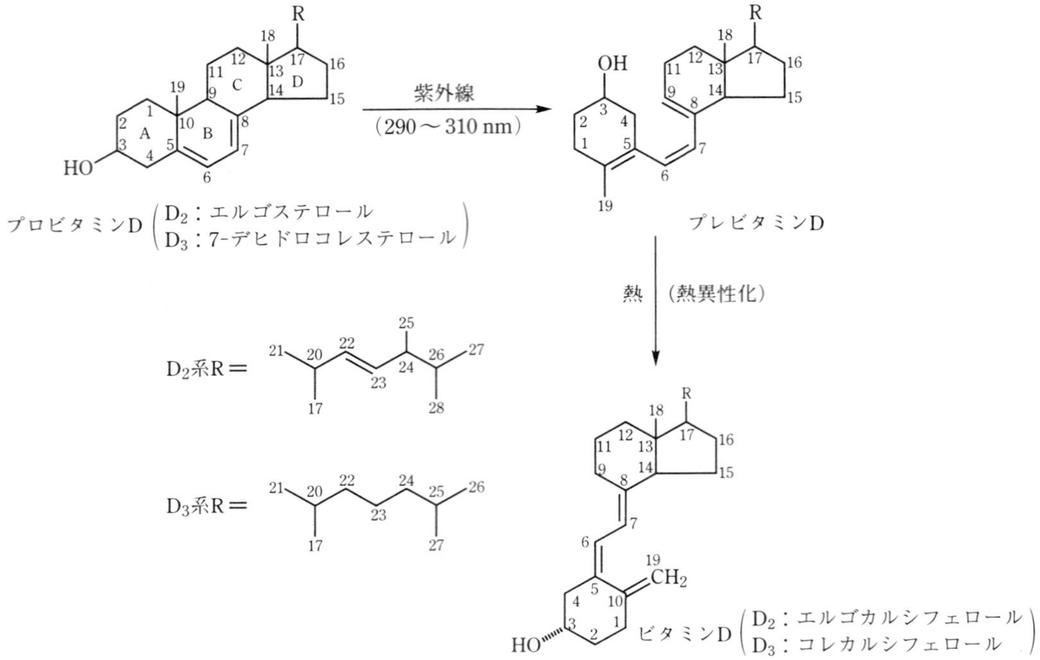

紫外線
（290～310 nm）

プロビタミンD（D_2：エルゴステロール　D_3：7-デヒドロコレステロール）

プレビタミンD

熱（熱異性化）

D_2系R＝

D_3系R＝

ビタミンD（D_2：エルゴカルシフェロール　D_3：コレカルシフェロール）

図 2-8　ビタミン D 類の生成

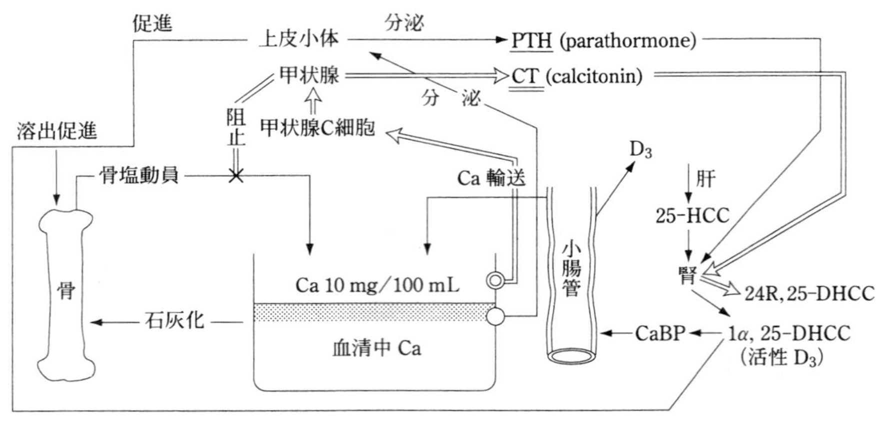

図 2-9　生体内における D_3 代謝と血清中 Ca 調節機序

して不活性型に変える（24R, 25-dihydroxycholecalciferol, 24R, 25-DHCC）.

欠乏症はくる病 rickets であり，発育時の小児において起こる石灰化の阻害で四肢や背骨のわん曲，頭蓋の変形，歯の発育遅延など，骨と歯に症候が現れる．成人では血中の無機リンが減少し，骨中の Ca の離脱による骨軟化症 osteomalacia となる．症状としては骨がもろく，骨折しやすくなる．

D は蓄積されやすいので過剰症が知られている．動物に大量投与すると腎や動脈などが異常石灰化を起こし死亡する．ヒトでは高 Ca 血症，食欲不振，便秘，皮膚乾燥，口渇などの症状が出る.

3) ビタミンE

Eは雌ラットの抗不妊ビタミン antisterility vitamin といわれる.小麦胚芽,大豆,落花生などからつくる植物油はEのよい供給源である.

Eは tocol すなわち 2-methy-2-(trimethyl-tridecyl)-6-hydroxychroman を基本骨格とする chroman(ベンゾピラン)の誘導体である.*d* 型,*l* 型構造異性体があるが,天然のものは 2*R*, 4′*R*, 8′*R* の *d* 型でありEとしての効力がある(図 2-10).

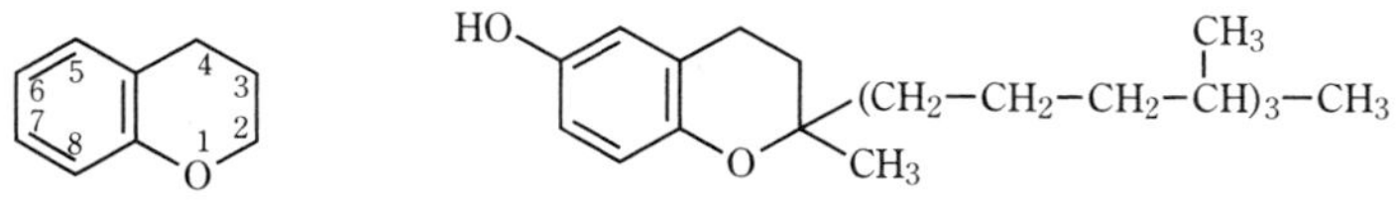

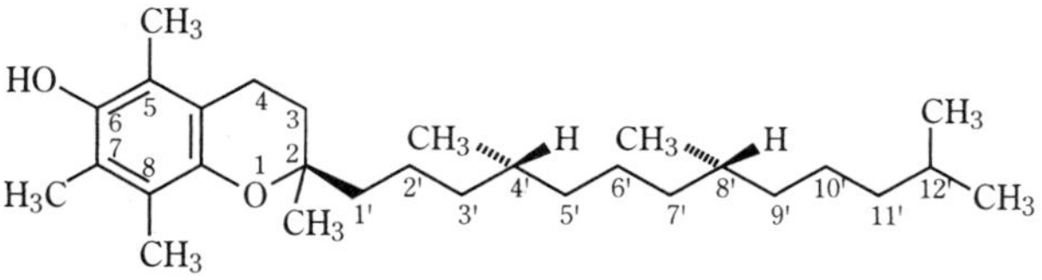

クロマン環　　トコール

図 2-10　ビタミンE(トコフェロール)と関連化合物

a) 性　状

E類は淡黄色の粘稠油状物質で,有機溶媒に可溶,水に不溶である.熱,酸には安定ではあるが,強い還元性があり,容易に酸化を受けて種々のキノン体や二量体となる.紫外部に吸収(292〜298 nm,エタノール中)があり,けい光も有する.

b) 生理作用と欠乏症

生体内で α-トコフェロール輸送タンパク質 α-tocopherol transfer protein に結合して生体膜に輸送される.生体膜リン脂質の不飽和脂肪酸における過酸化脂質の生成を抑制し,生体膜の安定化に寄与する.また,それら過酸化反応の原因になる活性酸素類の消去反応に GSH とともに関

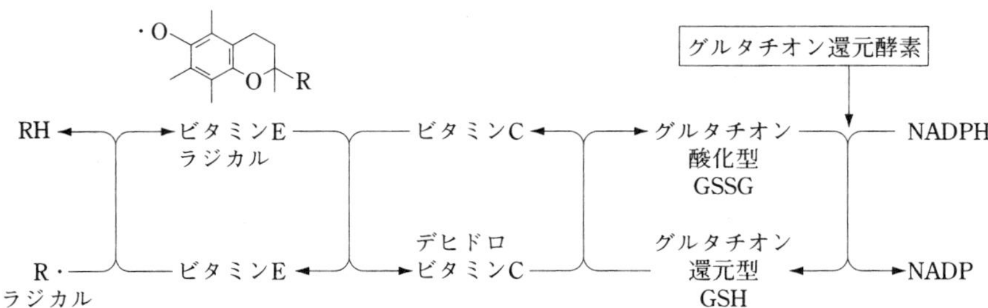

図 2-11　ビタミンEのラジカル消去反応

与している（図2-11）．また，動物実験の結果より，生殖腺および下垂体-副腎系の賦活作用や末梢循環の促進作用などが知られている．

実験的な欠乏症としては，ラットで雌雄とも生殖機能障害が認められ，動物一般では末梢循環障害や筋萎縮を起こす．E は食品中に広く分布しているため，ヒトでは明確な欠乏症は不明である．

E の過剰症は知られていない．

4）ビタミン K

血液凝固に必要なビタミン（coagulation vitamin）で，3 位にイソプレノイド側鎖を有する 2-メチル-1,4-ナフトキノン誘導体である（図 2-12）．天然にはイソプレノイド側鎖の種類により 2 つの同族体があり，K_1（フィロキノン phylloquinone あるいはフィトナジオン phytonadione）は植物（納豆，ダイズ油，緑葉野菜，根菜）に含まれ，K_2（メナキノン menaquinone）は腸内細菌によって主に供給されている．

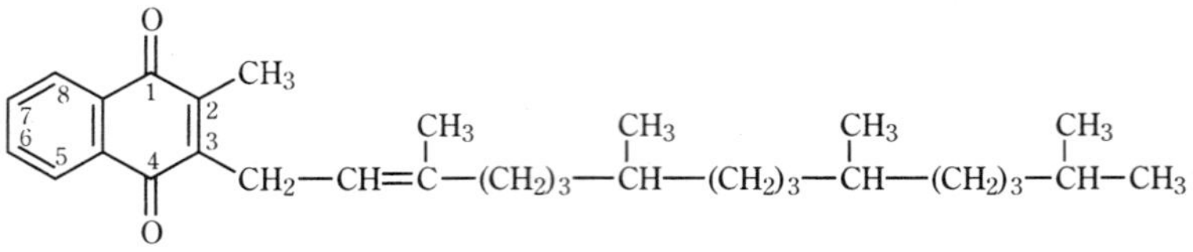

ビタミン K_1 (2–methyl–3–phytyl–1, 4–naphthoquinone)

$CH_2-CH=C(CH_3)-(CH_2)_3-CH(CH_3)-(CH_2)_3-CH(CH_3)-(CH_2)_3-CH(CH_3)-CH_3$

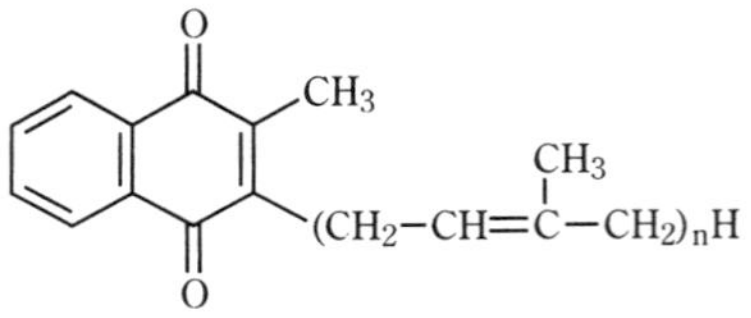

ビタミン K_2 (2–methyl–3–polyprenyl–1, 4–naphthoquinone)

$(CH_2-CH=C(CH_3)-CH_2)_nH$

n＝1～13
ヒト：n＝4（メナテトレノン）

図 2-12　ビタミン K

a）性　状

K_1 は常温で淡黄色油状物質（mp －20 ℃），K_2 は淡黄色の固体（mp 54 ℃）であり，光やアルカリに不安定で分解する．還元剤によりヒドロキノン体になる．

b）生理作用と欠乏症・過剰症

生体内では K_1 は K_2 に変換されて作用し，K_2 → ナフトヒドロキノン体（還元型 K_2）→ エポキシ体 → K_2 の酸化還元サイクルを通じ K 依存性タンパク質の生合成に関係している．これはタンパク質のグルタミン酸残基の γ 位をカルボキシル化する反応の補酵素として働く．この Ca^{2+} 結合能をもつようになった γ-カルボキシグルタミン酸（Gla）を含むタンパク質は，オステオカルシン（骨に存在，bone Gla protein，BGP）や血液凝固因子（Ⅱ，Ⅶ，Ⅸ，Ⅹ 等）に存在し，特にプロトロンビンの合成・活性化に関連しており，結果として凝血に関与する（図

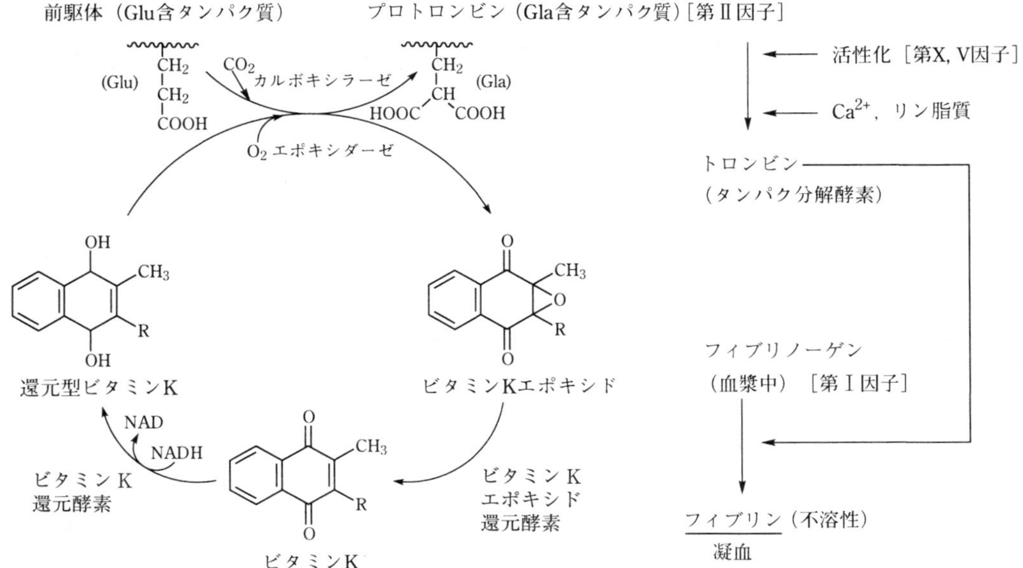

図 2-13　ビタミン K の酸化還元サイクルおよび γ-カルボキシグルタミン酸（Gla）の生成と血液凝固の機序

2-13）.

欠乏症は血液凝固遅延や出血傾向などである．しかし，食物や腸内細菌などにより補給されるので一般には欠乏症は出現しないが，新生児や長期の抗生物質投与による腸内細菌の不活性化や吸収に必要な胆汁酸の分泌障害などにより起こることがある．

K の拮抗物質（アンチビタミン）としては腐敗したスイートクローバーよりジクマロール（図 2-14）が単離され，他にワルファリン（抗凝血薬）が合成された．これらは K の構造に類似したクマリン誘導体である．K を多く含む納豆はワルファリンの治療効果を減弱させるので，服薬指導上，注意が必要である．

図 2-14　ジクマロール（左）とワルファリン（右）

2-5-3　水溶性ビタミン各論

水溶性ビタミンはビタミン B 群と他のビタミン類に分けられる．ビタミン B 群中には，補酵素の構成成分となり，酵素反応に関与しているものが多い．水溶性のため，脂溶性ビタミンに比べて吸収されにくく排泄されやすいので過剰症はまれであるが，必要量を欠けば欠乏症が起こりやすい．表 2-12 に水溶性ビタミンの一覧を掲げる．食事摂取基準は付表 3-9，～ -15（p.401 ～

表 2-12　水溶性ビタミン一覧

名　称	常用名	活性型	生理作用	欠乏症	主な供給源
B_1	チアミン	TPP	α-ケト酸の酸化的脱炭酸反応	脚気，ウェルニッケ・コルサコフ症候群	豚肉，肝，玄米，豆類
B_2	リボフラビン	FMN FAD	酸化還元反応	皮膚炎，眼疾患，舌炎，口角炎	肝，卵黄，肉類，穀類
B_6	ピリドキシン ピリドキサール ピリドキサミン	PIN-P PAL-P PAM-P	アミノ基転移反応	皮膚炎，貧血	肉類，バナナ，野菜（腸内細菌）
ナイアシン	ニコチン酸 ニコチン酸アミド	NAD^+ $NADP^+$	脱水素反応	ペラグラ，黒舌病（動物）	魚肉，肉類，豆類，緑黄野菜
パントテン酸	パントテン酸	CoA	アシル基転移反応	皮膚炎（動物）	豆類，玄米，肉類，野菜（腸内細菌）
ビオチン	ビオチン	—	炭酸固定・脱炭酸反応	皮膚炎（動物）	豆類，肝，卵黄（腸内細菌）
葉酸	葉酸	THF	C_1 単位転移反応	巨赤芽球性貧血	緑葉野菜，肝，卵黄（腸内細菌）
B_{12}	シアノコバラミン	CH_3-B_{12} Ado-B_{12}	異性化・メチル基転移反応	巨赤芽球性貧血	肝，肉類，卵黄，のり
C	L-アスコルビン酸	—	ヒドロキシル化・酸化還元反応	壊血病	果実，野菜，イモ類

405）参照．

1）ビタミン B_1

ピリミジン環，チアゾール環をもつ塩基性物質であるため，チアミン thiamine と呼ばれる（図 2-15）．その生理作用および抗多発性神経炎性ビタミン antineuritis vitamin にちなんでアノイリン aneurin ともいう．動物性食品では豚肉，肝に多く，植物性食品では玄米，豆類，酵母に多く含まれ，リン酸エステル（thiamine diphosphate，TDP あるいは thiamine pyrophosphate，

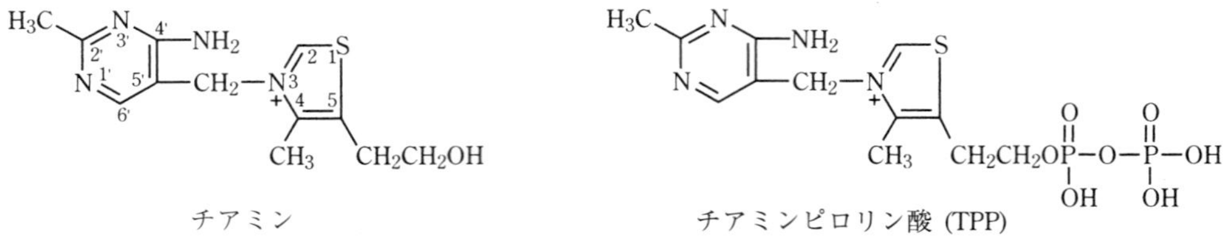

チアミン　　　　チアミンピロリン酸 (TPP)

図 2-15　ビタミン B_1（チアミンとその活性型）

TPP）の形で存在している．

a）性　状

B_1 塩酸塩 $C_{12}H_{17}C_{10}N_4S\cdot HCl$ は無色結晶，mp 247～248 ℃（分解），水に易溶，有機溶媒に不

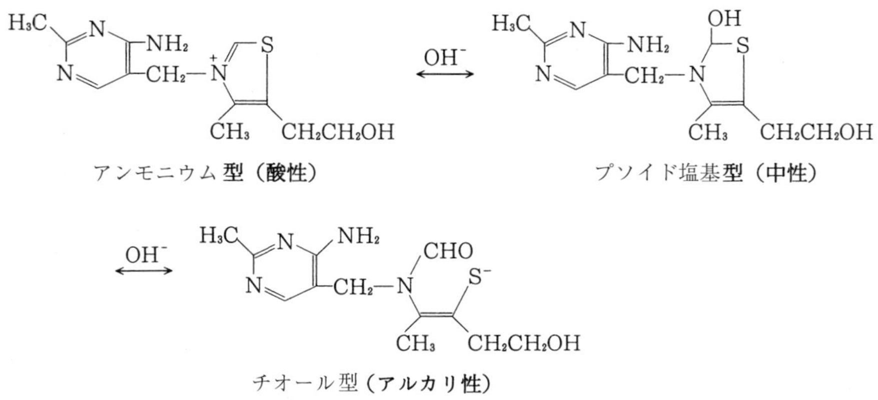

アンモニウム型（酸性）　$\overset{OH^-}{\longleftrightarrow}$　プソイド塩基型（中性）

$\overset{OH^-}{\longleftrightarrow}$　チオール型（アルカリ性）

図 2-16　液性による B_1 の構造変化

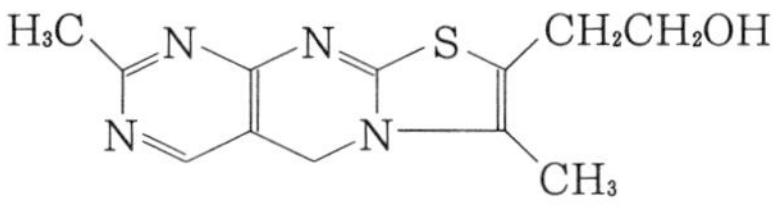

図 2-17　チオクローム

溶，熱や酸素に対してはかなり安定である．化学構造は液性により変化し，pH 5.5 以下では安定であるが，アルカリ側では不安定である（図 2-16）．B_1 をブロムシアン，またはフェリシアン化カリウム $K_3[Fe(CN)_6]$（赤血塩）で酸化し，アルカリ性にすると強い青色けい光を発するチオクローム thiochrome になる（図 2-17）．反応は定量的に進み，強い青色けい光を発するので定量に使われる．

b）誘導体

① disulfide 型の TAD（thiamine allyldisulfide）など，② S-acyl 型の DBT（*O,S*-dibenzoylthiamine），③ carboalkoxy 型の DCET（*O,S*-dicarboethoxythiamine），の 3 つの型に分けられる（図 2-18）．いずれも脂溶性で消化管からの吸収もよく，加熱などに安定で B_1 分解酵素による作用も受けにくい．B_1 の生理活性を保持し，多発性神経炎 polyneuritis に対し有効とされる．

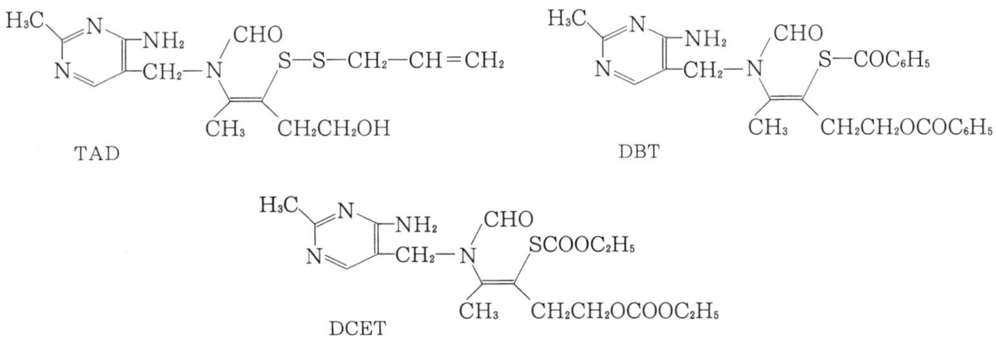

TAD　DBT

DCET

図 2-18　ビタミン B_1 誘導体

c）生理作用と欠乏症

B_1は十二指腸から吸収されB_1-kinaseによりATPの存在下ピロリン酸化されTPPとなり，ピルビン酸の脱炭酸に始まる糖質代謝において重要な補酵素として関与している．例えば，α-ケト酸の脱炭酸反応（デカルボキシラーゼ），アセトアルデヒド転移酵素およびグリコールアルデヒド転移酵素（トランスケトラーゼ）の反応においては，チアゾール環の2位が活性部位である．

神経組織に多量に分布しているB_1が欠乏すると，末梢神経が関係する脚気beriberiと，中枢神経に関連したウェルニッケ・コルサコフ症候群（欧米型）を発症する場合がある．

2）ビタミンB_2

リボフラビンriboflavin，またはラクトフラビンlactoflavinと呼ばれる（図2-19）．肝や肉，牛乳，卵黄，酵母，胚芽，野菜類など多くの食品に含まれ，結合型で存在する場合が多い．

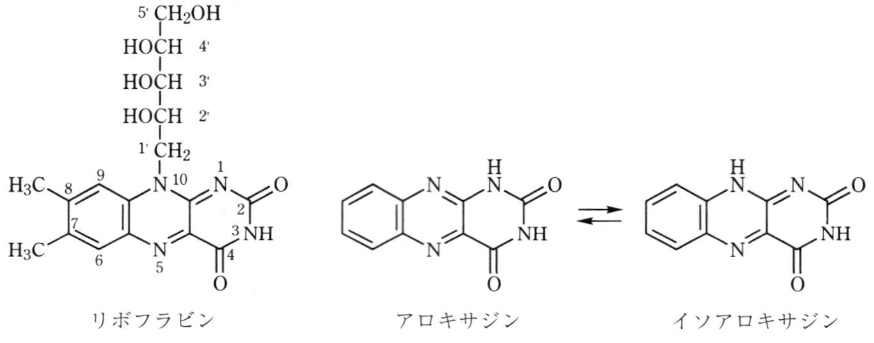

5′ CH2OH
HOCH 4′
HOCH 3′
HOCH 2′
1′ CH2
H3C 8 9 N 10 1 N O 2 3 NH 7 H3C 6 N 5 4 O

リボフラビン　　アロキサジン　　イソアロキサジン

図2-19　ビタミンB_2との関連化合物

a）性　状

黄～橙黄色の結晶，水に難溶，水溶液は220，267，273，445 nmに吸収極大をもち黄緑色のけい光をもつ．中性または酸性では熱，酸化剤に安定だが，アルカリ性では不安定で，加熱すると分解し尿素を生成する．容易に還元され無色のロイコフラビンleucoflavinとなるが，空気中の酸素で酸化されリボフラビンに戻る．

糖アルコール部のOHはエステル化を受ける．酪酸エステルは脂溶性で食品添加物として用いられる．生体内ではFMN（flavin mononucleotide），FAD（flavin adenine dinucleotide）などの結合型で存在する．図2-20にFMN，FADの構造を示す．

b）生理作用と欠乏症

B_2はFMN，FADとして存在し，約40種の酸化還元酵素の補酵素としてエネルギー代謝，アミノ酸の異化代謝および電子伝達系に関与する．

腸内細菌によっても合成されるので欠乏症は重篤ではないが，成長阻害のほかに，唇，口腔粘膜に異常を生じ，口角炎，舌炎magenta tongue，眼疾患，脂漏性皮膚炎，貧血などがみられる．

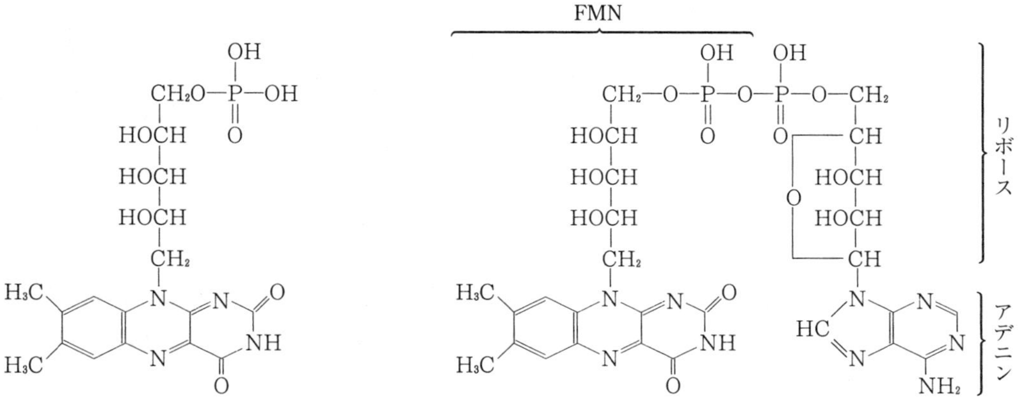

FMN（フラビンモノヌクレオチド）　　FAD（フラビンアデニンジヌクレオチド）

図 2-20　FMN，FAD の構造

3）ビタミン B_6

酵母エキス中にネズミの抗皮膚炎因子として発見され，ピリドキシン，ピリドキサール，ピリドキサミンとそれらのリン酸エステルの 6 種がわかり，B_6 群といわれる（図 2-21）．肉類，肝，バナナ，胚芽，豆類などに多く含まれる．

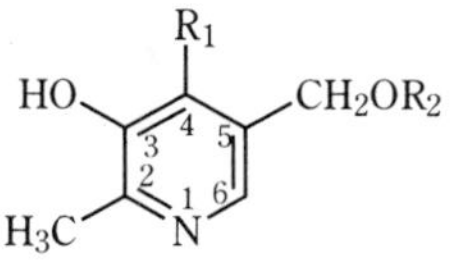

Pyridoxine (PIN)：	$R_1=CH_2OH$, $R_2=H$
Pyridoxal (PAL)：	$R_1=CHO$, $R_2=H$
Pyridoxamine (PAM)：	$R_1=CH_2NH_2$, $R_2=H$
Pyridoxine-5′-phosphate (PIN-P)：	$R_1=CH_2OH$, $R_2=PO_3H_2$
Pyridoxal-5′-phosphate (PAL-P)：	$R_1=CHO$, $R_2=PO_3H_2$
Pyridoxamine-5′-phosphate (PAM-P)：	$R_1=CH_2NH_2$, $R_2=PO_3H_2$

図 2-21　ビタミン B_6

a）性　状

構造上の特徴としてピリジン環，フェノール性 OH，アルコール性 OH をもつ．ピリドキシンは熱，酸には比較的安定だがアルカリ性では不安定で，特に酸化剤の存在で側鎖が COOH に酸化される．ピリドキサールはピリドキシンを $KMnO_4$，MnO_2 で酸化し，ピリドキサミンはピリドキサールオキシムを還元して合成される．光に対して不安定で分解し，最終生成物は酢酸，NH_3，CO_2 である．ピリドキシンは，Gibbs 試薬でインドフェノールを生成させ，その青色（650 nm）で比色定量する．食品や総合ビタミン剤中の B_6 群の定量には微生物学的方法が用いられる．

b）生理作用

体内の B_6 のほとんどはピリドキサールおよびピリドキサミンのリン酸エステルの 2 種であり，きわめて多数の酵素反応に関与している．よく知られているのは，ALT，AST のようなアミノ酸のアミノ基転移酵素や脱炭酸酵素の補酵素として，アミノ酸の代謝に重要な役割を果たしている．B_6 酵素であるグルタミン酸デカルボキシラーゼは神経伝達物質 γ-アミノ酪酸 γ-amino butylic acid GABA を産生するので，欠乏により GABA が減少しけいれんなどの異常が起こる．

B_6 群は腸内細菌でも合成されるので欠乏症はまれであるが，欠乏するとけいれん，貧血，脂漏性皮膚炎，高コレステロール血症，脂肪肝および抗体不全などの症状がみられる．

4）ナイアシン

ナイアシン niacin は，ニコチン酸およびニコチン酸アミドの総称である（図2-22）．イタリア語の pella agra「荒れた皮膚」から名づけられたペラグラ pellagra とイヌの黒舌病を予防するので P. P. Factor（pellagra preventive factor）といわれた．魚類に特に豊富で，肝，肉類，豆類，酵母にも多く含まれている．

COOH
N
ニコチン酸

$CONH_2$
N
ニコチン酸アミド

図2-22　ナイアシン（ニコチン酸とニコチン酸アミド）

a）性　状

構造が最も簡単なビタミンで，熱，酸，アルカリ，光線に安定，261～263 nm に吸収極大を示す．定量法としては，ブロムシアンで分解後アミンを加えて発色（420 nm）させる理化学的方法がある．食品や総合ビタミン剤については *Lactobacillus* 属を用いる微生物学的方法が用いられる．

b）生理作用と欠乏症

ニコチン酸アミドは生体内で NAD^+ および $NADP^+$ となり，種々の脱水素酵素の補酵素として働いている．通常，基質から水素原子を受け取り NADH，NADPH となり，次いで水素原子をフラビン酵素に伝達する．これらの反応を通じてエネルギーが産生される．NADH，NADPH は 340 nm に強い吸収をもつ．図2-23に NAD^+，$NADP^+$ の酸化還元反応を示す．

NAD^+，$NADP^+$ が関与する酵素は非常に多く，生体で最も多量に存在する補酵素であるため，B 群の中では所要量が一番多い．ナイアシンの一部は生体内で合成される，という他の B 群にはみられない特徴がある．通常，L-トリプトファン 60 mg からナイアシン 1 mg を生成するが，L-トリプトファンは必須アミノ酸であるため，必要量の全部を満たすことはできない．

20世紀初頭のアメリカ南部でペラグラが多発した理由の1つは，L-トリプトファン含量の少ないトウモロコシを常食としていたためにナイアシン欠乏に至った，とも考えられている．欠乏症としてのペラグラは dermatitis（皮膚炎），diarrhea（下痢），dementia（認知症）の 3D 症状を特徴とし，皮膚炎は日光の当たる部分に発赤，水疱を生じ，褐色色素の沈着，皮膚面の粗造を起こす．3D 症状の原因物質として，ナイアシン欠乏時に蓄積するいくつかのトリプトファン代謝

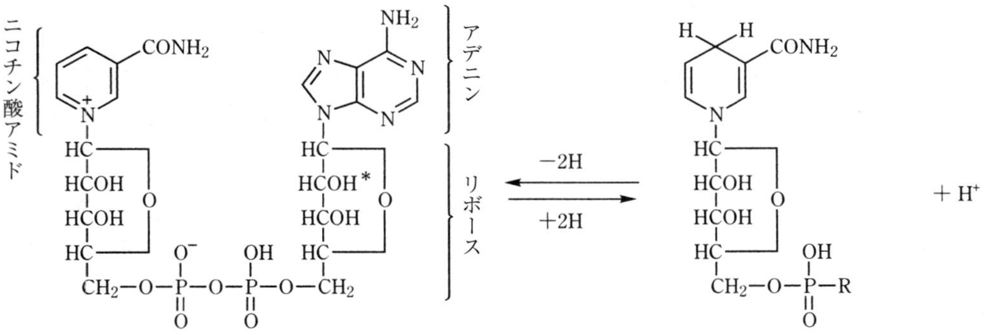

ニコチンアミド
アデニン
リボース
$-2H$
$+2H$
$+ H^+$

ニコチンアミドアデニンジヌクレオチド（リン酸）
Nicotinamide adenine dinucleotide (NAD^+)
Nicotinamide adenine dinucleotide phosphate ($NADP^+$)，＊印のHがPO_3H_2に置換されたもの

図 2-23 NAD^+，$NADP^+$の可逆的酸化還元反応

中間体，例えば光増感物質キヌレニンや興奮毒キノリン酸などが関与しているとの指摘がある．アルコールの常飲者では，アルコール代謝に関わる酵素がNAD^+を補酵素としているためニコチン酸が消費され，欠乏状態に至ることがある．

5）パントテン酸

パントテン酸 pantothenic acid は「どこにでもある酸」というその名のとおり，肉類，卵，豆類など食品に広く分布している．

a）性 状

淡黄色油状物質，Ca，Na 塩は結晶，ペプチドなので酸またはアルカリで加水分解され，β-アラニンとパントイン酸 pantoic acid となる（図 2-24）．定量は *Lactobacillus arabinosus* による微生物学的定量法がある．

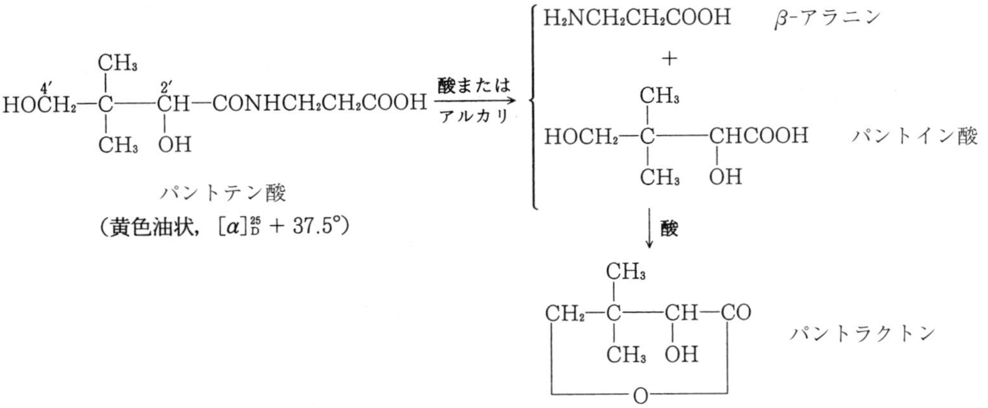

$HOCH_2-C(CH_3)_2-CH(OH)-CONHCH_2CH_2COOH$（4′, 2′）
パントテン酸
（黄色油状，$[\alpha]^{25}_{D}$ + 37.5°）

酸または アルカリ →

$H_2NCH_2CH_2COOH$ β-アラニン
＋
$HOCH_2-C(CH_3)_2-CHCOOH(OH)$ パントイン酸

↓ 酸

パントラクトン

図 2-24 パントテン酸とその加水分解

b) 生理作用と欠乏症

生体組織中では大部分 coenzyme A（CoA）として存在し（図 2-25），アシル基転移反応の補酵素として糖質，脂質代謝で重要な働きをしている．また脂肪酸生合成に関与するアシルキャリヤプロテイン acylcarrier protein（ACP）には，CoA より誘導されるホスホパンテテインが利用される．

腸内細菌も合成するのでヒトの欠乏症はまれであるが，CoA が減少すると代謝異常をきたす．欠乏するとニワトリでは皮膚炎，脊髄神経の変性，胸腺萎縮，脂肪肝を起こし産卵が低下する．

6) ビオチン

酵母の発育促進因子（bios IIb）として卵黄から分離されたことにちなんで，ビオチン biotin

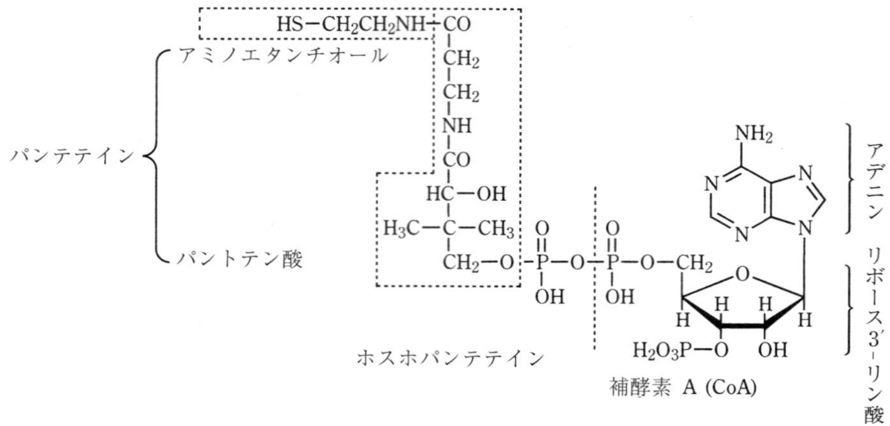

図 2-25　パントテン酸と補酵素 A

と命名された．肝，肉類，卵黄，牛乳，豆類などに含まれる．

a) 性　状

イミダゾール環とテトラヒドロチオフェン環が縮合した構造をもつ（図 2-26）．2, 3, 4 位が不整炭素原子なので 8 個の立体異性体があるが，天然物からは右旋性の(＋)-biotin が分離される．定量は *L. arabinosus* を用いる微生物学的定量法で行う．

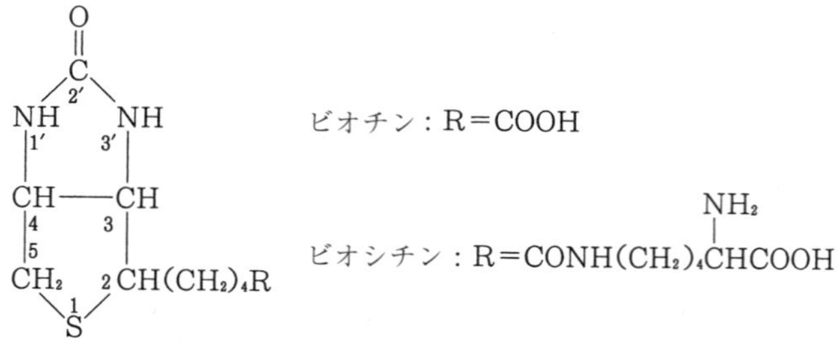

ビオチン：R＝COOH

ビオシチン：R＝$CONH(CH_2)_4CH(NH_2)COOH$

図 2-26　ビオチンとビオシチン

b）生理作用

ビオチンは生体内でリジンと結合した形（ビオシチン，図 2-26）でビオチン酵素と複合体を形成し，炭酸固定あるいは炭酸転移の反応を触媒する．ビオチン酵素は ATP の存在下で CO_2 と結合してカルボキシビオチン酵素（活性炭酸 active CO_2）となってカルボキシル化反応を行い，アミノ酸，α-ケト酸，脂肪酸の代謝に関与する（図 2-27）．

腸内細菌も合成するので欠乏症はまれであるが，卵白中に存在する糖タンパク質アビジン avidin はビオチンと強固に結合して吸収を妨げるので，生卵白の大量摂取でビオチン欠乏症が起こる．実験動物では皮膚炎，脱毛，神経障害などがみられる．

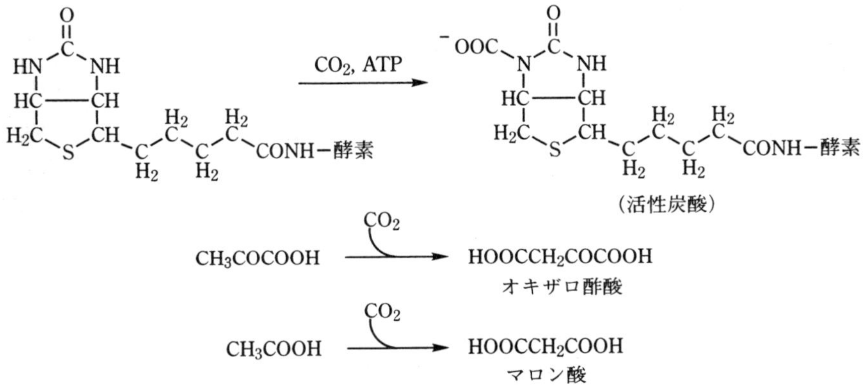

CO_2, ATP

(活性炭酸)

$CH_3COCOOH \xrightarrow{CO_2} HOOCCH_2COCOOH$ オキザロ酢酸

$CH_3COOH \xrightarrow{CO_2} HOOCCH_2COOH$ マロン酸

図 2-27 ビオチン酵素の反応

7）葉 酸

ホウレン草の葉から得られたので，ラテン語の folium（葉）にちなんで葉酸 folic acid と命名された．緑葉野菜，肝，卵黄などに存在し，ヒト・サル・ヒナの抗貧血因子の 1 つとして，またヒナや乳酸菌の生育因子として知られる．活性をもつ数種の化合物が知られているが，構造が最も簡単なものをプテロイルグルタミン酸（PGA）と呼ぶ（図 2-28）．天然にはさらに L-グルタミ

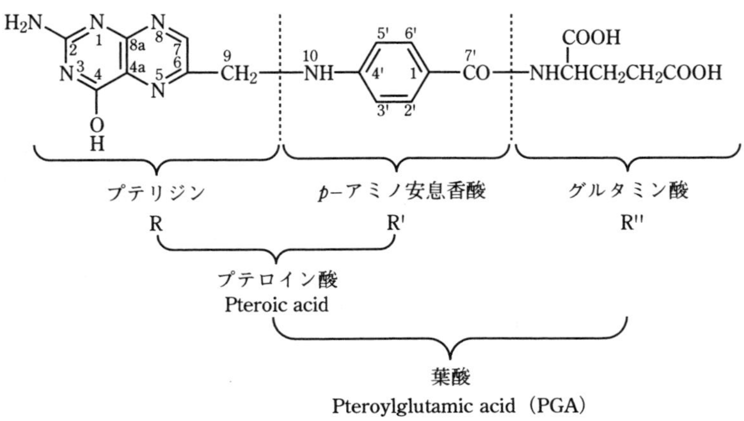

プテリジン R

p-アミノ安息香酸 R'

グルタミン酸 R''

プテロイン酸 Pteroic acid

葉酸 Pteroylglutamic acid（PGA）

図 2-28 葉酸

ン酸がPGAにペプチド結合したポリグルタミン酸誘導体も存在する.

a) 性 状

PGAは肝から初めて単離され，橙黄色結晶で遊離型は水に難溶だがNa塩はよく溶ける．接触還元すると，条件により7,8-ジヒドロ葉酸または5,6,7,8-テトラヒドロ葉酸（THF）となる．9,10位のC-N結合はアルカリ，酸で切れやすく，無水酢酸と濃ギ酸と加熱すると10-ホルミル体となる．これはアルカリ，室温でPGAに戻る．10-ホルミルプテロイン酸はリゾプテリンrhizopterinと呼ばれ，5-ホルミル体（ホリニン酸folinic acid）は肝から単離された（図2-29）．定量は乳酸菌を用いる微生物学的定量法で行う．

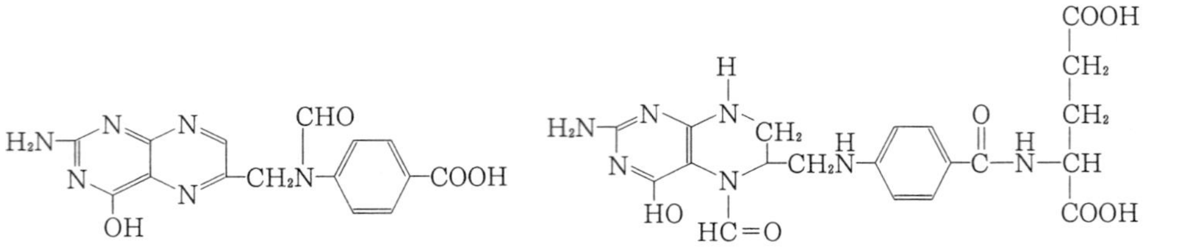

図2-29 葉酸類縁体

b) 生理作用と欠乏症

PGAは体内でテトラヒドロ葉酸となり，5位，10位のNにCHO，CH_3などを結合してC_1単位転移反応の補酵素となり，メチオニンの合成や核酸塩基のプリン，ピリミジンの生合成に関与する．

ヒトでは，葉酸は腸内細菌で合成され含有食品も多いので欠乏はまれである．しかし欠乏するとDNAの合成に障害を起こし，骨髄中での赤血球成熟障害による巨赤芽球性貧血となる．そのほか口腔粘膜潰瘍，舌炎，下痢など多様な症状を示す．

メトトレキサートは葉酸に構造が似ており，拮抗物質アンチビタミンとして働くため，核酸合成と細胞増殖を阻害し抗癌剤として用いられる．

8) ビタミンB_{12}

ビタミンB群の中では最も新しく12番目に発見されたB_{12}は，巨赤芽球牲貧血を予防する因子である．ウシの肝や肉，魚肉，卵黄など動物タンパク質に含まれるが，植物はB_{12}を生合成できない．ある種の微生物は生合成できるので，動物はこれら微生物が付着した植物を食べてB_{12}を摂取している．ヒトでは腸内細菌でも生合成される．市販品としてのB_{12}は，CNがCoに配位したシアノコバラミンcyanocobalaminである（図2-30）．

a) シアノコバラミンの性状

暗赤色針状結晶（MW 1355）で分子内にCoとPを1：1で含む．約80倍の水に溶け278,

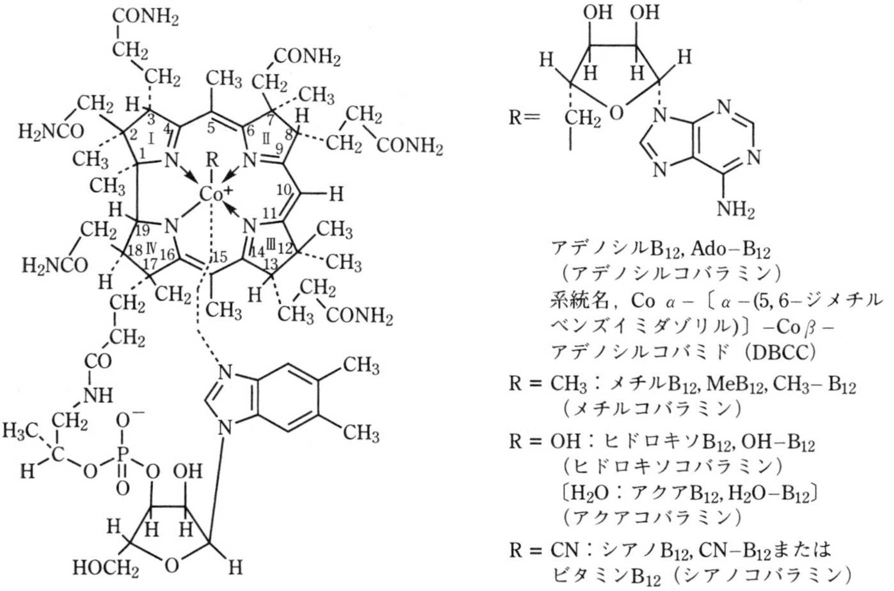

アデノシルB_{12}, Ado－B_{12}
（アデノシルコバラミン）
系統名，Co α－〔α－(5, 6－ジメチルベンズイミダゾリル)〕－Coβ－アデノシルコバミド（DBCC）
R＝CH_3：メチルB_{12}, MeB_{12}, CH_3－B_{12}
（メチルコバラミン）
R＝OH：ヒドロキソB_{12}, OH－B_{12}
（ヒドロキソコバラミン）
〔H_2O：アクアB_{12}, H_2O－B_{12}〕
（アクアコバラミン）
R＝CN：シアノB_{12}, CN－B_{12}または
ビタミンB_{12}（シアノコバラミン）

図 2-30　ビタミン B_{12} と関連化合物

361，550 nm に吸収極大をもつ．中性溶液は比較的安定だが酸性，弱アルカリ性で次第に分解する．Co は 3 価で，ポルフィリン porphyrin 環より炭素が 1 個少ないコリン corrin 環の 3 個の N と，ジメチルベンズイミダゾール α-リボシド-3′-リン酸の N の 1 つと配位結合している．光には不安定で，Co と CN の結合が切断される．

b）補酵素型と酵素反応

B_{12} は生体内で 5′-デオキシアデノシルコバラミン（Ado-B_{12}）およびメチルコバラミン（CH_3-B_{12}）の 2 つの活性型・補酵素型となって存在する．これらは CN-B_{12} の CN の代わりに 5′-デオキシアデノシル（Ado）基およびメチル基が配位したもので，酵素反応として，Ado-B_{12} は異性化反応（例：メチルマロニル CoA ムターゼ：メチルマロニル CoA ⇔ サクシニル CoA），脱離，転位，還元などの反応に，CH_3-B_{12} はメチル基転移反応（例：メチオニン合成酵素：ホモシステイン → メチオニン）に関与する．

c）生理作用と欠乏症

造血因子としては，食物に含まれる外因子 extrinsic factor と胃の因子（内因子 intrinsic factor）があり，B_{12} が外因子である．内因子は胃壁で産生される分子量約 6 万の糖タンパク質で，B_{12} と結合し，小腸からの吸収を可能にする．B_{12} は神経や脳の機能維持，CN の解毒などへの関与も考えられている．

欠乏症は巨赤芽球性貧血が代表的なものである．B_{12} が欠乏すると CH_3-B_{12} の関与する酵素反応であるメチオニンとテトラヒドロ葉酸の生成が阻害され（図 2-31），その結果として巨赤芽球が末梢血液中に出て症状が出る．他にメチルマロン酸尿症，ホモシステイン尿症や神経障害など

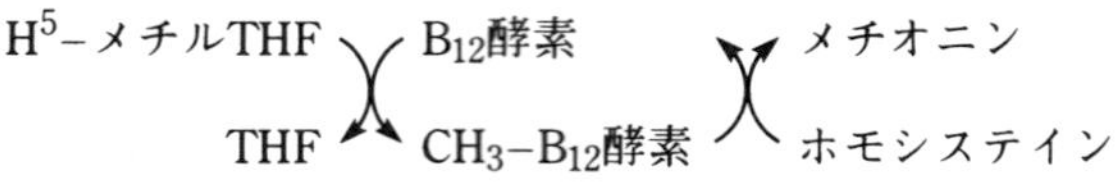

H^5−メチルTHF　B_{12}酵素　メチオニン
THF　CH_3−B_{12}酵素　ホモシステイン

図 2-31　葉酸が関与するメチル基転移反応

が認められる．

9）ビタミンC

壊血病 scurvy を防ぐ作用があることから antiscorbutic vitamin（ascorbic acid，AsA，アスコルビン酸）と呼ばれ，L 型の糖誘導体である．新鮮な緑葉野菜，果実，ジャガイモ，サツマイモに豊富で，動物組織では副腎に多い．関連して，5 位の OH と H の配置が逆になったものはエリソルビン酸 erythorbic acid（D-araboascorbic acid）と呼ばれる（図 2-32）．これは食品添加物として用いられるが，抗酸化作用はアスコルビン酸に近いものの，抗壊血病作用は 1/20 にすぎない．

一般の動物は C を生合成（図 2-33）できるが，ヒトを含む霊長類やモルモット，鳥類では，この合成経路の最終段階である L-グロノ-γ-ラクトンから C をつくる酵素系 L-グロノラクトンオキシダーゼ［EC 1.1.3.8］を欠如している．

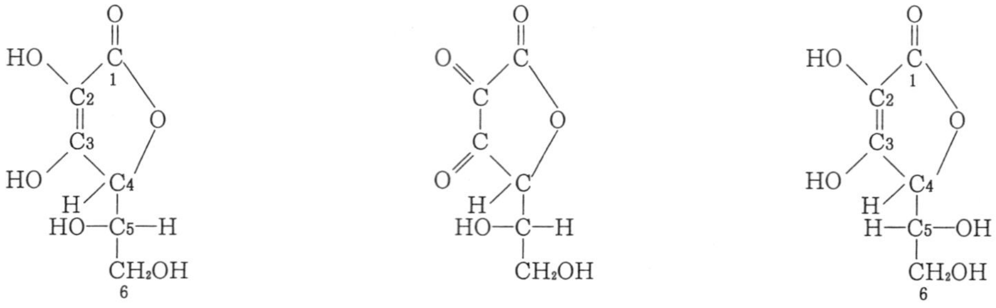

L-アスコルビン酸　L-デヒドロアスコルビン酸　エリソルビン酸

図 2-32　ビタミン C（L-アスコルビン酸）と関連化合物

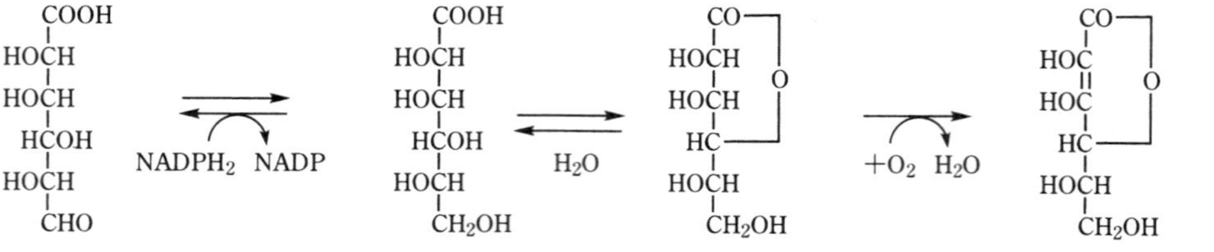

$NADPH_2$　NADP　H_2O　$+O_2$　H_2O

D-グルクロン酸　L-グロン酸　L-グロノ-γ-ラクトン　L-アスコルビン酸

図 2-33　ビタミン C（L-アスコルビン酸）の生合成経路

a）性　状

融点 190～192 ℃の結晶，約 3 倍の水に溶ける．分子内にエンジオール enediol をもつので強い還元性を示す．水溶液は空気中の酸素でも酸化され，デヒドロアスコルビン酸（酸化型アスコルビン酸）DAsA となる．DAsA は H_2S や生体内で還元され，AsA となる．

b）生理作用と欠乏症

C はその強い還元作用に基づいて，活性酸素やラジカルの除去や，食品中の無機鉄を還元して生体への吸収を高めるなど，各種生体内酸化還元反応に関与する．また，次のような水酸化反応への関与も知られている．① コラーゲン形成におけるプロリンおよびリジンの水酸化酵素，② コレステロールの 7α-ヒドロキシコレステロールへの水酸化酵素，③ チロシン代謝に関連するカテコールアミンの生成（ドーパミン水酸化酵素）などがある．

欠乏症としての壊血病の症状は，① 出血，② 歯および骨の変化，③ その他，に分けられる．① 血はコラーゲン形成異常に関連した毛細血管の脆弱に基づくもので，外力の加わりやすい歯根や手足の皮膚に起こる．② は歯母細胞や骨母細胞の発育障害のため歯や骨の発育が悪くなる．乳幼児に多く現れ，骨折を起こしやすい．③ は全身倦怠，疲労感が強く，貧血，感染に抵抗力が低下し傷の治癒も遅れる．

2-6　ミネラル

C11　健康　（1）栄養と健康【栄養素】
到達目標：
1）栄養素（三大栄養素，ビタミン，ミネラル）を列挙し，それぞれの役割について説明できる．

2-6-1　はじめに

人体を構成する元素は約 60 種類であるが，水は生命維持に必須不可欠で体重の約 6 割を占めるため，酸素（含有率 65 %）が最も多い．次いで，タンパク質・脂質・炭水化物などを構成する炭素（18 %），水素（10 %），窒素（3 %）と続く．これら 4 つを主要元素と呼び，これ以外をミネラル（無機質）という．ミネラルのうち，含有量が 10 g 以上で 1 日必要摂取量が 100 mg 以上のものを準主要元素（7 種類）という．これらはまずカルシウム（2 %）とリン（1 %），さらに 1 %以下のものとして含有率順にカリウム，イオウ，ナトリウム，塩素，マグネシウムである．以上，合計 11 種類をまとめて多量元素という．また，含有率が 1 %以下で 1 日必要摂取量が 100 mg 未満の必須なものを微量元素（または必須微量元素）と呼び，含有率順に鉄，亜鉛，銅，ヨウ素，セレン，マンガン，モリブデン，クロム，コバルトの9種類がある．

ミネラルは無機質あるいは灰分ともいわれ，ビタミンと同様に代替することができない重要な必須栄養素である．必須微量元素には至適濃度があり，欠乏しても過剰となっても健康障害の原因となる．

2-6-2 多量元素

1）カルシウム（Ca）

ミネラルとして存在量が最も多く，その99 %以上が骨や歯に存在し，その大部分は不溶性のヒドロキシアパタイト（水酸化リン酸カルシウム）の形である．残りが血液や細胞外液に遊離イオンCa^{2+}として存在し，その多くが生命現象の調節作用に関与している．細胞内にカルモジュリン calmodulin があり，Ca^{2+}と結合して種々の酵素活性を調節する．例えば，アデニル酸シクラーゼ adenylate cyclase（cyclic AMP の生成）やタンパク質リン酸化酵素などがあり，情報伝達的役目をもっている．筋肉の収縮にCa^{2+}が必要であり，神経機能や血液凝固にも関与している．

活性型ビタミンD_3である1α, 25-ジヒドロキシコレカルシフェロール1α, 25-dihydroxycholecalciferol（1α, 25-DHCC）の作用によってCa結合タンパク質が生合成され，これにCa^{2+}が結合して腸管より吸収される．飲食物中のCaとリンとの比が吸収に関与する．母乳では$Ca/P = 2$であり，この比のときにCaが最も吸収されやすい．最近の加工食品や清涼飲料はリン酸含量が高いためこの比が小さくなり，Ca吸収率を低下させている傾向がある．また，リン酸，フィチン酸（イノシトールのヘキサリン酸エステル．穀類に多い），シュウ酸（ほうれん草など緑葉野菜に存在）はCaと不溶性の塩を形成して吸収を阻害し，食物繊維も吸収を阻害する．一方，乳糖やカゼインの加水分解ペプチドはCaの吸収を促進する．

甲状腺ホルモンのカルシトニン calcitonin および副甲状腺ホルモン（PTH）はCa調節ホルモンである．骨から血液中へのCa^{2+}の放出を前者は抑制し，後者は促進して一定の濃度を維持している．したがって，これらホルモンのバランスが崩れるか，Ca（およびビタミンD）の摂取量が欠乏すると，血漿中のCa^{2+}が不足して神経や筋肉の興奮をきたす．また，血漿中のCa^{2+}の不足によって骨の新生が妨げられ，幼児ではくる病，成人では骨軟化症を引き起こす．閉経後の女性や60歳以上の老人ではCaの代謝が変わり，骨粗しょう症になりやすい．

Caを多く含む食品には牛乳，乳製品（ヨーグルト，チーズなど）や小魚があり，続いて大豆製品，海草などがある．成人1日の食事摂取基準は600 mgであり，妊婦・授乳婦では付加量が定められている．

2）リン（P）

Caと同様に大部分が骨，歯でヒドロキシアパタイトの成分として存在する．体液中では緩衝作用を示すほか，核酸，糖リン酸，リン脂質などの構成成分として広く分布している．細胞内では高エネルギー化合物（ATP）の成分でありエネルギー源となっている．

リンの吸収はCaの場合と同様に活性型ビタミンD_3によって調節され，小腸よりリン酸塩の形で吸収される．

穀類中に含まれるフィチン（*myo*-イノシトールヘキサリン酸エステル）はフィチン酸（図2-34）の Ca または Mg 塩であり，リンは多いが栄養的価値はない．

リンは魚介類，肉類など多くの食品に含まれ，欠乏の恐れはない．

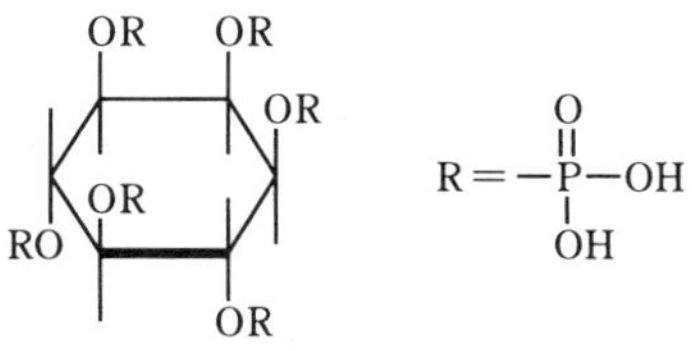

図 2-34　フィチン酸

3）マグネシウム（Mg）

生体内の多く（約 70 %）が骨，歯の骨格系に存在し，残りが柔組織や中枢神経に広く分布している．マグネシウムはカリウムとともに細胞内の主要なカチオンであり，リン酸転移酵素（ヘキソキナーゼなど）やホスファターゼなど酵素反応の補因子として必要である．マグネシウムは単純拡散により小腸より吸収される．マグネシウムは緑色野菜，大豆，穀類，海草類など多くの食品に豊富に含まれているため，食事性マグネシウム欠乏症は知られていない．

4）カリウム（K）とナトリウム（Na）

カリウムは細胞内液の（ナトリウムは細胞外液の）主要なカチオンであり，体液の緩衝作用や浸透圧の維持に大きく関与している．また，筋肉および神経の刺激伝達にも関与している．

一般に，植物性食品ではカリウムは豊富だがナトリウムは少なく，動物性食品ではカリウム，ナトリウムもともに豊富に含まれている．通常の食事では欠乏の恐れはない．カリウムの過剰は心機能に影響を及ぼす．ナトリウムの過剰は高血圧症の原因となり，食塩の摂りすぎに注意する必要がある．食塩の摂取量を 1 日 10 g 以下にすることが望まれている．

2-6-3　必須微量元素

1）鉄（Fe）

体内でヘム鉄としてヘモグロビン hemoglobin，ミオグロビン myoglobin，シトクロム類，カタラーゼ，ペルオキシダーゼなどの構成成分として存在する．全鉄の 70～80 %はヘモグロビンとして酸素の運搬に関与し，7～8 %の鉄はミオグロビンによる酸素貯蔵に関わる．残りの 20～30 %の鉄は貯蔵鉄として非ヘム鉄のフェリチン ferritin，トランスフェリン transferrin などの構成成分である．吸収された鉄はアポトランスフェリンに結合してトランスフェリンとして運搬され，アポフェリチンに鉄が移されフェリチンとして貯蔵される．

ヘム鉄は肝臓，赤身の肉など動物性食品に多く含まれ，非ヘム鉄は緑黄色野菜，海草類などに多い．非ヘム鉄はヘム鉄に比べ吸収はよくないが，還元作用のあるアスコルビン酸などと摂取すれば2価に還元され吸収が改善される．一方，フィチン酸やタンニンは吸収を妨げる．

欠乏すると貧血を起こしやすいが，わが国では若い女性の間で摂取基準（成人男子 10 mg/日，成人女子 12 mg/日）に満たない傾向がある．

過剰摂取でヘモジデリン蓄積，鉄沈着症，ヘモクロマトーシス（血色素症）などが知られる．

2）亜鉛（Zn）

カルボキシペプチダーゼ，炭酸脱水酵素，スーパーオキシドジスムターゼ，アルコール脱水素酵素，アルカリホスファターゼなど多くの酵素，核酸に関与する酵素，およびインスリンの構成成分である．欠乏すると味覚減退などをきたすことが知られている．過剰摂取による貧血が知られる．動物性タンパク質に豊富に含まれている．

3）銅（Cu）

銅はポルフィリンに無機鉄を結合させるときの触媒として関与するので，欠乏すると貧血になる．血漿中の銅タンパク質はセルロプラスミン ceruloplasmin である．銅はシトクロムオキシダーゼ，ペルオキシダーゼ，モノアミンオキシダーゼ，スーパーオキシドジスムターゼなど多くの酵素の構成成分である．種々の食品に広く分布し，豆類，穀類，肝に含まれる．

4）ヨウ素（I）

甲状腺ホルモンのチロキシン thyroxine とトリヨードチロニン triiodothyronine の構成成分である．欠乏すると甲状腺機能は低下し，欠乏が長期になると甲状腺腫（肥大）が発生する．日本人は海藻類，魚介類を食べる習慣があり欠乏することは少ない．過剰摂取でも甲状腺腫が報告されている．

5）セレン（Se）

グルタチオンペルオキシダーゼ glutathione peroxidase の構成成分である．組織や脂質膜において抗酸化作用を示す．海藻類，魚介類，穀類に含まれている．

6）マンガン（Mn）

骨やミトコンドリアに多く，スーパーオキシドジスムターゼ，ムコ多糖合成酵素や，ピルビン酸カルボキシラーゼなどの酵素作用に関与している．野菜など植物性食品が供給源である．

7）モリブデン（Mo）

キサンチンオキシダーゼ xanthine oxidase や硝酸還元酵素などの酵素作用に関与している．豆類，穀類，肉類に含まれている．

8）クロム（Cr）

耐糖能を正常に維持するために必要で，貝類，肉類に含まれている．

9）コバルト（Co）

ビタミン B_{12} の構成成分で，欠乏すると巨赤芽球性貧血になる．肝，魚介類が供給源である．

2-7　食品成分と保健機能食品・遺伝子組換え食品

C11　健康　（1）栄養と健康【食品の品質と管理】
到達目標：
9）代表的な保健機能食品を列挙し，その特徴を説明できる．
10）遺伝子組換え食品の現状を説明し，その問題点について討議する．（知識・態度）

2-7-1　食品の成分組成

これまで5大栄養素について述べてきたが，これらは健康の維持・増進に必要で，食品から摂取される．単一の食品からすべての栄養素を摂取することはできないので，多種類の食品を組み合わせて摂取しなければならない．そのために，日本食品標準成分表が公表されている（表2-13）．この主な食品の成分組成表にみられるように，植物性食品としては穀類，イモ類，豆類，野菜類，果実類，海藻類があり，これらに含まれる栄養素や非栄養素の含量を知ることができる．動物性食品としては畜肉，牛乳，鶏卵，魚介類がリストされている．また，各食品の成分含量から，食事をしたときのエネルギーや栄養素の摂取量を計算することもできる．

2-7-2　保健機能食品

1）食品の機能

食品の機能には一次機能，二次機能，三次機能がある．一次機能は栄養機能のことであり，食品中の栄養素が生体に対し短期的かつ長期的に果たす機能である．二次機能は感覚機能のことであり，食品組織および食品成分が感覚に訴える機能，すなわち“おいしい”とか“においがよい”とかの味覚を感じさせることである．三次機能は生体調節機能のことであり，生体防御，体調リズムの調節，老化抑制，疾病の防止および疾病の回復などに役立つ機能のことである．このような栄養機能以外の機能をもつ成分としては食物繊維，オリゴ糖，植物性ポリフェノール，大豆タンパク質などがある．特に食物繊維の場合は，吸収されないため従来あまり重視されていなかったが，健康の維持・増進や疾病予防に関連した新しい機能をもつことが明らかになりつつあり，近年の健康食品への関心の高まりとあいまって，食品制度も大きく変わろうとしている．

表2-13　主な食品の成分組成

食品名	可食部　100 g 当たり																																		
						無機質								ビタミン														脂肪酸				食物繊維			
														A																					
	エネルギー	水分	たんぱく質	脂質	炭水化物	ナトリウム	カリウム	カルシウム	マグネシウム	リン	鉄	亜鉛	銅	レチノール	カロテン	レチノール当量	D	E	K	B_1	B_2	ナイアシン	B_6	B_{12}	葉酸	パントテン酸	C	飽和	一価不飽和	多価不飽和	コレステロール	水溶性	不溶性	総量	食塩相当量
	kcal	(…… g	……	……)		(……………	……	……	mg	……	……	……	……………)	(……	μg	……)		mg	μg	(……	……	mg	……	……)	(…μg…)	(…mg…)		(……	g	……)	mg	(……	g	……)	g
精白米	356	15.5	6.1	0.9	77.1	1	88	5	23	94	0.8	1.4	0.22	(0)	0	(0)	(0)	0.2	(0)	0.08	0.02	1.2	0.12	(0)	12	0.66	(0)	0.29	0.21	0.31	(0)	Tr	0.5	0.5	0
玄米	350	15.5	6.8	2.7	73.8	1	230	9	110	290	2.1	1.8	0.27	(0)	Tr	(0)	(0)	1.3	(0)	0.41	0.04	6.3	0.45	(0)	27	1.36	(0)	0.62	0.82	0.89	(0)	0.7	2.3	3.0	0
小麦粉（薄力粉，1等）	368	14.0	8.0	1.7	75.9	2	120	23	12	70	0.6	0.3	0.09	(0)	(0)	(0)	(0)	0.3	(0)	0.13	0.04	0.7	0.03	(0)	9	0.53	(0)	0.39	0.15	0.86	(0)	1.2	1.3	2.5	0
じゃがいも	76	79.8	1.6	0.1	17.6	1	410	3	20	40	0.4	0.2	0.10	(0)	Tr	(0)	(0)	Tr	Tr	0.09	0.03	1.3	0.18	(0)	21	0.47	35	0.01	Tr	0.02	(0)	0.6	0.7	1.3	0
大豆	417	12.5	35.3	19.0	28.2	1	1900	240	220	580	9.4	3.2	0.98	(0)	6	1	(0)	3.6	18	0.83	0.30	2.2	0.53	(0)	230	1.52	Tr	2.57	3.61	10.49	Tr	1.8	15.3	17.1	0
にんじん	37	89.5	0.6	0.1	9.1	24	280	28	10	25	0.2	0.2	0.04	(0)	9100	1500	(0)	0.5	3	0.05	0.04	0.7	0.11	(0)	28	0.40	4	0.01	Tr	0.03	0	0.7	2.0	2.7	0.1
ほうれんそう	20	92.4	2.2	0.4	3.1	16	690	49	69	47	2.0	0.7	0.11	(0)	4200	700	(0)	2.1	270	0.11	0.20	0.6	0.14	(0)	210	0.20	35	0.04	0.02	0.17	0	0.7	2.1	2.8	0
しいたけ(生)	18	91.0	3.0	0.4	4.9	2	280	3	14	73	0.3	0.4	0.05	0	0	0	2	0	0	0.10	0.19	3.8	0.11	(0)	42	1.08	10	0.04	0.01	0.15	0	0.5	3.0	3.5	0
みかん	45	87.4	0.7	0.1	11.5	1	150	15	10	15	0.1	0.1	0.03	(0)	1100	180	(0)	0.4	(0)	0.09	0.03	0.3	0.05	(0)	22	0.23	33	0.01	0.02	0.01	(0)	0.2	0.2	0.4	0
りんご	54	84.9	0.2	0.1	14.6	Tr	110	3	3	10	Tr	Tr	0.04	(0)	21	3	(0)	0.2	Tr	0.02	0.01	0.1	0.03	(0)	5	0.09	4	0.01	0	0.02	0	0.3	1.2	1.5	0
わかめ（干）	117	12.7	13.6	1.6	41.3	6600	5200	780	1100	350	2.6	0.9	0.08	(0)	7800	1300	(0)	1.0	660	0.39	0.83	10.5	0.09	0.2	440	0.46	27	—	—	—	0	—	—	32.7	16.8
干のり	173	8.4	39.4	3.7	38.7	610	3100	140	340	690	10.7	3.7	0.62	(0)	43000	7200	(0)	4.3	2600	1.21	2.68	11.8	0.61	77.6	1200	0.93	160	0.55	0.20	1.39	21	—	—	31.2	1.5
豚肉（もも）	183	68.1	20.5	10.2	0.2	47	350	4	24	200	0.7	2.0	0.08	4	0	4	Tr	0.3	2	0.90	0.21	6.2	0.31	0.3	2	0.84	1	3.22	4.20	1.08	67	(0)	(0)	(0)	0.1
牛乳	67	87.4	3.3	3.8	4.8	41	150	110	10	93	Tr	0.4	0.01	38	6	39	Tr	0.1	2	0.04	0.15	0.1	0.03	0.3	5	0.55	1	2.33	0.87	0.12	12	(0)	(0)	(0)	0.1
鶏卵	151	76.1	12.3	10.3	0.3	140	130	51	11	180	1.8	1.3	0.08	140	17	150	3	1.1	13	0.06	0.43	0.1	0.08	0.9	43	1.45	0	2.64	3.72	1.44	420	(0)	(0)	(0)	0.4
さんま	310	55.8	18.5	24.6	0.1	130	200	32	28	180	1.4	0.8	0.11	13	0	13	19	1.3	Tr	0.01	0.26	7.0	0.51	17.7	17	0.81	Tr	4.23	10.44	4.58	66	(0)	(0)	(0)	0.3
いせえび	92	76.6	20.9	0.4	Tr	350	400	37	39	330	0.1	1.8	0.65	0	0	0	(0)	3.8	(0)	0.01	0.03	2.1	0.14	0.3	15	0.41	1	0.03	0.03	0.07	93	(0)	(0)	(0)	0.9
はまぐり	38	88.8	6.1	0.5	1.8	780	160	130	81	96	2.1	1.7	0.10	7	25	11	(0)	0.5	Tr	0.08	0.16	1.1	0.08	28.4	20	0.37	1	0.08	0.04	0.11	25	(0)	(0)	(0)	2.0

—：未測定，(0)：推定ゼロ，Tr：含まれているが最小記載量に達していないことを示す.

(五訂日本食品標準成分表より，文部科学省編)*

*廃棄率，灰分，kJ（エネルギー）および備考の欄を省略

2）保健機能食品制度

社会が高齢化し，健康食品に関心が高まるとともに食品に求められる機能は多様化している．また，ヒトが口から摂取するもののうち，医薬品（医薬部外品も含む）以外を食品と定義してきているが，医薬品と食品とのこの区分も緩和され，ビタミン・ミネラルのような特定の保健機能をもつ成分を摂取する目的で錠剤やカプセルなども食品として流通してきた．そこで，使用者に混乱を起こさないように，また諸外国の制度と整合性を図るため 2001 年 4 月に保健機能食品制度が創設された．保健機能食品は図 2-35 に示すように，「特定保健用食品（個別許可型）」と「栄養機能食品（規格基準型）」の 2 つに分けられ，一般食品や「いわゆる健康食品」とは区別される．このうち「特定保健用食品」は，健康増進法で「特別用途食品」の 1 つとされていたが，保健機能食品制度の中にも包括されて積極的に運用されることになった．「特別用途食品」は，病者，妊産婦・授乳婦，乳児，高齢者などに適するという許可を消費者庁長官から得た食品で，その表示マークが定められている（ただし特定保健用食品を除く）．

	保健機能食品		
医薬品 （医薬部外品を含む）	特定保健用食品	栄養機能食品	一般食品 （いわゆる健康食品を含む）
表示事項	●栄養成分含有表示 ●保健用途の表示 （●栄養成分機能表示） ●注意喚起表示	●栄養成分含有表示 ●栄養成分機能表示 ●注意喚起表示	（●栄養成分含有表示）

図 2-35　保健機能食品の位置づけと表示事項

2-7-3　特定保健用食品

特定保健用食品（トクホと略称される）は，身体の生理学的機能などに影響を与える保健機能成分を含み，健康の維持・増進および特定の保健の用途に利用する食品である．一般的には「個別許可型」といわれるように，個々の申請品毎に消費者庁長官が定める有効性・安全性の審査を経て許可される．許可されたら，図 2-36 に示す特定保健用食品許可証票を表示しなければならない．

2001 年の制度創設から 2009 年 5 月までに 855 品目が許可されている．こうした状況を踏まえて，「特定保健用食品（個別許可型）」に必要な科学的根拠のレベルには届かないけれども一定の有効性が確認される食品については，「条件付き特定保健用食品」（条件付きトクホ）として許可対象とされるようになった．また，許可等手続きの迅速化を図るために，特定保健用食品のうち，これまで許可件数が多く科学的根拠が蓄積されたもの（例えば，食物繊維とオリゴ糖の分野）については，消費者委員会で個別審査を行わなくても，定められた規格基準の適合審査のみ

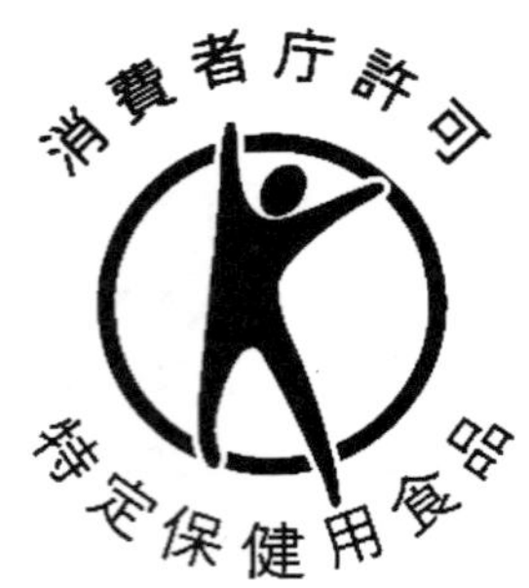

図 2-36　特定保健用食品許可証票

条件付きトクホの場合は中央に「条件付き」の文字が入る．

表 2-14　特定保健用食品の主な保健用途の表示内容と保健機能成分

主な表示内容	主な保健機能成分（関与成分）
お腹の調子を整える食品	フラクトオリゴ糖等，ラクチュロース，ポリデキストロース，難消化性デキストリン，グアーガム，サイリウム種皮由来の食物繊維，ビフィズス菌，乳酸菌
コレステロールが高めの方に適する食品	大豆タンパク質，キトサン，低分子化アルギン酸ナトリウム，植物性ステロール
食後の血糖値の上昇を緩やかにする食品	難消化性デキストリン，小麦アルブミン，グアバ葉ポリフェノール，L-アラビノース
血圧が高めの方に適する食品	ラクトトリペプチド，カゼインドデカペプチド，ゲニポシド酸，サーディンペプチド
カルシウム等の吸収を高める食品	CPP（カゼインホスホペプチド），CCM（クエン酸リンゴ酸カルシウム）
歯の健康維持に役立つ食品	パラチノース，マルチトール，キシリトール，CPP-ACP（カゼインホスホペプチド-非結晶リン酸カルシウム）
食後の血中中性脂肪が上昇しにくい食品または身体に脂肪がつきにくい食品	ジアシルグリセロール，植物性ステロール，茶カテキンウーロン茶重合ポリフェノール
骨の健康維持に役立つ食品	ビタミン K_2，大豆イソフラボン

で許可される「特定保健用食品（規格基準型）」も創設された．さらに，特定保健用食品において，関与成分の摂取による疾病リスク低減が医学的・栄養学的に認められ確立されているものに限って，[疾病リスク低減表示」が認められるようになった．現在，「若い女性のカルシウム摂取と将来の骨粗しょう症になるリスクの関係」と「女性の葉酸摂取と神経管閉鎖障害を持つ子どもが生まれるリスクの関係」の2つが挙げられている．

保健用途の表示については，具体的な例を保健機能成分とともに表 2-14 に示すが，医薬品と誤解されるような表現は認められないことになっている．例えば，「血圧を正常に保つことを助ける食品です」という表示は許されるが，「高血圧症を改善する食品です」は不可である．また，特定保健用食品の表示義務としては，許可表示内容，栄養成分量および熱量，一日当たりの摂取目安量，摂取方法，摂取上の注意事項等が挙げられる．食品形態として錠剤，カプセルなどの形状も認められるようになった．

特定の保健用途に関与する保健機能成分として，現在検討中のものも含めて以下に例を挙げ

る．

1）食物繊維

食物繊維とは「ヒトの消化酵素で分解できない食品成分」とされ，エネルギーとして利用されずにそのまま排泄される．腸内細菌の栄養として一部分解されるので整腸作用があるとされる．食物繊維はリグニンを除けば一般に多糖であり，水に不溶性と可溶性のものに分類できる．不溶性食物繊維としては，ポリフェノール高分子（リグニン/木化細胞壁）と糖質（セルロース，ヘミセルロース，キチン/甲殻類など）がある．水溶性食物繊維としては，植物粘質物（ペクチン，コンニャクマンナン，ガラクトマンナンなど），植物ゴム質（グアーガムなど），海藻多糖（アルギン酸や寒天など），合成多糖（ポリデキストロースなど）などがある．食物繊維はダイズなどの豆類，コンブやワカメなどの海藻類，キノコ類などに多く含まれる．

食物繊維は，保水性（吸水作用）と膨潤作用に基づき糖質・脂質や有毒物質を吸着するなど，便秘，肥満，糖尿病，大腸癌などの予防効果や，コレステロール・胆汁酸の再吸収抑制と血清コレステロール低下作用，腸内細菌叢に対する作用が認められる．

食物繊維の目標摂取量は1日20～25 gとされ，不溶性食物繊維と水溶性食物繊維の割合は4：1が望ましいとされている．しかし，過剰摂取はミネラルなど有用物質の損失も招くので注意する必要がある．

2）オリゴ糖

以下のようなオリゴ糖には，甘みを呈するが難消化性でカロリーが低く，虫歯になりにくい作用や，腸内細菌のビフィズス菌を増殖する（お腹の調子を整える）作用を有するものがある．

a）フラクトオリゴ糖

ショ糖にフルクトース転移酵素を働かせてつくり，ショ糖のフルクトースに1～3個のフルクトースが結合した構造（三糖～五糖）である（図2-37）．天然にはアスパラガス，ゴボウ，タマネギ，蜂蜜などに微量含まれる．

b）大豆オリゴ糖

大豆に含まれるオリゴ糖を総称したもので，ガラクトオリゴ糖（三糖類のラフィノースと四糖類のスタキオース）とショ糖の混合物であり，熱や酸に強い．大豆より分離精製して調製する．マメ科の植物に比較的多く存在する．

c）イソマルトオリゴ糖

トウモロコシやジャガイモなどのデンプンにグルコアミラーゼを働かせてつくる．イソマルトースにグルコースが$\alpha 1 \rightarrow 4$結合で1, 2個結合したものなどからなるオリゴ糖である．清酒，みりん，みそ，醤油などに微量含まれる．

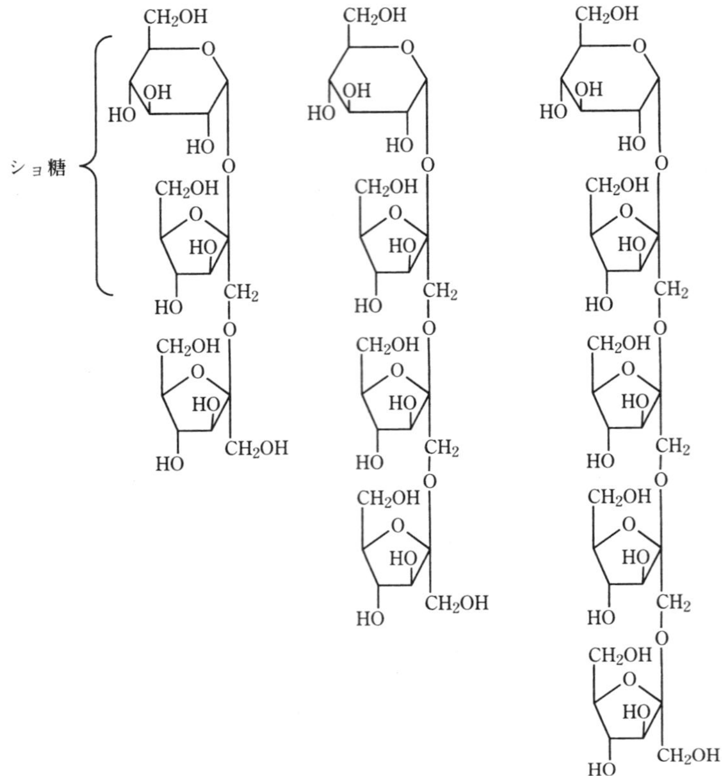

図 2-37　フラクトオリゴ糖の構造

d）ラクチュロース

ラクトース（乳糖）にアルカリを作用させてつくる異性化乳糖である．ラクトースのグルコース部分がフルクトースになった構造である：β-D-Galp-(1 → 4)-D-Fruf．乳製品に微量存在する．

e）パラチノース

シ ョ 糖に酵素を作用させてつくり，シ ョ 糖における 1 → 2 結合を α1 → 6 結合に変えたものである：α-D-Glcp-(1 → 6)-D-Fruf．蜂蜜に含まれる．

3）大豆タンパク質（大豆グロブリン）

大豆のタンパク質はグロブリン系に属するが，そのタンパク質の消化率は低いので，粒状タンパク質，繊維状タンパク質などに加工され，種々の形の食品として利用されている．大豆タンパク質は，部分消化されたペプチドがコレステロールを結合するので血中コレステロール値を低下させる．その加工品が「コレステロールの吸収をしにくくする大豆タンパク質を摂取しやすいよう工夫されている」という内容で，がんもどき，からあげの食品として特定保健用食品になっている．

4）カゼインホスホペプチド（CPP）

乳カゼインの酵素による部分分解物画分の CPP が，牛乳や発酵食品を摂取した時に消化過程で小腸内にも生成するが，日本人の食生活で不足がちなカルシウムや鉄の吸収率を高める作用があることがわかった．CPP のホスホセリンがカルシウムや鉄を吸着し，可溶化能があるためである．

5）クエン酸リンゴ酸カルシウム（CCM）

構成している 3 成分を混合することにより，カルシウムを吸収しやすくしたものである．

6）キシリトール

五炭糖であるキシロースの糖アルコールであり，虫歯になりにくい甘味料としてガムなどに用いられている．

7）植物性ポリフェノール

茶にはポリフェノール（タンニン）の一種である茶カテキン catechin（カテキン，エピガロカテキンガレート epigallocatechin gallate など，図 2-38）が含まれている．このポリフェノールは抗う蝕作用があり，虫歯の予防に役立つとされ，菓子類に利用されているものもある．また，血中コレステロールの上昇抑制作用や食事性脂肪燃焼作用，フリーラジカル除去作用などがある．また，これらに関連したある種のイソフラボンは，エストロゲン作用により骨量維持に関与するとされる．

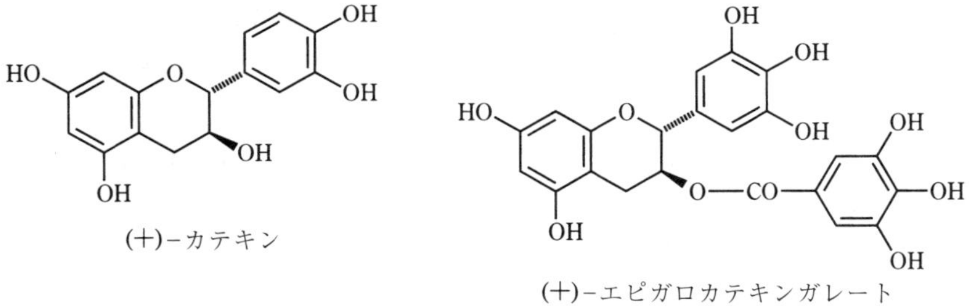

(+)−カテキン

(+)−エピガロカテキンガレート

図 2-38　茶カテキン

8）抗酸化物質

ラジカル捕捉作用のあるフラボノイド配糖体，アスコルビン酸，トコフェロール，および一重項酸素を消去するカロテノイドなどがある．

9）乳酸菌類

乳酸菌はグラム陽性で，糖を分解して乳酸をつくる乳酸菌のうち *Bifidobacterium* 属の菌は腸内細菌叢の改善作用，感染防御作用，免疫賦活作用，およびビタミン B 群の産生などの有効性が報告されている．そのうちビフィズス菌は他の乳酸菌と異なって嫌気性であるが，酸素のあるところでも生存する菌株が得られ，食品への利用が可能となった．腸内菌叢で有用なビフィズス菌は老年期になると減少し，腐敗菌のウエルシュ菌や大腸菌などが増えて身体に悪影響を与える．そこで，ビフィズス菌などの乳酸菌類を経口摂取して健康維持に役立たせようとするものである．

10）エイコサペンタエン酸（EPA），ドコサヘキサエン酸（DHA）

EPA と DHA は n-3 系多価不飽和脂肪酸であり，サバ，サンマ，イワシなどの背の青い魚に多く含まれている．これらは血液の粘度および血小板凝集能を低下させ，動脈硬化，脳梗塞，心筋梗塞などに予防効果があるとされる．また，α-リノレン酸（シソ油などに多い）は体内で一部は EPA と DHA に変換されるので，その機能についても関心がもたれている．

11）ギムネマ酸

ガガイモ科に属する植物ギムネマ・シルベスタの葉の成分であり，インドで糖尿病の治療に使われている．糖の吸収を抑制する作用がある．

12）タウリン（$H_2NCH_2CH_2SO_3H$）

種々の動物，植物組織中に存在するが，血中コレステロール改善作用がある．

2-7-4　栄養機能食品

栄養機能食品は，高齢化や食生活の乱れなどの理由で通常の食生活を行うことが難しい場合に，不足する栄養成分の補給・補完に利用する食品である．定義すれば，特定の栄養成分を含み厚生労働大臣が定める基準に従ってその栄養成分の機能の表示をする食品で，個別審査をしないので規格基準型といわれる．

栄養機能食品に含まれる栄養成分とは，ビタミンが 12 種類（A，D，E，B_1，B_2，B_6，ナイアシン，パントテン酸，ビオチン，葉酸，B_{12}，C），ミネラルが 5 種類（カルシウム，鉄，マグネシウム，亜鉛，銅）の計 17 種類である．1 日当たりの摂取目安量に含まれる栄養成分量の上・下限値の基準に適合し，栄養機能表示や注意喚起表示，さらには厚生労働大臣による個別審査を受けたものではない旨等の表示を必要とするが，国への許可申請や届出は不要である．

ここで，栄養機能の表示例は次のようなものであり，その内容以外は認められない：「ビタミン E は，抗酸化作用により，体内の脂質を酸化から守り，細胞の健康維持を助ける栄養素です.」

注意喚起の表示例は，カルシウムの場合，次のようである：「本品は，多量摂取により疾病が治癒したり，健康が増進するものではありません．1 日の摂取目安量を守ってください.」

1 日当たりの摂取目安量の表示例は次のようである：「1 日当たり 2～4 粒を目安にお召し上がりください.」

2-7-5 遺伝子組換え食品

遺伝子組換え農作物・食品とは，食品として用いられる植物等の生産性向上（第1世代）や食品の高品質化（第2世代），環境ストレス抵抗性（第3世代）を目的に，それぞれ除草剤・害虫耐性や栄養成分・機能成分などの有用遺伝子を生物に組み込んで作製したものである．

第1世代遺伝子組換え農作物・食品の例としては，微生物 *Bacillus thuringiensis* 由来の害虫毒素タンパク質（Bt 毒素）遺伝子をトウモロコシに導入し，害虫抵抗性獲得に至ったことを挙げることができる．また，除草剤グリホサート耐性遺伝子を大豆・ナタネに導入して効果的な除草を実現したこと，高オレイン酸形質を導入した大豆，RNA シャペロン遺伝子を導入した耐乾燥性トウモロコシなどがある．一方では，種子を第3者に流さないというビジネスの観点から，2世代目が発芽しないようにターミネーターを組み込む場合があり，生態系が乱される恐れも出ている．

そこで2001年4月から，遺伝子組換え農作物・食品に対するこうした消費者の関心や不安に応えて，安全性を正しく評価することが食品衛生法で義務付けられるようになった．すなわち，挿入遺伝子の安全性，挿入遺伝子由来タンパク質の有害性，アレルギー誘発性，他の有害物質産生の可能性，遺伝子挿入による主要食品成分の重大な変化の可能性，実質同等性などに関する安全性審査が必要である．具体的には，食品安全委員会の遺伝子組換え食品等専門調査会でリスク評価され，厚生労働大臣が安全性を確認すれば，「遺伝子組換え」および「遺伝子組換え不分別」（遺伝子組換え農作物を使っている可能性がある）という表示が食品衛生法とJAS法で義務付けられる．分別生産流通管理（IP ハンドリング）された非遺伝子組換え農作物・食品の場合，「遺伝子組換えでない」と表示するのは任意である．ただし，組換え DNA およびそれから生成したタンパク質が除去されているか，原材料の重量が上位3品目以外で，かつ，食品中に占める重量が5％以下のものであれば表示は免除される．

2009年11月現在，99品種の遺伝子組換え食品（大豆，ジャガイモ，ナタネ，トウモロコシ，ワタなど），14品目の遺伝子組換え添加物（α-アミラーゼ，キモシン，リパーゼなど）が安全性審査の手続きを経て，流通・販売が認められている．

3 栄養素の消化，吸収，代謝

3-1 栄養素の消化，吸収

C11 健康　(1) 栄養と健康【栄養素】
到達目標：
2) 各栄養素の消化，吸収，代謝のプロセスを概説できる．

消化とは経口的に摂取された食物中の栄養素が，腸管微絨毛の膜を通過できる程度の分子の大きさ・形まで分解される過程である．糖質やタンパク質の消化酵素はそれぞれの分子を末端から分解していくものを**exo 型酵素**，分子内部から分解していくものを**endo 型酵素**と呼ぶ．一般的にはendo 型酵素でおおまかに消化し，exo 型酵素により，吸収される大きさにまで分解する．

基本的には三大栄養素のおおまかな消化は種々の消化酵素が分泌される消化管内で行われる．このように消化液の作用によって，種々の消化管内で行われる消化を管腔内消化 intracanal digestion といい，この段階では，三大栄養素の大部分がその最小構成単位までは達せず，その一歩手前までで止まる．したがって，これをさらに最小構成単位あるいは吸収されうる形まで分解することが必要である．摂取された栄養素の大部分の吸収は小腸で行われる．小腸上皮細胞には刷子縁膜があって，これは栄養素が最初に腸粘膜と接する場所であるが，小腸上皮細胞の細胞膜上に存在する分解酵素によって各栄養素が分解される．このような栄養素の分解を**膜消化** membrane digestion という．小腸粘膜から吸収された栄養素のうち，糖質，アミノ酸は小腸細胞血管から門脈系血管に入り，直接肝臓に運ばれ，また脂質の大部分はリンパ管に入り，胸管を経由して血管に入る．

細胞膜を腸管内腔から細胞質へ通過することによって，はじめて生体が利用可能となるが，この細胞膜の通過は大きく分けて，2 つの輸送系によって行われる．1 つは**能動輸送**といい，物質の濃度勾配に逆らって，エネルギーを消費しながら行われるものである．この際には細胞膜に存在する，各分子に特異的なタンパク質（トランスポーター）が必要である．もう1つは**受動輸送**といい，このタイプの輸送には，濃度勾配に従って移動する非特異的**単純拡散**と，エネルギーは消費しないが，細胞膜上の特異的な輸送体を使用する**促進拡散**の2種類がある．

3-1-1 糖質の消化と吸収

食物として摂取された糖質は消化管内で酵素の作用により単糖類にまで消化された後，小腸より吸収される．

糖質の消化は口腔における唾液のα-アミラーゼにより始められるが，口腔内では短時間であまり進行しない．次に膵臓から分泌されるα-アミラーゼによって消化される．α-アミラーゼは基質のα（1→4）結合を切断できるが，α（1→6）結合を切断できないため，デンプンから二糖類のマルトース，イソマルトース，三糖類のマルトトリオース，5～10のグルコースがつながったα-限界デキストリン（α（1→6）結合部分を含む断片）に分解される．遊離のグルコースはほとんど生じない．分岐部を形成しているα（1→6）結合は小腸粘膜上皮細胞表面のα-デキストリナーゼ（イソマルターゼ）により切られ，マルトースはマルターゼにより2分子のグルコースに分解される．また，食事中の糖質として若干含まれる他の二糖類であるショ糖や乳糖は，それぞれ小腸粘膜上皮表面に存在しているサッカラーゼ（スクラーゼ，インベルターゼ）やラクターゼの作用を受け，グルコースとフルクトース，およびグルコースとガラクトースに分解される．

腸管内で単糖にまで分解を受けた糖質は，小腸上皮細胞に存在する，能動輸送と促進拡散の両方の働きを示すグルコース輸送体により，小腸管腔から小腸上皮細胞内へ輸送される．グルコースとガラクトースはNa^+/グルコース共輸送体 sodium glucose cotransporter（SGLT），フルクトースは小腸型グルコース輸送体 glucose transporter 5（GLUT5）により，小腸細胞内へ取り込まれ，さらに，細胞内を細胞内輸送経路によって通過した後，小腸上皮細胞の基底側に存在する基質特異性の低い肝型グルコース輸送体 GLUT2により，血管内へと輸送される（図3-1）．

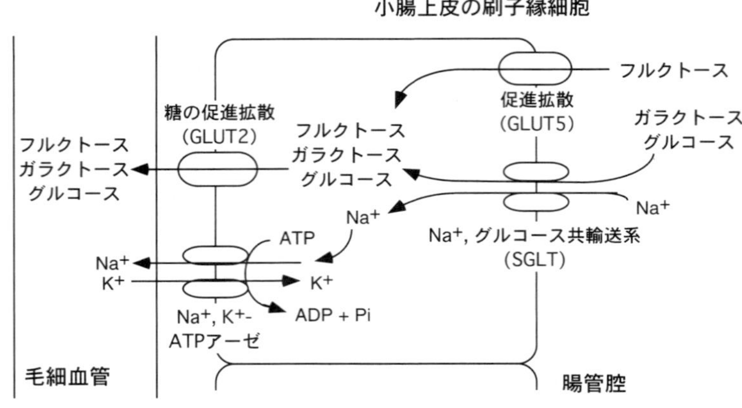

図3-1　糖類の腸管からの吸収

3-1-2　タンパク質の消化と吸収

タンパク質の消化は胃におけるペプシンの作用に始まる．胃底部主細胞より分泌されたペプシノーゲンは壁細胞より分泌された HCl によって活性を阻害している N-末端ペプチド（44 アミノ酸）を切り離して活性化されてペプシンになる．ペプシノーゲンはまた生じたペプシンによっても活性化される．これを自己触媒作用 autocatalytic reaction という．

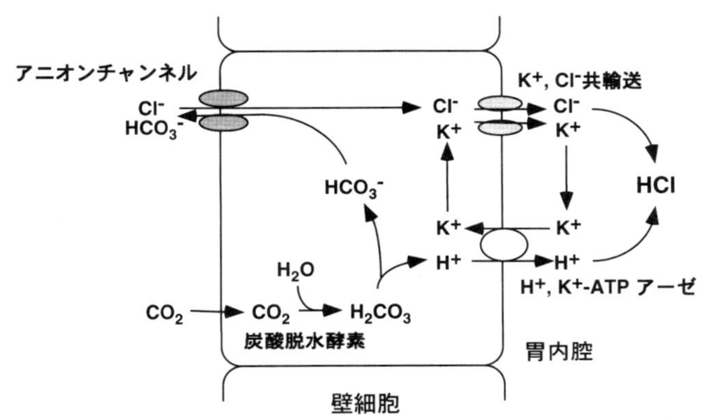

図 3-2　胃の壁細胞における胃酸分泌の機構

ペプシンの作用によって，食物中のタンパク質はプロテオース，ペプトンとなる．ペプシンの作用部位は酸性アミノ酸の α-COOH 側と芳香族アミノ酸の α-NH_2 側との間のペプチド結合を切ることになる（しかし基質特異性は後述するトリプシン，キモトリプシンに比べ低い）．

胃内でペプシンにより部分的に消化されたタンパク質の産物は，十二指腸に送り込まれる．ここでは膵臓よりキモトリプシノーゲン，トリプシノーゲン，プロカルボキシペプチダーゼが分泌されるが，これらも先述のペプシノーゲン同様**チモーゲン** zymogen（酵素前駆体，プロ酵素）

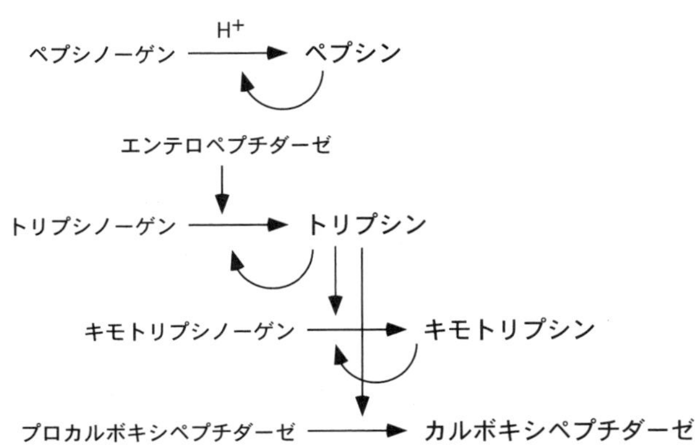

図 3-3　タンパク質分解酵素の活性化

であり，小腸内で活性化される．トリプシノーゲンは小腸液および膵液のエンテロペプチダーゼ enteropeptidase によって活性型のトリプシンに変わるが，トリプシンによる自己触媒作用によっても活性化される．また活性化されたトリプシンは，別の不活性型のキモトリプシノーゲンおよびプロカルボキシペプチダーゼを活性化して，それぞれキモトリプシンおよびカルボキシペプチダーゼに変える．なお，キモトリプシンはキモトリプシノーゲンを自己触媒時にキモトリプシンとすることができる．

トリプシンとキモトリプシンは，ポリペプチド分子の内部の結合の作用する endo 型ペプチダーゼである．トリプシンは，リシンやアルギニンのような塩基性アミノ酸の COOH 側にあるペプチド結合に作用し，キモトリプシンは，フェニルアラニン，トリプトファン，チロシンのような芳香族アミノ酸およびロイシンなどの COOH 側にあるペプチド結合に作用する．カルボキシペプチダーゼは，ポリペプチド分子の C 末端アミノ酸の関与するペプチド結合に作用する exo 型ペプチダーゼである．このようにいくつものエンドおよびエキソペプチダーゼが一緒になって，タンパク質分子をオリゴペプチドや遊離アミノ酸にまで分解する．

一方，小腸粘膜上には，複数のジペプチダーゼとアミノペプチダーゼがある．ジペプチダーゼはジペプチドを分解して2個のアミノ酸にする酵素であり，アミノペプチダーゼはオリゴペプチドの N 末端より加水分解する酵素であり，二糖類分解酵素と同様，絨毛表面の微絨毛膜の上に，粒子状に配列していて，その消化は微絨毛膜通過と同時に行われる膜消化であると考えられている．

アミノ酸は小腸から吸収されて門脈系に入り肝臓に運ばれる．アミノ酸の吸収は糖質の吸収と同様，Na の勾配を利用した Na との共輸送 symport によると考えられている．

3-1-3 脂質の消化と吸収

食物中の代表的脂質は中性脂肪，すなわちトリグリセリドである．摂取された脂肪は，口中ではほとんど消化されることなく胃に送られる．胃液中にはリパーゼがあるというが，酸性を示す胃液中ではリパーゼは活性をほとんど示さない．胃より十二指腸へ送られた脂肪は，ここでは胆汁 bile および膵液 pancreatic juice と混ざり，消化が始まる．胆汁は肝臓で作られ，胆嚢に貯蔵されており，そこに含まれる胆汁酸が脂肪を乳化し，膵液中のリパーゼの作用を助ける．

十二指腸および小腸内で，トリグリセリドは膵液リパーゼの作用によりトリグリセリドの1位，および3位の位置のエステル結合が加水分解されて，大部分は2-モノグリセリドと脂肪酸に分かれる．摂取脂肪の約 80 %は2-モノグリセリドと脂肪酸2分子とに分解するにとどまり，残りは完全に加水分解を受けてグリセリンと脂肪酸3分子とになるといわれている．

膵液リパーゼはトリグリセリド1位あるいは3位に親和性を特異的にもつもので，2位の脂肪酸が加水分解されるためには分子内転位が必要である．また，2位に親和性をもつ腸リパーゼの作用もある．

消化によって生じた2-モノグリセリドおよび脂肪酸は胆汁酸塩とミセルを作り，小腸粘膜細胞に吸収される．粘膜細胞では脂肪酸がアシル CoA に活性化されて，2-モノグリセリドの1位，3位をアシル化して再びトリグリセリドを生成する．再合成されたトリグリセリドは**キロミクロ**

ン chylomicron と呼ばれるリポタンパク質粒子となってリンパ管に入り，胸管を経て血液に入る．牛乳中の脂肪に多い低級脂肪酸およびグリセリンは門脈を通って肝臓に入る．血中のトリグリセリドは，脂肪組織，肝臓，筋肉，その他の組織に運ばれる．脂肪組織では貯蔵脂肪に，肝臓，筋肉では代謝を受けてエネルギーや細胞の構成成分になる．

3-1-4 無機質の吸収

Ca の吸収：食物中のカルシウムは胃液の塩酸によりイオン化され，小腸上部で吸収される．吸収率は様々な条件により変動し，促進する要因として種々の食物成分（ビタミンDや乳糖，リシン，アルギニンなどのアミノ酸）がある．ビタミンDは「2-5　ビタミン」の項で述べたように，ビタミン D_3 の活性型である1,25-ジヒドロキシコレカルシフェロール 1,25-dihydroxy cholecalciferol により，Ca 結合性タンパク質が生合成され，Ca は小腸からこのタンパク質と結合した形で吸収される．これに対し，野菜などに含まれるシュウ酸，穀類や豆類に含まれるフィチン酸（イノシトールヘキサリン酸），脂肪酸は不溶性のカルシウム塩を形成し，吸収を阻害する．また，穀物や動物性食品に多く含まれる核酸由来のリン酸もカルシウムと不溶性の塩を形成するため，カルシウムとリンはその比率が 0.5 から 2 であることが望ましいとされている．

Fe の吸収：鉄は小腸上部で吸収され，上皮細胞へと移行する．鉄の吸収は体内の鉄の含有量に左右され，欠乏状態では吸収がよい．ヘム鉄はそのまま吸収され，ほかの食物成分の影響を受けにくい．しかし，非ヘム鉄では他の食物成分によって吸収は大きく変動する．非ヘム鉄は，その多くが 3 価の鉄 Fe^{3+} であり，吸収されるためには胃液によって 2 価の鉄 Fe^{2+} になる必要があるため，その際還元型のビタミンCとともに摂取すると，より吸収が良くなる．一方，穀類，豆類に含まれるフィチン酸，野菜に含まれるシュウ酸，茶に含まれるタンニンなどは鉄と結合し，吸収を妨害する成分である．一度体内に入った鉄は可能な限りリサイクル利用され，体外への損失は非常に少ない．吸収された Fe^{2+} はただちに酸化されて Fe^{3+} となり，アポトランスフェリンと結合してトランスフェリンとなり，血液に入って各組織に運ばれる．組織では，一部がアポフェリチンと結合してフェリチンとなって貯蔵され，必要に応じて再利用される．

3-1-5 ビタミンの吸収

ビタミン類の吸収には，腸内細菌叢の異常や抗生物質の服用（特に腸内細菌が産生するビタミンの場合），食品中に存在する分解酵素（チアミナーゼ）などにより影響を受ける．

脂溶性ビタミン類の吸収には食品中の脂肪含量が影響を及ぼす．

水溶性ビタミンの中では，ビタミン B_1 とビタミン B_6 は受動輸送によって十二指腸から空腸で吸収されるが，ビタミン B_2 は能動輸送によって回腸下部より吸収される．ビタミン B_{12} は胃から分泌されるムコタンパク質（**内因子** intrinsic factor）と結合し，回腸末端に運ばれ，腸粘膜に存在する内因子受容体を介して吸収される．

3-2　三大栄養素の代謝

C9　生命をミクロに理解する　(4) 生体エネルギー【ATPの産生】
到達目標：
2) 解糖系について説明できる．
4) 電子伝達系（酸化的リン酸化）について説明できる．
5) 脂肪酸のβ酸化反応について説明できる．
6) アセチルCoAのエネルギー代謝における役割を説明できる．
9) ペントースリン酸回路の生理的役割を説明できる．

【飢餓状態と飽食状態】
到達目標：
3) 飢餓状態のエネルギー代謝（ケトン体の利用など）について説明できる．
6) インスリンとグルカゴンの役割を説明できる．
7) 糖から脂肪酸への合成経路を説明できる．

糖質，脂質，タンパク質の代謝は，ATPの形でエネルギーを供給することが主目的である．そのほか，新しく細胞成分や必須な構成成分に変換したり，グリコーゲンや中性脂肪として体内に貯蔵したりするためでもある．ここでは栄養を念頭においてエネルギー代謝との関連性においてエネルギー産生反応を中心に記す．

3-2-1　糖質の代謝

A　解糖系

生体に必要なエネルギーを糖質から嫌気的に産生する経路を**解糖系**といい，発見者にちなんで，**Embden-Meyerhof経路**ともいわれる．この反応は高等動物の筋肉における乳酸生成に対する一連の反応で，1モルのグルコースから最終的に2モルのATPを生成する．

$$C_6H_{12}O_6 + 2\,ADP + 2\,Pi \longrightarrow 2\,CH_3CHOHCOOH + 2\,ATP$$

一方，多くの微生物，特に酵母で起こるグルコースの嫌気的分解であるアルコール発酵は，ピルビン酸が生成するまでの反応過程は動物組織と同じであるが，最終段階でエタノールとCO_2を生成する．全反応過程は図3-4に示す．解糖系は細胞質基質cytosolで行われる．

解糖反応は次のような段階に分けることができる．

1) グルコースはglucokinaseまたはhexokinaseの作用のもとATPと反応してグルコース-6-

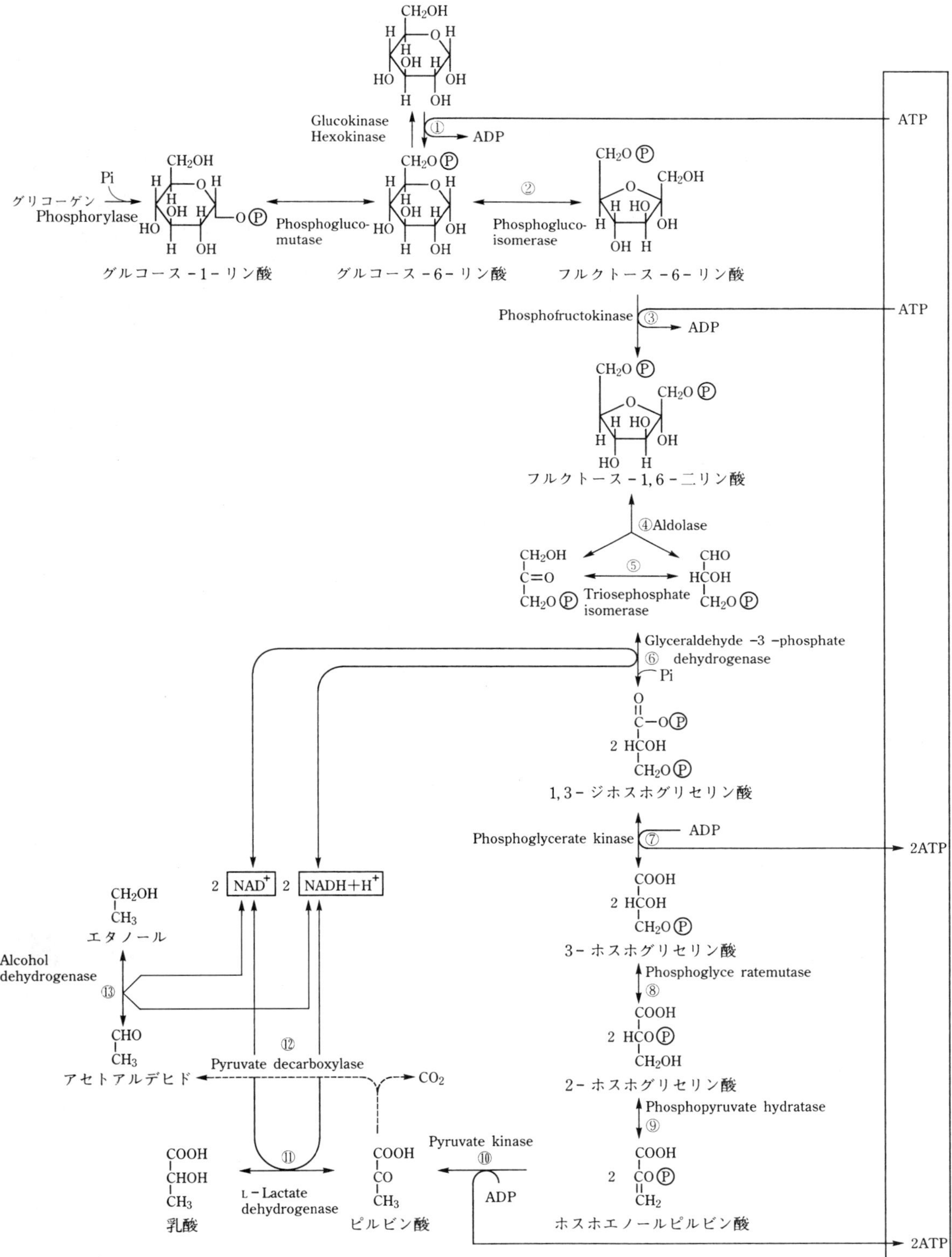

図 3-4　解糖の経路と ATP の生成

リン酸になり，またグリコーゲンは phosphorylase の作用でまずグルコース-1-リン酸となり，ついで phosphoglucomutase の作用でグルコース-6-リン酸になる．以上のようにグルコースまたはグリコーゲンより生じたグルコース-6-リン酸は phosphoglucoisomerase によってフルクトース-6-リン酸に異性化され，さらに phosphofructokinase の作用のもと ATP と反応してフルクトース-1,6-二リン酸になり，これは aldolase によって互いに平衡状態にある2種のトリオースリン酸誘導体（D-グリセルアルデヒド-3-リン酸とジヒドロキシアセトンリン酸）へ分解される．

2）その1つである D-グリセルアルデヒド-3-リン酸は NAD^+を補酵素とする dehydrogenase によって脱水素され，リン酸を縮合し，高エネルギーリン酸化合物 1,3-ジホスホグリセリン酸を生じ，さらに 3-ホスホグリセリン酸生成の段階で放出されるエネルギーは ATP の形で保存される．

3）3-ホスホグリセリン酸は高エネルギーリン酸化合物（ホスホエノールピルビン酸）に変わり，リン酸基を ADP に転移して ATP を生じ，自身はピルビン酸となる．

4）ピルビン酸は筋肉では乳酸，酵母ではエタノールに還元され，2）の過程で生成した補酵素 NADH ＋ H^+は NAD^+に酸化再生される．NAD^+再生が間にあわないような急激な筋肉運動の際の乳酸生成はこの理由による．

好気的な糖代謝過程を持たず，解糖系だけにエネルギー産生を依存している微生物では，NADH の酸化を解糖の末端物質に依存しており，ピルビン酸を用いて酸化を行い乳酸を生成する乳酸菌，ピルビン酸を脱炭酸したアセトアルデヒドを用いて酸化を行いエタノールを生成する酵母などの微生物では，この方法で NADH ＋ H^+から NAD^+への再生を行っている．

2），3）における ATP の生成は**基質レベルのリン酸化** substrate-level phosphorylation といわれ，電子伝達系と共役した酸化的リン酸化による ATP 生成とともに生物の ATP 生成（エネルギー産生）の重要な手段となっている．

解糖過程では上記のとおり酸素を供給することなく基質を酸化してエネルギーを産生（ATP の生成）するが，1）（図 3-4 の①，③の反応）で ATP を2分子消費し，2）（⑦），3）（⑩）でそれぞれ2分子の ATP が生成されるので，全体としては（1）式に記したように1モルのグルコース当たり2分子の ATP が生成することになる．

B　グリコーゲンの合成と分解

肝臓および筋肉で行われるグルコース，グリコーゲンの相互変化により糖の貯蔵，血糖の調節が行われているが，この相互変化は図 3-5 に示す過程で進行する．

グルコースよりヘキソキナーゼまたはグルコキナーゼによりグルコース-6-リン酸を生じ，このグルコース-6-リン酸はホスホグルコムターゼによりグルコース-1-リン酸になる．グルコース-1-リン酸は UTP により UDP-グルコースになったのちグリコーゲンに合成される．一方，グリコーゲンの分解は図 3-5 に示すように，ホスホリラーゼによりグルコース-1-リン酸に分解し，グルコース-6-リン酸を経てグルコースとなる．

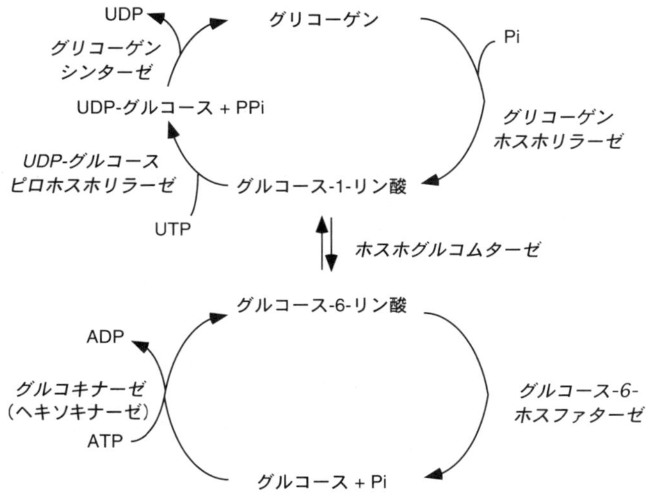

図 3-5　グリコーゲンの合成と分解

C　クエン酸回路 Citric acid cycle（TCA サイクル）

解糖の結果生成したピルビン酸は好気的生物では乳酸に還元されることなく，ミトコンドリアに存在する **TCA サイクル** tricarboxylic acid cycle に入り，完全に酸化されて CO_2 と H_2O になる．この過程ではまずピルビン酸から活性酢酸（アセチル CoA）が生成する．

1）ピルビン酸からアセチル CoA の生成

ピルビン酸はミトコンドリアにおいて図 3-6 に示すように，pyruvate dehydrogenase 複合酵素系媒介の酸化的脱炭酸反応によってアセチル CoA になる．すなわち，補酵素チアミンピロリン

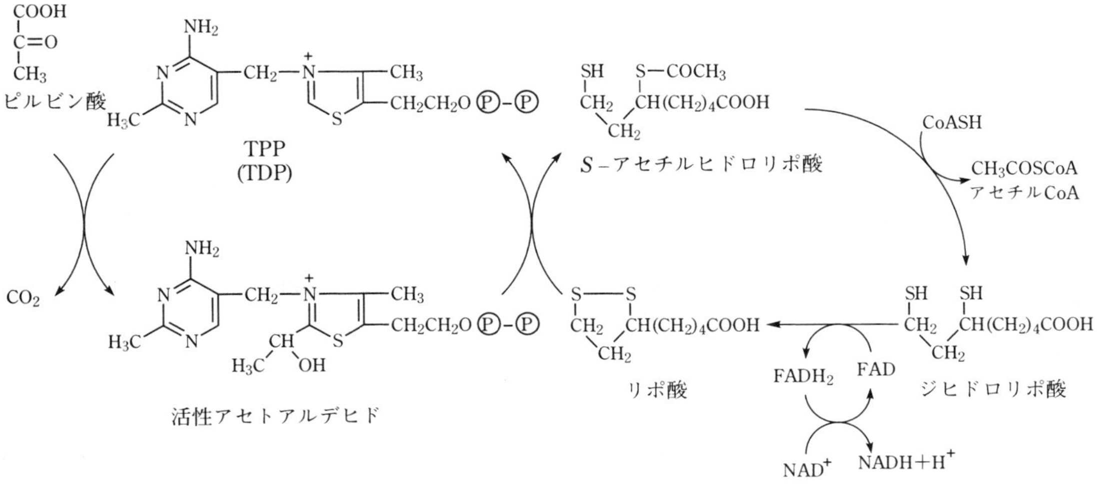

ピルビン酸　TPP (TDP)　CO_2　活性アセトアルデヒド　*S*－アセチルヒドロリポ酸　CoASH　$CH_3COSCoA$ アセチルCoA　リポ酸　ジヒドロリポ酸　$FADH_2$　FAD　NAD^+　$NADH+H^+$

図 3-6　ピルビン酸からアセチル CoA の生成

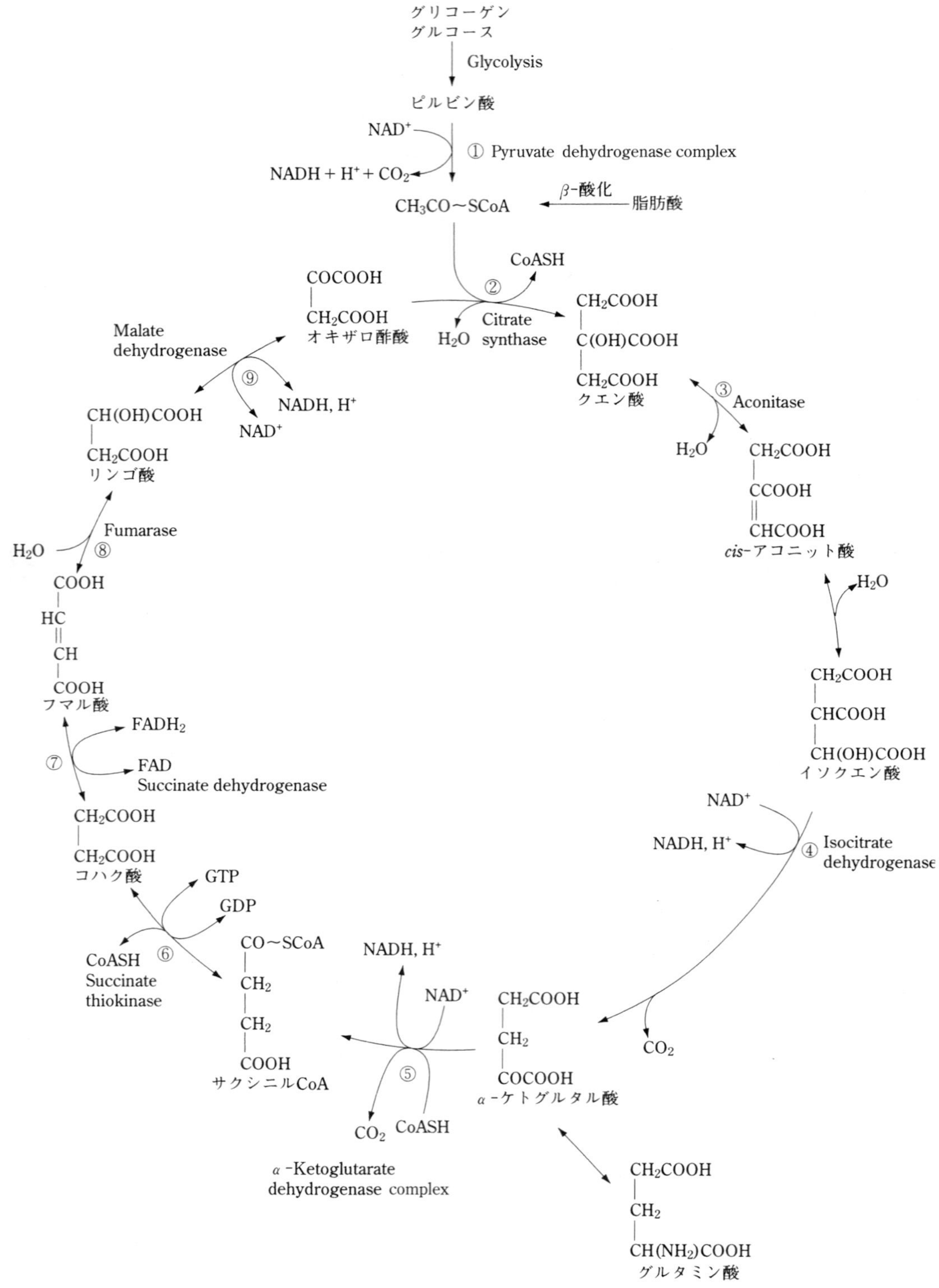
グリコーゲン
グルコース
Glycolysis
ピルビン酸
NAD^+
① Pyruvate dehydrogenase complex
$NADH + H^+ + CO_2$
$CH_3CO \sim SCoA$
β-酸化
脂肪酸
CoASH
②
Citrate synthase
H_2O
COCOOH
CH_2COOH
オキザロ酢酸
CH_2COOH
C(OH)COOH
CH_2COOH
クエン酸
③ Aconitase
H_2O
CH_2COOH
CCOOH
CHCOOH
cis-アコニット酸
H_2O
CH_2COOH
CHCOOH
CH(OH)COOH
イソクエン酸
NAD^+
$NADH, H^+$
④ Isocitrate dehydrogenase
CH_2COOH
CH_2
COCOOH
α-ケトグルタル酸
CO_2
CH_2COOH
CH_2
$CH(NH_2)COOH$
グルタミン酸
$NADH, H^+$
NAD^+
⑤
CO_2
CoASH
α-Ketoglutarate dehydrogenase complex
CO～SCoA
CH_2
CH_2
COOH
サクシニルCoA
GTP
GDP
CoASH
⑥
Succinate thiokinase
CH_2COOH
CH_2COOH
コハク酸
$FADH_2$
FAD
⑦
Succinate dehydrogenase
COOH
HC
CH
COOH
フマル酸
H_2O
⑧ Fumarase
CH(OH)COOH
CH_2COOH
リンゴ酸
Malate dehydrogenase
⑨
$NADH, H^+$
NAD^+

図 3-7　TCA サイクル

酸（TPP）によって活性アセトアルデヒドとなり，次に酸化型リポ酸と反応し *S*-アセチルヒドロリポ酸を生成し TPP を再生する．次に *S*-アセチルヒドロリポ酸は CoASH の SH 基と反応し，アセチル基は CoA に転移してアセチル CoA を生成する．ジヒドロリポ酸は一種のフラビンタンパク質であるジヒドロリポイルデヒドロゲナーゼによって再び酸化型になる．

2）TCA サイクル

図 3-7 に示すように，アセチル CoA は citrate synthase によりオキザロ酢酸と縮合してクエン酸を生じる，クエン酸は aconitase の作用でイソクエン酸に変化し，さらに isocitrate dehydrogenase によって脱水素され CO_2 を分離して α-ケトグルタル酸となる．次に α-ketoglutarate dehydrogenase complex によってサクシニル CoA を形成する．この反応はピルビン酸からアセチル CoA の過程と同様に，TPP，リポ酸，CoA が関与する酵素複合体による反応である．サクシニル CoA から succinate thiokinase の作用でコハク酸を，次に succinate dehydrogenase によってフマル酸を生成する．フマル酸は fumarate hydratase の作用で H_2O と化合してリンゴ酸となり，さらに malate dehydrogenase の作用でオキザロ酢酸を生じ，サイクルを一周する．

サイクルが 1 回転するごとに 1 モルのアセチル基を消費して 2 モルの CO_2 を生成する．また各反応のうちの 4 つは脱水素反応で，そのうち FAD が水素受容体となる ⑦ の過程以外は NAD^+ が水素受容体となり NADH が生成する．これらの TCA サイクルによって生成された還元型補酵素は，前述した解糖で作られた還元型補酵素とともに酸化型にもどされる必要がある．その再酸化は後述の電子伝達系または呼吸鎖と呼ばれる過程によって分子状酸素を使って行われ，水を生成するとともに，共役した酸化的リン酸化反応によって大量の ATP を生成する．

サクシニル CoA がコハク酸になる過程で，TCA サイクル中ただ 1 つの基質レベルでのリン酸化反応が見られ，生じた GTP は次に ADP と反応して ATP に変わる．

TCA サイクルの入口のアセチル CoA は脂肪酸代謝によっても生成し（図 3-13），またアセチル CoA から脂肪酸を生合成することもできる．したがってアセチル CoA を介して糖質と脂質の代謝は連結している．ただし，ピルビン酸からアセチル CoA への変化は不可逆反応であるので，脂肪酸から糖質の合成は行われない．

TCA サイクルにおいて ②，④，⑤ の反応が不可逆的である．したがって他の過程の反応は可逆的であるが，サイクル全体は逆行できない．また TCA サイクルは糖質の完全酸化ばかりでなく，脂肪酸やアミノ酸の代謝もその終末段階ではこのサイクルに合流する（図 3-13，3-17）ので，生体における重要な代謝系である．

D 電子伝達系と酸化的リン酸化

好気的生物では，嫌気的生物のようにピルビン酸を NADH の再酸化に使うことは必要でない．ピルビン酸は前述のように，酸化的脱炭酸を受けてアセチル CoA として TCA サイクルに入り，サイクルを一巡し炭素骨格は CO_2 にまで分解されるが，水素は脱水素され NADH または $FADH_2$ として捕捉される．したがって何らかの手段でこの還元された補酵素を酸化型に戻さなければならない．

この還元型の補酵素は解糖で生成した還元型補酵素とともに，ミトコンドリアに存在する**電子伝達系** electron transport system，または**呼吸鎖** respiratory chain ともいわれる代謝経路（図3-8）で再酸化され，酸化型に戻る．その際，遊離する酸化還元エネルギーを利用してATPを合成するリン酸化系とも共役している．これを**酸化的リン酸化**といい，基質がまずリン酸化，またチオエステル化され，次いでATPを生成する反応，すなわち基質レベルのリン酸化反応とは区別される．電子伝達系を構成するのはNAD^+，FMNおよびFADを補酵素とする酵素やユビキノン，シトクロムなどであり，これらは細胞内のミトコンドリアの膜構造に結合している．

NADHからO_2への電子伝達の過程中で，1）電子がNADHからフラボプロテインに移るとき，2）シトクロムb（Fe^{2+}）からシトクロムc_1（Fe^{3+}）に移るとき，3）シトクロムc（Fe^{2+}）からシトクロム（$a+a_3$）（Fe^{3+}）に移るときそれぞれ1分子のATPを生成する．基質が直接フラ

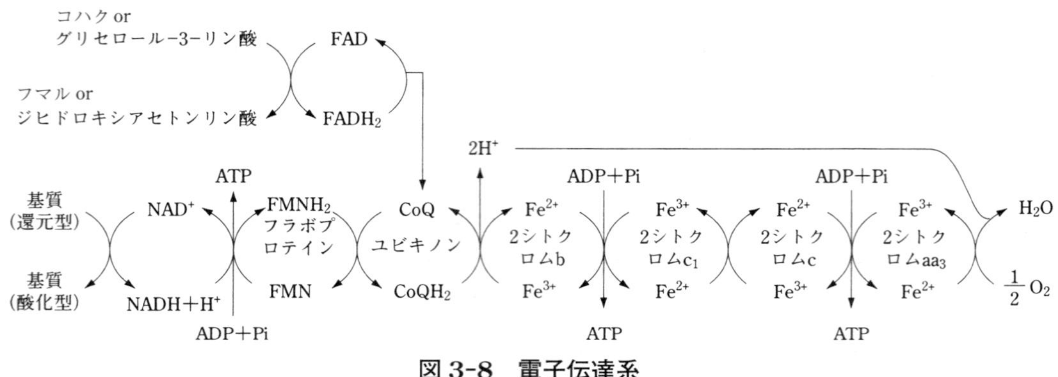

図3-8　電子伝達系

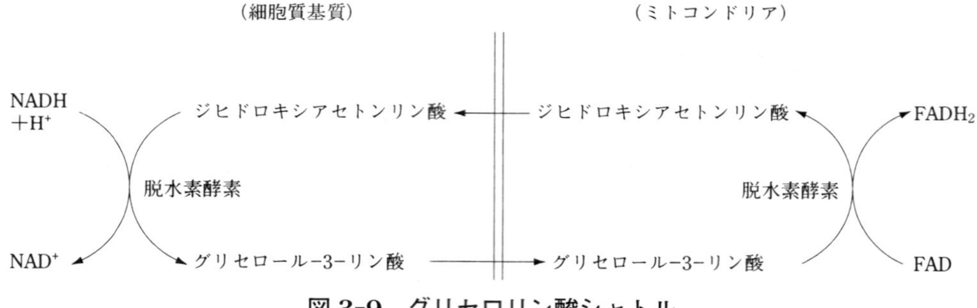

図3-9　グリセロリン酸シャトル

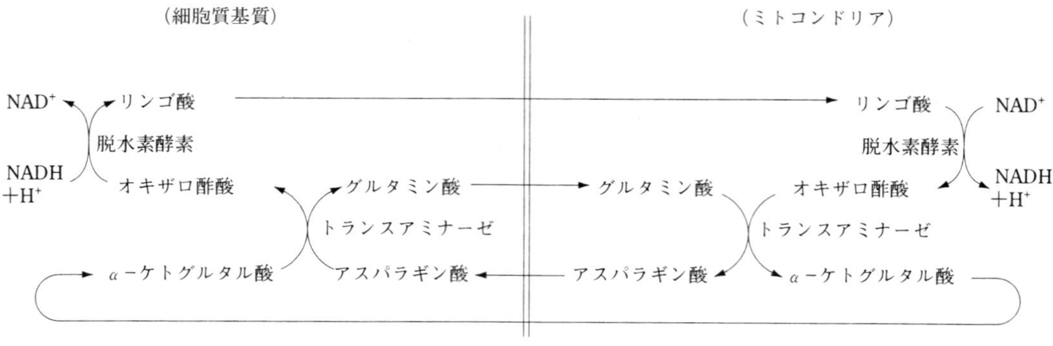

図3-10　リンゴ酸シャトル

表 3-1　解糖系-TCA サイクル-電子伝達系によるグルコース 1 モル当たりの ATP 生成数

	生成部位	ATP 数
解 糖 系	ヘキソキナーゼ（ATP 消費）	－1
	ホスホフルクトキナーゼ（ATP 消費）	－1
	グリセルアルデヒド-3-リン酸脱水素酵素（2NADH）	6
	ホスホグリセリン酸キナーゼ	2*
	ピルビン酸キナーゼ	2*
TCA サイクル	ピルビン酸脱水素酵素（2NADH）	6
	イソクエン酸脱水素酵素（2NADH）	6
	α-ケトグルタル酸脱水素酵素（2NADH）	6
	コハク酸チオキナーゼ（2GTP）	2*
	コハク酸脱水素酵素（$2FADH_2$）	4
	リンゴ酸脱水素酵素（2NADH）	6
		総計　38

注 1　*印を付した 3 部位は基質レベルのリン酸化であり，他は電子伝達系と共役した酸化的リン酸化である．
注 2　解糖系で生じた NADH はリンゴ酸シャトルでミトコンドリアに移行すると仮定した．もしグリセロリン酸シャトルを利用するとすれば，NADH 1 モル当たりの ATP 生成数は 3 モルではなくて 2 モルとなるので総数は 36 となる．

ビン酵素で酸化されるときは 1）がなく 2）および 3）の 2 か所でのみ ATP が生成する．すなわち，NADH 1 分子の酸化に対し 3 分子の ATP，$FADH_2$ の酸化では 2 分子の ATP が生成することになる．

細胞質基質で解糖の結果生成した NADH はミトコンドリアに入れないので，グリセロリン酸シャトルやリンゴ酸シャトルを介して再酸化される．グリセロリン酸シャトルは図 3-9 に示すように，電子をジヒドロキシアセトンリン酸に渡し，グリセロール-3-リン酸を生じ，自らは NAD^+ となる．グリセロール-3-リン酸はミトコンドリアに入り，FAD を配合団とするデヒドロゲナーゼの作用でジヒドロキシアセトンリン酸に再酸化され，細胞質基質に拡散して再利用される．ミトコンドリアの $FADH_2$ の電子は CoQ のところに入るから，2ATP を生成する．リンゴ酸シャトルは図 3-10 に示すように，グリセロリン酸シャトルの場合と違い，ミトコンドリア内でも NAD を配合団とするデヒドロゲナーゼが関与するので，ATP の生成に変化はなく 3ATP を生成する．

グルコース 1 分子が解糖反応と TCA サイクルで，CO_2 と H_2O に完全に酸化されるときに生成する高エネルギーリン酸化合物の総数を表 3-1 に示す．これにみるように，グルコース 1 分子の代謝によって生成する ATP は，解糖の過程だけで止まった場合，2 分子に止まるのに対し，完全な酸化が行われたときには 36 ～ 38 分子生成する．1 分子のグルコースの酸化によって ATP に捕捉されるエネルギーは約 39 ～ 42 %で極めて高能率となる．

E　ペントースリン酸回路 Pentose phosphate pathway

解糖系のバイパスでグルコース-6-リン酸とグリセルアルデヒド-3-リン酸を結ぶ．薬物代謝，脂肪酸の伸長，不飽和脂肪酸の生成等に必要な NADPH の生成と核酸の生合成に必要なリボー

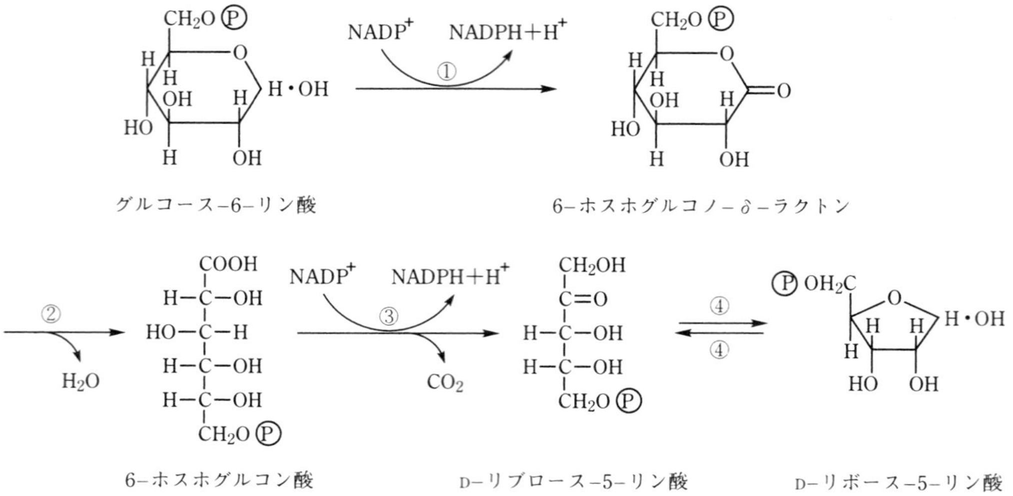

グルコース-6-リン酸　→①→　6-ホスホグルコノ-δ-ラクトン
(① $NADP^+$ → NADPH+H^+)

→②→ (H_2O)　6-ホスホグルコン酸　→③→ ($NADP^+$ → NADPH+H^+, CO_2)　D-リブロース-5-リン酸　⇄④　D-リボース-5-リン酸

図 3-11　ペントースリン酸経路

酵素系：① グルコース-6-リン酸デヒドロゲナーゼ，② ラクトナーゼ，
③ 6-ホスホグルコン酸デヒドロゲナーゼ，④ ホスホペントースイソメラーゼ
（小林　正編集（1994）第4版　衛生化学，p. 28，廣川書店）

スの生成に関与する（図 3-11）．

F　血糖値を調節するホルモン

血糖値は健常人で平均 70 ～ 110 mg/dL に調節されている．

インスリン insulin：膵臓のランゲルハンス島 β 細胞より分泌され，インスリン受容体に結合後，プロテインキナーゼ B protein kinase B（PKB，Akt ともいう）を活性化し，グリコーゲンシンターゼキナーゼ 3 glycogen synthase kinase 3（GSK3）をリン酸化することにより不活性化させ，グリコーゲンシンターゼの活性を上昇させ，グリコーゲンの合成を亢進させる．また，筋肉や脂肪細胞でのグルコース輸送タンパク GLUT4 の発現を亢進し，グルコースの細胞内への摂取を促進する．以上の結果，血糖値は低下する．

グルカゴン glucagon：膵臓のランゲルハンス島 α 細胞より分泌され，肝臓に存在する受容体に結合後，cAMP 量の増加をもたらし，プロテインキナーゼ A を活性化させ，ホスホリラーゼのリン酸化を促進することにより活性化され，グリコーゲンの分解を促進して血糖値の上昇をもたらす．

アドレナリン adrenaline：エピネフリン epinephrine とも呼ばれ，副腎髄質より分泌される．グルカゴンと同様に作用して血糖値の上昇をもたらす．

副腎皮質ホルモン adrenal cortex hormone：コーチゾン，ハイドロコーチゾンのようなステロイドホルモンで，グルカゴンと同様に作用して血糖値の上昇をもたらす．

ACTH（adrenocorticotropic hormone）：副腎皮質刺激ホルモンともいわれ，脳下垂体前葉より分泌され，副腎皮質ホルモンの分泌を増加させ，血糖値を上昇させる．

3-2-2 脂質の代謝

A 脂質の分解

中性脂肪はリパーゼによって脂肪酸とグリセリンに分解され，それぞれ別の経路によって酸化される．

1）グリセリン

グリセリンはATPと主に肝臓に発現しているグリセロールキナーゼの作用によってグリセロールリン酸となり，これはグリセロールリン酸デヒドロゲナーゼの作用でジヒドロキシアセトンリン酸となり解糖系に入る．

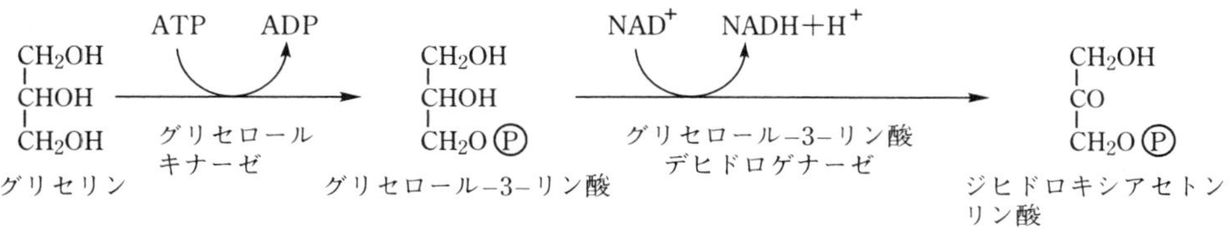

図 3-12　グリセロールから解糖系へ

2）脂肪酸の β 酸化

脂肪酸はミトコンドリア外膜上でATPによって活性化され，アシルCoAとなる．アセチルCoAを含むアシルCoAはミトコンドリア内膜を通過できないのでカルニチンの助けを借りる．すなわち，アシルCoAのアシル基がカルニチンに転移しアシルカルニチンを生成しミトコンドリア内膜を拡散してマトリックスに入る．そこでアシル基はCoAに再転移し，アシルCoAを生成する．次いで図3-13のように1サイクル4ステップの反応で1モルのアセチルCoAと炭素数が2個少ないアシルCoAに分解される．すなわち，1）1種のフラビンタンパク質によって脱水素されて α，β-不飽和酸となり，2）水が付加して β-ヒドロキシ酸となり，3）NADの関与する脱水素反応によって β-ケト酸へ酸化され，4）最後にCoAの存在下にアセチルCoAを遊離するとともに炭素原子2個少ないアシルCoAを生成する．このアシルCoAは再び同じ反応系に入って同様の酸化分解を受ける．この過程がくり返されると，脂肪酸はカルボキシル基末端から2個ずつの炭素を失って，ついに全部（パルミチン酸 C_{16} は7回のサイクルで8モルの）アセチルCoAとなる．この反応を脂肪酸の **β 酸化** β-oxidation といい，ミトコンドリアで行われる．

脂肪酸の β 酸化が1回行われ，アセチルCoA 1分子が生じるごとに1分子の $FADH_2$ と1分子のNADHが生成し，これらの酸化によって5分子のATPが生成する．また，アセチルCoAがTCAサイクルで酸化されるとき，その1分子当たり12分子のATPを生成する．結果1モルの

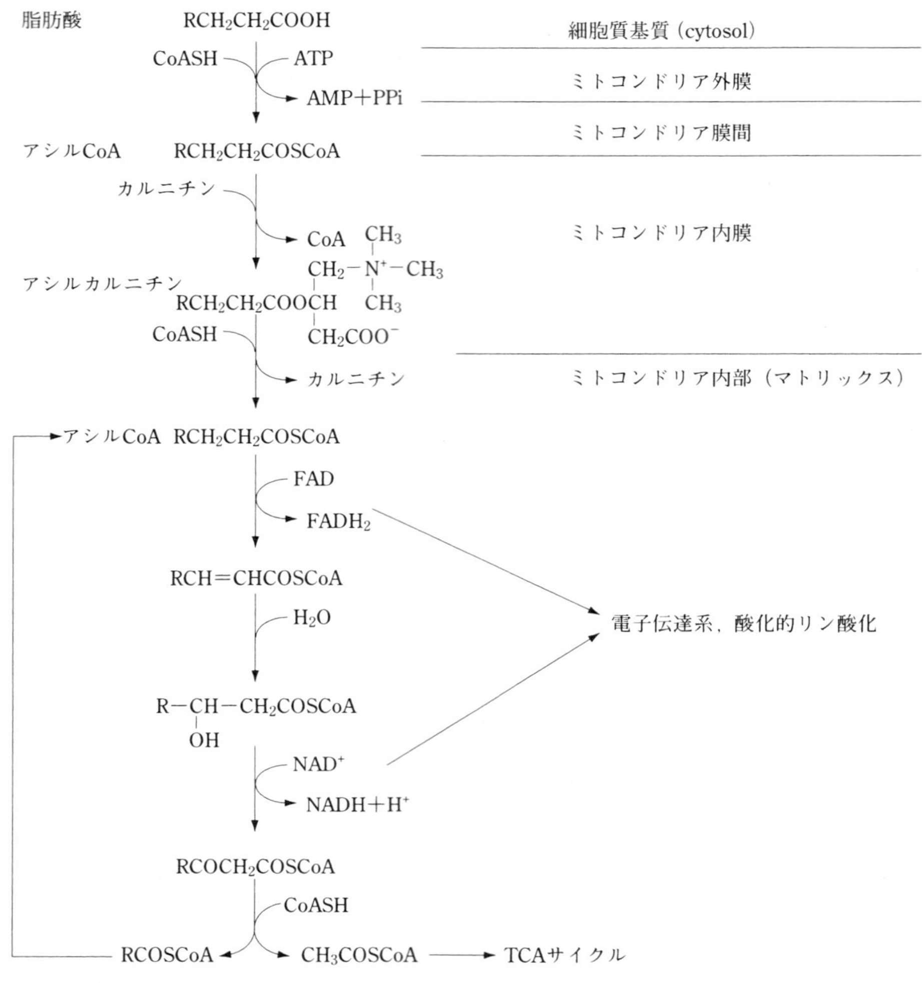

図3-13　脂肪酸のβ酸化

パルミチン酸が酸化されるときには，次のとおり129分子のATPが生成することになる．

$$C_{15}H_{31}COOH + CoA + ATP \longrightarrow C_{15}H_{31}COCoA + AMP + 2\,Pi$$

$$C_{15}H_{31}COCoA + 7\,CoA + 7\,FAD + 7\,NAD^{+} + 7\,H_2O$$

$$\longrightarrow 8\,CH_3COCoA + 7\,(FADH_2 + NADH + H^{+})$$

	生成される高エネルギーリン酸化合物の数
パルミトイル CoA + 7 O_2 ⟶ 8 アセチル CoA	5 × 7 = 35
8 アセチル CoA + 16 O_2 ⟶ 16 CO_2 + 8 H_2O + 8 CoA	12 × 8 = 96
パルミチン酸の活性化に消費	− 2
	計 129

パルミチン酸がCO_2とH_2Oに完全に酸化されるときに生成するエネルギーの約40％に相当

する．残りは熱として放出される．これが脂肪が糖質とともに生体のエネルギー源であり，しかもグラム当たり発熱量が栄養素中最大である理由である．なお，脂肪酸の ω 酸化および分岐鎖または奇数炭素鎖の α 酸化も行われている．

B　脂肪酸の生合成

脂肪酸の生合成は β 酸化の逆反応によっては行われない．アセチル CoA がビオチンの関与する炭酸固定作用によって，まずマロニル CoA となる．次いでアセチル CoA とマロニル CoA が反応して脂肪酸を生成する．

アセチル CoA，マロニル CoA，または他のアシル CoA は以下の段階でそのアシル基をそれぞれ独立の反応によってアシル基転移タンパク質 acyl carrier protein，ACP と呼ばれる，分子量の小さい（9,600）タンパク質に転移させる．ACP の活性部分はホスホパンテテインである．これらが脱炭酸を伴う縮合反応を行い，炭素数の 2 個多い β-オキシ脂肪酸を作り，さらに還元されて脂肪酸となる．この過程が順次くり返されて高級脂肪酸が形成される．この反応は主として細胞質基質 cytosol で行われる（図 3-14）．

アセチル CoA は糖質代謝で生成するピルビン酸が酸化的脱炭酸を受けて，また，脂肪酸が β

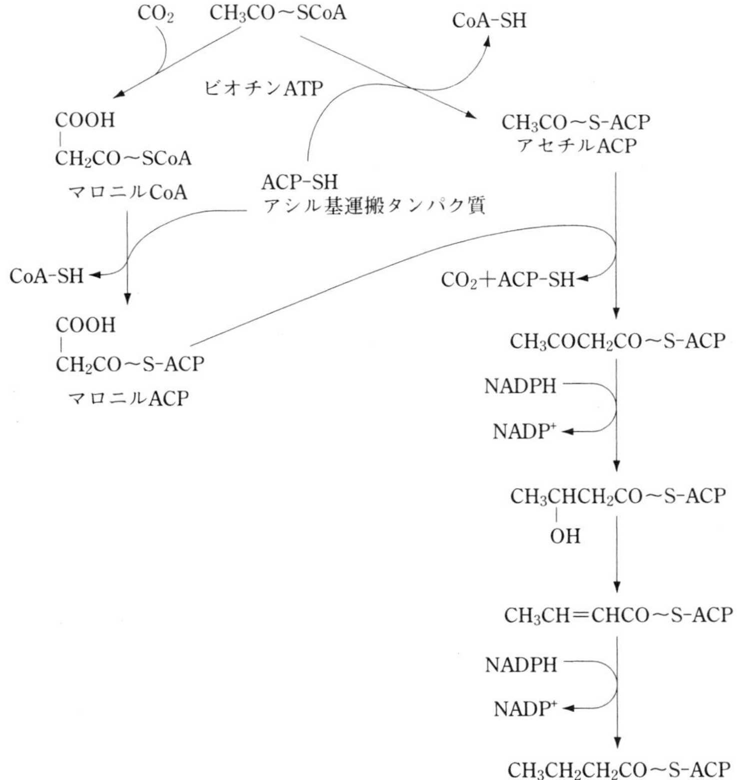

図 3-14　脂肪酸の生合成経路
（手島節三編（1987）新しい衛生化学 第 3 版，p.107，廣川書店）

酸化されて生成する．いずれもミトコンドリアで行われる反応である．いま，糖質の摂取量がエネルギー要求量を超えた場合，過剰のアセチル CoA は細胞質基質で脂肪酸に合成され，中性脂肪として体中に蓄積される．一方，動物では脂肪はグルコースに転換されない．これは，ピルビン酸からアセチル CoA を生成する酵素であるピルビン酸デヒドロゲナーゼが不可逆的で，アセチル CoA をピルビン酸に転換できないからである．

C　ケトン体の生成

飢餓，糖尿病，高脂肪低糖質食の際，糖から十分エネルギーが得られなくなるので脂肪がエネルギー源として利用されるが，糖由来のピルビン酸と CO_2 との反応により生じるオキザロ酢酸不足と脂肪酸の分解に必要な CoA の不足のため，過剰のアセチル CoA が一部 TCA サイクル中に入れなくなると，2 分子結合しアセトアセチル CoA を生じ，次いで加水分解してアセト酢酸となる．さらにこのアセト酢酸から脱炭酸反応によりアセトンを，還元反応により β-ヒドロキシ酪酸を生じる．これら 3 者，すなわちアセト酢酸，アセトン，β-ヒドロキシ酪酸を総称して**ケトン体**という．このケトン体は肝ミトコンドリアで生成され，多くの末梢組織，特に心臓や骨格筋の重要なエネルギー源となるが，ケトン体濃度が異常に上昇すると**ケトーシス**が起こる（図 3-15）．

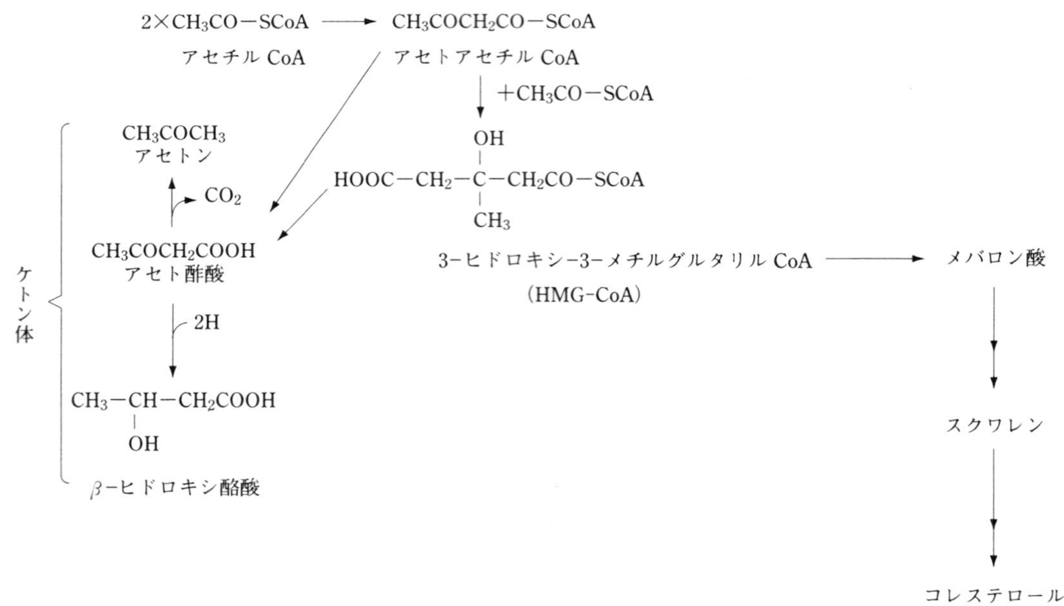

図 3-15　ケトン体の生成

D　リポタンパク質代謝

リン脂質，トリグリセリド，コレステロールなどの脂質成分は水にほとんど溶けないことから循環系ではいわゆる**リポタンパク質** lipoprotein として運ばれる．トリグリセリドやコレステロールエステルの非極性の中心部とそれをとりまくタンパク質（**アポリポタンパク質** apolipoprotein と呼ぶ），リン脂質，コレステロールなどの両親媒性の被覆から成り立つ球状のミセル粒子として運ばれる．リポタンパク質はその機能と物理的性質に基づき表 3-2 のように大別される．

キロミクロン chylomicron は小腸粘膜で作られ，食事由来のトリグリセリドとコレステロールを水溶液に懸濁させる．キロミクロンは小腸リンパ液に放出され，リンパ管を通り，胸管を経て大静脈に合流する．キロミクロンはまず，骨格筋や脂肪組織の毛細血管の内皮細胞に結合し，成分中のトリグリセリドは数分のうちに，内皮細胞に結合している**リポタンパク質リパーゼ** lipoprotein lipase により加水分解される．この酵素はキロミクロン中のアポタンパク質 apo C-II や apo B-48 によって活性化され，生じるモノグリセリドや脂肪酸は組織に吸収され，エネルギー源として酸化されるかトリグリセリドに再合成される．キロミクロンは次第に縮小し，コレステロールや最初の約 10 % に減少したトリグリセリドを残した**キロミクロンレムナント** chylomicron remnant となる．キロミクロンレムナントは毛細血管の内皮から離れて血流中に戻り，肝臓に発現している apoE に特異的な受容体を介して取り込まれ処理される．こうしてキロミクロンは食事中のトリグリセリドを筋肉と脂肪組織に，コレステロールを肝臓に運ぶことになる．

超低密度リポタンパク質 very low density lipoprotein（**VLDL**）は脂質の輸送体として肝臓で作られ，リポタンパク質リパーゼにより分解される．VLDL はまず，**中間密度リポタンパク質** intermediate density lipoprotein（**IDL**），次いで**低密度リポタンパク質** low density lipoprotein（**LDL**）として血流中に出される．VLDL が LDL になると apo B-100 以外のアポリポタンパク質

表 3-2　ヒトの主なリポタンパク質の種類

	密　度 (g/mL)	直　径 (nm)	起　源	アポリポタンパク質	組　成（%）				
					タンパク質	トリグリセリド	リン脂質	遊離コレステロール	コレステロールエステル
キロミクロン	＜ 0.95	75 ～ 1,200	小腸	A-I, A-II, B-48, C-I, C-II, C-III, E	1.5 ～ 2.5	84 ～ 89	7 ～ 9	1 ～ 3	3 ～ 5
VLDL	0.95 ～ 1.006	30 ～ 80	肝臓，小腸	B-100, C-I, C-II, C-III, E	5 ～ 10	50 ～ 65	15 ～ 20	5 ～ 10	10 ～ 15
IDL	1.006 ～ 1.019	25 ～ 35	VLDL	B-100, C-III, E	15 ～ 20	22	22	8	30
LDL	1.019 ～ 1.063	18 ～ 25	VLDL	B-100	20 ～ 25	7 ～ 10	15 ～ 20	7 ～ 10	35 ～ 40
HDL	1.063 ～ 1.21	5.0 ～ 12	肝臓，小腸，キロミクロン	A-I, A-II, C-I, C-II, C-III, D, E	40 ～ 55	3 ～ 5	20 ～ 35	3 ～ 4	12

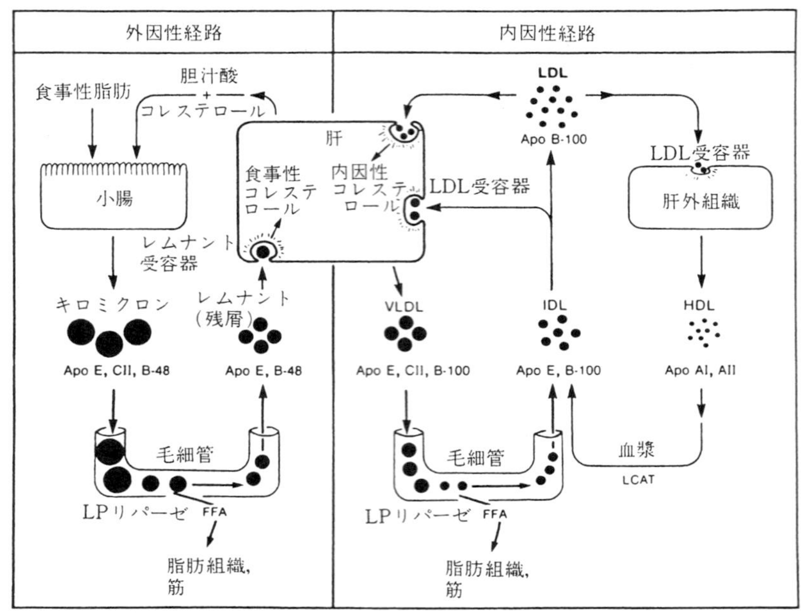

図3-16　ヒトにおける血漿トリグリセリドとコレステロールの輸送モデル

このモデルの詳細は本文で考察する．VLDLは超低密度リポタンパク質，IDLは中間密度リポタンパク質，LDLは低密度リポタンパク質，HDLは高密度リポタンパク質，LCATはレシチン：コレステロール-アシルトランスフェラーゼ；LPリパーゼはリポタンパク質リパーゼ；FFAは遊離脂肪酸である．各群のリポタンパク質の主アポタンパク質を示す．

（吉利　和監訳：ハリソン内科書，p.3250，廣川書店）

はほとんど失われ，コレステロールの大部分はエステル化される．このエステル化に働くのが**高密度リポタンパク質** high density lipoprotein（**HDL**）にある**レシチン：コレステロールアシルトランスフェラーゼ**（**LCAT**）で，ATP非依存的にレシチンの2位の脂肪酸をコレステロールに転移させ，リゾレシチンとコレステロールエステルを生じる．

コレステロールは動物細胞膜の必須成分である．コレステロールは食事に由来するが，足りなければ体内で合成される．主としてLDL粒子のエンドサイトーシスによって食事のコレステロールが取り込まれる．細胞の表面にはLDL受容体が存在し，これはapoB-100とapoEの両者に特異的でこれがLDLをとらえる．エンドサイトーシスにより取り込まれたLDLのうち，アポタンパク質はリソゾームで速やかにアミノ酸に分解され，コレステロールエステルはリソゾームのリパーゼで分解されコレステロールに戻り，細胞の各種の膜に取り込まれる．細胞内の余分のコレステロールはその細胞中で**アシル-CoA：コレステロール *O*-アシルトランスフェラーゼ**（**ACAT**）により再エステル化される．細胞内のコレステロール濃度は高くなるとLDL受容体，ならびにコレステロールの生合成が阻害され，逆に低くなるとこれらの合成が誘導され，コレステロールのホメオスタシスが保たれている．

HDLの作用はLDLの逆で，組織からコレステロールを除く．HDLは血漿中で他のリポタンパク質の分解物を利用して作られる．血中のHDLは細胞表面の膜からコレステロールを抽出し，その成分 apoA-I によって活性化される酵素 LCAT によりエステル化する．HDL はこうしてコレステロールを除去する．HDL は**コレステロールエステル輸送タンパク**（**CETP**）の作用でこのエステルを VLDL に移す．VLDL の約半分は IDL，LDL に分解された後，LDL 受容体を介するエンドサイトーシスで最終的に肝臓に取り込まれる．肝臓は特異的 HDL 受容体（SR-BI）を介し直接 HDL を吸収する．肝臓は相当量のコレステロールを胆汁酸に変換することにより処分する唯一の器官である．

動脈硬化の中で最も多い**アテローム性動脈硬化症**は動脈内壁の平滑筋細胞内に脂質が沈着して始まる進行性の病気で，ついには繊維状に硬化した塊となって動脈を細くし，ときにふさいでしまう．アテローム性動脈硬化は血漿コレステロールレベルと深い関係にあり，その主因は血漿中に LDL が過剰になるためであり，これは正しく機能する LDL 受容体がない家族性高コレステロール血症の場合，顕著である．さらに，過剰の LDL は酸化され，アテローム性動脈硬化症病巣部に存在し LDL 受容体をほとんどもたないマクロファージが酸化やアセチル化などの変性を受けた LDL を認識する**スカベンジャー受容体** scavenger receptor を介して取り込み，泡沫細胞となる．アテローム性動脈硬化症はコレステロールスカベンジャーとして働く HDL の不足によっても起こる．以上のように，LDL が高いと動脈硬化のリスクが上昇し，HDL 濃度が高いと逆にリスクが低下することから，LDL，HDL はそれぞれ俗に悪玉コレステロール，善玉コレステロールとも呼ばれている．

E　コレステロールの生合成

アセチル CoA とアセトアセチル CoA から 3-ヒドロキシ-3-メチルグルタリル CoA (HMG-CoA) がまず生じ，さらにメバロン酸，スクワレンを経てコレステロールが生成する (図 3-15 参照)．先述のように細胞内コレステロールの濃度が低くなると，HMG-CoA からメバロン酸を還元する，コレステロール生合成の律速酵素である HMG-CoA レダクターゼの発現が上昇し，コレステロールの生合成が促進される．

F　脂質代謝とホルモン

インスリン：脂肪細胞内に存在するホルモン感受性リパーゼの作用を抑制して，脂肪から脂肪酸とグリセリンの生成を妨げ，肝臓での脂肪の生合成を促進する．

グルカゴン，アドレナリン（エピネフリン），ノルアドレナリン（ノルエピネフリン），副腎皮質刺激ホルモン（ACTH），成長ホルモン，バソプレッシン：これらのホルモンはホルモン感受性リパーゼの活性を増強する作用がある．これらのホルモンの過剰により血中遊離脂肪酸が増加し，ケトン血症を起こすことがある．

3-2-3 アミノ酸の代謝

A アミノ基転移反応

1つのアミノ酸がアミノ基を他のα-ケト酸に転移して新たなアミノ酸を生成し，自らはα-ケト酸になる反応である．ピリドキサルリン酸を補酵素とする**アミノ基転移酵素** transaminase によって触媒される．代表的なアミノ基転移酵素として，グルタミン酸・ピルビン酸トランスアミナーゼ（GPT）や，グルタミン酸・オキザロ酢酸トランスアミナーゼ（GOT）などが知られている．

このアミノ基転移反応は次に記すグルタミン酸の可逆的な酸化的脱アミノ反応とともに重要な反応である．またこの反応に関与しているα-ケト酸はいずれもグルコース代謝における生成物であり，アミノ酸と糖質の代謝の相互関係を示している．

$$\text{L-グルタミン酸} + \text{ピルビン酸} \underset{}{\overset{\text{GPT}}{\rightleftarrows}} \alpha\text{-ケトグルタル酸} + \text{アラニン}$$

$$\text{L-グルタミン酸} + \text{オキザロ酢酸} \overset{\text{GOT}}{\rightleftarrows} \alpha\text{-ケトグルタル酸} + \text{アスパラギン酸}$$

B 酸化的脱アミノ反応

アミノ酸が脱水素されてα-ケト酸とアンモニアに分解する酵素反応でNADまたはNADPを補酵素とするグルタミン酸脱水素酵素とFMNまたはFADを補酵素とするアミノ酸酸化酵素とがある．グルタミン酸脱水素酵素による反応は活性が強く，しかもアミノ基転移反応と共役して広くアミノ酸の脱アミノすなわちα-ケト酸の生成に役立っている．

$$\text{L-グルタミン酸} + \text{NAD(P)}^+ + H_2O \rightleftarrows \alpha\text{-ケトグルタル酸} + NH_3 + \text{NAD(P)H} + H^+$$

アミノ酸の分解においてアミノ基はアミノ基転移反応によりα-ケトグルタル酸に移される．

$$\text{アミノ酸} + \alpha\text{-ケトグルタル酸} \rightleftarrows \text{対応する}\ \alpha\text{-ケト酸} + \text{L-グルタミン酸}$$

生成したグルタミン酸はこの反応によりNH_3を遊離してα-ケトグルタル酸を再生し，アミノ酸の分解が続行する．NH_3は血液中に入るが有害なので尿素サイクルにより尿素に変換される．

なおアミノ酸脱水素酵素（セリン，トレオニン，ホモセリン）やアミノ酸脱硫化酵素（システイン）による非酸化的脱アミノ化反応も行われている．

C　アミノ酸の炭素骨格の分解

脱アミノ反応によって生じたアミノ酸の炭素骨格部分は，アセチル CoA，α-ケトグルタル酸，サクシニル CoA，フマル酸，オキザロ酢酸になる．

アセチル CoA とアセトアセチル CoA を生じるアミノ酸をケト原性アミノ酸 ketogenic amino acid と呼び，脂質代謝系に入ってケトン体の増加をもたらす．一方，ピルビン酸，α-ケトグルタル酸，サクシニル CoA，フマル酸，オキザロ酢酸を生じるアミノ酸は糖原性アミノ酸 glucogenic amino acid といわれる．これらは糖代謝系に入り，グリコーゲン合成に関与し得るからである．

20 種のアミノ酸のうち，ロイシンだけが純粋なケト原性アミノ酸である．イソロイシン，リシン，フェニルアラニン，トリプトファン，チロシンはケトンと糖の両方を生成する．他の 14 種は糖原性アミノ酸である．

このように，アミノ酸の脱アミノ反応で生じたα-ケト酸は，CO_2 と H_2O にまで分解されエネルギー源になったり，または糖質や脂質になったりするが，一部は再びアミノ化されてアミノ酸になる．

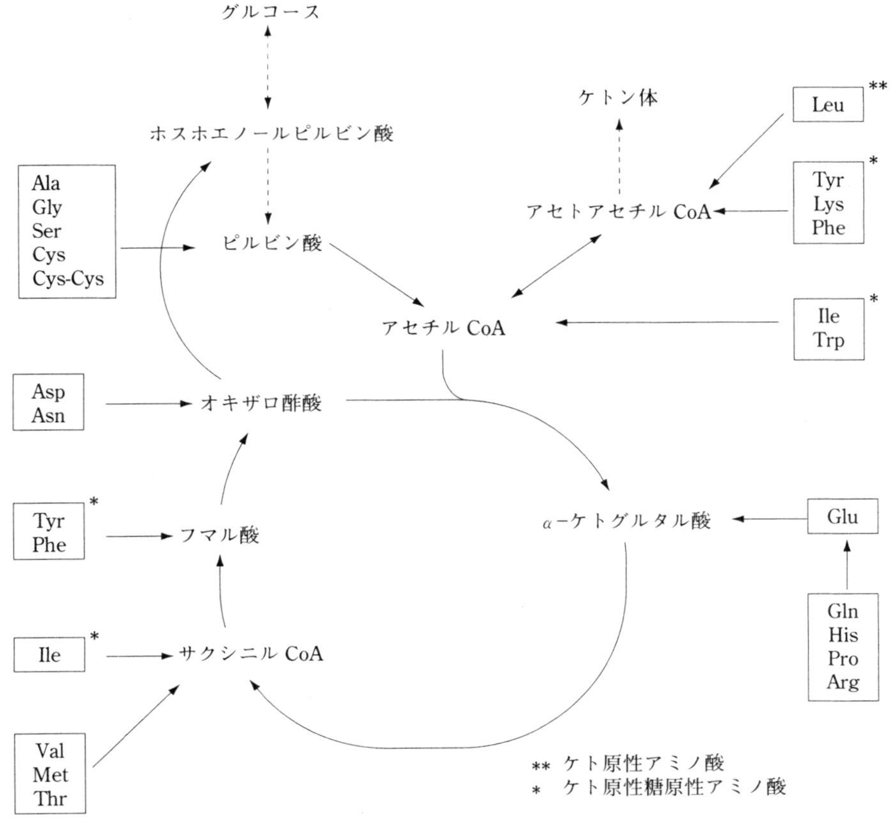

図 3-17　アミノ酸の炭素骨格の分解経路

D　尿素の生成

アミノ酸の脱アミノ反応によって生じたアンモニアは生体にとって有害物質なので，ただちに図に示した機構（尿素サイクル，Krebsのオルニチンサイクル）により尿素に変えられて尿中へ排泄される．まずアンモニアはCO_2とカルバミルリン酸シンテターゼによってカルバミルリン酸となる．

生成したカルバミルリン酸はオルニチンと反応してシトルリンとなり，以下図3-18のような尿素サイクルを一巡して尿素となる．

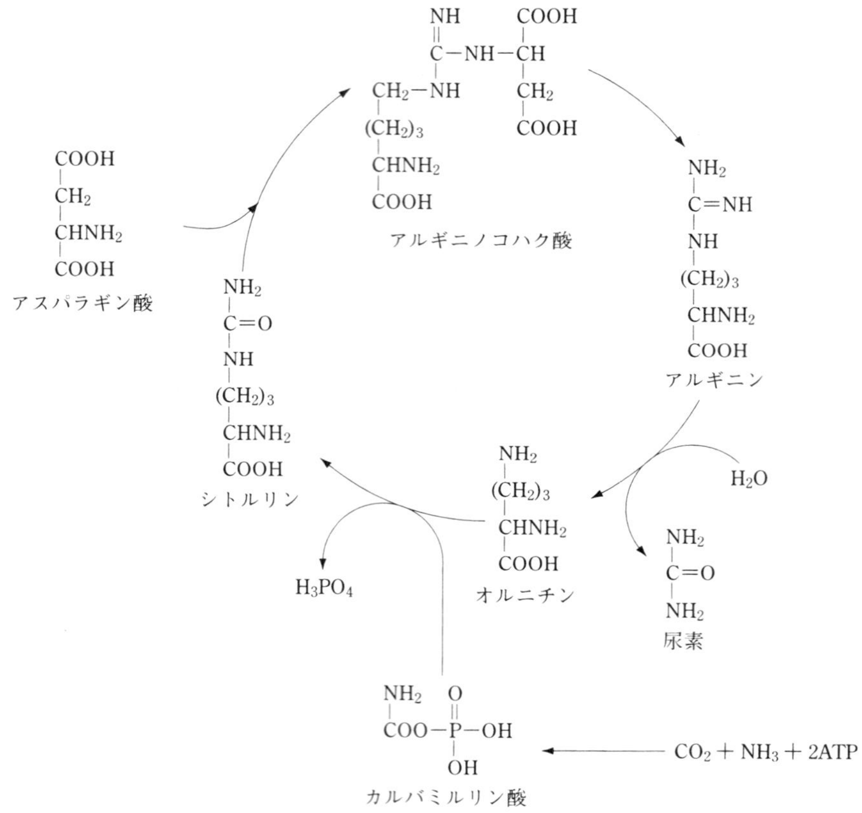

図3-18　オルニチンサイクルによる尿素の合成

（小林　正編（1994）第4版 衛生化学，p.92，廣川書店）

3-2-4　核酸の代謝

生体内で核酸は図3-19のように代謝されて尿酸になる．ヒトを含む霊長類は尿酸を分解する尿酸酸化酵素がないため，尿酸が最終産物であり，この形で排泄される．体内に尿酸が多く生成すると，痛風の原因となる．

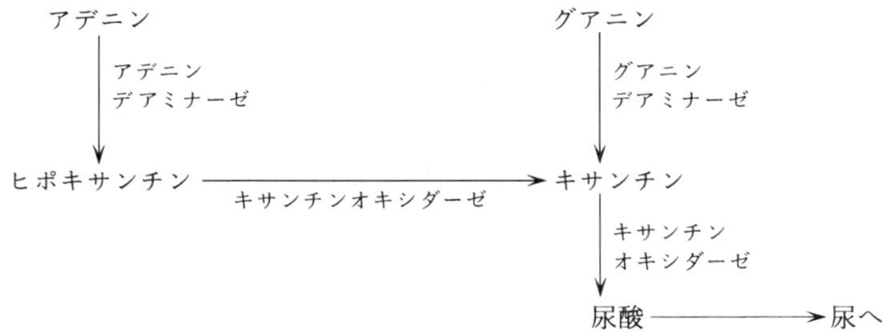

図 3-19　ヒトにおける核酸の代謝，排泄

3-3　エネルギー代謝

C11　健康　（1）栄養と健康【栄養素】
目標達成：
5）エネルギー代謝に関わる基礎代謝量，呼吸商，エネルギー所要量の意味を説明できる．

エネルギー代謝とは，エネルギー摂取とエネルギー消費のバランスを見ることである．エネルギーの摂取量は，摂取する食物がもつエネルギー量を知ることによって算出できる．一方，エネルギーの消費量は行動調査用紙のデータから算出すことも可能であるが，近年では種々の機器を用いて現場で測定することが可能になってきた．

生体は太陽エネルギーが化学エネルギーに転換され蓄えられた食品を摂取し，これを分解するときに生じるエネルギーを利用して生活現象を営んでいる．食品中でエネルギー源となるのは炭水化物，脂質，タンパク質の三大栄養素である．これらの栄養素は，「3-2　三大栄養素の代謝」で述べたように，体内で代謝分解する過程でエネルギーを産生する．このエネルギーを**代謝エネルギー**という．物質代謝をエネルギー供給の手段としてとらえ，生活活動に要するエネルギーを出納（供給と消費）の面からそのバランスを考察していくことをエネルギー代謝という．すなわち，毎日の食餌から摂取しているエネルギー量，および身体の正常な機能と完全な活動を営むために必要とするエネルギー量を決定し，さらにこのバランスに関与する諸因子を解明することである．エネルギー摂取量の過不足はただちに健康に影響を与えるので，エネルギー代謝は極めて重要な問題であり，栄養の基本ということができる．

生体内におけるエネルギーは熱量として取り扱うのが好都合なことから，その量を表す単位に**キロカロリー**（**kcal**）（単にカロリーともいう）が用いられる．1 カロリーは純水 1 g を 1 気圧のもと 14.5 ℃から 15.5 ℃に上げるのに要する熱量で 1 cal と表し，1,000 cal を 1 kcal と表す．諸外国では WHO/FAO（国際連合食糧農業機関）の提案により kJ（キロジュール）で表す傾向にあるが，わが国では従来どおり kcal を単位として用いることとした（日本人の食事摂取基準（2005 年版））．ちなみに，1 kcal = 4.184 kJ である．

3-3-1 食品のエネルギーと利用エネルギー

栄養素またはこれを含む食品を完全燃焼させたときに発生する熱量を，その栄養素または食品の燃焼熱または総エネルギーという．食品中の各元素の最終産物はそれぞれ炭素は二酸化炭素，水素は水，窒素は単体窒素，イオウは二酸化イオウである．もちろん，個々の栄養素の化学組成はある範囲内で異なっているため，その燃焼熱は異なっている．表3-3に各栄養素の総エネルギー（燃焼熱）の平均値を示した．

表3-3　三大栄養素のエネルギー

	物理的燃焼熱 (kcal/g)	消化吸収率 (%)	尿燃焼熱 (kcal/g)	Atwaterの係数 (kcal/g)
糖質	4.10	97	−	4
脂質	9.40	95	−	9
タンパク質	5.65	92	1.30	4

化学反応の発熱量は中間の過程の如何にかかわらず，出発物と生成物とによって決まるもので，これはHessの法則として知られている．生体内で栄養素が酸化分解されるとき糖質と脂質は完全燃焼と同じく二酸化炭素と水を生じる．したがって，糖質と脂質が体内で代謝され発生する熱量は総エネルギー（燃焼熱）と等しい．しかし，タンパク質は窒素を含み，これは完全に単体窒素にまで酸化されずに生体内では主として尿素，尿酸，クレアチニンなど，まだエネルギーを含有しているが生体が利用できない有機窒素化合物として尿中に排泄される．したがって，タンパク質では体内で発生する熱量は，総エネルギーからこの未利用のまま尿中に排泄されるエネルギーを差し引かなければならない．すなわち，この尿素等に含まれるエネルギー量（尿燃焼値）は摂取したタンパク質1g当たり1.30 kcalと求められているので，タンパク質が実際に体内で発生する熱量は5.65 − 1.30 = 4.35 kcalとなる．

さらに，摂取した各栄養素は完全に消化吸収されず，一部はそのまま糞便中に排泄される．したがって，このエネルギーもまた総エネルギーから差し引かなければならない．この差異は消化吸収率として補正される．Atwaterはアメリカ人の標準的な食事構成をもとにして各栄養素の平均消化吸収率を算定し，総エネルギーを補正した．この値は各栄養素1gを摂取したとき体内で発生し利用できる熱量であることから，栄養素の**利用エネルギー** available energyという．また個々の食品を分析して得られた各栄養素の量にこの値を乗じて合計すると，その食品の有する利用エネルギー（いわゆる食品のカロリー値）が求まるところから，カロリー係数，または，測定者の名をとって**Atwater係数**とも呼ばれる．しかし，Atwater係数はアメリカ人の標準的食事をもとに求めたものであり，個々の食品については適さないことが多い．FAOでは食品のエネルギーをより正しく求めるために，食品群別のエネルギー換算係数を用いることを提唱した．わが国でもこの考えを採用し，主要食品についてはわが国で求めたエネルギー換算係数を用いている．例えば，小麦粉の糖質4.20 kcal，脂質は8.37 kcal，タンパク質は4.32 kcalとして計算される．なお適用すべき係数が明らかでない食品についてはFAOの係数，あるいはAtwater係数を用いている．

3-3-2 エネルギー代謝量

われわれの動作は，必ずそれに相当するエネルギーを消費してなされるものであるが，われわれは1日にどれだけのカロリーを消費するものであろうか．この値がわかれば1日の食物摂取量を決定することができるわけである．生体のエネルギー代謝量を測定するには直接法と間接法がある．

直接法は生体から発生する熱量を直接測定する方法である．Atwater-Rosa-Benedict 呼吸熱量計などの装置を用いるが，高価で複雑であり，しかも操作が難しく，また生活の範囲も制限されるなどの難点があり，一般にはあまり用いられない．

そこで，一般的には呼吸試験による間接的な測定が行われる．一定時間内の呼吸による O_2 の消費量と CO_2 の排出量および尿中の窒素排泄量を測定し，それから体内で燃焼した各栄養素量を算出し，発生したエネルギー量を求める方法である．

A　呼吸商

食物が生体内で酸化分解される場合，一定時間に生成した CO_2 の容量を消費された O_2 の容量で割った値を**呼吸商** respiratory quotient（RQ）という．この値は各栄養素によって異なる．

糖質，例えばグルコースは次式のように酸化される．

$$C_6H_{12}O_6 + 6\,O_2 \longrightarrow 6\,CO_2 + 6\,H_2O$$

したがって，もしグルコースのみが代謝されているならば，そのときの呼吸商は

$$RQ = CO_2\text{容量}/O_2\text{容量} = 6/6 = 1$$

となる．他の糖質でも呼吸商はほとんど1に近い．

脂質は酸素含量が低いので，脂質が主として代謝されているときの呼吸商は小さい．トリグリセリドであるトリパルミチンを例にすると次式のように酸化される．

$$2\,C_{51}H_{98}O_6 + 145\,O_2 \longrightarrow 102\,CO_2 + 98\,H_2O$$

$$RQ = CO_2\text{容量}/O_2\text{容量} = 102/145 \cong 0.70$$

他の脂質もおよそ0.7値を示す．

タンパク質は窒素やイオウを含み，かつ体内で完全に酸化されないので，その呼吸商は糖質や脂質のように簡単に求められない．Loewy らの実験からタンパク質の呼吸商は0.80と求められている．

通常の食事は糖質，脂質，およびタンパク質を種々の割合に含有しているので呼吸商はおよそ0.85とされている．しかしながら激しい運動時のように主として糖質がカロリー源として利用されているときの呼吸商は大きくなり，1に近づく．一方，糖尿病のような糖代謝機能低下時とか飢餓状態では脂質が利用されているので呼吸商は小さくなり，値は0.7に近づく．さらに，動物に糖質を強制的に摂取させたときは，酸素含量の多い糖質から酸素含量の少ない脂肪酸の合成が起こり，RQは1より大きくなる．

$$4\,C_6H_{12}O_6 + O_2 \longrightarrow C_{16}H_{32}O_2 + 8\,CO_2 + 8\,H_2O$$

グルコース　　　　パルミチン酸

3-3-3 基礎代謝

われわれの日常における動作は必ず相当するエネルギーを消費するが，全く動作をしない休息状態においても必要なエネルギーを補給しなければならない．このような身体的，精神的に安静な状態で代謝される最小のエネルギー代謝であって，生きていくために必要な最小のエネルギー代謝を**基礎代謝** basal metabolism といい，その代謝量を**基礎代謝量** basal metabolism rate という．これは呼吸，循環，体温保持，筋肉の収縮など，全く生存のために避けることのできないエネルギー代謝による代謝量で，日常の生活活動中で最も基底的な水準にある睡眠中に観察される．基礎代謝量はエネルギー所要量算出など，種々のエネルギー代謝を求めるときの基準となるものである．以前から様々な方法で基礎代謝量は測定されてきたが，携帯用簡易熱量計により安静時エネルギー消費量 resting energy expenditure を測定し，0.8 の係数を乗じて換算する方法も試みられている．

A　基礎代謝に影響を及ぼす因子

① **体表面積**：基礎代謝に及ぼす因子の中で最も重要で，体表面積に比例する．この単位体表面積当たりの代謝量を**基礎代謝基準値**といい，日本人の基準値が年齢別，性別に算出され広く用いられている．昭和 50 年改定の日本人栄養所要量からは，基礎代謝量と体重との間に高い相関関係が認められることから基礎代謝基準値を体重当たりに換算し，体重 1 kg 当たり 1 日量で示されるようになった (kcal/kg/日)．日本人の食事摂取基準 (2005 年版) では，従来の第六次改正日本人の栄養所要量で採用されていた基礎代謝基準値は妥当と判断されて，そのまま使用されている．

基礎代謝量（kg/日）＝基礎代謝基準値（kcal/kg 体重/日）×基準体重（kg）

② **年齢**：単位体表面積当たりの基礎代謝量は小児期に大きく，生後約 2 年が最高値（成人の約 1.5 倍）を示す．成人では加齢により漸減するが，わずかである．

③ **性**：体表面積当たりの基礎代謝量を男性と女性の間で比較すると，女性のほうが約 15 %低いことが知られている．思春期になると男性は筋量が増加するのに対し，女性では体脂肪の増加が起こる．このことが，基礎代謝量の男女差を形成する．

④ **体温**：体温が 1 ℃上昇すると基礎代謝は約 13 %増大する．

⑤ **気温**：外気温が上昇するにつれてエネルギー消費量は減少するが，ある温度から上は逆にエネルギー消費量は増加する．その点は 27 ℃あたりにあるとされている．日本人の場合，冬期に代謝量が増加し，夏期に減少する．年間を通じての差は約 10 %である．

⑥ **疾病**：疾病のうち甲状腺異常が最も大きく影響し，バセドウ病のような甲状腺ホルモンの分泌過剰で基礎代謝量が 50 ～ 70 %増大し，また粘液水腫やクレチン病のような甲状腺機能の低下時には基礎代謝量は 40 %程度まで低下する．そのほか白血病，妊娠後期，月経前などに若干上昇し，アジソン病，飢餓，ビタミン D 欠乏時に若干低下する．

⑦ **睡眠**：睡眠時は覚醒時より約 6 ～ 10 %代謝量が低下するとされていたが，日本人の食事摂取基準（2005 年版）では基礎代謝量は同じとされている．

⑧ **運動**：運動時には基礎代謝は増加し，動作を停止した後もしばらく継続する．

3-3-4　エネルギーの食事摂取基準；推定エネルギー必要量

本文 p.94 参照のこと．

3-4　栄養価と栄養摂取基準

C11　健康　（1）栄養と健康【栄養素】
到達目標：
4）食品中のタンパク質の栄養的な価値（栄養価）を説明できる．
6）栄養素の食事摂取基準の意義について説明できる．
7）日本における栄養摂取の現状と問題点について説明できる．

3-4-1　タンパク質の栄養価

ヒトは 9 種類の必須アミノ酸（p.21 参照）を食品中のタンパク質から摂取しなければならない．したがって，タンパク質の栄養価は，当該タンパク質のアミノ酸組成と消化率によって決まる．つまり，栄養価が高いタンパク質は，アミノ酸組成がヒトの体構成タンパク質のアミノ酸組成に近く，かつ消化性が良いタンパク質である．栄養価の表し方には，動物を用いたタンパク質利用度に基づく生物学的評価法とタンパク質のアミノ酸組成に基づく化学的評価法がある．

A　生物学的評価法

1）生物価 biological value

食品中および生体中の窒素（N）の大部分はタンパク質由来であるので，吸収 N 量と排泄 N 量の差で表される窒素出納は体タンパク質の増減の指標となる．生物価は被検タンパク質のみをタンパク質源として動物あるいはヒトに摂取させた時の窒素出納を測定し，吸収 N 量に対する体内保留 N 量の割合として次式から算出される．混合タンパク質の生物価は計算では求められない．

表 3-4　各種タンパク質の生物価およびアミノ酸価（第一制限アミノ酸）

植物性タンパク質			動物性タンパク質		
食　品	生物価	アミノ酸スコア	食　品	生物価	アミノ酸スコア
トウモロコシ	54	31（Lys）	全乳	90	100
小麦	52	42（Lys）	全卵	87	100
精白米	67	61（Lys）	牛肉	97	100
ホウレン草	64	74（Lys）	豚肉	79	100
ジャガイモ	72	73（Leu）	魚肉	75	100

生物価＝（体内保留 N 量/吸収 N 量）× 100
ここで，吸収 N 量＝摂取 N 量－（糞中 N 量－無タンパク食摂食時糞中 N 量）
体内保留 N 量＝吸収 N 量－（尿中 N 量－無タンパク食摂食時尿中 N 量）

タンパク質の栄養価が高い場合，吸収されたアミノ酸は体構成タンパク質の生合成に利用され，体内保留 N 量が多くなるので生物価は高値となる．表 3-4 に数種のタンパク質の生物価を示す．動物性タンパク質のアミノ酸組成はヒトの必須アミノ酸組成に近いので，一般に，動物性タンパク質は植物性タンパク質よりも生物価が高い．

2）正味タンパク質利用率 net protein utilization（NPU）

生物価では，摂取されたタンパク質の消化吸収率は考慮していない．NPU は消化吸収率を考慮し，摂取 N 量に対する体内保留 N 量の割合として算出する．吸収 N 量は消化吸収率×摂取 N 量で表されるので，NPU と生物価は次式の関係にある．

NPU＝生物価×消化吸収率

B　化学的評価法

1）アミノ酸スコア amino acid score

アミノ酸スコアは，1973 年に国連食糧農業機構（FAO）と世界保健機関（WHO）の合同委員会が発表した，タンパク質のアミノ酸組成に基づく栄養価の化学的評価法である．アミノ酸価ともいう．食品から摂取する必須アミノ酸の中で最も不足している必須アミノ酸の摂取量が体構成タンパク質の合成量を決定するので，必須アミノ酸を含めた数種のアミノ酸の理想的なアミノ酸量（mg/g タンパク質）の評価基準値としてアミノ酸評点パターン（表 3-5）が設定された．シスチン（Cyss）とチロシン（Tyr）は非必須アミノ酸であるが，それぞれ含硫アミノ酸（Met ＋ Cyss）と芳香族アミノ酸（Phe ＋ Tyr）量として加算されて評価されている．1985 年には FAO，WHO および国際連合大学（UNU）の合同による新たなアミノ酸評点パターンが設定されている．なお，表 3-5 には窒素係数 6.25 を用いた gN 当たりのアミノ酸量による評点パターンも示した．

これらのアミノ酸評点パターンと比較して，食品タンパク質中で最も不足しているアミノ酸を第一制限アミノ酸という．食品タンパク質の第一制限アミノ酸量（a）をアミノ酸評点パターンの当該アミノ酸量（b）で除した値（百分率，%）をアミノ酸スコアという．

$$\text{アミノ酸スコア} = (a/b) \times 100$$

表 3-4 には，1985 年のアミノ酸評点パターンの 2 ～ 5 歳用（表 3-5）を用いて，数種のタンパク質のアミノ酸スコアと第一制限アミノ酸（括弧書き）を示した．なお，タンパク質のアミノ酸スコアあるいは第一制限アミノ酸は,用いるアミノ酸評点パターンによって異なる場合がある．例えば，大豆のアミノ酸スコアは 1985 年のアミノ酸評点パターンの 2 ～ 5 歳用では 100 であるが，1973 年のアミノ酸評点パターンの一般用では 86（第一制限アミノ酸は含硫アミノ酸）である．生物価の場合と同様，一般に，アミノ酸スコアも動物性タンパク質のほうが植物性タンパク質より高い．乳，卵，畜肉，魚肉類は制限アミノ酸がなく，アミノ酸スコアは 100 となる．精白米や小麦など，一般に穀類の第一制限アミノ酸は Lys である．通常の食事では複数の食品を組合せて摂取するので，摂取されるタンパク質は互いに補足効果を示す．例えば，米と大豆あるいはそら豆を組み合わせることで，米に不足している Lys は豆類から補われ，逆にそら豆に不足している Trp あるいは大豆に不足している含硫アミノ酸は米から補われるので，栄養価は高くなる．

アミノ酸スコアは食品中のタンパク質のアミノ酸組成から化学的に計算された栄養価の指標であるが，ヒトが摂取する場合は当該タンパク質の消化率やアミノ酸の有効性について考慮する必要がある．アミノ酸評点パターンに，タンパク質の消化率を加味したタンパク質消化率補正アミノ酸評点パターンがより正確な評価法として用いられるようになってきている．

表 3-5 アミノ酸評点パターン（mg/g タンパク質）

アミノ酸	1973 年（FAO/WHO）				1985 年（FAO/WHO/UNU）				1973 年(FAO/WHO)	1985 年(FAO/WHO/UNU)
	乳児	10～12 歳	成人	一般用	乳児	2～5 歳	10～12 歳	成人	一般用（mg/gN）	2～5 歳(mg/gN)
His	14	—	—	—	26	19	19	16	—	120
Ile	35	37	18	40	46	28	28	13	250	180
Leu	80	56	25	70	93	66	44	19	440	410
Lys	52	75	22	55	66	58	44	16	340	360
Met Cyss	29	34	24	35	42	25	22	17	220	160
Phe Tyr	63	34	25	60	72	63	22	19	380	390
Thr	44	44	13	40	43	34	28	9	250	210
Trp	8.5	4.6	6.5	10	17	11	9	5	60	70
Val	47	41	18	50	55	35	25	13	310	220

Cyss：シスチン

3-4-2 日本人の食事摂取基準（2010年版）

2010年3月まで使用された「日本人の食事摂取基準（2005年版）」の方針を踏襲して，2010年4月（平成22年度）から2014年3月（平成26年度）までは新たに「日本人の食事摂取基準（2010年版）」が使用される．策定の目的は「健康な個人または集団を対象として，国民の健康の維持・増進，生活習慣病の予防を目的とし，エネルギーおよび各栄養素の摂取量の基準を示す」ことであり，栄養素の摂取不足によって生じるエネルギーおよび栄養素欠乏症の予防に留まらず，過剰摂取による健康障害の予防，生活習慣の一次予防も目的とした．何らかの軽度な疾患（例えば高血圧，脂質異常，高血糖）を有していても，自由な日常生活を営み，当該疾患に特有の食事指導，食事療法，食事制限が適用もしくは推奨されていない者はこの対象に含まれる．

A　概　要

1）「食事摂取基準」の設定（図3-20）

食事摂取基準 dietary reference intakes は，エネルギーについて1種類，栄養素について5種類，計6種類の指標が設定された．

① **推定エネルギー必要量** estimated energy requirement（EER）

エネルギー摂取量とエネルギー消費量が等しくなる（エネルギー出納がゼロ）確率が最も高くなると推定される習慣的な1日当たりのエネルギー摂取量を，推定エネルギー必要量とする．

② **推定平均必要量** estimated average requirement（EAR）

ある母集団（ある性・年齢階級に属する人々）における平均必要量の推定値，つまり，当該集団に属する50％の人が必要量を満たすと推定される1日の摂取量である．

③ **推奨量** recommended dietary allowance（RDA）

ある母集団（ある性・年齢階級に属する人々）のほとんど（97～98％）の人が1日の必要量を満たすと推定される1日の摂取量である．理論的には「推定平均必要量＋標準偏差の2倍（2SD）」として算出される．例えば，個人間の変動係数が12.5％のタンパク質では，推奨量は推定平均必要量×1.25となる．他の変動係数として，銅は15％，ビタミンA，鉄（6か月～14歳）およびヨウ素は20％，ビタミンB_1，B_2，B_6，B_{12}，ナイアシン，ビタミンC，カルシウム，マグネシウム，鉄（成人，15～17歳），亜鉛，セレン，クロム，モリブデンは10％という推定値が用いられている．

④ **目安量** adequate intake（AI）

推定平均必要量および推奨量を算定するのに十分な科学的根拠が得られない場合に，ある性・年齢階級に属する人々がある一定の栄養状態を維持するのに十分な1日の摂取量である．目安量には，当該栄養素の不足による健康障害が生じていない集団の栄養素摂取量分布の中央値，健康状態は確認できないが日本人の代表的な栄養素摂取量分布が得られている場合はその中央値，母乳で哺育されている乳児の摂取量（＝母乳中の栄養素濃度と哺乳量の積）が用いられる．

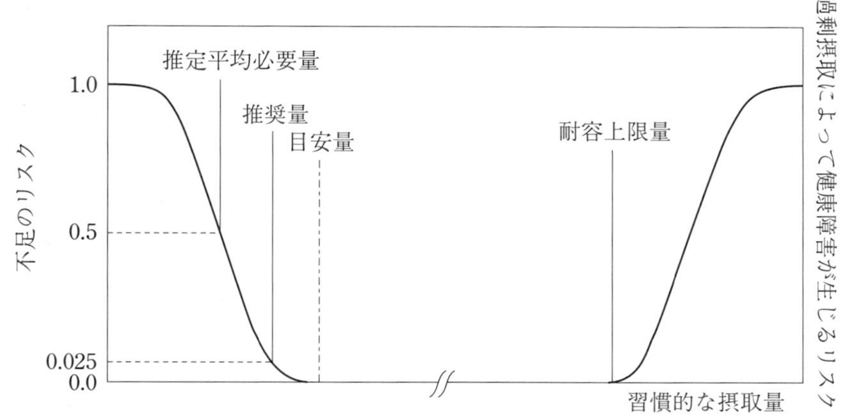

図 3-20 栄養素に設定された各食事摂取基準を理解するための概念図

縦軸は，個人の場合は不足または過剰によって健康障害が生じる確率を，集団の場合は不足状態にある者または過剰によって健康障害を生じる者の割合を示す．不足の確率が推定平均必要量では 0.5（50 %）あり，推奨量では 0.02 ～ 0.03（中間値として 0.025）（2 ～ 3 % または 2.5 %）あることを示す．耐容上限量以上を摂取した場合には過剰摂取による健康障害が生じる潜在的なリスクが存在することを示す．そして，推奨量と耐容上限量との間の摂取量では，不足のリスクと過剰摂取により健康障害が生じるリスクはともにゼロに近いことを示す．目安量については，推定平均必要量ならびに推奨量と一定の関係をもたない．しかし，推奨量と目安量を同時に算定することが可能であれば，目安量は推奨量よりも大きい（図では右方）と考えられる．目標量については，他の概念と方法によって決められるため，ここには図示できない．

⑤ **目標量** tentative dietary goal for preventing life-style related diseases（DG）

生活習慣病の一次予防を目的として，現在の日本人が当面の目標とすべき摂取量である．具体的には，循環器疾患（高血圧，脂質異常症，脳卒中，心筋梗塞），癌（特に胃癌）の一次予防に限り，脂質（範囲），脂肪酸（範囲），コレステロール（上限のみ），n-6 系脂肪酸（上限のみ），n-3 系脂肪酸（下限のみ），炭水化物（範囲），食物繊維（下限のみ），ナトリウム（食塩）（上限のみ），カリウムについて設定された．骨折・骨粗鬆症も予防対策が望まれる生活習慣病であるが，予防策である骨量の維持はカルシウム不足の有無の指標として推定平均必要量や推奨量が算定されたので，カルシウムの目標量は策定されなかった．

⑥ **耐容上限量** tolerable upper intake level（UL）

ある母集団（ある性・年齢階級に属する日本人）のほとんどすべての人々が，健康障害をもたらす危険がないとみなされる習慣的な摂取量の上限を与える量である．一般に，健康障害非発現量 no observed adverse effect level（NOAEL）を不確実性因子 uncertain factor（UF）で除した値が耐容上限量とされる．この場合，UF には 1 ～ 5 の範囲で適当な値を採用した．また，最低健康障害発現量 lowest observed adverse effect level（LOAEL）が得られている場合は，原則として UF を 10 として LOAEL ÷ 10 を NOAEL の推定値とした．

2）策定栄養素の種類

推定エネルギー必要量はエネルギーについて策定された．栄養素の食事摂取基準はタンパク質，脂質（脂質，飽和脂肪酸，n-6系脂肪酸，n-3系脂肪酸，コレステロール），炭水化物，食物繊維，水溶性ビタミン（ビタミンB_1，B_2，ナイアシン，ビタミンB_6，B_{12}，葉酸，パントテン酸，ビオチン，ビタミンC），脂溶性ビタミン（ビタミンA，D，E，K），多量ミネラル（ナトリウム，カリウム，カルシウム，マグネシウム，リン），微量ミネラル（鉄，亜鉛，銅，マンガン，ヨウ素，セレン，クロム，モリブデン）の計34種類に設定された．

3）基準体位（基準身長，基準体重），基礎代謝基準値および基礎代謝量（付表3-1）

性・年齢階級別の基準体位は，年齢階級内の最も典型的な体位としてエネルギー摂取量や栄養素量を策定する上で必要である．1歳以上の体位は平成17および18年国民健康・栄養調査における性・年齢階級における身長・体重の中央値を用いた．女性では妊婦を除く．また，基礎体重は，体重1kg当たりの基礎代謝量である基礎代謝基準値から基礎代謝量の算定に用いられている．

基礎代謝量（kcal/日）＝基礎代謝基準値（kcal/kg体重/日）×基準体重（kg）

年齢区分については，乳児では成長に合わせた詳細な区分設定が必要とされ，エネルギーとタンパク質には出生後6か月未満（0～5か月），6か月以上9か月未満（6～8か月），9か月以上1歳未満（9～11か月）の3区分が適用された（他では0～5か月と6～11か月の2区分）．

B　食事摂取基準

1）エネルギーの食事摂取基準；推定エネルギー必要量（付表3-2）

成人の1日当たりのエネルギー消費量は基礎代謝量，身体活動に伴うエネルギーおよび食事による産熱（食事誘発性体熱産生）の総和である．1日のエネルギー必要量はエネルギー消費量＋組織の増減に相当するエネルギーで表され，組織の増減がないと考えられる成人ではエネルギー消費量と等量であることが望ましい．それゆえ，1日のエネルギー消費量を基礎代謝量で除した指数である身体活動レベルを用いて，成人の推定エネルギー必要量は下式で算定される．

成人の推定エネルギー必要量（kcal/日）＝エネルギー消費量（kcal/日）
＝基礎代謝量（kcal/日）×身体活動レベル

ここで，身体活動レベルはⅠ（低い），Ⅱ（ふつう），Ⅲ（高い）に3分類され，それぞれの代表値は18～69歳ではⅠ＝1.50，Ⅱ＝1.75，Ⅲ＝2.00と設定された．身体活動レベルの活動内容を日常生活の内容で表すと，以下のようになる．

身体活動レベルⅠ：生活の大部分が座位で，静的な活動が中心の場合．
身体活動レベルⅡ：座位中心の仕事だが，職場内での移動や立位での作業・接客等，あるいは通勤・買物・家事，軽いスポーツ等のいずれかを含む場合．
身体活動レベルⅢ：移動や立位の多い仕事への従事者，あるいはスポーツ等余暇における活発な運動習慣をもっている場合．

17歳までは成長に伴う組織増加を考慮してエネルギー蓄積量が推定エネルギー必要量に追加

され，妊婦では胎児と母体の組織増加分，授乳婦では母乳のエネルギー量等に相当するエネルギーが追加された．

2）タンパク質の食事摂取基準（付表 3-3）

体タンパク質は，種類によって代謝回転速度は異なるが，体内で分解と合成を繰り返している．無タンパク質摂食時の内因性窒素排泄量（不可避的窒素損失量という）は体内からのアミノ酸やタンパク質の損失量であり，窒素出納をゼロにするための窒素平衡維持量と日常食混合タンパク質の消化吸収率 90 %を基にしてタンパク質の推定平均必要量が算定された．つまり，

成人の推定平均必要量（g/kg 体重/日）＝窒素平衡維持量÷消化吸収率
＝ 0.65 ÷ 0.90
＝ 0.72

また，個人間の変動係数 12.5 %から，推奨量は推定平均必要量× 1.25 となる．目安量は乳児に策定された．耐容上限量は明確な根拠が見当たらないため，設定されなかった．

タンパク質の利用効率は他の栄養素の摂取量によって影響を受ける．エネルギー摂取量のタンパク質代謝に対する効果は，エネルギーのタンパク質節約作用といわれている．すなわち，エネルギー摂取不足はタンパク質利用効率を低下させ，逆にエネルギー摂取量が増すとタンパク質利用効率が増大して窒素出納は改善（＞ゼロ）される．したがって，タンパク質の推定平均必要量はエネルギーや他の栄養素の摂取量が十分であるという前提で算定されている．

2007 年の WHO/FAO/UNU 報告（表 3-5 参照，p. 91）に基づいて，成人における必須アミノ酸の推定平均必要量（mg/g タンパク質）は His（15），Ile（30），Leu（59），Lys（45），Met（16），Cys（6），Phe + Tyr（38），Thr（23），Trp（6），Val（39）と策定された．

3）脂質の食事摂取基準

油脂はエネルギー源および身体構成成分として重要で，一定量の摂取が必要である．また，脂溶性ビタミンやカロテノイドの吸収効率を高める．コレステロールは細胞膜の構成成分であり，また，胆汁酸やステロイドホルモンおよびビタミン D の生合成にも重要な物質である．しかし，脂質の過剰摂取はさまざまな生活習慣病の要因となるので，適切な摂取量が望ましい．

脂質に関係する食事摂取基準の設定項目を表 3-6 に示す．脂質の食事摂取基準は炭水化物や

表 3-6　脂質に関する栄養素と策定された指標

脂質に関する栄養素	策定された指標	
脂質（脂肪エネルギー比率；%エネルギー）	目標量（範囲）	目安量（g/日）
飽和脂肪酸（%エネルギー）	目標量（範囲）	
n-6 系脂肪酸	目標量（%エネルギー；上限のみ）	目安量（g/日）
n-3 系脂肪酸	目標量（g/日；下限のみ）	目安量（g/日）
コレステロール	目標量（mg/日；上限のみ）	

タンパク質の摂取量も考慮に入れて設定することが重要なので，摂取重量（g）ではなく，総エネルギー摂取量に対する比率，すなわち脂肪エネルギー比率（%エネルギー）として目標量（範囲）を策定した．飽和脂肪酸の目標量も%エネルギーを用いて範囲で表す．

a）脂質；脂肪エネルギー比率（付表3-4）

目標量（範囲）が設定された．低脂肪食は脂溶性ビタミンの吸収低下，タンパク質およびエネルギーの摂取不足になる可能性が高いので，20 %エネルギーを下限とした．上限は1～29歳までは30 %未満だが，30歳以上では25 %未満とされた．脂肪エネルギー比率が高くなるとエネルギー摂取量も高くなり，肥満やメタボリックシンドローム metabolic syndrome，さらに心筋梗塞等のリスクを増大させる．

b）飽和脂肪酸（付表3-4）

18歳以上に目標量（範囲）が設定された．飽和脂肪酸の摂取量が少ないと総死亡率，癌死亡率，冠動脈性心疾患死亡率，脳卒中死亡率が増加することが知られている．また，摂取量が増大すると血中LDL-コレステロール値を上昇させ，心筋梗塞死亡率を増加させることが知られている．このため，4.5 %エネルギーを下限とし，上限は7.0 %エネルギー未満とした．

c）n-6系脂肪酸（付表3-5）

目安量と目標量（上限）が設定された．1歳以上の目安量（g/日）は，平成13年国民栄養調査結果での摂取量の中央値とした．リノール酸やアラキドン酸などのn-6系不飽和脂肪酸の過剰摂取は，動脈硬化や心疾患の危険因子といわれている．また，リノール酸は炎症を惹起するプロスタグランジンやロイコトリエンを生成する．Δ^6不飽和化酵素がリノール酸とα-リノレン酸の両方に作用するため，リノール酸の過剰摂取はα-リノレン酸からのEPAやDHAの生成を抑制する可能性もある．そのため，n-6系脂肪酸の目標量の上限は18歳以上で10 %エネルギー未満と設定された．過度な摂取は避けることが望ましい．

d）n-3系脂肪酸（付表3-5）

目安量と目標量（下限）がいずれもg/日で設定された．平成13年国民栄養調査結果での摂取量の中央値が用いられた．α-リノレン酸やEPAおよびDHA等のn-3系脂肪酸は血栓生成抑制作用等の生理作用を介して虚血性心疾患等の予防効果が期待されている．他に，脳梗塞や加齢黄斑変性症に対する予防効果などを示す可能性が高い．また，欠乏すると皮膚炎などが発生する．そのため，18歳以上では，目安量ではなく目標量として活用することが望ましいため，目標量の下限が設定された．

e）コレステロール（付表3-5）

目標量（上限）がmg/日で設定された．コレステロールは体内で12～13 mg/kg体重/日で合成されている．日本人の摂取量は200～500 mg/日であり，そのうち40～60 %が吸収される．食事性コレステロールを多く摂取した場合，血中LDL-コレステロール値が増加し，虚血性心疾患や卵巣癌，子宮内膜癌の罹患率を増大する可能性がある．このため，18 歳以上の男性および女性の目標量（上限）は，それぞれ 750 mg 未満/日および 600 mg 未満/日と策定された．

4）炭水化物の食事摂取基準（付表 3-6）

炭水化物の最も重要な役割は熱量素としてである．基礎代謝量を 1.500 kcal/日とすると，脳の消費エネルギーはその 20 ％に相当する 300 kcal/日であり，グルコース 75 g に相当する．その他の組織でもグルコースを消費するので，グルコース消費量は少なくとも 100 g/日と推定される．この消費量は最近の国民健康・栄養調査でも十分に満たされている．炭水化物の食事摂取基準を策定する場合，脂質やタンパク質が熱量素としての機能以外に構成素や保全素としての役割を担っていることを考えると，脂質およびタンパク質との摂取バランスにおいて決定することが適切である．したがって，成人における炭水化物の望ましい摂取量は，脂質の目標量およびタンパク質の推奨量に由来するエネルギーと推定エネルギー必要量の差として策定され，50 ％以上 70 ％エネルギー未満という目標量で示された．この値は 1 歳以上の小児にも適用された．飲酒習慣を有する者でも，通常飲酒量の範囲にある場合はアルコールに由来するエネルギー（7.1 kcal/g）を炭水化物に由来するエネルギーに含めて算定されている．

5）食物繊維の食事摂取基準（付表 3-6）

食物繊維とは「ヒトの消化酵素で消化されない食品中の難消化性成分の総体」と定義される．

日本人の食物繊維摂取量の中央値は 1950 年代の 20 g/日超から現在まで漸減し，平成 17 年の国民健康・栄養調査では約 14 g/日である．若年層ほど摂取量が少ない傾向である．今後 5 年間の実現可能な摂取量として，成人の目標量は男性 19 g/日以上，女性 17 g/日以上と算定された．

6）ビタミンの食事摂取基準

ビタミンを適量摂取することは単にビタミン欠乏症の予防だけではなく，健康の保持・増進，疾病の予防においても重要である．食事摂取基準は脂溶性ビタミン 4 種類，水溶性ビタミン 9 種類の計 13 種類について策定された．

a）脂溶性ビタミン（付表 3-7 ～ 3-8）

（1）ビタミン A

ビタミン A は β-カロテン等のカロテノイドからも体内で生成する．β-カロテンからレチノールへの転換効率を 50 ％と見積もり，日本人における食品由来の β-カロテンの吸収率を約 1/6 とすると，食品由来の β-カロテン 12 μg のビタミン A 活性は 1 μg のレチノールと等価であるとした．

$$1\ \mu\text{g RE (retinol equivalent)} = 1\ \mu\text{g レチノール} = 12\ \mu\text{g}\ \beta\text{-カロテン}$$

なお，サプリメントとして摂取する油溶化 β-カロテンは 2 μg で 1 μg のレチノールに相当する．

ビタミン A の推定平均必要量の基準値は体外排泄量から 9.3 μg RE/kg 体重/日と算定された．基準体重から成人の推定平均必要量が算定され，個人間の変動係数 20 ％を考慮した推奨量は成人男性で 800 ～ 850 μg RE/日，女性で 650 ～ 700 μg RE/日と策定された．

過剰症には頭蓋内圧亢進症，皮膚の落屑，脱毛，筋肉痛等がある．妊婦の場合では胎児奇形も知られている．それゆえ，成人の耐容上限量は 2,700 μg RE/日と算定された．

(2) ビタミン D

欠乏すると小児ではくる病，成人では骨軟化症，高齢者では骨粗鬆症となる．したがって，乳児と小児ではくる病の予防の観点から，成人では骨軟化症および骨粗鬆症のリスクを低減するという観点から目安量が設定された．成人の血中副甲状腺ホルモン濃度を正常に維持するのに必要な 25-OH-ビタミン D の血中濃度（25 ～ 80 nmol/L）を維持するのに必要なビタミン D 摂取量から，目安量は 5.5 μg/日とされた．過剰症として高カルシウム血症，腎障害，軟組織の石灰化障害が知られており，成人に対する介入試験の結果から耐容上限量は 50 μg/日とされた．

(3) ビタミン E

ビタミン E には同族体が存在するが，カイロミクロンに取り込まれてリンパ経由で吸収される．その後，α-トコフェロールは血中の α-トコフェロール輸送タンパク質と結合して肝臓に輸送され，VLDL（p.79 参照）に取り込まれて再度血中に放出され，各組織に移行する．ビタミン E の食事摂取基準は α-トコフェロールのみが指標とされた．ビタミン E 摂取量と糖尿病，虚血性心疾患，動脈硬化，白内障，アルツハイマー病などの生活習慣病や老化現象の発生頻度は逆相関している．血中 α-トコフェロール濃度を 12 μmol/L を維持できる摂取量として平成 17 年および 18 年の国民健康・栄養調査結果における性・年齢階級別摂取量の中央値を目安量とした．耐容上限量には健康成人の α-トコフェロールの健康障害非発現量である 800 mg/日が設定された．

(4) ビタミン K

潜在的な欠乏状態を回避できる摂取量として約 1 μg/kg 体重/日程度を目安量とするのが適当であるとされた．乳児では母乳から摂取する量を目安量とした．フィロキノンの大量摂取で毒性は認められておらず，メナキノン-4 も骨粗鬆症として 45 mg/日の用量で処方されており，この量を超えて服用した場合も副作用の例は報告されていない．したがって，耐容上限量は設定されなかった．

b) 水溶性ビタミン（付表 3-9 ～ 3-15）

水溶性ビタミンの食事摂取基準算定の主な基本方針は，① 食事性ビタミン量を各ビタミンの括弧書きで示した化学名相当量として，② 乳児では母乳からの摂取量等から目安量として，③ パントテン酸とビオチンは 1 歳以上も目安量として，④ パントテン酸とビオチン以外は 1 歳以上に推定平均必要量として，⑤ 個人間変動係数 10 %を用いて推定平均必要量× 1.2 を推奨量として，⑥ ビタミン C を除く 8 種類の水溶性ビタミンは主として結合型で食品中に存在し，遊離型ビタミンを用いて算定した推定平均必要量は通常の食事を摂っている時の値に換算して，⑦ 耐容上限量はビタミン強化食品あるいはサプリメントとして摂取するときにのみ適用するとして，策定した．

(1) ビタミン B_1（チアミン塩酸塩相当量として）

ビタミン B_1 はエネルギー代謝に関与するので，エネルギー摂取量当たりのビタミン B_1 摂取量と尿中排泄量との関係から，体内濃度が飽和するための摂取量として，0.45 mg/1,000 kcal を

1 歳以上の推定平均必要量とした．推奨量は 0.54 mg/1,000 kcal で，対象年齢区分の推定エネルギー必要量（身体活動レベル II）を乗じて 1 日当たりの摂取量とした．ビタミン B_1 はチアミンとして吸収され，日本で食されている平均的な食事中のビタミン B_1 の遊離型ビタミン B_1 に対する相対生体利用率は 60 %程度である．

(2) ビタミン B_2（リボフラビン相当量として）

ビタミン B_2 もエネルギー代謝に関与するので，エネルギー摂取量当たりのビタミン B_2 は体内濃度が飽和するための摂取量として 0.50 mg/1,000 kcal を 1 歳以上の推定平均必要量とした．推奨量は 0.60 mg/1,000 kcal で，対象年齢区分の推定エネルギー必要量（身体活動レベル II）を乗じて 1 日当たりの摂取量とした．ビタミン B_2 はリボフラビンとして吸収され，米飯を中心とした食事では相対生体利用率は 60 %程度とされているが，網羅的に検討されていないため，食事摂取基準の策定において利用率は考慮していない．

(3) ナイアシン（ニコチンアミド相当量として）

ナイアシンはエネルギー代謝に関与するビタミンなので，推定平均必要量はエネルギー当たりで示した．ナイアシンはトリプトファンから生合成されるので，ナイアシンの食事摂取基準はナイアシン当量 mg NE（niacin equivalent）で設定された．トリプトファン 60 mg がナイアシン 1 mg に相当するので，ナイアシン当量（mg NE）＝ナイアシン（mg）＋ 1/60 トリプトファン（mg）で表される．1 歳以上のナイアシンの推定平均必要量は 4.8 mg NE/1,000 kcal と策定された．推奨量は 5.8 mg/1,000 kcal で，対象年齢区分の推定エネルギー必要量（身体活動レベル II）を乗じて 1 日当たりの摂取量とした．ナイアシンはニコチンアミド，ニコチン酸として吸収され，日本で食されている平均的な食事中のナイアシンの遊離型ナイアシンに対する相対生体利用率は 60 %程度である．ナイアシンの大量投与は消化器系と肝臓に悪影響を与えるので，耐容上限量が強化食品およびサプリメント由来のニコチンアミドあるいはニコチン酸について設定された．

(4) ビタミン B_6（ピリドキシン相当量として）

ビタミン B_6 はアミノ酸の異化反応などタンパク質代謝と関連するので，タンパク質摂取量当たりで算定された．日本人における米飯を中心とする食事でのビタミン B_6 利用率 73 %と，健康維持に必要な血漿中 PLP 濃度（30 nmol/L）の維持に要するビタミン B_6 量（タンパク質 1 g 当たり 0.014 mg）から，推定平均必要量は 0.019 mg/g タンパク質と算定された．推奨量は 0.023 mg/g タンパク質で，対象年齢区分のタンパク質の推奨量を乗じて 1 日当たりの摂取量とした．

ピリドキシン大量摂取時には感覚性ニューロパシーという悪影響が見られるため，耐容上限量が設定された．

(5) ビタミン B_{12}（シアノコバラミン相当量として）

ビタミン B_{12} は動物性食品に含まれ，胃から分泌される内因子と結合して小腸から吸収（吸収率は約 50 %）される．12 歳以上の推定平均必要量は 2 μg/日，推奨量は 2.4 μg/日と算定された．過剰摂取が有害作用を示す科学的根拠がないため，耐容上限量は策定されなかった．

(6) 葉酸（プテロイルモノグルタミン酸相当量として）

葉酸は主に C_1 単位置換型のプテロイルポリグルタミン酸が酵素タンパク質と結合した形で多くの食物に含まれており，食品の加熱調理過程および胃酸環境下ではほとんどが補酵素型として遊離する．小腸内の酵素作用でモノグルタミン酸型となって吸収される．食事性葉酸の相対生体利用率は50 %とされた．体内の葉酸減少に伴って蓄積する血中ホモシステイン（動脈硬化の原因物質）を基準値内に維持できる食事性葉酸摂取量から，18歳以上の推定平均必要量を200 μg/日とした．推奨量は1.2を乗じて算定した．胎児の神経管閉鎖障害は受胎後約28日で閉鎖する神経管の形成異常であり，神経管の形成期に母体が十分な葉酸摂取状態であることが望ましい．妊娠を計画している女性，または妊娠の可能性のある女性は神経管閉鎖障害の発症リスク低減のために，付加的にプテロイルモノグルタミン酸として400 μg/日の摂取が望まれる．食事性葉酸に換算すると，2倍の800 μg/日となる．プテロイルモノグルタミン酸の健康障害非発現量から，耐容上限量が設定された．サプリメントとして摂取される葉酸は腸から吸収されやすいプテロイルモノグルタミン酸であり，生体利用率は約85 %と高い．そのため，サプリメントからも摂取する場合には過剰摂取にならないよう注意しなければならない．

(7) パントテン酸（パントテン酸相当量として）

広く動植物食品に分布しているので，通常の食事をしていれば不足することはない．推定平均必要量が設定できないので，成人および小児の目安量は国民健康・栄養調査で得られた性・年齢階級別の摂取量の中央値とした．耐容上限量はデータが不十分なため設定されなかった．食品中のパントテン酸の大半はコエンザイムA誘導体として存在するが，小腸からはパントテン酸として吸収され，相対生体利用率は約70 %とされている．

(8) ビオチン（ビオチン相当量として）

種々の食品に含まれ，腸内細菌も生合成するので，通常の食事をしていれば不足することはない．食品からの摂取量から，成人の目安量は50 μg/日に設定された．耐容上限量はデータが不十分なため設定されなかった．食品中のビオチンのほとんどはタンパク質のリシン残基と結合して存在するが，小腸からはビオチンとして吸収され，相対生体利用率は約80 %とされている．

(9) ビタミンC（アスコルビン酸相当量として）

成人のビタミンC必要量は，有効な抗酸化活性と心臓血管系の疾病予防が期待できる血漿中濃度（50 μmol/L）を維持する摂取量から，成人の推定平均必要量を85 mg/日とした．推奨量は1.2を乗じて100 mg/日と算定された．ビタミンCの体内量を適正に保つためには，喫煙者では非喫煙者に比べてより多くのビタミンC摂取が推奨されている．相対生体利用率は200 mg/日程度の摂取量では90 %と高く，1 g/日以上では50 %以下となり，尿中排泄量も増える．したがって，ビタミンCは広い摂取量範囲で安全と考えられている．腎機能障害者では腎シュウ酸結石のリスクがあるが，データが不十分であるため，耐容上限量は設定されなかった．

7) ミネラル（微量元素も含む）の食事摂取基準

人体を構成する元素のうち，炭素，水素，酸素，窒素（これらを主要元素という）を除く元素を総称して無機質（ミネラル）とした．世界各国で栄養必要量あるいはそれに準ずる数値が示されている無機質にはカルシウム，鉄，マグネシウム，ナトリウム，カリウム，リン，亜鉛，銅，マンガン，ヨウ素，セレン，モリブデン，クロム，フッ素等がある．

食事摂取基準が設定された無機質は13種類あるが，1日の摂取量がおおむね100 mg以上であるナトリウム，カリウム，マグネシウム，カルシウムおよびリンを多量ミネラルとして，摂取量が 100 mg に満たない他の 8 種類を微量ミネラルとして食事摂取基準が設定された.

a）多量ミネラル（付表 3-16 ～ 3-19）

（1）ナトリウム

ナトリウムの推定平均必要量は，不可避的損失量の補充という観点から 600 mg/日（食塩相当量 1.5 g/日）と設定された．しかし，実際の日本人の食事では食塩摂取量が 1.5 g/日を下回ることはない．ナトリウムは，高血圧や癌の一次予防の観点から，過剰摂取の対策を必要とする栄養素である．すなわち，できるだけ減塩に努めるべきである．WHO-国際高血圧ガイドラインおよび日本高血圧学会ガイドライン（JSH2009）では，高血圧の予防と治療のための指針として食塩摂取量 6 g/日未満を勧告している．日本人の食事摂取基準（2005 年版）では，12 歳以上の男性の食塩摂取量は 10 g/日未満（0.15 g/体重 kg 未満），10 歳以上の女性の食塩摂取量は 8 g/日未満を目標値として設定した．平成 18 年の国民健康・栄養調査結果では，成人での平均摂取量は 11 g を超えている（男性では 12.1 g，女性では 10.6 g）．以上のことから，成人で今後 5 年間に達成したい目標量として，男性では 9.0 g/日未満，女性では 7.5 g/日未満を算定した．12 ～ 17 歳も同様としたが，1 ～ 11 歳は成人の値から体表面積比を用いて外挿して算定した.

（2）カリウム

成人におけるカリウムの不可避的損失量および国民健康・栄養調査結果等から，目安量を男性で 2,500 mg/日，女性で 2,000 mg/日と設定した．目標量は，平成 18 年の国民健康・栄養調査結果における摂取量（中央値）と高血圧予防の観点から望ましい摂取量である 3,500 mg/日（アメリカ高血圧合同委員会報告）の中間値に設定された.

（3）カルシウム

1 歳以上の年齢区分では，要因加算法によって推定平均必要量および推奨量が設定された．要因加算法では 1 日に必要なカルシウム量(体内カルシウム蓄積量 ＋ 尿中排泄量 ＋ 経皮的損失量)をカルシウム吸収率で除して算出し，これを推定平均必要量とした．推奨量は推定平均必要量×1.2 で算定した．カルシウムの過剰摂取による障害として，泌尿器系結石，ミルクアルカリ症候群，他のミネラルの吸収抑制等がある．最低健康障害発現量に不確実性因子を 1.2 として，成人男女の耐容上限量は 2.3 g と策定された.

（4）マグネシウム

出納試験の結果から，4.5 mg/kg 体重/日を成人の体重当たりの推定平均必要量とした．性・年齢階級別基準体重を乗じて推定平均必要量とし，これに 1.2 を乗じて推奨量を算定した．マグネシウムの過剰摂取は一過性の下痢を発症することがあるので，通常の食品以外からの摂取の耐容上限量は成人で 350 mg/日，小児で 5 mg/kg 体重/日に設定された．通常の食品からの摂取におけるマグネシウムの過剰摂取では好ましくない健康障害の発生の報告はなく，通常食品からの摂取の耐容上限量は設定されなかった.

（5）リ　ン

リンは多くの食品に含まれており，摂取不足となることはほとんどない．日本人における出納試験による平衡維持必要量のデータもほとんどないことから，平成 17 年および 18 年国民健康・栄養調査結果の摂取量の中央値を 1 歳以上の目安量とした．耐容上限量に関しては血清無機リンの正常上限濃度およびリンの吸収率等から，成人について3,000 mg/日が算定された．

b）微量ミネラル（付表3-20 ～ 3-26）

（1）鉄

一般に，成人の鉄の推定平均必要量は基本的損失量（0.9 ～ 1.0 mg/日）を鉄吸収率で除して算定された．月経血による鉄損失がある性・年齢区分においては，基本的損失量にこれを加味して算定した．小児では成長に伴う鉄蓄積分を加味した．鉄の吸収率は食事中のヘム鉄と非ヘム鉄の構成比，鉄の吸収に影響を与える他の食品成分の摂取量，体内残存鉄量などに依存するが，吸収率は15 %を採用した．個人間の変動係数は6か月～ 14歳で20 %，15歳以上で10 %とした．過剰の鉄蓄積による肝障害，色素沈着，不整脈，関節障害等が知られており，15歳以上の耐容上限量の算定にはFAO/WHOの暫定耐容最大1日摂取量0.8 mg/kg 体重/日が用いられた．

（2）亜　鉛

成人の推定平均必要量はアメリカ/カナダの食事摂取基準を参考にして，性・年齢階級別の基準体重に基づき，外挿して算定された．推奨量は1.2を乗じて算定された．過剰症では銅の吸収阻害による銅欠乏を起こし，SOD活性の低下や消化器系障害，貧血等が知られている．耐容上限量も外国の最低健康障害発現量のデータに基づき，0.66 mg/kg 体重/日と策定された．

（3）銅

成人の推定平均必要量は銅欠乏を生じないための摂取量に関する研究結果から得られた0.72 mg/日と性・年齢階級別の基準体重に基づき，外挿して算定された．推奨量は1.3を乗じて算定された．銅は毒性が低く，過剰摂取による慢性中毒の報告はほとんどないが，肝硬変などの肝臓障害が知られている．耐容上限量は健康障害非発現量を10 mg/日，不確実性因子を1として，10 mg/日と策定された．

（4）マンガン

日本人ではマンガン不足は知られておらず，出納試験結果等から，成人の目安量が算定された．日本におけるマンガンの過剰摂取による健康障害はないが，外国のデータから耐容上限量は健康障害非発現量を11 mg/日，不確実性因子を1として，11 mg/日と策定された．

（5）ヨウ素

ヨウ素はほとんどが腸管から吸収され，尿中に排泄される．他のハロゲンとは異なり，甲状腺ホルモンの構成要素として甲状腺に蓄積する性質がある．ヨウ素はコンブ，ワカメ，ヒジキ等に特に多く含まれており，日本ではヨウ素不足による甲状腺腫は報告されていない．甲状腺へのヨウ素の蓄積量から，成人男性の推定平均必要量は95 μg/日と設定された．推奨量は1.4を乗じて算定された．ヨウ素の摂取過剰による健康障害には，甲状腺腫や甲状腺中毒症が知られている．日本人のヨウ素摂取量は平均で約1.5 mg/日であるが，健康障害の発生はほとんどみられない．日本人成人の健康障害非発現量を3.3 mg/日とし，不確実性因子を1.5として2,200 μg/日を耐容上限量とした．これは海藻類の多食がもたらす間欠的なヨウ素の多量摂取を制限するものではなく，連続的なヨウ素摂取に適用される．

（6）セレン

セレンの主要な化学形態には動物性食品でセレノシステイン，小麦や大豆ではセレノメチオニンが知られている．血漿グルタチオンペルオキシダーゼ活性がセレンの栄養状態を評価する指標に用いられ，セレンの推定平均必要量が設定された．1.2 を乗じて推奨量が算定された．セレンの慢性中毒症状では毛髪と爪の脆弱化や胃腸障害，皮疹などがある．日本人の平均セレン摂取量は約 100 μg/日で，サプリメントから 200 μg/日を摂取すれば約 300 μg/日の摂取量となる．耐容上限量はこの値に策定した．

(7) クロム

外国での出納試験結果から摂取エネルギー当たりで推定平均必要量が算定されており，この値から成人の推定平均必要量を算定する際に身体活動レベルⅡの推定エネルギー必要量を用いた．推奨量は 1.2 を乗じて算定された．通常の食事やサプリメントから摂取されるクロムは 3 価で，少なくとも 1,000 μg/日までのクロムサプリメント摂取において有害作用は知られていない．クロムの摂取量と健康障害に関するデータが不十分であるので，耐容上限量は設定されなかった．

(8) モリブデン

成人の推定平均必要量は，外国での出納試験結果等から得られた平衡維持量と性・年齢階級別の基準体重に基づき，外挿して算定された．推奨量は 1.2 を乗じて算定された．モリブデンは穀類や豆類に高濃度に含有されており，日本人は平均的に 225 μg/日のモリブデンを摂取しているが，健康障害は認められない．外国でのデータから，欧州での耐容上限量 9 μg/kg 体重/日を参照値として，性・年齢階級別の基準体重を乗じたものを耐容上限量とした．

3-4-3　栄養摂取状況

健康増進法第 10 条に基づき，国民の健康増進を図るための基礎資料とするため，国は毎年，国民健康・栄養調査を実施し，身体状況，栄養摂取量および生活習慣状況を調査している．平成 2 年から 19 年までの調査結果における国民 1 人 1 日当たりの主な栄養素等の摂取量を年次別に

表 3-7　1 人 1 日当たり栄養素等の摂取量，年次別

栄養素		平成 2 年 (1990)	平成 5 年 (1993)	平成 7 年 (1995)	平成 9 年 (1997)	平成 11 年 (1999)	平成 13 年 (2001)	平成 15 年 (2003)	平成 17 年 (2005)	平成 19 年 (2007)
エネルギー	kcal	2,026	2,034	2,042	2,007	1,967	1,954	1,920	1,904	1,898
たん白質	g	78.7	79.5	81.5	80.5	78.9	73.5	71.5	71.1	69.8
うち動物性	g	41.4	42.2	44.4	43.9	42.3	39.9	38.3	38.3	38.0
脂質	g	56.9	58.1	59.9	59.3	57.9	55.3	54.0	53.9	55.1
うち動物性	g	27.5	28.3	29.8	29.7	29.0	27.2	27.1	27.3	27.7
炭水化物	g	287	285	280	273	269	274	270	267	264
カルシウム	mg	531	537	585	579	575	550	543	546	531
鉄	mg	11.1	11.2	11.8	11.6	11.5	8.2	8.4	8.1	7.9
食塩	g	12.5	12.8	13.2	12.9	12.6	11.6	11.2	11.0	10.6
ビタミン A	IU	2,567	2,603	2,840	2,832	2,803	981*	922*	604*	615*
ビタミン B_1	mg	1.23	1.22	1.22	1.19	1.18	0.89	1.43	1.44	1.43
ビタミン B_2	mg	1.33	1.34	1.47	1.43	1.43	1.22	1.77	1.42	1.46
ビタミン C	mg	120	117	135	135	129	106	120	124	113

資料：厚生労働省ホームページ，国民健康・栄養調査
*ビタミン A 量はレチノール当量（μg RE）

表3-7に示した．

1）栄養素等摂取量

エネルギー摂取量は漸減の傾向にある．炭水化物の摂取量も1990年以前と比較すると減少しているが，平成9年頃からはほぼ横ばいである．タンパク質摂取量は漸減の傾向があるが，動物性タンパク質の割合（約54％）には大きな変動はない．必須アミノ酸と動物性脂肪の摂取量の観点から，動物性と植物性のタンパク質は約1：1の比率で摂取することが良いとされており，現状は良好である．カルシウムおよび鉄の摂取量もここ30年間ほぼ横ばいであるが，鉄については平成13年からの値がそれまでと大きく異なっている．これは，栄養素等摂取量が平成13年から季節指数や調理損失などを加味した五訂日本食品標準成分表により算出されるようになり，各食品の鉄含有量が大きく修正されたことが影響している．また，ビタミンAの表示は平成13年からレチノール当量（μg RE）となり，平成17年には日本人の食事摂取基準（2005年版）でβ-カロテンのレチノール当量換算係数が変更となったため，数値がそれまでと大きく異なっている．また，食生活や栄養素摂取の多様化に対応するため，平成15年の調査からビタミンB_1，B_2，B_6，ビタミンC，ビタミンE，カルシウムおよび鉄については通常の食品以外に当該栄養素の強化食品やサプリメント（栄養補助食品）などからの摂取量についても新たに調査項目となった．平成19年では，ビタミンB_1摂取量の約40％およびB_2摂取量の約20％は通常の食品以外からの摂取であった．

2）脂肪エネルギー比率および摂取エネルギーに対する三大熱量素のエネルギー構成割合

表3-8に，平成19年の性別・年齢区分別のエネルギー摂取量および脂肪エネルギー比率を示した．エネルギー摂取量は推定エネルギー必要量から判断して問題はないが，脂肪エネルギー比率は男女とも30～49歳で目標量の上限25％を超えている．図3-21にはエネルギー摂取量に占めるタンパク質，脂質，炭水化物エネルギーの構成割合の年次変化を示したが，脂肪エネルギー比率は年々増加して平成5年頃から25％以上となっている．タンパク質エネルギー比率も漸増し，平成5年頃からほぼ横ばい状態である．それに対して，炭水化物エネルギー比率は漸減し，平成5年頃から60％以下となっている．

表3-8　平成19年におけるエネルギー摂取量と脂肪エネルギー比率

年　齢	男　性		女　性	
	エネルギー摂取量	脂肪エネルギー比率	エネルギー摂取量	脂肪エネルギー比率
20～29歳	2,183	26.9	1,684	29.1
30～39歳	2,208	26.2	1,725	27.9
40～49歳	2,153	26.1	1,719	27.9
50～59歳	2,214	24.5	1,774	26.4
60～69歳	2,195	22.6	1,759	24.1
70歳以上	1,982	21.5	1,613	22.3

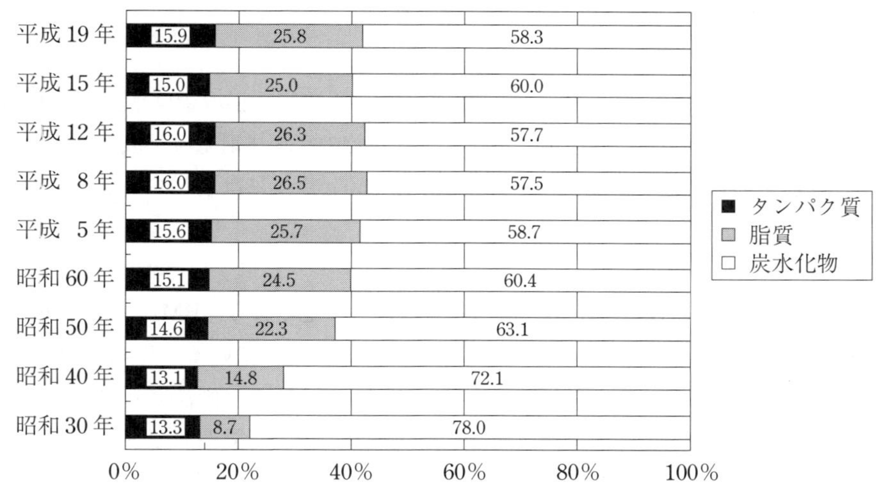

図 3-21 エネルギーの栄養素別摂取構成割合

3）食塩の摂取状況

食塩摂取量の年次推移を図 3-22 に示した．昭和 62 年まで減少傾向であった摂取量はその後，増加に転じたが，平成 7 年を境に再び減少している．平成 19 年の食塩摂取量は 10.6 g とこれまでで最も少ない値であった．男性では 12.0 g，女性では 10.3 g であったが，当時の食事摂取基準の目標量である男性 10 g 未満，女性 8 g 未満を超えている．なお，日本人の食事摂取基準（2010 年版）での目標量は成人男性で 9.0 g/日未満，成人女性で 7.5 g/日未満である．年齢階級別にみると，男女とも 50 ～ 60 歳代が最も高かった（男性 12.6 g，女性 10.9 g）．

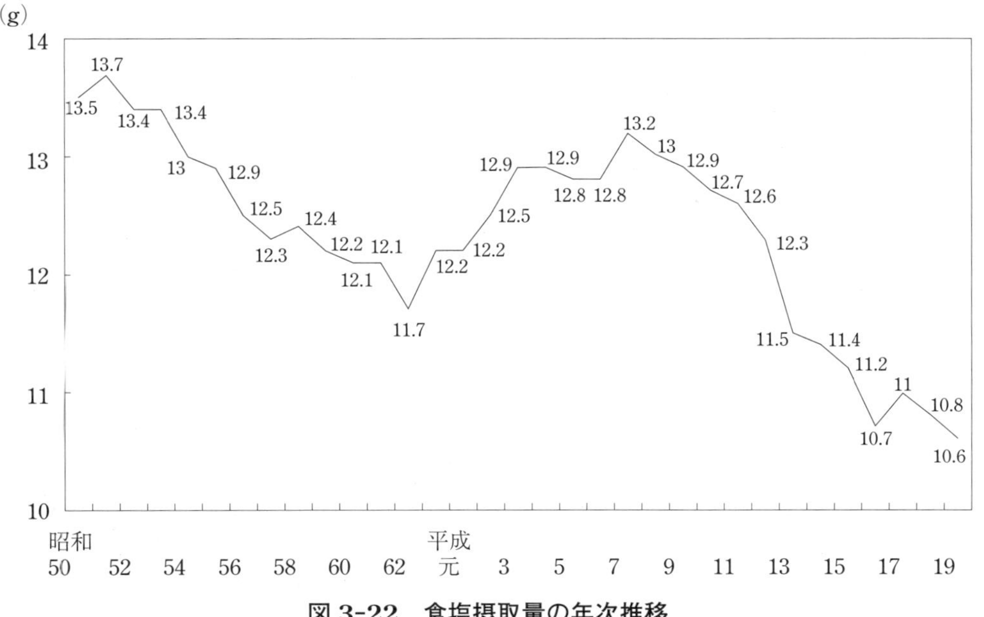

図 3-22 食塩摂取量の年次推移

4）野菜摂取量

平成15～19年の調査結果では同様の傾向として，成人の野菜摂取量は年齢とともに増加し，最も平均摂取量が多かったのは60歳代であった．総数での平均摂取量は平成19年で277 gであり，「健康日本21」の目標値である成人の野菜摂取量350 g以上には達していない．

5）肥満の状況

肥満度は体格指数BMI（Body Mass Index）を用いて判定される．BMI＝体重kg/(身長m)^{2}から算定される．標準体重はBMI＝22.0のときの体重とされている．BMI＜18.5は低体重（やせ），18.5≦BMI＜25.0は普通体重（正常），25.0≦BMIでは肥満と判定される．平成15～19年における肥満者の割合は同様の傾向を示し，次の5つの特徴があげられる．

① 男性ではいずれの年齢においても20年前および10年前に比べて増加している．
② 30～60歳代の男性の3割近くが肥満となっている．
③ 女性の肥満者の割合は20年前および10年前に比べて，40～60歳代では減少している．
④ 女性では男性と異なり，60歳代まで年齢とともに肥満の割合が高くなっている．
⑤ 低体重（やせ）の者の割合は，20歳代女性で2割を超えている．

また，平成15年調査から腹囲の計測が開始されている．内蔵脂肪型肥満に加えて，高血糖，高血圧，脂質異常のうちいずれか2つ以上を併せもった状態をメタボリックシンドローム（内臓脂肪症候群）という．内臓脂肪型肥満に加えて上記3項目の1つが該当する者をメタボリックシンドローム予備軍という．内臓脂肪が過剰に蓄積すると糖尿病や高血圧症，脂質異常症などの生活習慣病を併発しやすくなるので，男性の腹囲85 cm以上，女性では90 cm以上が内蔵脂肪蓄積の診断基準とされた．平成19年の調査結果によると，40歳以上では男性の2人に1人，女性の5人に1人はメタボリックシンドロームが強く疑われる者または予備軍とされた．

6）健康日本21

平成12年に制定された健康日本21は，わが国の新世紀の道標となる健康施策であり，国民1人1人の健康を実現するために，疾病罹患率や死亡率の低減，健康寿命の延伸，QOLの向上を目的として，（1）栄養・食生活，（2）身体活動・運動，（3）休養・こころの運動づくり，（4）たばこ，（5）アルコール，（6）歯の健康，（7）糖尿病，（8）循環器病，（9）癌，の9項目にわたって生活習慣上の危険因子等に対処すべき具体的な目標値を，2010年度を目途に設定したものである．基本方針は，健康増進health promotionと疾病予防という一次予防にある．平成14年に成立した健康増進法に基づき，平成19年には中間報告を踏まえて，健康日本21の推進期間は2012年度までとなった．栄養・食生活分野は生活習慣病との関連が深く，食生活は健康の維持・増進，疾病予防の基本であり，栄養・食生活分野の目標設定に際して，最終目標である健康およびQOLの向上のためには，適正な栄養素あるいは食物の摂取において以下の3段階が重要である．

① 疾病・健康との関連 ――栄養状態，栄養素あるいは食物の摂取レベル――

栄養・食生活との関連が深いとされる疾病には高血圧，脂質異常症（高脂血症），虚血性心疾患，脳卒中，一部の癌（大腸癌，乳癌，胃癌），糖尿病，骨粗鬆症等がある．これら疾病と関連のある栄養素摂取レベルには，エネルギー（消費とのバランスとして），脂肪，ナトリウム，カリウム，食物繊維，抗酸化ビタミン，カルシウム等がある．これらが適正に摂取されるために，食事摂取基準や健康日本21の目標値が設定された．代表的なものを列挙する．

・成人の肥満者（BMI ≧ 25.0）の減少；目標値20 ～ 60歳代男性15 %以下，40 ～ 60歳代女性20 %以下
・20歳代女性のやせの者（BMI ＜ 18.5）の減少：目標値15 %以下
・20 ～ 40歳代における1日当たりの平均脂肪エネルギー比率の減少：目標値25 %以下
・成人における1日当たりの平均食塩摂取量の減少：目標値10 g未満

② 行動変容に関わる要因 ――知識・態度・行動レベル――

上記の栄養素等の摂取レベルの適正化と目標達成には，国民1人1人が食行動を変容することが必要である．知識レベルとして「適正体重を維持することができる食事量を理解していること」，態度レベルとして「食生活に問題があると思う場合に，改善しようとする意欲をもつこと」，行動レベルとして「肥満者の割合の減少，若年層での朝食欠食率の低減」が目標とされた．代表的なものを列挙する．

・自分の適正体重を認識し，体重コントロールを実践する者の割合の増加：目標値90 %以上
・朝食の欠食率の減少：目標値　20，30歳代男性15 %以下，中学・高校生でなくす

③ 行動変容を支援する環境づくり ――環境レベル――

個人の行動変容を支援する環境整備には，国民の健康に配慮した企業による食物の生産・加工・流通の推進，および地域あるいは職域で健康や栄養に関する学習の場を提供する機会の増大が求められる．このような食物や情報へのアクセスの整備を図ることは，食生活に関連した資源の確保と機会の平等を保障するとともに，社会的，精神的に良好な食生活を通して豊かな人間関係の形成にもつながる．そのためにも，住民，地区組織，企業はそれぞれの立場での行動が必要である．

7）食育基本法

国民が健全な心身を培い，豊かな人間性を育むため，食育に関する施策を総合的かつ計画的に推進すること等を目的とした「食育基本法」が平成17年7月15日施行された．食育に関する基本理念を定め，国，地方公共団体等の責務，教育関係者等および農林漁業者等の責務，食品関連事業者等の責務および国民の責務を明らかにするとともに，「食」の安全の確保，「食」に関する消費者と生産者との信頼関係の構築，地域社会の活性化，環境と調和のとれた食料の生産および消費の推進並びに食料自給率の向上の実現，さらに国民の「食」に関する考え方を育てて健全な食生活の実現に寄与することが期待されている．

8）国民栄養摂取上の問題点

戦後，わが国の栄養・食生活は栄養改善の名の基に栄養素欠乏症の解消・予防に焦点を当て施策により大きく変化し，感染症や脳出血等の減少につながった．現在では，癌，心疾患，脳卒中，糖尿病等の生活習慣病の増加が深刻な問題であり，これらの発症に栄養・食生活が関連している

とみられ，栄養施策も従来の栄養欠乏から栄養過剰への転換を図ることが求められている．

このような状況で，平成12年に健康日本21がまとめられ，平成14年にはそれまでの栄養改善法の発展的解消に伴って国民の健康増進を図ることを目的とした健康増進法が交付され，平成17年には食育基本法が成立した．

一方，ライフスタイルや家族のあり方の多様化，外食産業の市場規模拡大，食関連情報の氾濫等，食生活を取り巻く社会環境の変化に伴って，個々人の食行動は多様化し，加工食品，調理済み食品，栄養機能食品および特定保健用食品等といった食品の形態や機能はますます多様になってきている．そのため，従来の栄養素欠乏症は一般的にみられなくなったが，欠食者や加工食品・特定食品に過度に依存している者では食事摂取が乱れ，栄養素の欠乏が危惧される．平成19年の国民健康・栄養調査では，朝食の欠食習慣がある者は男性で30歳代が最も多く約30％，女性では20歳代で最も多く約25％である．若い女性層を中心に一部には極端なやせ志向がみられ，健康への影響が懸念される．

また，エネルギーや各栄養素の摂取過剰および生活活動の低下等による肥満傾向は，糖尿病，動脈硬化，心臓病等のいわゆる生活習慣病のリスクファクターであり，脂肪エネルギー比率の上昇に伴って，動脈硬化性の心疾患発症率や乳癌，大腸癌による死亡率の上昇が認められている．平成19年の国民健康・栄養調査結果では成人男性の肥満者の割合は3人に1人，女性では5人に1人と推計され，肥満傾向は特に男性での増加が著しい．総摂取エネルギーに占める脂肪エネルギーの割合，すなわち脂肪エネルギー比率は，30～60歳代の目標量は20％以上25％未満とされているが，30～49歳代では上限の25％を超えている．

食塩（食塩相当量として）摂取量に関しては，高血圧予防および治療の観点からは6 g/日未満が推奨されているが，平成7年から漸減している食塩摂取量は依然としてこの値を超えている．健康日本21の目標値である10 g/日未満および食事摂取基準（2010年版）での成人の目標量である男性9.0 g/日未満，女性7.5 g/日未満をも越えている．食品の過剰摂取は高血圧，脳卒中等の危険因子となり，塩辛い食品の摂り過ぎは胃癌の危険因子でもある．また，野菜や果物に多く含まれるカリウム，食物繊維および抗酸化ビタミンなどの摂取は，循環器疾患や癌などの予防効果があると考えられているが，平成19年の調査結果でも野菜摂取量は健康日本21の目標値を満たさず，カリウム（総数の平均で2300 mg）および食物繊維（総数の平均で14.0 g）も目標量とする値に達していない．また，カルシウムについては成人で600～650 mgが目標量（2010年版では目標量は設定されておらず，600～850 mgの範囲で推奨量とされている）とされているが，充足率は低い状況にある．鉄については，男性でほぼ充足しているが，女性ではすべての年齢層で推奨量に達していない．

わが国はすでに超高齢社会であり，高齢化率は2020年には約30％，2050年には約40％と予測されており，疾病による負担が極めて大きな社会となると考えられる．そのため，身体の機能やQOLを維持し，生活習慣病を予防するためには，個人が健康的な食生活を実践し，継続的に生活習慣を改善するなど，積極的な健康維持・増進を図ることが重要である．

3-5　栄養障害

C11　健康　(1) 栄養と健康【栄養素】
到達目標：
8) 栄養素の過不足による主な疾病を列挙し，説明できる．

栄養障害は「特定の栄養素あるいは数種の栄養素の欠乏状態あるいは過剰摂取状態」である．栄養障害は栄養素の欠乏，栄養素の過剰および代謝異常の3種に分類できる．

3-5-1　栄養素の欠乏

栄養素の欠乏による栄養障害には①摂取栄養素が不足して起こる食餌性栄養障害，②消化吸収の障害，必要量の増加，体内利用の障害等によって起こる条件性栄養障害，がある．

1) タンパク質の欠乏

タンパク質は熱量素・構成素・保全素であるので，タンパク質の欠乏は摂取量の不足だけでなく，タンパク質を構成する必須アミノ酸という質の低下によっても起こる．エネルギー不足状態では，タンパク質はエネルギー源として利用され，タンパク質利用効率は低下する．逆に，タンパク質摂取量が一定でも，糖質や脂質からのエネルギー摂取量が増加すると窒素出納値は改善する．これはエネルギーのタンパク質節約作用として知られている（p. 95 参照）．したがって，タンパク質必要量はエネルギー必要量が満たされている条件で適用されることが必要である．エネルギー摂取量よりもタンパク質摂取量が絶対的に不足している低栄養状態をクワシオルコル kwashiorkor という．低アルブミン血症による浮腫で太鼓腹様を呈し，皮膚障害もみられる．

a) 食餌中のタンパク質量の不足

飢餓，貧困，偏食，拒食等による．食品等からタンパク質の摂取がない場合，筋肉等の体タンパク質が分解されて利用されるので，その窒素分が糞尿中に排泄される．不可避的窒素損失量に見合うタンパク質を補給しなければ，正常な生体機能は維持されない．

b) 吸収障害

消化管の狭窄（例えば，はん痕による狭窄，癌等），消化の障害（例えば，胃の無酸症，膵臓の疾患，乳糖不耐症等）あるいは下痢等がこの原因である．

c) 出血あるいは組織の崩壊

感染（炎症あるいは発熱），外傷（打撲傷等）や火傷等が組織タンパク質の崩壊を起こす．またネフローゼによる高タンパク尿の場合もある．

d）体タンパク質の合成障害

吸収されたアミノ酸は体タンパク質合成に利用されるが，肝臓疾患，特に肝硬変症等では合成障害がみられる．肝臓で合成される代謝回転の速い，つまり半減期の短いタンパク質（例えば，レチノール結合タンパク質等）の血中濃度は，タンパク質の栄養状態を把握する良い指標となる．

2）炭水化物および脂質の欠乏

炭水化物および脂質は主として熱量源として重要である．また脂質は，必須脂肪酸および脂溶性ビタミンの供給源としても大切である．なお，炭水化物欠乏の場合の高タンパク質食や高脂肪食，脂質欠乏の場合の高炭水化物食等，それぞれ食事形態の異常による障害もある．マラスムス marasmus と呼ばれる低栄養状態は，主に炭水化物の摂取量不足に伴うエネルギー摂取量不足が原因といわれる．

a）炭水化物の欠乏

脂肪は主として β 酸化によりアセチル CoA を産生し，次に TCA サイクルで完全に分解される．この際，アセチル CoA はオキザロ酢酸と縮合してクエン酸となる．オキザロ酢酸は主として糖の分解により生ずるピルビン酸に CO_2 が固定されて生成する．したがって，糖不足はオキザロ酢酸の不足をきたし，アセチル CoA の代謝を障害する．その結果，アセト酢酸，β-ヒドロキシ酪酸およびアセトン（総称してケトン体）が血中に増加してアシドーシスを招く．

b）脂質の欠乏

脂質の摂取不足はエネルギー不足になりやすい．脂質の少ない食事はタンパク質摂取量も少なく，その結果，高炭水化物食となる．三大栄養素のアンバランスの他に，脂溶性ビタミンの供給および吸収の低下による欠乏症状が現れる．高炭水化物食はインスリンを分泌する膵ランゲルハンス島の β 細胞に負担をかけ，糖尿病発現の要因の1つとも考えられている．また，脂肪酸の中で特に必須脂肪酸である n-6 系および n-3 系不飽和脂肪酸は種々の生理活性を有するエイコサノイドの供給源でもある．

3）ビタミンおよび無機質の欠乏

ビタミンは保全素，無機質は保全素および構成素としての重要な生理的機能を有している．それらの機能発現と関連している欠乏症に関しては，第2章の5および6（p.26～51）を参照されたい．

3-5-2 栄養過剰による疾患

1）熱量の過剰（肥満）

肥満者は死亡率が高いのみでなく，糖尿病，高血圧，動脈硬化，心筋障害，痛風，脂肪肝，肝硬変，胆石，胆嚢炎，膵炎，慢性腎炎，不妊症等を合併しやすい．

2）脂肪の過剰

肥満，脂質異常症を起こしやすい．また血清コレステロール濃度は飽和脂肪酸で上昇し，多価不飽和脂肪酸で減少する．飽和脂肪酸の摂取過剰は，動脈硬化症の進行に影響を及ぼす．また，n-6系多価不飽和脂肪酸の過剰摂取と心筋梗塞や脳梗塞との関係が指摘され，その予防にはn-3系多価不飽和脂肪酸の摂取が有効とされている．

a）コレステロール

食事性コレステロールを過剰摂取した場合，血中LDL-コレステロール値が増加して，虚血性心疾患の罹患率が増加することが危惧される．日本人の食事摂取基準（2010年版）では，コレステロールの目標量は18歳以上の男性で750 mg/日未満，女性で600 mg/日未満と設定された．食物繊維は血中コレステロール値の上昇抑制作用を有し，動脈硬化の予防に有効と考えられている．

b）高脂肪食と癌

最近，脂肪摂取と癌，特に乳癌，大腸癌，膵臓癌，肺癌，前立腺癌，卵巣癌との関係が明らかとなってきた．米国では脂肪摂取量が非常に多いこともあって，40 %を超える脂肪エネルギー比率は心臓病，糖尿病および癌の発症と関連付けられている．

3）タンパク質の過剰摂取

タンパク質を多量に摂取させると腎臓障害を起こすことが動物実験で知られているが，通常食でタンパク質過剰が問題になることはない．しかし，腎臓障害を有する場合にはタンパク質の過剰摂取は腎臓の負担となる．

4）炭水化物の過剰摂取

肥満を起こす場合が多い．肝臓におけるトリグリセリド合成を亢進させ，高トリグリセリド血症を惹起する．ショ糖摂取量の増大に伴って，動脈硬化性心疾患が増加するという報告もある．また，炭水化物の過剰摂取によって，タンパク質や脂肪が不足することにより生じる障害も起こる．消化管組織やインスリンを分泌する膵臓ランゲルハンス島のβ細胞に負担がかかる．

5）ビタミンの過剰

ビタミン過剰症は主として脂溶性ビタミンでみられる．例えば，ビタミンA過剰症では嘔吐，食欲不振，頭蓋内圧亢進症状等が起こる．詳細は第2章の5（p.26～47）を参照されたい．

6）食塩と高血圧・癌

食塩摂取量の多い地区に高血圧症が多いことが指摘されている．また，胃癌の発生率と食塩の摂取量との間には正の相関がある．食塩は胃癌のプロモーターと考えられている．

3-5-3 代謝異常

先天性と後天性があり，先天性代謝異常は遺伝子障害が原因である．酵素，受容体，ホルモン，輸送タンパク質等の異常により，本来代謝を受けるべき物質の蓄積や逆に生成すべき物質が生成しないこと等によって種々の生体障害が起こる．知能障害や脳神経障害等を引き起こす場合は，早期発見と早期治療が必要である．新生児を対象としたフェニルケトン尿症，ホモシスチン尿症，メープルシロップ尿症，ガラクトース血症等のマススクリーニングが実施されている．

a）糖質代謝異常

通常，糖尿病は1型糖尿病，2型糖尿病，妊娠糖尿病とその他の成因による糖尿病に4分類されるが，主要な型は1型と2型である．前者は発症が急速であり，ケトーシスの傾向が強く，治療上インスリンを必須とする．若年で発症する糖尿病の中で1型糖尿病の比率が大きかったので，若年性糖尿病と呼んだ時期がある．ランゲルハンス島の炎症に伴うインスリン分泌の欠乏が原因で，インスリン依存型糖尿病IDDMとも呼ばれた．これに対し，2型糖尿病の発症は一般に緩慢であり，中年以上に多く，ケトーシスに陥る傾向は少ない．特に栄養過多，肥満，運動不足，ストレスが要因となる．治療上，必ずしもインスリンを必要としないので，インスリン非依存型糖尿病NIDDMとも呼ばれた．

b）脂質代謝異常

脂質異常症，動脈硬化症，脂肪肝がある．

c）タンパク代謝異常

低タンパク血症（栄養不足型，肝臓障害型，タンパク脱出型）がある．

d）核酸代謝異常

痛風がある．

1）代表的な先天性代謝異常

a）フェニルケトン尿症（嘔吐，痙攣，メラニン色素欠乏，精神発育遅延）

Phe から Tyr への代謝が障害されるので，血中および組織中に Phe が蓄積し，Tyr が欠乏する．肝臓の Phe 水酸化酵素の欠損が原因である．Phe から産生するフェニルピルビン酸やフェニル酢酸が尿中に排泄される．その結果，尿の異臭，精神発育遅延やメラニン色素欠乏等の症状を示す．Phe 摂取量を制限する等の栄養療法が必要である．

b）メープルシロップ尿症（哺乳不良，嘔吐，痙攣，精神発育遅延）

尿が楓シロップ様の臭気を呈するので，楓糖尿病，楓シロップ病と呼ぶこともある．分岐鎖アミノ酸である Leu，Val，Ile に対応する α-ケト酸の脱炭酸酵素の欠損が原因である．血液中のこれら 3 種のアミノ酸と α-ケト酸の濃度が上昇し，尿中排泄量が増加する．症状として哺乳不良，嘔吐，痙攣等を示し，放置すると重篤な精神発育障害，さらに無呼吸，昏睡を起こして死亡する．分岐鎖アミノ酸を制限した栄養療法が必要である．

c）ホモシスチン尿症（哺乳不良，嘔吐，視力低下，骨格異常，精神発育遅延）

Met の代謝酵素系の異常により，Met およびその代謝産物であるホモシステインの血中濃度が増大し，尿中排泄量が上昇する．進行性の精神発育障害，骨格異常や水晶体亜脱臼等の症状改善には，ビタミン B_6 やビタミン B_{12} の投与や低 Met あるいはシスチン添加食が必要である．

d）ガラクトース血症（哺乳不良，嘔吐，白内障，精神運動発育遅滞，重症肝障害）

ガラクトースをグルコースに変換するガラクトース-1-リン酸ウリジル酸転移酵素やガラクトキナーゼの欠損が原因である．その結果，乳児は摂取したミルク中のガラクトースを代謝できず，ガラクトースが蓄積する．ガラクトースおよび乳糖を除去した食事療法が必要である．

e）糖原病（腹部膨隆，肝腫大，腎腫大，成長遅延，低血糖）

グリコーゲンの代謝に関与する酵素の先天的な異常が原因で，どの酵素が欠損しているかによって，その症状，発症年齢，重症度はかなり異なる．組織にグリコーゲンの異常な沈着を招き，主に肝臓，筋肉，心臓および腎臓等が侵される．いくつかの型が知られているが，糖原病の約 60 %を占める 1 型はグルコース-6-リン酸の脱リン酸化反応の異常による．

f）プロピオン酸血症（精神身体発育遅延，呼吸障害，筋電位低下）

Val，Ile，Met，Thr，奇数炭素鎖脂肪酸あるいはコレステロールから生成するプロピオニル CoA をスクシニル CoA に変換する酵素系の異常が原因で，血中のプロピオン酸濃度が上昇する．

g）メチルマロン酸血症

メチルマロニル CoA ムターゼの異常により，スクシニル CoA が生成せず，血中メチルマロン酸濃度が増大する．

h）遺伝性フルクトース不耐症

フルクトースの代謝に関する酵素欠損が原因で，少量のフルクトースやショ糖を摂取するだけで低血糖を起こし，発汗や錯乱，また痙攣や昏睡が起こることもある．さらに腎臓や肝臓障害が起こり，死亡する．フルクトースやショ糖等を摂取しないことが必要である．この疾患とは別に，乳糖不耐症があるが，これは乳糖を腸で分解する酵素ラクターゼが少ないために乳糖を消化吸収できず，その結果，腸内の乳糖が糖類下剤のような作用で下痢を誘発する．

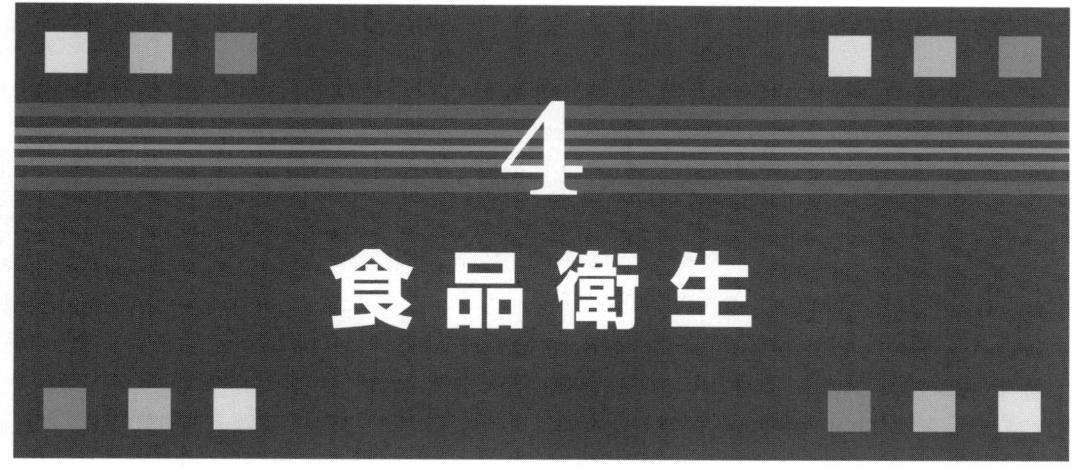

4 食品衛生

4-1 食品添加物

C11　健康（1）栄養と健康【食品の品質と管理】
到達目標：
6）代表的な食品添加物を用途別に列挙し，それらの働きを説明できる．
7）食品添加物の法的規制と問題点について説明できる．

食生活の簡便化・嗜好性の多様化および食糧資源の有効利用化を目指して食品加工技術が急速に発達し，種々の加工食品が誕生している．加工食品の製造には食品添加物の使用は不可欠である．わが国の消費者の食品添加物に対する関心，不安感は非常に高い．食品添加物とはどのようなものか，なぜ使用するのか，使用上どのような注意が必要かなど，正しく理解することは，食品衛生を考える上で極めて重要である．

4-1-1 食品衛生法と食品添加物

1）食品添加物の定義

食品衛生法第4条2項で「添加物とは食品の製造の過程において，または食品の加工もしくは保存の目的で食品に添加，混和，浸潤その他の方法によって使用するものをいう」と定義されている．したがって，食品に使用されるかぎり，それが最終製品である食品中にそのままの状態で残っている，いないに関係なく，添加物として扱い，厳しい規制を受ける．前者の例として，着色料や保存料が，後者の例として，砂糖の精製で用いられる活性炭およびイオン交換樹脂，食用油に用いられるヘキサン等がある．

2）食品添加物の種類

食品添加物は，現在，「**指定添加物**」，「**既存添加物**」，「**天然香料**」，「**一般飲食物添加物**」の4種に分けられている．わが国では食品添加物を食品衛生法第6条で「食品の添加物として用いることを目的とする化学的合成品」と定義し，天然添加物についてはほとんど規制がなかった．平成8年（1996年）に法改正がなされ，それ以後新たに用いられる天然添加物は化学合成品同様規制を受けることになった．したがって，現在の指定添加物は，法改正前の化学的合成品と改正後に指定された化学的合成品と天然添加物からなっている．

法改正後，天然添加物は，「既存添加物」，「天然香料」と「一般飲食物添加物」に分けられ，既存添加物名簿に掲載されているものについては，安全性の試験はないものの，そのまま使用が認められ，表示のみが義務付けられることになった．したがって，現在は欧米等の諸外国と同様に，食品添加物は化学的合成品と天然添加物の区分をせず，同等に取り扱われている．

その後，平成15年5月の食品衛生法改正において，安全性に問題があると判明した，または既に使用実態のないことが判明した既存添加物については，既存添加物名簿からその名称を消除し，使用を禁止することができることとされ，現在，既存添加物について安全性の確認試験が行われている．平成16年7月には，アカネ色素に腎臓に対する発癌性が認められ，平成16年12月には，38品目の既存添加物に流通実態が認められないとして既存添加物名簿から削除された．

「天然香料」とは，「動植物から得られた物又はその混合物で，食品の着香の目的で使用される添加物」をいう．

「一般飲食物添加物」とは，「一般に食品として飲食に供給されるものであって，添加物として使用されるもの」をいう．着色料が多い．

2009年6月現在，「指定添加物」は393品目，「既存添加物」は419品目，「天然香料基原物質」は612品目，「一般飲食物添加物」は72品目である．指定食品添加物の数は1964年までは年々増加していたが，それ以降はほとんど増減がない．

表4-1　食品添加物

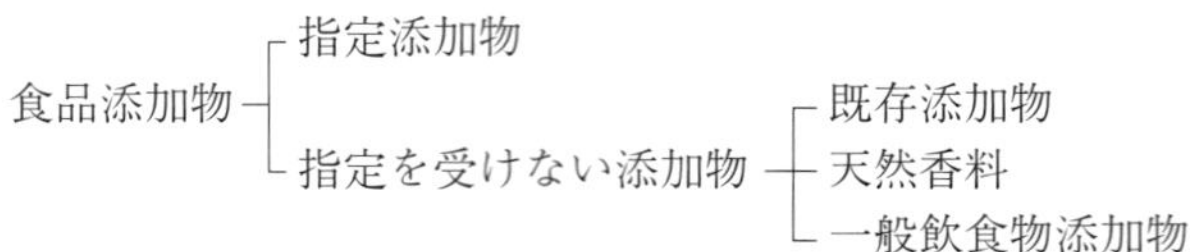

3）食品添加物の指定制度：指定事項および指定条件

a）指定制度

指定制度は厚生労働大臣が指定するものだけが使用できる制度であり，ヨーロッパ諸国もこの制度を採用している．

b）指定手順

新しい食品添加物の指定を希望する者は，厚生労働大臣に指定を申請する．厚生労働大臣は内閣府の諮問機関「食品衛生調査会」に評価を依頼し，その結果を受けて，厚生労働大臣の諮問機関である「薬事・食品衛生審議会」の食品衛生分科会が，慎重に審議し指定される．

c）指定条件

(1) 安全性が実証または確認されたもの．

(2) 消費者に利点を与えるもの．そのためには次の各項に該当することが必要である．

① 食品の製造加工に必要不可欠なもの．

② 食品の栄養価を維持させるもの．

③ 食品の腐敗，変質その他の化学変化を防ぐもの．

④ 食品を美化し，魅力を増すもの．

⑤ その他の食品の消費者に利点を与えるもの．

(3) 使用目的に関して十分な効果が期待されるもの．

(4) 原則として添加した食品の化学分析などにより，その添加を確認しうるもの．

一度許可されたものでも，その後の安全性試験等により不適格と判断されたもの，食生活の変化により必要性が乏しくなったものは，指定が取り消される．

4）食品添加物の純度保持と安全使用

a）食品添加物そのものの純度保持

厚生労働大臣により指定された食品添加物は，常に一定の品質を保持し，不純物の少ないものでなければならない．食品添加物それ自身は無害でも，有害な不純物が含有される危険性がある．すべての指定添加物，一部の既存添加物についての規格（化学的・物理的性状など）や基準（製造，貯蔵，使用に関するもの）は食品添加物公定書に記載されている．

i）食品添加物公定書

通則，一般試験法，試薬・試液等，成分規格・保存基準各条，製造基準，使用基準，表示基準の7項目より構成されているが，中心は食品添加物そのものの純度保持のための成分規格である．成分規格では，① 含量，② 性状，③ 起原，④ 確認試験，⑤ 副生成物，⑥ 純度試験（融点等），⑦ 混入物試験（ヒ素等），⑧ 水分，⑨ 成分の定量試験法（または定性試験法）等であり，試験法および適正値が定められている．

現在第8版（2007年）が使用されている．

ii）製品試験

食品添加物の成分規格は食品添加物公定書により厳密に定められているが，さらに市販される食品添加物がこの規格を守って製造されているかどうかを検査し，規格に合格したものには製品検査合格証紙が貼付される．

iii）食品衛生管理者

食品衛生法第7章48条で，「食品添加物の製造，加工を行うものにあっては，その作業を衛生的に管理するため，施設ごとに専任の食品衛生管理者を置かなければならない」と定められている．

b）食品添加物の食品への安全使用

i）使用基準

食品添加物の種類によって，食品への使用基準のあるものと，ないものがある．使用基準のあるものについては，使用する対象食品の種類，使用量，使用制限等が定められている．表4-2に保存料の亜塩素酸ナトリウムと亜硝酸ナトリウムの例を示す．

表4-2　亜塩素酸ナトリウムと亜硝酸ナトリウムの使用基準

<table>
<tr><th rowspan="2">品　名</th><th rowspan="2">分　類</th><th colspan="3">使用基準</th></tr>
<tr><th>使用できる食品等*</th><th>使用量等の最大限度</th><th>使用制限</th></tr>
<tr><td rowspan="2">亜塩素酸ナトリウム</td><td rowspan="2">漂白剤
殺菌料</td><td>かんきつ類果皮（菓子製造に用いるものに限る）
さくらんぼ
ふき
ぶどう
もも</td><td></td><td rowspan="2">最終食品の完成前に分解し，または除去すること</td></tr>
<tr><td>かずのこの調味加工品（干しかずのこ及び冷凍かずのこを除く）
生食用野菜類
卵類（卵殻の部分に限る）</td><td>0.50 g/kg 浸漬液</td></tr>
<tr><td rowspan="4">亜硝酸ナトリウム</td><td rowspan="4">発色剤</td><td></td><td>亜硝酸根としての最大残存量</td><td rowspan="4"></td></tr>
<tr><td>食肉製品
鯨肉ベーコン</td><td>0.070 g/kg</td></tr>
<tr><td>魚肉ソーセージ
魚肉ハム</td><td>0.050 g/kg</td></tr>
<tr><td>いくら
すじこ
たらこ</td><td>0.0050 g/kg</td></tr>
</table>

*記載のない場合は対象食品の規制はない．

ii）表示義務

販売を目的としたすべての添加物，添加物製剤，添加物を含むすべての食品に対しては，以下のような例外を除いて物質名を表示することが義務付けられている．

(1) 表示義務を免除される食品添加物

① 加工助剤（活性炭，イオン交換樹脂等）

② キャリーオーバー（食品の原材料に由来する食品添加物．例えば佃煮中の醤油由来の安息香酸等）

③ 栄養強化剤（ビタミン，アミノ酸，ミネラル等）

① は最終食品に残留しないもの，② および ③ は人体へのマイナスの影響が無視できるもので

名称:菓子・栄養調整食品
原材料名:レーズン、小麦粉、プルーン、りんご濃縮果汁、ポリデキストロース、でん粉、ショートニング、マーガリン、卵黄、果糖ぶどう糖液糖、乳糖、イースト、粉末酒かす、食塩、モルトエキス、植物油脂、コーヒー粉末、炭酸カルシウム、香料、グリセリン、膨脹剤、甘味料(キシロース)、ゲル化剤(ペクチン)、酸味料、ピロリン酸第二鉄、ビタミンE、イーストフード、ビタミンB_2、ビタミンB_1、ビタミンA、ビタミンD、(原材料の一部に大豆を含む)
内容量:49g(4枚×2袋)
賞味期限:この面の右部分に記載しています。
保存方法:直射日光・高温・多湿をさけ、涼しい場所に置いてください。開封後はお早めにお召し上がりください。
販売者:大阪市
株式会社
製造所固有記号はこの面の右部分の賞味期限表示後の右端に記載しています。

図 4-1　食品添加物表示の例

ある.

(2) 物質名と用途名を併用しなければならない食品添加物

① 甘味料，② 着色料，③ 保存料，④ 増粘剤，安定剤，ゲル化剤または糊料，⑤ 酸化防止剤，⑥ 発色剤，⑦ 漂白剤，⑧ 防かび（防ばい）剤

(3) 同じ使用目的の成分が入っている場合は一括表示が採用されている食品添加物

① 香料，② 酸味料，③ 調味料，④ 乳化剤，⑤ かんすい，⑥ 膨張剤，⑦ イーストフード，⑧ pH 調整剤，⑨ 豆腐用凝固剤，⑩ ガム軟化剤，⑪ ガムベース，⑫ 酵素，⑬ 光沢剤，⑭ 苦味料.

また，ニューコクシンを食用赤色 102 号（一般名），ブチルヒドロキシアニソールを BHA（簡略名），アスコルビン酸をビタミン C（慣用名）のように誰にでもわかるように表示することになっている.

5）食品添加物に関する国際問題（輸入食品）

わが国においては，180 以上の国から種々の食品が輸入され，それらには種々の食品添加物が使用されている．世界各国での食習慣，食品形態，気温，湿度，食品製造技術，生活レベル等が異なることから，食品添加物の食品への使用状況は異なっている．しかし，わが国に輸入される時には，いずれの食品もわが国の食品衛生法に従ったものでなければならない．わが国では，輸入港および輸入空港の検疫所の食品衛生監視員によって厳しい検査が行われている.

しかし，平成 14 年に輸入食品で指定外添加物についての違反事例が相次いだことから，厚生労働省は，平成 14 年 7 月，国際的に安全性が確認され，かつ，汎用されている未指定添加物については，指定する方向で検討していく方針を示した．指定のための条件としては，以下のとおりである.

1. FAO/WHO 合同食品添加物専門家会議（JECFA）で国際的に安全性評価が終了し，一定の範囲で安全性が確認されているもの.

表 4-3　輸入食品における食品添加物の違反の例

自治体名	処分年月日	食　品	原産国	違反内容
三重県 神奈川県	平成 13 年 7 月	タイカレーチキン レッドカレー	タイ	ポリソルベート検出
千代田区	平成 13 年 8 月	グミキャンディー	スペイン	キノリンイエロー・パテントブルーＶ検出
長野県	平成 13 年 11 月	黒梅（干黒梅）	中国	サイクラミン酸検出
大阪市	平成 13 年 12 月	サンバルタラシ	インドネシア	ローダミンＢ検出
東京都	平成 13 年 12 月	干黒梅	台湾	サイクラミン酸検出
徳島県	平成 14 年 4 月	ヘマトコッカス藻抽出物（健康食品製造原料）	米国	エトキシキン添加
神戸市	平成 21 年 1 月	リキュール	オランダ	パテントブルーＶ検出
神戸市	平成 21 年 2 月	クリームチーズスプレッド	米国	ソルビン酸の対象外使用
福岡県	平成 21 年 2 月	コーヒーメイト	米国	アルミノケイ酸ナトリウム検出
東京都	平成 21 年 3 月	うるち精米	タイ	ローダミンＢ検出
神戸市	平成 21 年 3 月	チョコレート	フランス	アゾルビン検出
門司市	平成 21 年 3 月	青きゅうり （しょうゆ漬け）	中国	サイクラミン酸検出

2. JECFA で国際的に安全性評価が終了し，一定の範囲で安全性が確認されているもの．

4-1-2 食品添加物の安全性

食品添加物は医薬品と異なり，あらゆる人々が毎日食品とともに少量ずつ，生涯にわたり摂取し続けるものと考えなくてはならない．現在，われわれは 1 日 1 人当たり約 100 種類の食品添加物を摂取しており，厚生労働省の食品添加物の 1 日摂取量研究班の結果によると，1 日 1 人当たりの食品添加物の総摂取量は 2.5 ～ 3 g と報告されている．

食品添加物を使用するにあたり，人体に対する安全性を最も重視し，以下に示すような厳しい安全性試験が課せられている．

1）食品添加物の安全性試験法

食品添加物の安全性を評価する基本となるのは毒性試験である．これらの試験法は国連の食糧農業機関（FAO）および世界保健機関（WHO）の添加物専門委員会で審議される．わが国では厚生省（当時）の食品衛生調査会により，1995 年に基本的な考え方および方法が改正され以下のような安全性試験が課せられている．

① 一般毒性
  1）28 日間反復投与毒性試験
  2）90 日間反復投与毒性試験
  3）1 年間反復投与毒性試験
  4）繁殖試験
  5）一般薬理試験

② 特殊毒性
  1）催奇形性試験
  2）発癌性試験（1 年間反復投与毒性と発癌性併合試験）
  3）変異原性試験
  4）抗原性試験

③ その他
  1）体内動態（吸収，分布，排泄，蓄積）

いずれの試験法でも雌雄の動物を原則として同数用いる．また，医薬品とは異なり，食品添加物の場合の投与経路は，経口投与とし，通常，飼料または飲料水に添加して行う．

a）28 日間反復投与毒性試験

げっ歯類 1 種（通常，ラット）および非げっ歯類 1 種（通常，イヌ）を用い，食品添加物を 28 日間繰り返し投与したときに生じる毒性影響についての情報を提供し，あわせて 1 年間反復毒性試験等の用量設定のための情報を提供することを目的とする．

b）90 日間反復投与毒性試験

げっ歯類 1 種（通常，ラット）および非げっ歯類 1 種（通常，イヌ）を用いて，食品添加物を 90 日間繰り返し投与したときに生じる毒性変化についての情報を与える．また，発癌性および 1 年間反復投与毒性/発癌性併合試験等の用量設定のための情報を提供することを目的とする．

c）1 年間反復投与毒性試験

げっ歯類 1 種（通常，ラット）および非げっ歯類 1 種（通常，イヌ）を用いて食品添加物を長期間にわたって繰り返し投与したとき，明らかな毒性変化を惹起する用量とその変化の内容および毒性変化の認められない用量を求めることを目的とする．

d）繁殖試験

雌雄のげっ歯類 1 種（通常，ラット）を用い，食品添加物を 2 世代［第 1 世代（p）および第 2 世代（F1)］にわたって投与し，発情，交尾，受胎，分娩，哺育等の生殖機能，離乳および出産後の新生児の生育に及ぼす影響に関する情報を得ることを目的とする．また，本試験から，胎児の死亡および奇形発生に関する予備的な情報が得られ，関連する試験を実施するにあたっての参考に資することができる．

e）催奇形性試験

げっ歯類1種以上（通常，ラット）および非げっ歯類（通常，ウサギ）の合計2種以上を用い，妊娠中の母動物が食品添加物に暴露された場合の胎児の発生，発育に対する影響，特に催奇形性に関する情報を得ることを目的とする．

f）発癌性試験

げっ歯類2種以上（通常，ラット，マウスまたはハムスター）を用い，げっ歯類に対し添加物を経口投与したときに発癌性を示すかどうかの情報を得ることができる．癌の発生経過は，誘導期と増殖期に区分される．

g）1年間反復投与毒性/発癌性併合試験

げっ歯類1種（通常，ラット）を用い，長期間にわたり食品添加物を反復投与したときに発現する有害作用を検出するために行うものであり，食品添加物の1年間反復投与毒性と同時に発癌性に関する情報を得ることを目的とする．

h）抗原性試験

化学物質によるアレルギーは，時として人体に重篤な障害を惹起することがあり，食品添加物についても，その安全性を確保するために抗原性（アレルギー原性）を検討する必要がある．化学物質を経口的に摂取した場合のアレルギー誘発能を予測する方法は十分に確立されていない．

したがって，実験者が適切と判断した感作および惹起方法で試験を実施する．即時型アレルギー試験法としてはモルモットにおける能動全身性アナフィラキシー反応試験等，遅延型アレルギー試験にはウサギまたはモルモットにおける接触皮膚反応試験等があるが，すべての食品添加物の検査に利用できる試験法ではない．

i）変異原性試験

食品添加物がDNAに影響を与え，その結果，遺伝子突然変異あるいは染色体の構造異常を起こす性質があるかどうかを明らかにすることを目的とする．微生物（ネズミチフス菌 *Salmonella typhimurium*，大腸菌 *Escherichia coli*）を用いる復帰変異試験，哺乳類培養細胞を用いる染色体異常試験およびげっ歯類を用いる小核試験を実施する．

j）一般薬理試験

食品添加物の生体の機能に及ぼす影響を，主に薬理学的手法を用いて明らかにすることを目的とする．中枢神経，自律神経系，および平滑筋，呼吸，循環器系，消化器系等に及ぼす影響を調べる．実験動物としてはマウス，ラット，モルモット，ウサギ，ネコ，イヌ等，各試験に適した動物種が用いられる．

k）体内動態試験

食品添加物をげっ歯類1種以上（通常，ラット）および非げっ歯類1種以上（通常，イヌ）の合計2種以上に投与して，その吸収，分布，代謝および排泄等の体内動態に関する情報を得ることを目的とする．

2）1日許容摂取量 acceptable daily intake（ADI）

人間が毎日連続して一生摂取しても，認められるべき障害の起こらない量である．1）に示した種々の毒性試験結果から**最大無作用量** no observed effect level（NOEL）を求め，以下の理由から，これに安全率（1/100）をかけて，人間の体重（kg）当たりの食品添加物の**1日許容量**（mg）が決められる（ADI mg/kg/day）．

① 実験に使用する動物の種類によって最大無作用量が異なる．

② 実験動物と人間との感受性の相違を考慮する（× 1/10）．

③ 人間の個人差（老人，幼児，健康状態等）を考慮する（× 1/10）．

日本人の場合は，ADIに平均体重50 kgをかけたものが，1人の1日許容摂取量（mg/day/person）である．

3）食品添加物の発癌性に対する考え方

a）1950～1970年代の考え方（デラニー条項）

1958年，アメリカの議会で「食品添加物は発癌性物質であってはならない」という規定がなされた．これは定性的な考え方である．

b）現在の考え方

その後，発癌性の高感度試験法が整備され，食品添加物のみならず，すべての食品にも弱いながら発癌性があることが認められた．上記の規定ではすべての食物が食べられなくなる．そこで発癌性があっても，それをイニシエーター（A：単独で発癌性あり）とプロモーター（B：単独では発癌性なし，他の発癌性物質と併用すると増強）とに区分した．Aの場合はすべて禁止，Bの場合は使用量を考慮し，発癌性の閾値を調べ，無作用領域で使用することにした．これは定量的な考え方であり，現在，わが国および欧米の諸外国ではこの考えで，食品添加物の規格基準設定の作業が進められている．

4）食品添加物のFAO/WHO合同食品添加物専門家会議（JECFA）による安全性評価

国連の食料農業機関（FAO）および世界保健機関（WHO）は，合同食品専門家会議 Joint FAO/WHO Expert Committee on Food Additives（JECFA）を設け，添加物の安全評価を行っている．JECFAは，各国の食品添加物専門家および毒性学者からなり，各国により実施された添加物の安全性試験の結果を評価し，添加物の安全性のランクづけとADIを決定している．その結果が，それぞれの国の添加物の規格基準の参考になる．

4-1-3 食品添加物の使用目的

a）食品の品質保持の目的（42品目）

①保存料（ソルビン酸等）
②殺菌料（過酸化水素等）
③防カビ剤（ジフェニル等）
④酸化防止剤（BHT等）
⑤品質保持剤（プロピレングリコール等）
⑥被膜剤（酢酸ビニル樹脂等）

b）食品の栄養価を高める目的（74品目）

①栄養強化剤（ビタミン，アミノ酸，ミネラル等）

c）食欲の向上の目的（206品目）

①甘味料（サッカリンナトリウム等）
②酸味料（クエン酸等）
③調味料（グルタミン酸等）
④着色料（食用黄色4号等）
⑤香料（バニリン等）
⑥漂白剤（亜硫酸ナトリウム等）
⑦発色剤（亜硝酸ナトリウム等）

d）食品の品質向上，製造の簡便化の目的（101品目）

①乳化剤（グリセリン脂肪酸エステル等）
②増粘安定剤（メチルセルロース等）
③結着剤（ポリリン酸カリウム等）
④抽出剤（ヘキサン等）
⑤溶剤（グリセリン）
⑥中華そば製造アルカリ剤（かんすい等）
⑦豆腐凝固剤（硫酸マグネシウム等）
⑧食品製造用剤（イオン交換樹脂等）
⑨品質改良剤（L-システイン塩酸等）
⑩発酵調整剤（硝酸カリウム等）
⑪消泡剤（シリコーン樹脂等）
⑫膨張剤（ミョウバン等）
⑬離型剤（流動パラフィン等）
⑭小麦粉改良剤（過酸化ベンゾイル等）

⑮ チューインガム基礎剤（ポリイソブチレン等）
⑯ 粘着防止剤（D-マンニット等）
⑰ pH 調整剤（クエン酸等）

現在，わが国の指定食品添加物は 389 品目である．

4-1-4 食品添加物各論

A 防腐関連食品添加物

保存料，防カビ剤および殺菌料の総称名を防腐剤といい，主としてタンパク質の腐敗を防止するものである．腐敗微生物の発育を抑制（静止作用）するものを保存料，殺す（殺菌作用）ものを殺菌料という．したがって，保存料の効力は絶対ではなく，腐敗までの時間を長引かせるだけである．

防カビ剤は主として輸入柑橘類のカビ防止に用いられる．

1）保存料 Preservatives

a）酸性保存料（pH 酸性下で有効）

① ソルビン酸およびそのカリウム塩 sorbic acid, potassium sorbate

わが国で最も多く使用されている保存料である．保存効力はあまり強くないが，酸性領域で細菌，カビ，酵母に一様に作用する．チーズ，ジャム，ワイン等，広範囲の食品への使用が認められている．一種の不飽和脂肪酸であり，生体内に入ると，β-酸化されて，その 85 % が CO_2 として呼気中に排泄される．

$$CH_3CH{=}CH\text{-}CH{=}CH\text{-}COOH \longrightarrow CH_3CH{=}CH\text{-}COOH$$
$$\longrightarrow CH_3COOH$$
$$\longrightarrow CO_2 + H_2O$$

② 安息香酸およびそのナトリウム塩 benzoic acid, sodium benzoate

ソルビン酸より保存効力は強い．細菌，カビ，酵母に有効．pH 6 以上では効力がない．キャビア，果汁ペースト，果汁，マーガリン，清涼飲料水，シロップおよび醤油の 7 種類の食品にのみ，その使用が許可されている．生体内に入ると，グリシンと結合し，その大部分は馬尿酸となり，尿中から排泄される．

③ デヒドロ酢酸ナトリウム sodium dehydroacetate

pH 3 付近で最も効力が強い．カビ，酵母，嫌気性のグラム陽性菌に対する保存効力が強く，バター，チーズおよびマーガリンにのみ，その使用が許可されている．現在，わが国のほか，韓国，台湾，中国の 4 か国のみが，その使用を認めている．消化管からの吸収は極めてよいが，排泄が遅く，7 日後でも投与量の 12 % が体内に残存する．75 % は尿中へ未変化体，ヒドロキシデヒドロ酢酸，イミノデヒドロ酢酸等として排泄される．8 % は呼気へ CO_2 として，2 % は糞中に未変化体として排泄される．

④ プロピオン酸およびそのカルシウム塩とナトリウム塩 propionic acid, calcium propionate, sodium propionate

酸性領域で保存効力を示す．カビや好気性芽胞菌には効力を有するが，酵母に対する効力はない．パン，洋菓子およびチーズの表面に発生するカビ止めに使用される．香料としても用いられる．低級脂肪酸であり，毒性面ではほとんど問題とならない．

b）中性保存料（pH に影響されずに有効である）

① パラオキシ安息香酸エステル類

図4-2の5種類のエステルが許可されている．pH に左右されず，カビ，酵母に対して有効である．アルキル基の炭素数が大きいほど効力は強くなるが，逆に水に溶けにくくなるのが欠点である．醤油，果実ジュース，酢，清涼飲料水，シロップ，果実および果菜の7種類の食品にのみ，その使用が許可されている．

体内で容易に加水分解されパラオキシ安息香酸になった後，グリシンやグルクロン酸等と結合して，すみやかに尿中に排泄される．

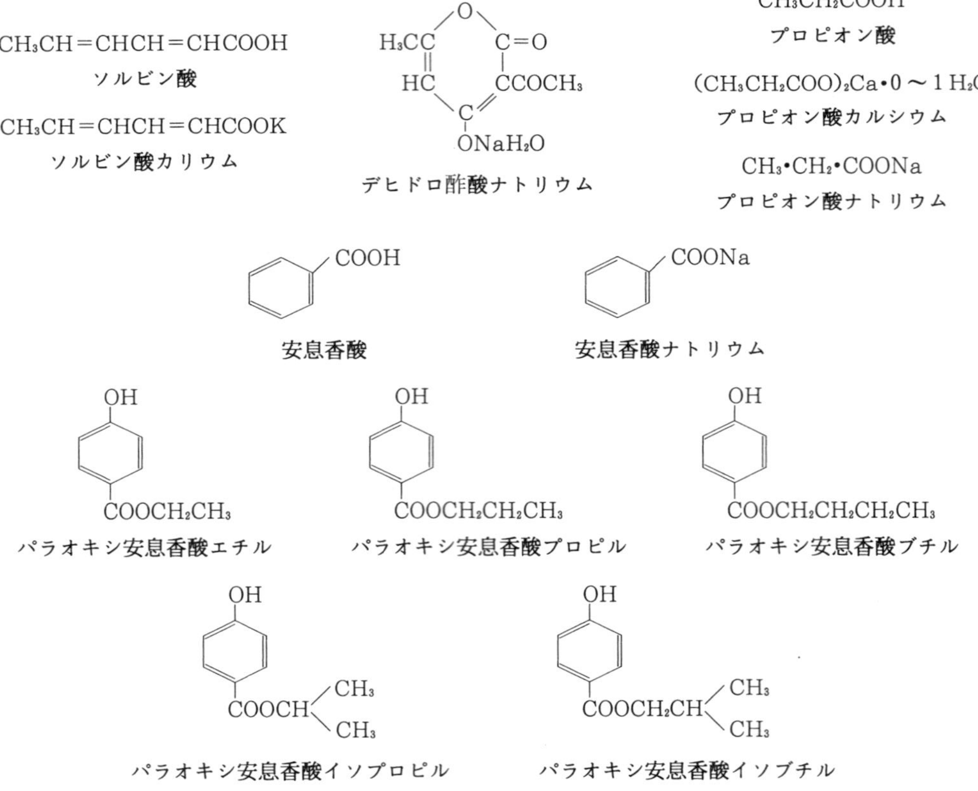

図4-2　保存料の化学構造式

2）防カビ剤

主として輸入柑橘類，オレンジ，レモン，グレープフルーツ等の表皮のカビを防ぐ目的で使用される．通常，食品添加物は加工食品に使用されるが，防カビ剤は生鮮食品に使用される数少ない食品添加物である．欧米では，次に示す防カビ剤は収穫後使用農薬（ポストハーベスト）として取り扱われている．

a）脂溶性防カビ剤

① ジフェニル diphenyl（DP）

外国産のグレープフルーツ，レモンおよびオレンジ類の貯蔵，運搬中に寄生する *Penicillium* 属の緑カビと青カビなどに対する防カビ剤として，残存量 0.070 g/kg 以下での使用が許可されている．貯蔵または運搬用に供する容器の中に入れる紙片に浸潤させて使用する場合に限定されている（図 4-3）．1980 年代は，いずれの検体も 0.020 ～ 0.0409/kg が含有されていたが，体内蓄積性があるため，最近では検出例は少なくなった．体内での主排泄経路は尿中であり，主代謝物は 4-ヒドロキシ体と，その抱合体（硫酸エステルとグルクロニド）である．

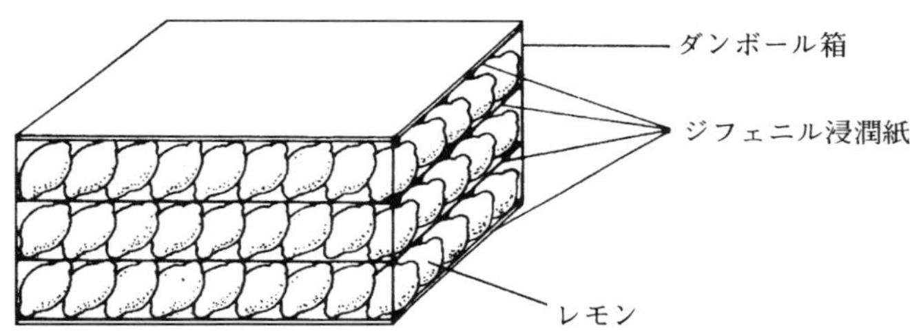

図 4-3　ジフェニル浸潤紙を用いたレモンの貯蔵・運搬

② オルトフェニルフェノールおよびそのナトリウム塩 *o*-phenyl phenol（OPP）

柑橘類全般に，残存量 0.010 g/kg 以下での使用が許可されているが，主として輸入柑橘類に用いられている．強アルカリ性下では水溶性となる．体内での主排泄経路は尿中であり，主代謝物は未変化体とその酸化体（2,5-ジヒドロキシジフェニル）およびこれらの抱合体である．ジフェニルとチアベンダゾールに耐性を示す白カビ菌に対して有効である．

b）水溶性防カビ剤

① チアベンダゾール thiabendazole（TBZ）

柑橘類に残存量 0.010 g/kg 以下，バナナに 0.0030 g/kg 以下（果肉 0.00040 g/kg 以下）での使用が許可されている．主として輸入品に使用されている．酸性および中性下で水溶性，アルカリ性下で脂溶性となる．体内での主排泄経路は尿中であり，主代謝物は未変化体，5-ヒドロキシチアベンダゾールおよびその抱合体である．

② イマザリル imazalil（IMZ）

柑橘類（ミカンを除く）に残存量 0.0050 g/kg 以下，バナナに 0.0020 g/kg 以下での使用が認

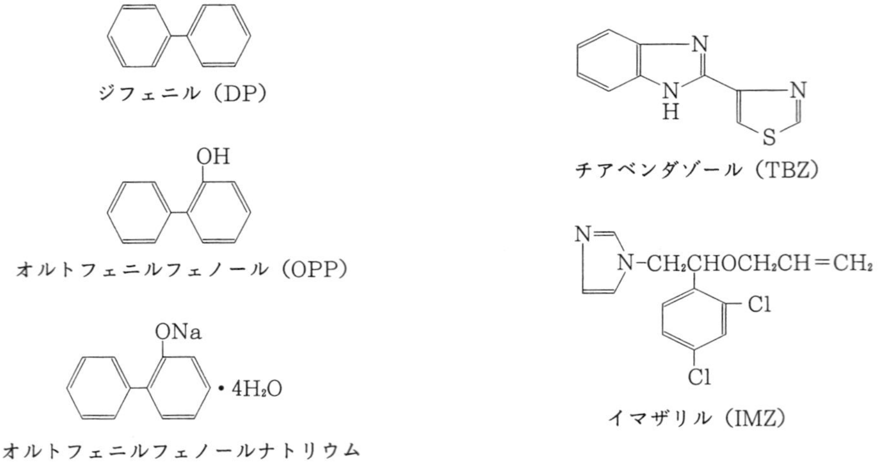

図 4-4 防カビ剤の化学構造式

められている．主として輸入品に使用されている．酸性および中性下では水溶性，アルカリ性下で脂溶性となる．わが国では柑橘類，バナナ以外の農作物に残留した場合，農薬として扱われる．

3）殺菌料

通常，最終食品中には残存しない．

① 過酸化水素 hydrogen peroxide ［H_2O_2］

食品中で分解して水と酸素になる．

$$2H_2O_2 \longrightarrow 2H_2O + O_2$$

このとき生じる酸素が強い殺菌作用および漂白作用を示す．使用法が簡単なので，うどんの殺菌，のしいか，寒天等の漂白，かまぼこ，ちくわ等の殺菌・漂白等に広く使用されてきた．しかし，弱いながら発癌性が認められたことから使用基準が改正され，「最終食品の完成前に分解又は除去すること」と定められた．実際には，かずのこの原卵中のアニサキス（寄生虫）の除去にのみ使用されている．

② 次亜塩素酸ナトリウム sodium hypochlorite ［NaClO］

pH が低いほど殺菌力が強い．消毒殺菌のほか，漂白，脱臭作用もある．「ゴマに使用してはならない」と定められている．実際には食器，容器等の殺菌，飲料水，果実，野菜の消毒に使用されている．強い臭気があるため，食品に添加されることはない．野菜の洗浄などに使用する際，トリハロメタンが生成する可能性があり，また高濃度のものを使用すると，野菜，果実などに残存し，摂取すると消化管内の粘膜を強く刺激して炎症を起こすことがある．

③ 亜塩素酸ナトリウム sodium chlorite ［$NaClO_2$］

殺菌および漂白の目的で，サクランボ，フキ，ブドウ，モモ，柑橘類の果皮（菓子製造に用いるものに限る），生食用野菜類および卵類（卵殻の部分に限る）にその使用が許可された．また「最終食品の完成前に分解，又は除去すること」と定められた．本品は，次亜塩素酸ナトリウムのような強い臭気はない．

④ 高度サラシ粉

高度さらし粉は白色または類白色の粉末または粒であり，主体は$Ca(OCl)_2$であり，有効塩素が80％以上のものを高度さらし粉という．有効成分は次亜塩素酸であり，酸化力により，殺菌作用のほか脱臭，脱色作用も有している．飲料水，果実，野菜，食器，食品製造器の殺菌に用いられる．そのほか，油脂，でんぷん，果皮等の漂白にも用いられる．

4）食品添加物としての許可が取り消された防腐剤（保存料および殺菌料）

表 4-4　食品添加物としての許可が取り消された防腐剤

	品　目	削除理由	削除された年
保存料	ロダン酢酸エチル	強毒性	昭和 27 年
	メチルナフトキノン（ビタミンK_3）	高価，使用度低下	昭和 39 年
	パラオキシ安息香酸 *sec*-ブチル	使用不便	昭和 46 年
	ソルビン酸ナトリウム	潮解，褐変化	
	サリチル酸	使用不要，頭痛	昭和 50 年
	ラウリルトリメチルアンモニウム-2,4,5-トリクロルフェノキサイド	必要性低下	昭和 53 年
	デヒドロ酢酸	使用不便	平成 3 年
殺菌料	ニトロフラゾーン	効力弱い	昭和 40 年
	ニトロフリルアクリル酸アミド	代わりに AF-2 を使用	
	クロラミン B	次亜塩素酸のほうが使用しやすい．	昭和 46 年
	ハラゾーン		
	クロラミン T	安全性確認資料不足	
	フリルニトロフリルアクリル酸アミド（AF-2）	変異原性および催奇形性陽性	昭和 49 年
	次亜塩素酸	危険性（爆薬の原料）	平成 3 年

5）防腐の目的で不正使用された化学物質

表 4-5　防腐の目的で不正使用された化学物質

品　目	対象とされた食品	毒　性
ホウ酸［H_3BO_3］および ホウ砂［$Na_2B_4O_7$］	肉製品（ハム，ソーセージ，ベーコン），魚肉ねり製品（ちくわ，かまぼこ），菓子類（せんべい，ウェハース）→輸入魚介類（冷凍エビ等）	消化酵素阻害，虚脱
ホルムアルデヒド［HCHO］	酒類，醤油→輸入高級水産食品（ウニ等），食器，わりばし，折箱	消化酵素阻害，チアノーゼ，心臓衰弱，死亡
β-ナフトール	醤油	タンパク尿症，血色素尿症，腎臓障害
アジ化ナトリウム［NaN_3］	輸入ぶどう酒	血圧上昇，呼吸抑制
スルファミン酸［NH_2SO_3H］	輸入紅しょうが	腸粘膜障害

パラオキシ安息香酸メチルは欧米では保存料として許可されているが，わが国では食品への使用は認められていないため，欧米からの本保存料を使用した輸入食品は不許可とされる．

B　劣化防止関連食品添加物

1）酸化防止剤（抗酸化剤）

食品中に含まれている必須脂肪酸等の不飽和脂肪酸やカロチノイド系色素等が，保存中に空気中の酸素，光，熱等により劣化（酸敗）したり，褐色化したりするのを防止する．酸化防止剤には遊離基捕捉型と重金属イオン封鎖型の2種類がある．主なものに種々のフェノール系化合物がある．

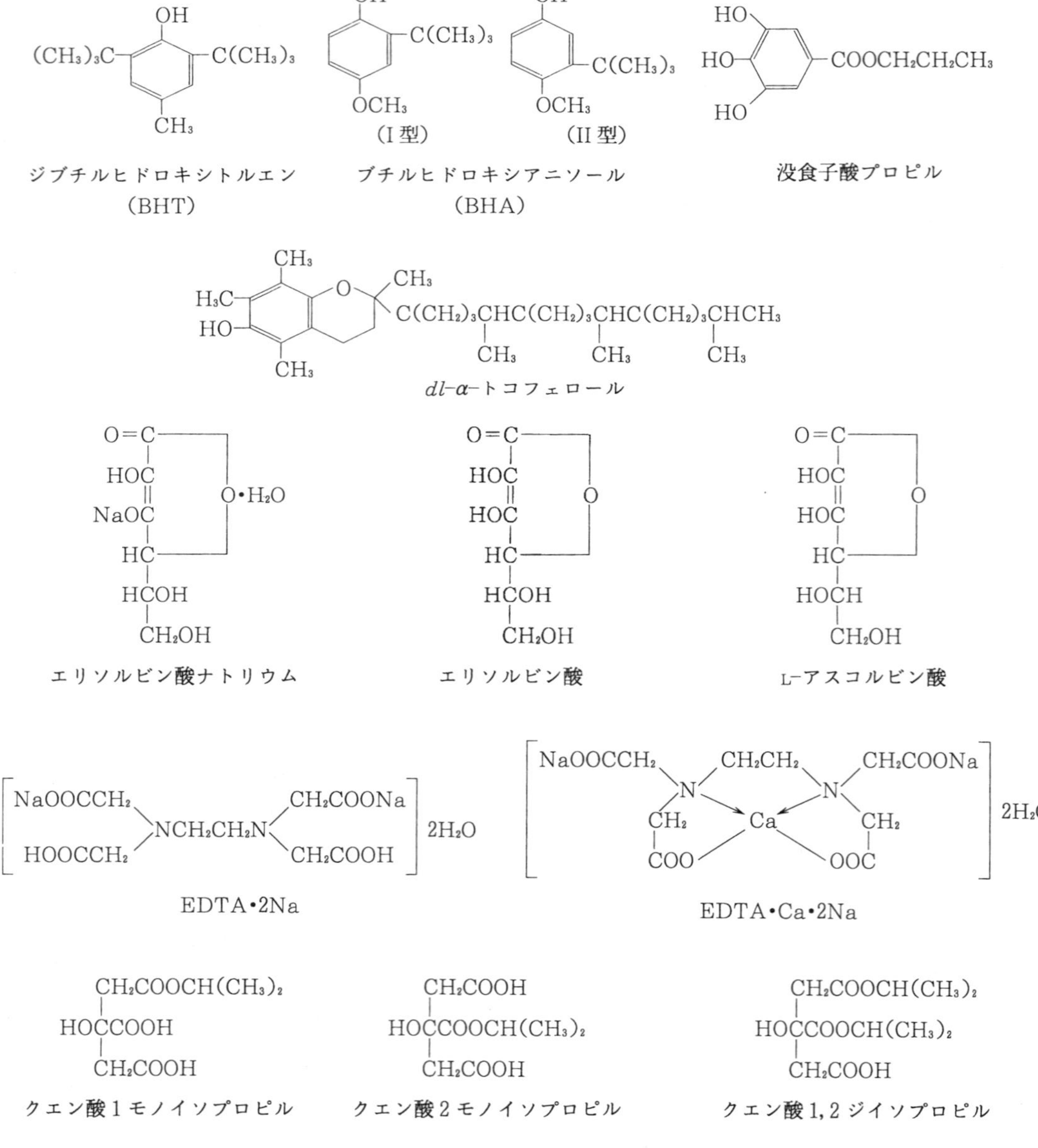

図4-5　酸化防止剤の化学構造式

(1) 遊離基捕捉型酸化防止剤

① ジブチルヒドロキシトルエン dibutyl hydroxy toluene（BHT）

脂溶性．他の酸化防止剤に比し安定であり，加熱処理後も効力が保持される．魚介の冷凍品，乾燥品および塩蔵品，油脂，バター等，広範囲の食品への使用が許可されている．体内蓄積性はない．尿中にグルクロン酸抱合体および硫酸抱合体として排泄される．

② ブチルヒドロキシアニソール butyl hydroxy anisol（BHA）

脂溶性．BHT とともに広範囲の食品への使用が許可されている．使用対象食品は BHT とほぼ同じである．市販品はⅠ型とⅡ型の混合物であり，Ⅰ型のほうが効力が強い．尿中にグルクロン酸抱合体および硫酸抱合体として排泄される．シロネズミで前胃癌が認められたが，前胃のないビーグル犬では発癌性は認められなかった．

③ *dl*-*α*-トコフェロール *dl*-*α*-tocopherol（合成ビタミン E）

α-トコフェロールの天然物は *d* 体であるが，合成品は *dl* 体である．脂溶性．BHT，BHA 等に比し酸化防止効力は弱く，高価である．酸化防止の目的でのみ使用が認められ，対象食品および使用量に制限はない．毒性が著しく低いことから BHA や BHT に代わって油脂食品に使用されることが多くなった．

④ 没食子酸プロピル propyl gallate（PG）

脂溶性の酸化防止剤であるが，油には溶けにくく，比較的水溶性である．効力は強いが，鉄などの金属によって着色する欠点がある．油脂とバターにのみ，その使用が許可されている．体内では没食子酸とプロピルアルコールに加水分解され，大部分が没食子酸のまま尿中に排泄される．

⑤ エリソルビン酸およびそのナトリウム塩 erythorbic acid, sodium erythorbate

エリソルビン酸およびそのナトリウム塩は，L-アスコルビン酸およびそのナトリウム塩とともに，水溶性の酸化防止剤として許可されている．図 4-5 に示したように，エリソルビン酸はアスコルビン酸（ビタミン C）の立体異性体であるがビタミン C 効力はない．L-アスコルビン酸よりも酸化されやすいので酸化防止効果はすぐれている．魚肉ねり製品（魚肉すり身を除く），パンにあっては，栄養の目的に使用してはならない．又，その他の食品にあっては，酸化防止の目的以外に使用してはならない．

(2) 重金属イオン封鎖型酸化防止剤〔間接作用型酸化防止剤〕

重金属イオンである Fe^{2+} や Cu^{2+} は不飽和脂肪酸等の酸化を触媒として間接的に促進する．そこでキレート化剤でこれらの重金属イオンを封鎖して，酸化作用を防止する．

① エチレンジアミン四酢酸二ナトリウム塩およびそのカルシウム二ナトリウム塩（EDTA・2Na，EDTA・Ca・2Na）

従来から重金属の解毒剤として用いられてきた．水溶性．缶および瓶詰食品にのみ，その使用が許可されている．EDTA･2Na は「最終食品完成前に EDTA･Ca･2Na にすること」と定められている．体内では，腸管からほとんど吸収されず，そのまま排泄される．

② クエン酸イソプロピル isopropyl citrate

油脂およびバターにのみ使用が許可されている．クエン酸にイソプロピル基が1個結合した1-mono体，2-mono体，2分子結合した1,2-di体，1,3-di体，および3分子結合したtri体の混合物である．使用基準はmono体として算出する．3分子結合したtri体には活性がない．体内では，消化管から容易に吸収された後，クエン酸とイソプロパノールに加水分解され，速やかに排泄される．

C　色関連食品添加物

赤・青・黄色等の有色化合物で食品に色を付けるものを着色料，食品中に存在する不安定な有色物質と結合して，その本来からある有色物質を安定化させ，好ましい色調とするものを発色剤，食品中のカロチン等の天然色素を分解し無色にするものを漂白剤という．

1）着色料

食品の外観を美化することによって食欲を増進させ，食生活を豊かにするために使用されるものであり，タール系着色料とそのアルミニウムレーキ，非タール系着色料および既存添加物着色料の4つに大別される．

a）食用タール系着色料

コールタールから得られるベンゼン，トルエン，キシレン，ナフタレン等の芳香族炭化水素（石油工業から得られる）を主要原料としてきたので“タール系着色料”と称する．タール系色素は次のように分類される．

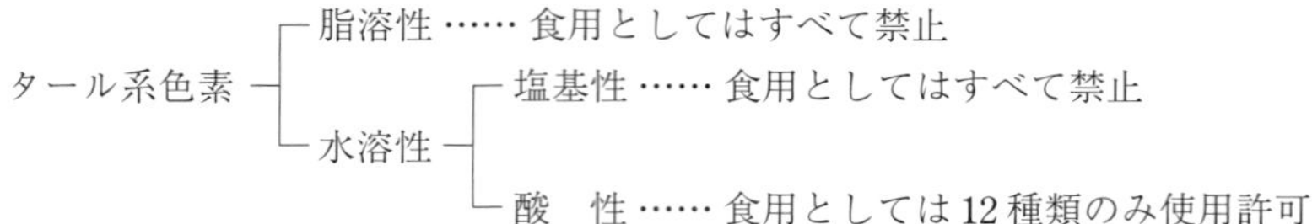

現在許可されている12種はすべて水溶性酸性タール系色素であり，水溶性塩基性および脂溶性タール色素は発癌性等があるため，食品への使用がすべて禁止されている．タール系着色料の長所は，安価で，水に溶けやすく，色調を安定に保持でき，取扱いが容易なことである．

カステラ，きなこ，醤油，マーマレード，こんぶ類，食肉，鮮魚，魚介類，茶，のり類，豆類，野菜，わかめ類への使用は禁止されている．

食用タール系色素は化学構造上，アゾ系，キサンテン系，トリフェニルメタン系およびインジゴイド系の4つに分けられる（図4-6）．現在最も多く使用されているのは食用黄色4号であり，次いで食用赤色102号，食用黄色5号，食用赤色2号の順であり，主流はアゾ系である．食用赤色の100号台は日本のみがその使用を認めている．

b）食用タール系着色料のアルミニウムレーキ

食用タール系色素を水酸化アルミニウムに吸着させたものである．水や有機溶媒に不溶のため

① アゾ系食用タール色素

食用黄色 4 号（タートラジン，Tartrazine）

食用黄色 5 号（サンセットイエローFCF，Sunset Yellow FCF）

食用赤色 40 号（アルラレッドAC，Allura Red）

食用赤色 2 号（アマランス，Amaranth）

食用赤色 102 号（ニューコクシン，New Coccine）

② キサンテン系食用タール色素

食用赤色 3 号（エリスロシン，Erythrosine）

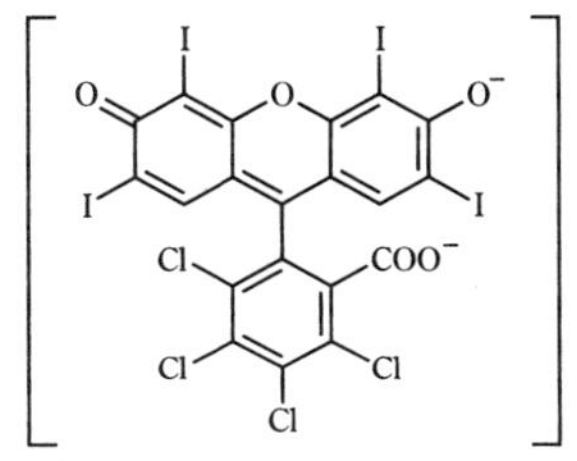

食用赤色 105 号（ローズベンガル，Rose Bengale）

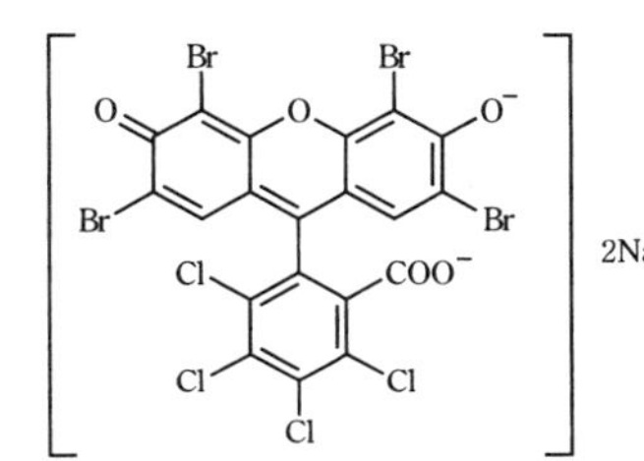

食用赤色 104 号（フロキシン，Phloxine）

食用赤色 106 号（アシッドレッド，Acid Red）

③ インジゴイド系食用タール色素

食用青色 2 号（インジゴカルミン，Indigo Carmine）

④トリフェニルメタン系食用タール色素

食用青色 1 号（ブリリアントブルーFCF，Brilliant Blue FCF）

食用緑色 3 号（ファストグリーンFCF，Fast Green FCF）

図 4-6　食用タール系色素の構造式

分散して用いる．長所は，もとのタール系色素に比し，耐熱性，耐光性がよく，一定の色調を比較的長時間保持できることにある．食用赤色の2号，3号および40号，食用黄色の4号および5号，食用青色の1号および2号と食用緑色の3号の合計8種類のアルミニウムレーキの使用が許可されている．粉末食品，錠剤の糖衣の着色に用いられている．

c）非タール系着色料（天然物を原料にした色素）

① β-カロチン β-carotene

ニンジン，カボチャ，ミカン等の野菜や果実に広く分布している色素でカロチノイド色素の1種であり，all-*trans* 型である．天然には α，β，γ の3種の異性体があり，量的には β 体が最も多い．現在は化学合成により作られている．β-カロチンはプロビタミンAであり，生体内でビタミンAとなり栄養源としても利用される．

こんぶ類，食肉，鮮魚，魚介類，茶，のり類，豆類，野菜およびわかめへの使用は禁止されている．

② 水溶性アナトー〔ノルビキシンカリウムおよびノルビキシンナトリウム〕annatto water soluble

中米産のベニノキの種子の赤色被覆物に含まれるビキシンというカロチノイド色素を加水分解してノルビキシンを得，そのナトリウム塩またはカリウム塩としたものである．水に溶けやすく，

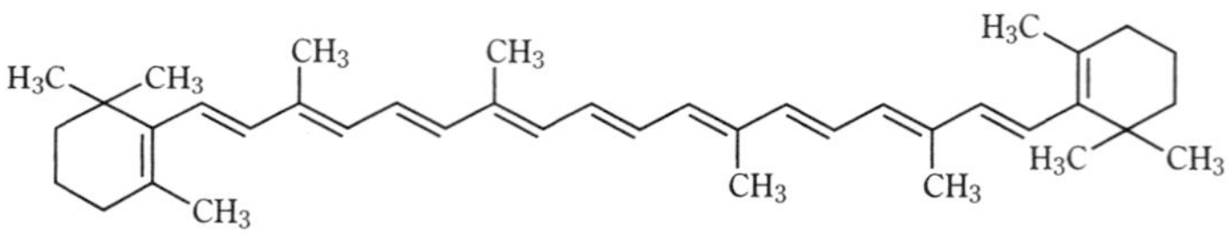

β－カロテン

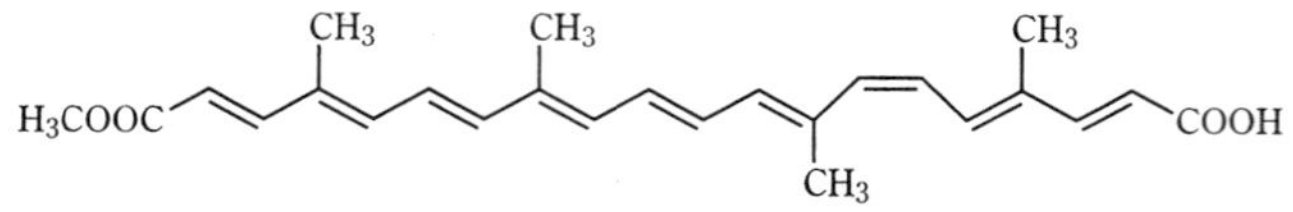

ノルビキシン

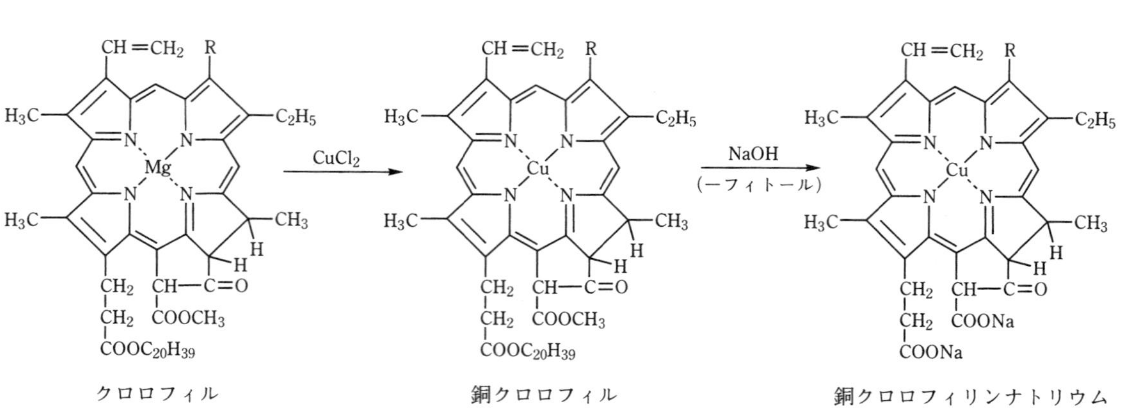

クロロフィル
a　R=CH_3
b　R=CHO

銅クロロフィル

銅クロロフィリンナトリウム

図 4-7　非タール系着色料の化学構造式

染着力に優れ，黄～赤橙色を呈する．ウインナーソーセージ，アイスクリーム，チーズなどの着色に用いられる．酸化還元には強いが，光に弱い．使用対象食品の制限は β-カロチンと同じである．

③ 銅クロロフィルおよび銅クロロフィリンナトリウム copper chlorophyll, sodium copper chlorophyllin

クロロフィル（葉緑素，a と b の混合物）は酸や酵素に対して不安定で分解しやすい．そこでクロロフィルの Mg を Cu に置換して安定な油溶性の緑色色素としたのが銅クロロフィルである．さらに phytyl および methylester を加水分解しナトリウム塩とし，安定な水溶性の緑色色素としたのが銅クロロフィリンナトリウムである．

いずれもこんぶ，チューインガム等に使用されており，使用量は銅として定められている．

④ 鉄クロロフィリンナトリウム sodium iron chlorophyllin

クロロフィル（a と b の混合物）の Mg を Fe に置換し，さらに加水分解してナトリウム塩とし，安定な水溶性の緑色色素としたものである．使用対象食品の制限は β-カロチンと同じである．みつまめ用寒天，キャラメル等に用いられている．

⑤ 三二酸化鉄〔ベンガラ〕iron sesquioxide

水に不溶，熱，空気および日光に対して安定な赤～赤褐色の粉末である．コンニャクおよびバナナの果柄にのみ，その使用が認められている．体内では吸収されず，そのまま糞中に排泄される．

⑥ 二酸化チタン〔TiO_2〕titanium dioxide

水および有機溶媒に不溶の白色の着色料である．チューインガム，キャンディー，ホワイトチョコレート，ホワイトチーズ等に用いられる．体内では吸収されず，そのまま糞中に排泄される．

d）既存添加物の着色料

1995 年の法改正以前に化学的合成品以外の着色料（いわゆる天然着色料）に位置付けられていたものである．

これらの添加物には，法的な成分規格はないが，食品に使用する際には表示義務がある．約 30 品の着色料が，この区分に属する．なお，アカネ色素については発癌性があることが明らかになったため，2004 年 7 月に既存添加物としては初めて削除された．

e）着色の目的で不正使用された化学物質（表 4-6，図 4-8）

表 4-6　着色の目的で不正使用された化学物質

品　目	性　状	使用理由	対象とされた食品	毒　性
オーラミン	塩基性 黄色色素	熱，光に安定 着色効果大	カレー粉 菓子	腎障害，肝障害 慢性毒性大
ローダミン B	塩基性 桃赤色色素	着色性大	梅干し，紅しょうが かまぼこ，菓子	全身着色，浮腫 慢性毒性大
バターイエロー	脂溶性 黄色色素	着色性大	マーガリン バター	発癌性 体内蓄積性大

オーラミン　　ローダミンB　　バターイエロー

図 4-8　不正使用色素の化学構造式

2）発色剤

食品中に存在する不安定な有色物質と結合して，その色を安定に保つことを目的として使用（本来もっている色を安定化）されるもので，食肉用と果菜用発色剤に区分される．

a）食肉用発色剤〔亜硝酸ナトリウム，硝酸カリウム，硝酸ナトリウム〕

食肉や鯨肉の色は肉色素のミオグロビン，血色素のヘモグロビン等の色素タンパク質によるものである．これらの色素は不安定で，空気中に放置したり，加熱することにより酸化されて不鮮明な灰褐色のメトミオグロビン，メトヘモグロビンとなり，肉の新鮮でおいしそうな色が失われてしまう．そこで亜硝酸を添加するとそれぞれニトロソミオグロビン，ニトロソヘモグロビンとなり，安定で鮮明な肉色が保持される．

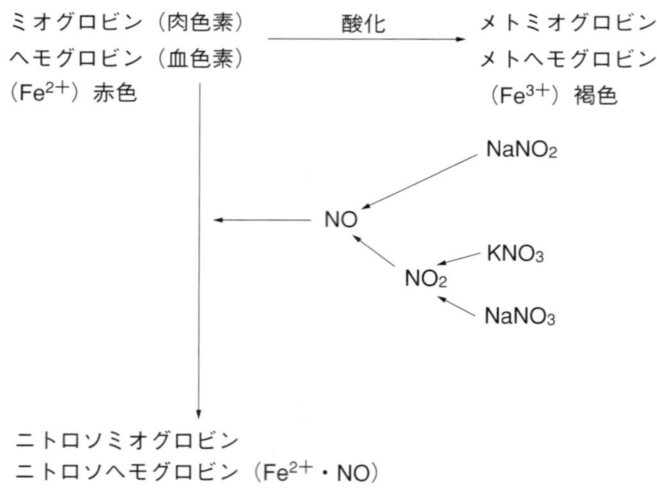

硝酸塩は肉中の酵素により還元されて，亜硝酸となり効力を示す．

亜硝酸ナトリウムは食肉製品，鯨肉ベーコン，魚肉ソーセージ，魚肉ハム，いくら，すじこ，たらこに，硝酸ナトリウムおよびカリウムは食肉製品および鯨肉ベーコンにのみ使用が認められている．

また，亜硝酸，硝酸塩には，ボツリヌス菌のような胞子形成嫌気性菌に対し抗菌活性を示す利点がある．

その一方で，亜硝酸は，魚介類，魚卵類中に多く含まれるジメチルアミン（第二級アミン，煮たり，焼いたりするとさらに増加する）と酸性下 pH 2 ～ 3 で反応して発癌性の強いジメチルニトロソアミンを生成するので，これらの食品への使用量を厳しく制限している．また，本反応はビタミン C 存在下では抑制される．

また，ヘモグロビンはニトロソヘモグロビンになることにより，血液の酸素運搬能が失われるので，乳幼児用食品での亜硝酸塩の使用については注意しなければならない．

$$(H_3C)_2NH + HNO_2 \xrightarrow{pH\,2 \sim 3} (H_3C)_2N{-}N{=}O$$

ジメチルアミン　　　　　ジメチルニトロソアミン

b）果菜用発色剤〔硫酸第一鉄（$FeSO_4$）〕

鉄塩は，果菜の色素の一種であるアントシアン系のナスニン（ナスの色素）と結合して，安定な美しい青緑色を保持する．

3）漂白剤

食品中のカロチン等, 各種の天然色素を分解または変化させて無色にするものを漂白剤という．漂白剤は色素以外にもビタミン等の食品成分とも反応し，破壊して栄養価を低下させるので，その使用には十分注意しなければならない．

漂白剤には還元作用によるものと，酸化作用によるものに区分される．

a）還元性漂白剤〔亜硫酸およびその塩穎〕

亜硫酸ナトリウム（Na_2SO_3，結晶および無水），次亜硫酸ナトリウム（$Na_2S_2O_4$），二酸化硫黄（SO_2），ピロ亜硫酸カリウム（$K_2S_2O_5$）およびピロ亜硫酸ナトリウム（$Na_2S_2O_5$）の 5 種類の使用が認められている．

これらは，いずれも SO_2 となって漂白効力を示す．すべて SO_2 として使用量が規制されている．漂白効果のほか，防腐効果，酸化防止効果も有しているので，かんぴょう，各種乾燥果実，果実酒（ブドウ酒等）等の多くの食品に広く使用されている．食品中では，その大部分が食品成分（アルデヒド，ケトン，糖等）と結合して存在する．

b）酸化性漂白剤〔亜塩素酸ナトリウム（$NaClO_2$）〕

漂白効果のほか，殺菌効果も有している（1995 年，殺菌剤としても許可された）．サクランボ，フキ，ブドウおよびモモにその使用が許可されている．「最終食品の完成前に分解又は除去すること」と定められている．

D　味覚関連食品添加物

食品の本来の味をさらに強調したり，やわらげたりして，嗜好に合うようにする食品添加物である．これらは甘味料，調味料および酸味料の3つに大別できる．

1）甘味料

砂糖の代用品として開発されたが，現在では砂糖の欠点を補い，甘味料独特の特色があるが故に使用されている．その特色を下記に示す．

① 食品製造，加工の際，加熱処理によって砂糖のようなカラメル化（褐変化）を起こさない（ケーキ等）．

② 砂糖のようなべとつきが起こらない（のしいか等）．

③ 砂糖を栄養源とすると，微生物の増殖により，異常発酵が起こり，味や香りが著しく損われるが，人工甘味料ではこのような現象は起こらない（漬け物等）．

④ 人工甘味料は一般にカロリー源とならないので，低カロリーを必要とする人，糖分摂取を禁じられる患者（糖尿病）に適している．

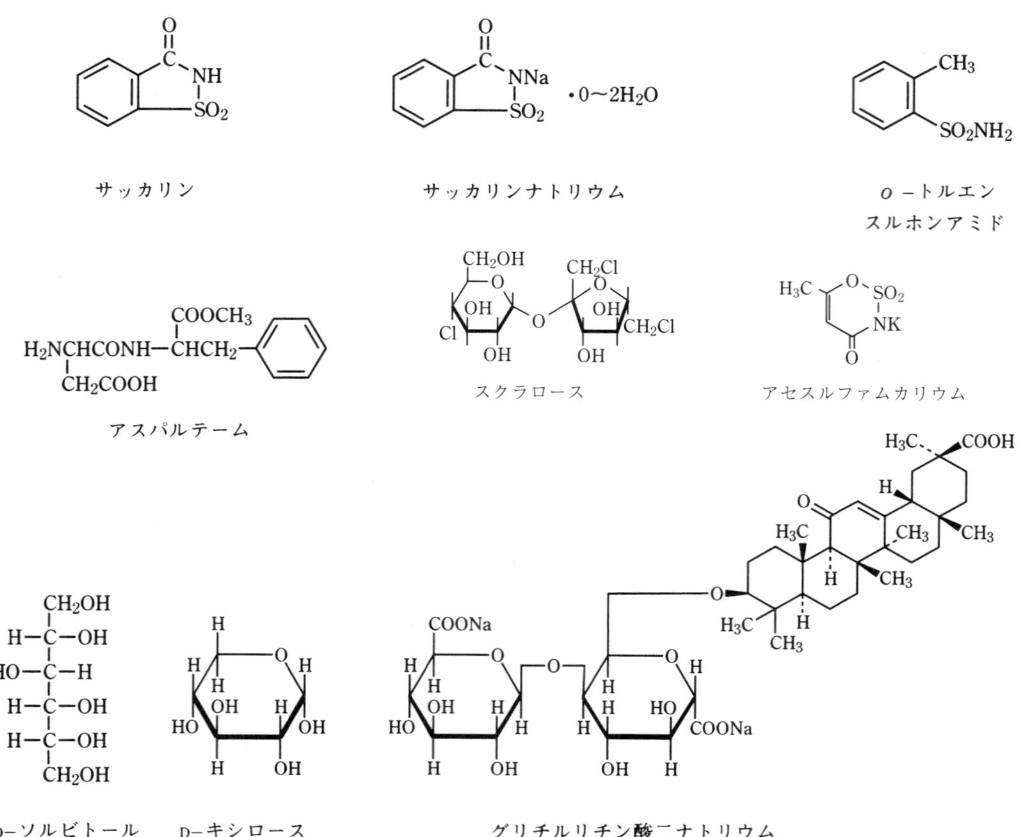

図4-9　甘味料およびその関連化合物の化学構造式

a）許可甘味料

① サッカリンおよびそのナトリウム塩 saccharin, saccharin sodium

シヨ糖の300～500倍の甘味を有する．長時間加熱すると一部が分解して甘味が減ると同時に苦味が出る．サッカリンはチューインガムにのみ使用が許可されているが，そのナトリウム塩は多くの食品に使用が認められている．

体内では分解されず，24時間以内に未変化体として90％が，主として尿中に排泄される．

1972年FDAはラットで一部に膀胱癌を認めたが，その後，その発癌性は，ラットの雄にのみ認められる特有な現象であることがわかり，ヒトに対する安全性に問題はない．

② アスパルテーム aspartame

アスパラギン酸とフェニルアラニンとからなるジペプチド（アミノ酸の2分子結合体）である．シヨ糖の180～200倍の甘味を有する．苦味，渋味はなく，さわやかで比較的シヨ糖に近い甘味である．食塩，クエン酸が共存すると甘味が増強する．対象食品としての制限はない．

③ グリチルリチン酸二ナトリウム disodium glycyrrhizinate

グリチルリチン酸はグリチルリチンともいう．甘草の根茎中に含まれる天然のグリチルリチンはカリウムおよびカルシウム塩であるが，これを抽出精製し，次いで二ナトリウム塩としたものである．

シヨ糖の150～200倍の甘味を有する．遅効性の甘味料で，他の甘味料との併用により丸味がでる．他の甘味料より高価である．醤油およびみそにのみ，その使用が許可されている．

④ D-ソルビトール D-sorbitol

グルコースの1位の-CHOをCH_2OHに還元した糖アルコールである．シヨ糖の約0.7倍の甘味を有する．水に溶けるとき熱を奪う性質があるので，口中で清涼感を与え，食品に添加して上品な風味を出す．湿潤調整，新鮮度保持，着色防止，タンパク質の変性防止等の作用がある．

腸管からほとんど吸収されないため，糖尿病患者用の甘味料に適している．使用対象食品の制限はない．動植物界に広く存在する．

⑤ D-キシロース D-xylose

シヨ糖の約0.4倍の甘味を有する5炭糖である．爽快感があり，果糖に似た甘さがある．腸管からほとんど吸収されないので，低カロリー食の甘味料として使用されている．使用対象食品の制限はない．

⑥ スクラロース sucralose

イギリスで1976年に発見された．砂糖の甘みに極めて近く，シヨ糖の600倍の甘味度を有する．摂取後，大部分は未変性体で，一部の代謝産物は，グルクロン酸抱合体として急速に排泄される．わが国では，1999年4月に食品添加物に指定された．甘味料，清涼飲料水，果汁入り飲料，お菓子，チューインガム，ヨーグルトなどに広く用いられている．

⑦ アセスルファムカリウム acesulfame K

ドイツで1969年に発見された．シヨ糖の200倍の清涼感を与える甘みがある．アスパルテームなど他の甘味料と組み合わせることで，甘みの質が砂糖に近くなる．わが国では，2000年4月に食品添加物に指定された．

2）調味料

呈味料（うま味料）ともいう．古くは，こんぶ，かつおぶし，貝類等の抽出液を用いてきたが，合成調味料が多用されるようになった．調味料は主としてアミノ酸系，有機酸系および核酸系の3つに区分される．これらの調味料は，下記に示す天然の調味料の欠点を補充する目的で使用されている．

①タンパク質等の爽雑物が多く，腐敗しやすく，長期保存ができない．

② 常に一定の味を出すことが困難で，一定の品質のものが得られない．

③ 製造に長時間を要し，繁雑である．

④ 高価である．

a）アミノ酸系調味料

① L-グルタミン酸ナトリウム，カリウム，カルシウムおよびマグネシウム塩 monosodium L-glutamate（MSG）

昆布のだし汁特有の味を有し，種々の食品の調味料として広く使用されている．ナトリウムの低減化のため，カリウム，カルシウムおよびマグネシウム塩が新たに指定された．カルシウム塩のみ，Caとして食品の1.0％以下の使用制限がある．

② L-テアニン L-theanine

L-グルタミン酸エチルアミドともいう．緑茶のうま味成分の1つである．風味増強の目的でL-テアニン含有量の少ない煎茶，番茶等に加えられる．

③ グリシン glycine

獣肉のうま味を有する．制菌効果もあり，水産ねり製品等にも用いられている．

b）有機酸系調味料

① コハク酸 succinic acid

貝類のうま味成分である．醤油，みそ，合成清酒等に調味料として使用されている．

c）核酸系調味料

① 5′-イノシン酸二ナトリウム disodium 5′-inosinate

鰹節のうま味成分である．L-グルタミン酸ナトリウムの共存下でこのうま味は著しく増強される．各種の加工食品に使用されている．

② 5′-グアニル酸二ナトリウム disodium 5′-guanylate

しいたけのうま味成分である．L-グルタミン酸ナトリウムの共存下でこのうま味は著しく増強される．広く多くの加工食品に使用されている．

3）酸味料

味覚を刺激して，食欲の増進に役立つので，食品の味付けとして重要な役割を果たしている．一般に食品のpHがアルカリ性ではまずく，酸性にするとおいしくなるので，種々の加工食品に酸味料が使用されている．大部分の清涼飲料水には酸味料が用いられており，その pH は 3 ～ 5 である．

① クエン酸 citric acid

かんきつ類の酸味成分である．最も多く使用されている酸味料で，清涼飲料水等に用いられる．爽快な酸味を呈する．クエン酸の存在はビタミン C を保護する．食用油の酸化防止にシネルギスト（共力剤）としてよく用いられている．

② *l*-酒石酸，*dl*-酒石酸 *l*-，*dl*-tartaric acid

ブドウの酸味成分である．天然に存在するものは *d* 型である．クエン酸，リンゴ酸等と併用して使用されることが多く，清涼飲料水，ゼリー，ジャム等に用いられる．やや渋味がある．

③ *dl*-リンゴ酸 *dl*-malic acid

リンゴの酸味成分である．天然に存在するものは *d* 型である．清涼飲料水，菓子の酸味料として他の有機酸と併用して用いられる．軟らかい酸味を有し，わずかに苦味がある．

④ 乳酸 lactic acid

牛乳等，乳の酸味成分である．雑菌の繁殖を防止する作用があり，清酒醸造用酸味料として多量に使用されている．合成清酒の風味増強のほか，食肉製品，佃煮，菓子類等にも用いられる．

1）アミノ酸系調味料

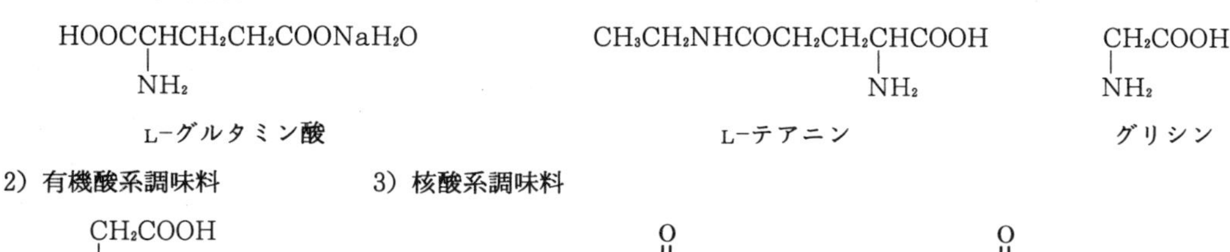

3）核酸系調味料

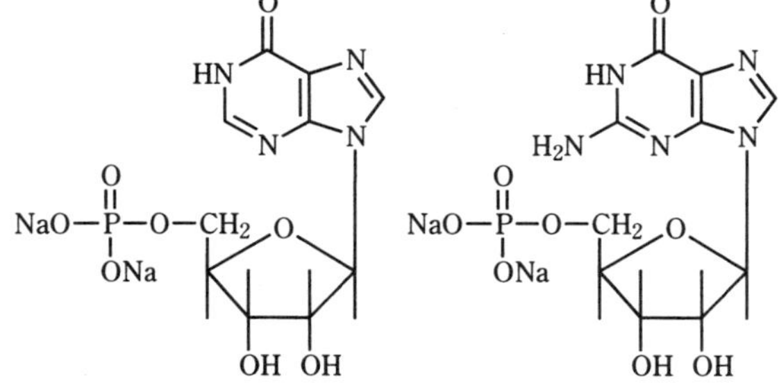

4）酸味料

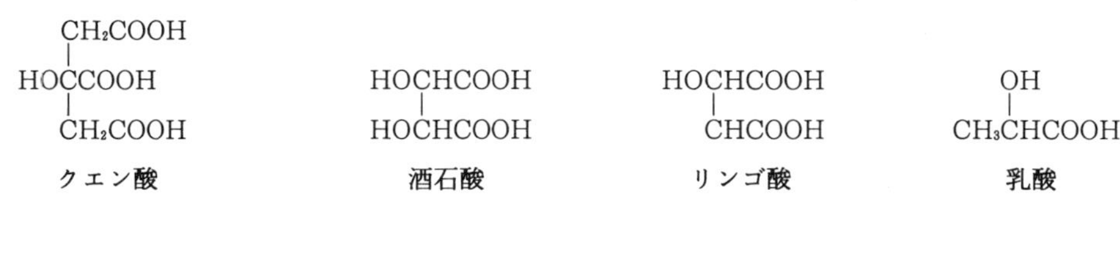

HCCOOH
||
HOOCCH
フマル酸

$HOOC(CH_2)_4COOH$
アジピン酸

図 4-10 調味料および酸味料の化学構造式

わずかに渋味がある．

⑤ フマル酸 fumaric acid

天然植物の酸味成分である．フマル酸の幾何異性体であるマイレン酸 maleic acid は有毒であるので，その混在に注意しなければならない．清涼飲料水，冷菓等に他の有機酸とともに使用される．

⑥ アジピン酸 adipic acid

天然のバター，てん菜等に微量含まれている酸味成分である．チーズ，ゼリー，キャンディー等に用いられる．

E　その他の食品添加物

a）栄養強化剤

加工食品の製造，加工，精製過程および保存中の栄養素の減少，消失を補充する．ビタミン類（ビタミン A，D，B_2，B_6，C，ニコチン酸，ニコチン酸アミド，パントテン酸ナトリウム，葉酸，メチルヘスペリジン），アミノ酸類およびミネラル（無機質）類がある．亜鉛および銅のグルコン酸と硫酸塩の母乳代替商品への使用が許可されている．亜鉛塩は味覚保持および皮膚炎防止，銅塩は発育促進および貧血防止効果を有している．

b）小麦粉改良剤

小麦粉は米とは異なり，長期間貯蔵したものを使用したほうがおいしいパン等ができる．保存中に小麦粉中の酵素により熟成が行われ，さらに空気中の酸素により酸化されて漂白されるためである．人工的に熟成期間短縮と漂白を行うものを小麦粉改良剤という．希釈過酸化ベンゾイル，過酸化ベンゾイル，過硫酸アンモニウム，二酸化塩素等がある．

表 4-7　香料の官能基別分類

官能基	着香料	香　り
アルコール	リナロオール	スズラン様のにおい
	ベンジルアルコール	弱い芳香
アルデヒド	オクタナール	強いシトラス様の香り
	シトラール	レモン様の香り
	シンナムアルデヒド	シナモン様の香り
	バニリン	バニラ様の香り
ケトン	マルトール	甘い香り
エステル	酢酸エチル	果実様の香り
	酢酸イソアミル	バナナ様の香り
	ヘキサン酸アリル	パイナップル様の香り
	アントラニル酸メチル	ブドウ様の香り
エーテル	シネオール	ユーカリ様の香り
ラクトン	γ-ウンデカラクトン	モモ様の香り
	γ-ノナラクトン	甘いココナッツ様の香り

c）香　料

食品添加物の全品目の約30％を占め，最も品目数が多い．使用量は極めて少量である．エステル類，エーテル類，アルデヒド類，ケトン類等がある．アセト酢酸エチル，オイゲノール，ケイ皮酸，バニリン等である．

d）品質保持剤

生めん，いかくん製品，ギョウザ，シュウマイ等に比較的多量が使用される．プロピレングリコールがある．

e）乳化剤

マーガリン等の水と油が2層に分離するのを防止する．グリセリン脂肪酸エステル，ショ糖脂肪酸エステル，ソルビタン脂肪酸エステル等がある．

f）増粘料（安定剤・ゲル化剤または糊料）

ジャム，アイスクリーム等の粘稠性を高める．アルギン酸ナトリウム，メチルセルロース等がある．

g）被膜剤

果実等の水分の消失を防止する．酢酸ビニル樹脂等がある．

h）結着剤

かまぼこ等の保水性，光沢性，しなやかさ，弾力性等を増強する．ピロリン酸四ナトリウム等がある．

i）抽出剤

大豆，ナタネ，ゴマ等から食用油を抽出するために用いられる．ヘキサンがある．

j）溶　剤

香料，着色料等を溶かし，食品に添加する際に用いられる．グリセリンがある．

k）中華そば製造用アルカリ剤

中華そば独特の滑らかな風味，香りを出し，めんの弾力性を増強させる．また小麦粉中のフラボノイド系色素と反応し卵黄色（ラーメン色）とする．かんすい（Na_2CO_3，K_2CO_3）等がある．

l）食品製造用剤

① イオン交換樹脂

果汁飲料，缶詰，豆類加工品，食肉加工品の製造に用いる水中にMg，Fe，Caが微量でも存在すると，変色，変味，沈殿が生じる．そこで，これらの製造に用いる水中のMg，Fe，Ca等を除去する目的で使用される．原糖の精製等にも用いられる．

② 酸性白土，砂，ケイソウ土

ビール，ブドウ酒，日本酒，醤油，酢等の沈殿物を除去するためのろ過助剤として広く用いられている．

③ 硫　酸

ミカンの内果皮の溶解除去剤．大豆から醤油を製造する際の加水分解剤として用いられる．

④ 水酸化ナトリウム

ミカンの外果皮の溶解除去剤．醤油製造に用いた硫酸の中和剤として用いられている．

⑤ 活性炭

着色物質などに対する吸着力が強いので，食品，飲料など広く精製浄化の目的で使用される．吸着力が強いので，食品，飲料など広く精製浄化の目的で使用される．

4-2　食品の変質と保存法

C11　健康　（1）栄養と健康【食品の品質と管理】
到達目標：
1）食品が腐敗する機構について説明できる．
2）油脂が変敗する機構を説明し，油脂の変質試験を実施できる．（知識・技能）
3）食品の褐変を引き起こす主な反応とその機構を説明できる．
4）食品の変質を防ぐ方法（保存法）を説明できる．

4-2-1　食品成分の変質

生鮮食品，調理した食品等を放置したり，あるいは保存中に，香味，色調など外観が変化するとともに，食品成分が温度，光，酸素，微生物，酵素等の作用によって悪臭の発生，栄養価の低下が起こり，可食性を失う現象を総称して**変質** spoilage という．なかでも主にタンパク質が微生物の増殖によって分解し，不快臭や人体に有害な物質を生成する現象を**腐敗** putrefaction という．デンプンや油脂食品などの変質は**変敗** deterioration，脂肪の変質は**酸敗** acidification と呼ばれている．同じ微生物でも糖質がアルコールや食酢のような有機酸などの有用な成分を産生する場合は**発酵** fermentaion と呼び，変質とは区別している．

1）微生物による変質

食品の変質に関与する微生物の主体は細菌であり，これらは腐敗細菌 putrefactive bacteria と呼ばれ，自然界に広く分布している．主なもののうち，グラム陽性桿菌のバチルス *Bacillus* 属，クロストリジウム *Clostridium* 属等の土壌細菌は，増殖力が盛んで耐熱性芽胞形成時にエンテロトキシンを産生し，また，野菜，果実，デンプン性食品，食肉，加工タンパク食品等を汚染して粘液，着色，悪臭等の原因菌となる．一方，好気性グラム陰性桿菌で水中常在細菌でもあるシュードモナス *Pseudomonas* 属，アシネトバクター *Acinetobacter* 属等は，タンパク質，油脂の分解力が強く，低温でもよく増殖し，魚介類，食肉やその加工品，野菜等の腐敗原因菌として知られている．カビや酵母も食品中で増殖するが，腐敗などの不可食化を起こすことは少ない．

通常，食品の変質は単一の細菌の汚染によるのではなく，数種の細菌が変質時期をずらして増殖し，変質が進行する．これらの経時的な菌種の交替は環境（水分，温度，食品成分等）に適した菌が最初に増殖し，次いで変化した環境に応じて次の菌が増殖していく．生菌類の多さから食品の鮮度および変質度を推定でき，一般的にみて 10^5 個/g までは食用に供することができる（可食限界）．

2）腐敗細菌中の酵素による変質

食品の酵素による変質は，まず，食品自体の細胞内に含有されているタンパク質分解酵素により，タンパク質が自己消化または加水分解されてペプチドおよびアミノ酸にまで分解される．次いで，生成したアミノ酸が主として腐敗細菌中の酵素により，脱アミノ反応，脱炭酸反応，含有アミノ酸の分解等により，アンモニア，アミン類，硫化水素，インドール，メルカプタン，スカトール，低級アルデヒドなどが生成され悪臭を発生する．

a）脱アミノ反応

アミノ酸からアミノ基（NH_2）が離脱する反応である．細菌により酸化，還元的，不飽和化的および加水分解的反応経路がある．好気性および通性嫌気性細菌によるもので，食品の表面で，増殖する．食品が中性からアルカリ性のとき反応し，アンモニアが生成される．

① 還元による場合

$$\underset{\text{アミノ酸}}{RCH_2\underset{|\atop NH_2}{C}HCOOH} \xrightarrow{+2H} \underset{\text{飽和脂肪酸}}{RCH_2CH_2COOH} + NH_3$$

② 酸化による場合

$$\underset{\text{アミノ酸}}{RCH_2\underset{|\atop NH_2}{C}HCOOH} \xrightarrow{+O} \underset{\alpha\text{-ケト酸}}{RCH_2\overset{O\atop \|}{C}COOH} + NH_3$$

③ 加水分解による場合

$$\underset{\text{アミノ酸}}{RCH_2\underset{|\atop NH_2}{C}HCOOH} \xrightarrow{+H_2O} \underset{\text{オキシ酸}}{RCH_2\underset{|\atop OH}{C}HCOOH} + NH_3$$

④ 不飽和化による場合

$$\underset{\text{アミノ酸}}{\mathrm{RCH_2\underset{\displaystyle NH_2}{\underset{|}{C}}HCOOH}} \longrightarrow \mathrm{RCH{=}CHCOOH + NH_3}$$

$$\underset{\text{アスパラギン酸}}{\mathrm{HOOCCH_2\underset{\displaystyle NH_2}{\underset{|}{C}}HCOOH}} \longrightarrow \underset{\text{フマル酸}}{\mathrm{HOOCCH{=}CHCOOH}} + \mathrm{NH_3}$$

b) 脱炭酸反応

(1) 生理活性物質であるアミンの生成

アミノ酸からカルボキシル基（COOH）が離脱する反応である．偏性嫌気性細菌や一部の通気性細菌によるもので，食品の内部で増殖する．食品が酸性のとき，細菌が有する脱炭酸酵素 decarboxylase により対応するアミン（腐敗アミンとも呼ばれる）と二酸化炭素を生じる．各種

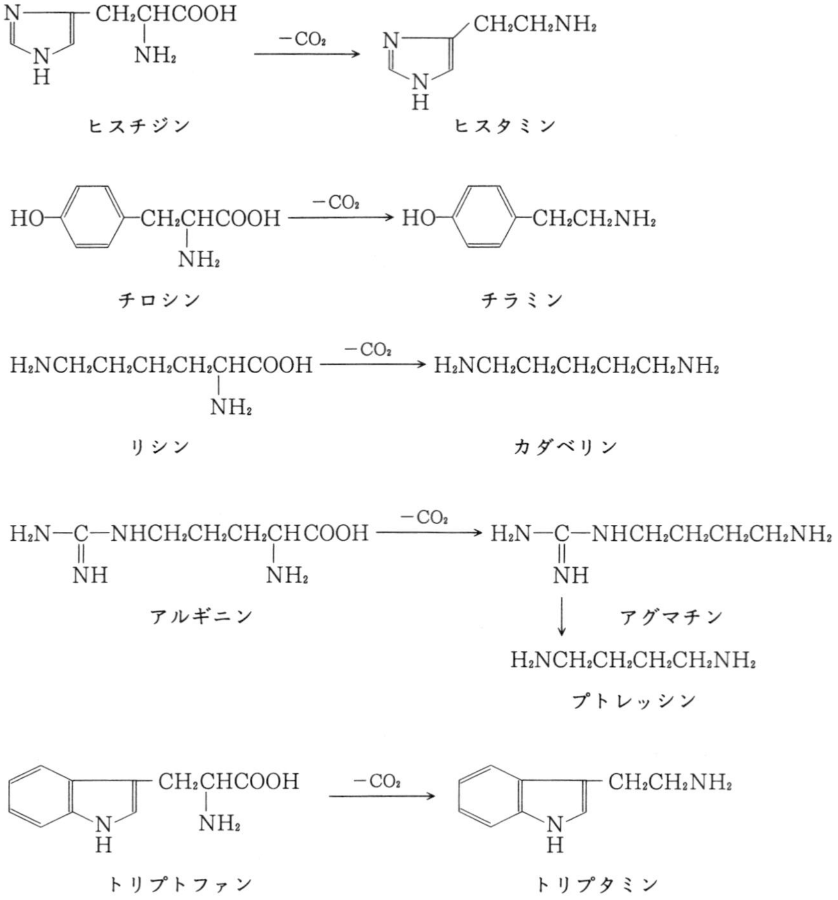

ヒスチジン $\xrightarrow{-CO_2}$ ヒスタミン（$\mathrm{CH_2CH_2NH_2}$）

チロシン（$\mathrm{HO{-}C_6H_4{-}CH_2CH(NH_2)COOH}$）$\xrightarrow{-CO_2}$ チラミン（$\mathrm{HO{-}C_6H_4{-}CH_2CH_2NH_2}$）

$$\underset{\text{リシン}}{\mathrm{H_2NCH_2CH_2CH_2CH_2\underset{\displaystyle NH_2}{\underset{|}{C}}HCOOH}} \xrightarrow{-CO_2} \underset{\text{カダベリン}}{\mathrm{H_2NCH_2CH_2CH_2CH_2CH_2NH_2}}$$

$$\underset{\text{アルギニン}}{\mathrm{H_2N{-}\underset{\displaystyle NH}{\underset{\|}{C}}{-}NHCH_2CH_2CH_2\underset{\displaystyle NH_2}{\underset{|}{C}}HCOOH}} \xrightarrow{-CO_2} \underset{\text{アグマチン}}{\mathrm{H_2N{-}\underset{\displaystyle NH}{\underset{\|}{C}}{-}NHCH_2CH_2CH_2CH_2NH_2}}$$

$$\downarrow$$

$$\underset{\text{プトレッシン}}{\mathrm{H_2NCH_2CH_2CH_2CH_2NH_2}}$$

トリプトファン $\xrightarrow{-CO_2}$ トリプタミン（$\mathrm{CH_2CH_2NH_2}$）

図 4-11　アミノ酸から生成されるアレルギー性を有するアミンの化学構造式

アミノ酸から生成されるアミンを図 4-11 に示した．アミン類は，血圧上昇作用や向精神作用，アレルギー反応など，微量で強い生理作用を示し，生体に有害な影響を与えることがある．

(2) アレルギー様食中毒

サンマおよびイワシのみりん干しによる集団食中毒が発生し，サバの缶詰，サバ，アジ，イワシ等の焼物，煮物でも中毒例が報告されている．これらは魚類にプロテウス・モルガニイ *Proteus morganii* 等の細菌が付着し，脱炭酸酵素により，魚肉成分中のヒスチジンから多量のヒスタミンが生成されることに起因することが明らかとなった．中毒検体 100 g 中から 400 ～ 600 mg のヒスタミンが検出され，対照の正常食品中のヒスタミン含有量は 100 mg 以下であった．特異体質の人がサバ，アジ，イワシ等の新鮮な青魚で，光物といわれるものを食べると起こる食餌性アレルギーと症状が似ていることから**アレルギー様食中毒**と命名された．摂取後 5 分～1 時間で顔面紅潮，じんま疹，酩酊感，頭痛が起こり，発熱，嘔吐，下痢を伴うこともある．ヒスタミンに，他のアミノ酸脱炭酸によるアミン（アグマチン，カダベリン等）が相乗的に作用して中毒を起こすといわれている．

(3) 脱アミノ・脱炭酸反応

脱アミノと脱炭酸が併行して起こり，酸，炭化水素，アルコールの他に，アンモニア，二酸化炭素を生じる．これらの生成物は細菌の種類により異なる．

① 酸化的反応

$$\underset{\text{アミノ酸}}{\underset{\displaystyle NH_2}{RCHCOOH}} \xrightarrow{+O_2} \underset{\text{脂肪酸}}{RCOOH} + NH_3 + CO_2$$

② 還元的反応

$$\underset{\text{アミノ酸}}{\underset{\displaystyle NH_2}{RCHCOOH}} \xrightarrow{+H_2} \underset{\text{炭化水素}}{RCH_3} + NH_3 + CO_2$$

③ 加水分解的反応

$$\underset{\displaystyle NH_2}{RCHCOOH} \xrightarrow{H_2O} RCH_2OH + NH_3 + CO_2$$

c) 悪臭物質の産生

(1) トリメチルアミンオキシドの還元

海産魚介類の常在成分であるトリメチルアミンオキシドは，腐敗菌のトリメチルアミンオキシド還元酵素により還元されて，生臭さ，腐敗臭の原因となる揮発性トリメチルアミンを生成する．

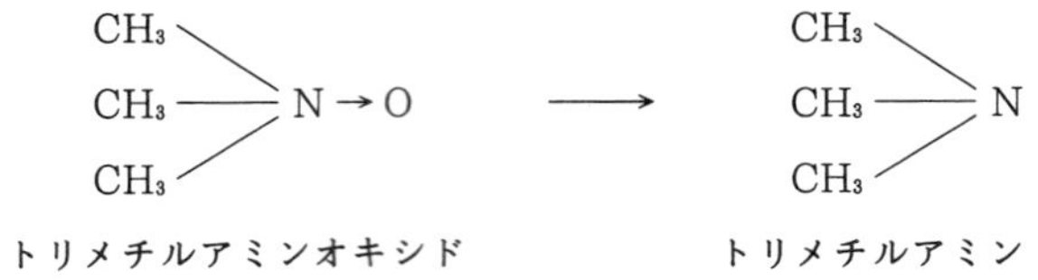

$(CH_3)_3N \rightarrow O$ ⟶ $(CH_3)_3N$

トリメチルアミンオキシド　　トリメチルアミン

(2) 含硫アミノ酸，トリプトファンの分解

含硫アミノ酸であるシステインおよびメチオニンが分解して硫化水素，アンモニア，メルカプタンを産生する．またトリプトファンの分解により糞便臭のスカトールおよびインドールが産生する．

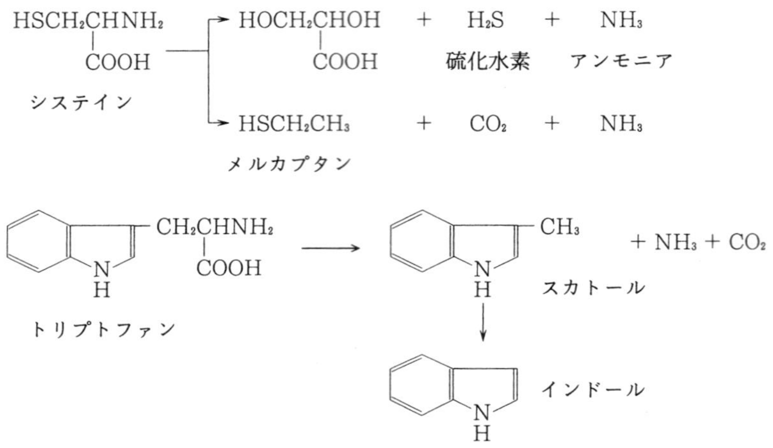

$HSCH_2CH(NH_2)COOH$（システイン）→ $HOCH_2CH(OH)COOH$ + H_2S（硫化水素）+ NH_3（アンモニア）

$HSCH_2CH(NH_2)COOH$（システイン）→ $HSCH_2CH_3$（メルカプタン）+ CO_2 + NH_3

トリプトファン（$CH_2CH(NH_2)COOH$）⟶ スカトール（CH_3）+ NH_3 + CO_2

スカトール → インドール

図 4-12　悪臭物質の発生反応

3) 食品中の酵素による変質

a) 豆類の場合

大豆などに多く含まれているリポキシゲナーゼは，豆中の高度不飽和脂肪酸の酸化を触媒し，過酸化脂質を形成しやすいので，食品として長持ちさせるためには，湯通しをして酵素失活後冷蔵する必要がある．

b) リンゴ，バナナ等の果実およびジャガイモの場合

ポリフェノールオキシダーゼは，酸素の存在下で，植物性食品中に多く含まれるオルトジフェ

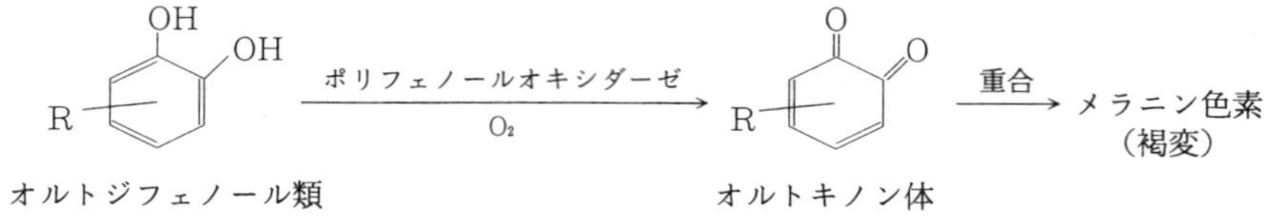

オルトジフェノール類（R, OH, OH）—ポリフェノールオキシダーゼ, O_2→ オルトキノン体（R, O, O）—重合→ メラニン色素（褐変）

図 4-13　ポリフェノールオキシダーゼによる食品の変色

ノールを酸化してオルトキノン体とし，さらに，生じたオルトキノン体は重合してメラニン色素を生成し褐変する．リンゴ，バナナ，ジャガイモの皮をむいた部分が褐変するのはこの反応によるものであり，リンゴを薄い食塩水につけることにより酵素の活性を一時的に阻害して褐変を遅らせることができる．

4）化学反応による変質

食品成分間の相互の化学反応による変質（褐変化）である．比較的低温から高温でも進行する反応を**メイラード Maillard 反応**，高温でのみ進行する反応を**ストレッカー Strecker 分解**という．

a）メイラード反応

還元糖のカルボニル基は，アミノ酸またはタンパク質のアミノ基と中性付近で容易に結合してシッフ塩基を形成し，次いでシッフ塩基は，アマドリ Amadori 転位反応によりケトアミンになり，さらにジカルボニル化合物を経て最終的には重合褐色物質である**メラノイジン melanoidin** が生成され，食品は褐変する．この反応は，非酵素的に起こる反応で**メイラード反応**あるいはアミノ-カルボニル反応，糖-タンパク質反応とも呼ばれている．味噌，醤油などはこの着色現象を，食パン，ビスケット，蒲焼などは芳香物質の生成を伴って嗜好性を高める効果があるが，食品成分，特にタンパク質の栄養価（有効性リジン）の低下や消化吸収が阻害されたりすることがある．生体内でもタンパク質がグルコースとのメイラード反応によりグルコシル化を受けることがある．特に，糖尿病患者では血中グルコシル化ヘモグロビン（HbA_{1c}）値が高くなることから，糖尿病診断に利用されている．

```
      CHO                    CH=N—R                   CH₂—NHR
       |                      |                         |
      CHOH                   CHOH                      C=O
       |                      |          アマドリ転位    |
  HO—CH    + RNH₂ ——  HO—C—H     ————————→  HO—C—H
       |      アミノ化合物      |                         |
   H—C—OH                H—C—OH                    H—C—OH
       |                      |                         |
   H—C—OH                H—C—OH                    H—C—OH
       |                      |                         |
      CH₂OH                  CH₂OH                     CH₂OH
    還元糖                 シッフ塩基                  ケトアミン

          ⎡     CH₃     ⎤            CH₃
          ⎢      |      ⎥             |
          ⎢     C=O     ⎥            C=O
          ⎢      |      ⎥             |       重合
  ——→    ⎢ HO—CH      ⎥   ——→      C=O    ——→  メラノイジン
          ⎢      |      ⎥             |           （褐色重合体）
          ⎢  H—C—OH    ⎥         H—C—OH
          ⎢      |      ⎥             |
          ⎢  H—C—OH    ⎥         H—C—OH
          ⎢      |      ⎥             |
          ⎣     CH₂OH   ⎦            CH₂OH
                               ジカルボニル化合物
```

図 4-14　メイラード反応

b）ストレッカー分解

メイラード反応により生成されたα-ジカルボニル化合物と遊離アミノ酸が高温で反応し，二酸化炭素，アルデヒド類およびエノールアミンを生成し，さらにエノールアミンは縮合してステーキ，蒲焼などの芳香（フレーバー）の主要成分である**ピラジン類** pyrazines を生成する．

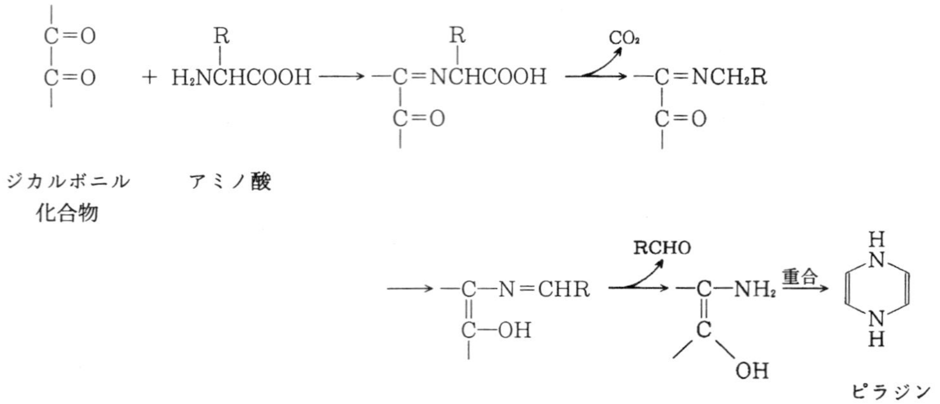

ジカルボニル化合物 + アミノ酸 $H_2NCH(R)COOH$ → $-C(=NCH(R)COOH)-C(=O)-$ →($-CO_2$) $-C(=NCH_2R)-C(=O)-$ → $-C(-N=CHR)=C(-OH)-$ →($-RCHO$) $-C(-NH_2)=C(OH)-$ →(重合) ピラジン

図 4-15　ストレッカー分解

5）光，酸素，熱による変質（油脂の変敗）

油脂（主として植物油）が空気中の酸素により酸化されて色調の変化，粘性の上昇，油焼け臭（吐き気を催す臭い）などの不快臭を生じ，さらに有害物質も生成する現象を油脂の**変敗**（または**酸敗**）という．油脂の変質は，主としてその中に含まれる高度不飽和脂肪酸（リノール酸，リノレン酸，アラキドン酸およびエイコサペンタエン酸等）が大気中の分子状酸素（大部分は三重項酸素として存在し，活性化されやすい）によって起こる酸化反応であり，一般に**自動酸化** autoxidation と呼ばれ，過酸化脂質 lipid peroxides を生成する．これによって，食品中の高度不飽和脂肪酸，すなわち必須脂肪酸の減少により栄養価も低下する．これらの劣化した油脂を摂取すると，嘔吐，下痢，腹痛などを起こし，連続摂取することにより，老化の促進，癌の発生率を高めることにもなる．

油脂の酸敗は，光，空気（酸素），熱（高温），酵素，放射線および鉄などの遷移金属（触媒的作用）によって促進される．油脂の酸敗を図 4-16 に示した．

油脂の自動酸化は，最初の**水素引き抜き**（①）およびペルオキシラジカル生成（②）の**開始反応** initiation，いったんペルオキシラジカルが生成されると，未変化の油脂から水素を引き抜いて変質が加速度的に進行する**連鎖反応** propagation（③）に大別できる．

a）油脂の自動酸化

(1) フリーラジカルの生成（①）

油脂中の高度不飽和脂肪酸（LH）は，主として光により，反応性に富んだフリーラジカル（L・）を生成する．油脂はトリグリセリドのことであり，脂肪酸（RCOOH）のRと区別する意

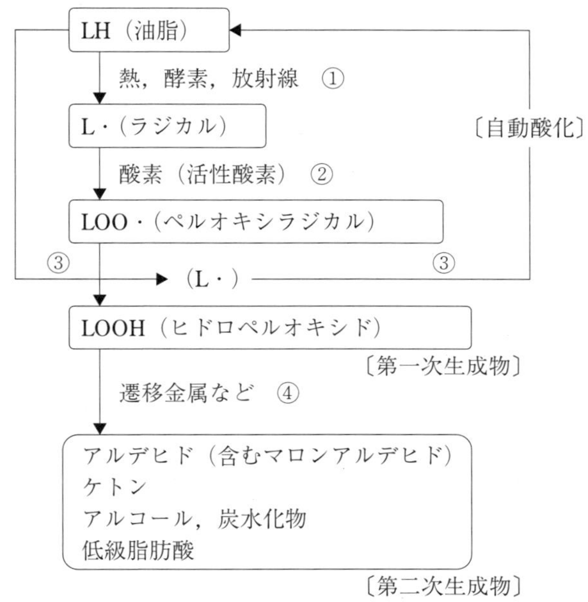

図 4-16　油脂の自動酸化

味で，油化学の専門書に従って LH とした．

(2) ペルオキシラジカルの生成（②）

フリーラジカル（L・）は，活性酸素と反応してペルオキシラジカル（LOO・）を生成する．大気中の通常の酸素は三重項酸素 triplet oxygen（$^3O_2$）であるが，光励起反応等により一重項酸素 singlet oxygen（$^1O_2$）となる．一重項酸素に他から 1 個の電子が入ったものをスーパーオキシド superoxide またはスーパーオキシドアニオン superoxide anion（O_2^-）という．一重項酸素およびスーパーオキシドを総称して活性酸素といい，その寿命は短いが反応性が高い．活性酸素はミオグロビン，クロロフィルなどにキサンチン酸化酵素やアルデヒド酸化酵素が作用することにより生成し，三重項酸素に 2 価鉄イオンなどの遷移金属が接近することによっても生成される．

(3) 自動酸化とヒドロペルオキシド（第一次酸化生成物）（③）

ペルオキシラジカル（LOO・）は，未反応の新しい不飽和脂肪酸を酸化し，新しいフリーラジカル（L・）を生成する．これらの一連の反応は連続的，自動的に進行することから，自動酸化と呼ばれている．一方，新しい不飽和脂肪酸からプロトンを得たペルオキシラジカルは，比較的安定なヒドロペルオキシド（LOOH）となる．これは過酸化脂質および第一次酸化生成物と呼ばれる．自動酸化において最初の水素の引き抜き反応（LH ⟶ L・）およびペルオキシラジカルの生成（LOO・）は比較的起こりにくく，ここに至るまでの時間を誘導期という．ペルオキシラジカルの生成後は，加速度的に進行する．

b) 油脂の開裂，重合反応

ヒドロペルオキシド（過酸化脂質）は熱，光，遷移金属などにより，開裂して短鎖のアルデヒヒド（マロンアルデヒドなど）類，ケトン類，アルコール類，炭化水素類などを生成し，アルデヒド類はさらに酸化されて酸類となる．これらは重合して種々の第二次酸化生成物となる．そして，これらの第二次酸化生成物により，不快臭や刺激臭が発生する．

4-2-2 食品の保存

変質の対照となる食品成分はタンパク質，高度不飽和脂肪酸，ビタミンなど，一般に栄養的に重要なものほど変質されやすい傾向にある．変質の原因の第1は腐敗微生物（特に細菌）であり，次いで食品に含有されている酵素である．

食品を長期間，可食性を損なわない状態で保存するためには，食品のおいしさ，栄養価を保持しつつ，腐敗微生物の汚染防止や増殖抑制を行う必要がある．そのためには，食品を腐敗微生物が増殖しにくい条件下におくか，または食品を殺菌，滅菌後，二次汚染させないようにすることが必要である．

1）腐敗微生物の発育条件とその防止法

腐敗微生物の発育条件と，防止法を表4-8に示した．

表4-8　腐敗微生物の発育条件とその阻止法

腐敗微生物の発育条件	阻止法（予防法）
① 栄養素	紫外線および放射線照射法，燻煙法，燻蒸法，食品添加物（保存料等）の使用
② 水分	脱水（乾燥）法
③ 温度（熱）	加熱法，冷凍・冷蔵法
④ pH	酢の使用，食品添加物（酸味料）の使用
⑤ 空気	缶詰・ビン詰法，真空包装法
⑥ 浸透圧	漬物法
⑦ 光	断光（褐色ビンの使用）法

a）水分活性

食品中の水分が微生物の発育および酵素作用に関係し，一般細菌類では食品中の水分含量が50％以下になると発育が抑制され，15％以下では発育不能となる．カビ類に対してはさらに水分含量を低下させなければならない．天日乾燥，熱風乾燥法，噴霧乾燥法，薄膜乾燥などがある．最近では凍結乾燥の技術が開発され，栄養素や芳香成分を保持した状態で直ちに水を除去したインスタントコーヒーなど各種の食品に利用されている．食品の水分の中でも，微生物が利用できるのは遊離水のみであり，食品成分に結合した結合水は利用できない．微生物が利用できる水の量（純水に対する割合）を**水分活性** water activity（**Aw**）として表し，次式のように定義されている．

$$\mathrm{Aw} = \frac{\text{食品を入れた密閉容器内の蒸気圧}}{\text{純水の蒸気圧}}$$

純水の場合はAw値が1であり，その食品のAw値が1に近いほど微生物の利用できる水が多いことを意味する．表4-9に各食品の水分含有量（%）と水分活性（Aw）の関係を示した．微生物に対してAwが0.9以上の生鮮食品類は増殖しやすく，短時日に腐敗するのに対して，0.9～0.6の食品類はかなり安定で保存性が良い．

表4-9　各種食品の水分含量と水分活性（Aw）の関係

食品名	水分（%）	Aw	食品名	水分（%）	Aw
野菜類	90以上	0.98～0.99	ハム・ソーセージ	56～65	0.90
果実類	87～89	0.98～0.99	塩さけ	60	0.89
魚介類	70～85	0.98～0.99	しらす干し	59	0.87
食肉類	70以上	0.97～0.98	いわし生干し	55	0.80
卵類	75	0.97	マーマレード	32	0.75
あじの開き	68	0.96	ゼリー	18	0.60～0.69
パン	35	0.93	小麦粉	14	0.61
塩たらこ	62	0.92	ビスケット	4	0.33

b）加熱法

加熱により食品中の微生物を死滅させ，酵素活性を失わせることができるので，一時的保存の目的で古くから用いられてきた．しかし，加熱後の冷却過程で再び微生物が付着し繁殖するので，長期保存の目的には加熱後密封する必要がある．一般の腐敗菌は70℃，30分の加熱で死滅するが，有胞子菌（ボツリヌス菌等）やカビの胞子は熱に強いため，高圧蒸気滅菌（121℃，15～30分間）が必要である．食品は加熱することにより，ビタミンが破壊され，風味が悪くなったり，着色したりする．そこで牛乳の殺菌には低温保持殺菌法（LTLT法，63℃，30分間），超高温短時間殺菌法（UHT法，120～130℃，2～3秒間）などが使用されている．

c）密封法

単独ではなく，乾燥法や加熱法を行った後に用いる方法である．乾燥食品（のり，茶，穀類）を密封した容器（缶など）に入れることにより外界と遮断し，ネズミ，昆虫，微生物，湿気などの侵入を防ぐ．また加熱殺菌した食品をビンや缶に詰め，脱気後，密封し，ビン詰や缶詰とする．また肉類の保存に缶詰，ビン詰などに密封する際，脱気後，窒素ガスや炭酸ガスなどの不活性ガスを封入して，微生物の呼吸作用を抑制して繁殖を防ぐ方法が用いられることもある．最近では，非通気性のプラスチックフィルムを用いた真空包装法が多く用いられているが，滅菌が不十分であると偏性嫌気性菌（ボツリヌス菌等）が増殖し，辛子れんこん中毒事故などが発生する危険性がある．

d）漬物法

塩漬，砂糖漬，酢漬，ぬか漬，みそ漬，かす漬などがある．微生物には，各々の生存，増殖に適した浸透圧の範囲があり，この範囲より浸透圧が低いと細胞が破裂し，高いと細胞内部の水が半透膜現象で外側に引き出され，細胞が収縮して増殖できなくなる．漬物法はこの原理を利用し，浸透圧を上昇させ，水分活性を低下させることにより，微生物の増殖を抑制し，保存性を高める方法である．塩漬法はさらに塩素イオンによる殺菌効果，酢漬法はpHの低下による酵素反応の抑制効果を有している．一般細菌では食塩濃度が5～10％，砂糖濃度が50～65％で増殖が阻止される．最近では食塩および砂糖濃度の少ないものが好まれるため，微生物の増殖抑制が弱く，食中毒発生の可能性が高い．

e）燻煙法および燻蒸法

(1) 燻煙法

獣肉や魚肉の保存に用いられる方法である．まず肉類を塩蔵し，次に堅木の薪を不完全燃焼させ，発生する煙で乾燥させると同時に，燻煙中のホルムアルデヒドやフェノール性物質が作用して防腐力を発揮する．また燻煙中の成分が肉に浸透して，独特の風味がつけられる．燻煙の中には発癌性物質が含まれるので，十分注意しなければならない．

(2) 燻蒸法

穀類や豆類は倉庫などの貯蔵中に，害虫や微生物による被害を受けることが多い．そこで二硫化炭素，クロルピクリン，臭化剤などを用いて死滅させる方法である．燻蒸剤は有害なので，使用後は食品中にこれらの燻蒸剤が残存しないようにしなければならない．

f）冷蔵，冷凍法

食品中の腐敗微生物は，一般に低温になると増殖しにくくなる．そこで，これらの微生物の繁殖を防止し，鮮度を保持する方法である．従来，食品の保存には食品添加物である化学合成保存料が多く用いられてきた．しかし，最近これらの毒性が問題となり，食品には常成分以外のものはできるだけ使わない，すなわち“食品を汚さないようにしよう”と考えられるようになった．現在，わが国では生鮮食品を中心に各種食品の輸送，保存，貯蔵，販売などの流通機構に低温を取り入れた低温流通体系（コールド・チェイン）が急速に発展し，普及している．低温保存法は食品衛生法により下記の3段階に分けられている．

① 冷蔵法（cooling）：10℃以下

② 氷温冷蔵法（chilling）：4℃以下（JIS：−2～2℃，JAS：5℃以下）

③ 凍結法（deep freezing）：−15℃以下

野菜や果物では，ある限度以下の低温になると，追熟の抑制や組織の硬化などが起こり，品質が低下することがある．したがって食品の種類と性質を考慮して保存温度を決めなければならない．通常，野菜や果物には氷温冷蔵法が用いられ，野菜では約1か月，果物では2～4週間新鮮度を保持することができる．獣肉および魚肉では凍結法が用いられ，半年～1年間新鮮度を保持することができる．微生物は発育至適温度により，低温菌，中温菌および高温菌に分類される（図4-17）．

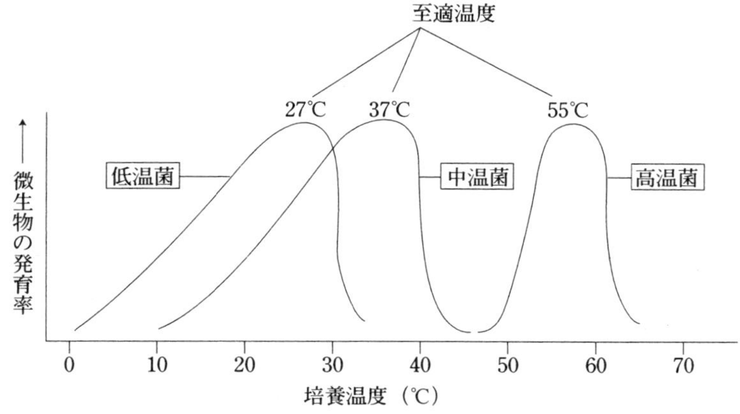

図 4-17 微生物の発育温度と区分

① **低温菌**：自然界に生息する気温を適温とする微生物である．食品の腐敗，変敗に関与し，食品を室温に保持すると速やかな腐敗，変敗が認められ，室温が 27 ～ 28 ℃のとき腐敗は最大となる．冷蔵庫（5 ～ 10 ℃）内に入れることにより菌の増殖を減少させることができる．

冷蔵庫内でも増殖度が高いものを好冷菌という．好冷菌で食中毒の原因となるものにはエルシニア・エンテロコリチカ菌，エルシニア・シュードツベルクローシス菌（仮性結核菌），リステリア・モノサイドゲネス菌がある．

② **中温菌**：ヒト，動物などの恒温動物の体に適性をもった共生微生物であり，食中毒，伝染病などヒトの疾病原因となる菌である．大腸菌はこの群に属している．

③ **高温菌**：温泉水など，厳しい環境に適応した微生物で，自動販売機内の加温食品の変質に関与している．

食品を冷蔵庫（5 ～ 10 ℃）に入れた場合，中温菌の増殖は阻止できるが，低温菌は徐々に，好冷菌は急速に増殖する．解凍後の食品は普通の新鮮食品より腐敗が速いため，速やかに調理しなければならない．カビは一般に細菌より低温で発育する．したがって，大部分のカビは冷蔵庫の温度範囲（5 ～ 10 ℃）がその毒素産生の至適条件であるので，そのことを十分に考慮しなければならない．冷蔵庫内の温度は一度開けると，もとの低温にもどるのに数時間を要し，特に夏期には回復時間が長くなる．また冷蔵庫内ではその位置によって温度差が生じるため，冷気の流通をよくしなければならない．したがって，飽和状態になるまでつめこむのはよくない．

g）紫外線および放射線を照射する方法

（1）紫外線照射法

紫外線（250 ～ 270 nm）は強い殺菌力を有する．しかし透過性が弱く，内部殺菌はできないので，食器やまな板，包丁などの食品器具の表面殺菌に用いられる．

（2）放射線照射法

透過力の強い ^{60}Co，^{137}Cs などの γ 線による方法であり，放射線処理した食品を「照射食品」という．ジャガイモの発芽，発根の防止，小麦や米のコクゾウ虫等の殺菌，殺卵と繁殖能力の衰

表 4-10　実用または有望な食品照射

目　的	線　量 (kGy)	対象品目例
低線量照射（1 kGy まで）		
・発芽防止	0.02 ～ 0.15	ジャガイモ，タマネギ，ニンニク等
・殺虫および害虫不妊化	0.10 ～ 1.0	穀類，果実類，豚肉等
・熟度調整	0.50 ～ 1.0	果実類，惣菜等
中線量照射（1 ～ 10 kGy）		
・貯蔵期間延長	1.0 ～ 7.0	鮮魚，魚肉加工品，畜肉加工品，ミカン，イチゴ等
・食中毒防止	3.0 ～ 10.0	冷凍魚介類，鶏肉，冷凍卵等
・殺菌	5.0 ～ 10.0	香辛料，乾燥野菜，配合飼料，魚粉等
・物性改良	2.0 ～ 10.0	寒天生産，ウイスキーの熟成促進，乾燥野菜，デンプンの低粘度化等
高線量照射（10 ～ 50 kGy）		
・完全殺菌	30 ～ 50	ハム，ベーコン，鶏肉，病院患者食，無菌動物用飼料

失，凍結乾燥野菜のもどりを良くする目的，豚肉の寄生虫である旋毛虫の殺虫，殺卵などで効力が認められている．照射線量と対象食品での使用目的を表 4-10 に示した．FAO，WHO では「相対平均線量 10 kGy 以下の照射した食品の健康性には問題はない」と確認されている．2003 年 4 月現在，食品の放射線処理が認可されているのはヨーロッパ，米国，中国など 53 か国で 230 品目あり，そのうち 32 か国で 40 品目が実用化されている．食品別では香辛料が最も多く，次いでタマネギ，ジャガイモ，食鳥肉の順となっている．現在，わが国ではジャガイモにのみ発芽防止の目的で使用することが許可されている．

《放射線照射法の利点》

① 生鮮食品の物理的特性を著しく変えずに殺菌できる．
② 透過性が強いため，食品を包装または容器中に入れたままで殺菌できるので，殺菌後の二次汚染を防止することができる．
③ 短時間で多量処理が可能である．
④ 栄養価に大きな損失を与えない．

放射線照射法は上記に示したように，従来の保存法にはみられない種々の利点を有しており，将来，さらに種々の食品に利用されるものと考えられる．食糧の 2/3 を輸入食品に依存するわが国では，近い将来，大きな問題となる保存法である．今後，有害物質の生成の可能性について十分な研究がなされなければならない．

4-3　食中毒

C11　健康　（1）栄養と健康【食中毒】

到達目標：

1）食中毒の種類を列挙し，発生状況を説明できる．

2）代表的な細菌性・ウイルス性食中毒を列挙し，それらの原因となる微生物の性質，症状，原因食品および予防方法について説明できる．

3）食中毒の原因となる自然毒を列挙し，その原因物質，作用機構，症状の特徴を説明できる．

4）代表的なマイコトキシンを列挙し，それによる健康障害について概説できる．

5）化学物質（重金属，残留農薬など）による食品汚染の具体例を挙げ，ヒトの健康に及ぼす影響を説明できる．

4-3-1　概　要

1）食中毒の定義

食品衛生法には，食中毒 food poisoning に関する明確な定義はない．しかし，平成 11 年 12 月に交付された食品衛生法施行規制の改正に関する省令によれば，「飲食物に起因する健康被害 food borne disease」と解せられる．症状として「比較的急性の嘔吐，腹痛，下痢」を伴う消化器系の疾病であるが，必ずしもこれに当てはまらないものもある．

2）食中毒の分類

食中毒は，その原因によって細菌性食中毒，ウイルス性食中毒，自然毒食中毒，化学性食中毒に分類される．食中毒の中で最も発生件数の多いものは，細菌性食中毒であり，次いでウイルス性食中毒，自然食中毒となっており，化学性食中毒の発生件数は最も少ない．

3）食中毒発生時の対応

食品衛生法第 27 条において，食中毒事故を扱った医師は，直ちに最寄りの保健所長に届け出なければならないと定められている．届け出を受けた保健所長は，詳細な調査を行うとともに，都道府県知事，厚生労働大臣に報告しなければならない．

4-3-2 食中毒の現状

わが国においては，食中毒の発生状況は，厚生労働省が行っている食中毒統計調査によってまとめられている．これによって，各年次ごとの食中毒の発生情報が得られる．厚生労働省のホームページでも公開されている．

1）年次別発生状況

昭和27年に食中毒の統計が始められてから，毎年1,000件前後の発生件数であったが，平成9年から増加の傾向を示している．

患者数は，年30,000人から40,000人であり，大きな変動はない．

死者数は，年10人前後であり，感染症による死亡者に比べれば，極めて少ないといえる．

一件当たりの患者数は，20～40人であり，大きな変動はない．

2）月別発生状況

月別の食中毒発生は，例年7～9月と11～1月に多い．これは，夏場に細菌が繁殖しやすいためである．また，魚介類による食中毒も夏場に集中して起こっている．冬場の食中毒はウイルスによるものである．

3）原因食品別発生状況（付表4-1）

従来から魚介類によるものが最も多い．最近5年間の傾向をみると，魚介類（約10％）に次いで，複合調理食品（4～5％），豆類，キノコ類を含む野菜およびその加工品，肉類およびその加工品，卵類およびその加工品などが2～4％で並んでいる．しかし，原因食品が特定できない事件が，30～50％にのぼっている．

4）病因物質別発生状況（付表4-2）

原因物質の特定率は年々向上しており，最近5年間では90％を超えている．原因物質が明らかになったもののうち，発生件数，患者数とも，最も多いのが細菌によるものであり，最近5年間では，発生件数，患者数とも80～85％を占めている．細菌の中では，従来から常に上位に位置していた腸炎ビブリオ，サルモネラ属菌をしのいでいるのが，近年，発生件数，患者数ともに大きく増加したカンピロバクターである．この3種類の菌が，細菌による食中毒の中で発生事件数，患者数とも，例年60～80％を占めている．細菌による食中毒の特徴として，時に特定の菌による大規模な食中毒が起こることがある．1996年には，腸管出血性大腸菌による，学校給食などによる大規模な食中毒が発生し，多数の患者がでた．また，2001年には，ブドウ球菌毒素で汚染されたY社製の牛乳により多数の患者が発生した．

また1998年からは，ウイルスが新たに食中毒の原因物質に加えられた．ウイルスによる食中毒の発生件数は20～30％にのぼり，食中毒において大きな位置を占めている．自然毒による食中毒の発生件数は，5～10％であるが，食中毒の死者に占める割合は高い．

4-3-3 微生物による食中毒

A　細菌性食中毒

1）分類と区分

細菌性腸管感染症のうち，コレラ，赤痢，腸チフス，パラチフス菌は，非常に少ない菌数で食物や飲料水をとおして経口的に感染を引き起こすため，旧伝染病予防法により経口伝染病菌に指定され，食中毒を起こす菌とは区別されてきた．また，腸管出血性大腸菌も経口伝染病菌に指定された．しかし，1999年4月に伝染病予防法に変わり「感染症の予防及び感染症の患者に対する医療に関する法律」（以下感染症法と呼ぶ）が施行され，細菌やウイルスは感染力，感染した場合の重篤性から新たに分類しなおされた．1～5類まで分類され，1類が最も危険度が高い．コレラ，赤痢，腸チフス，パラチフス菌，腸管出血性大腸菌によるものは，3類感染症に分類された．それに基づいて，旧伝染病予防法に基づく疾病などであっても，飲食に起因する健康被害foodborne diseaseについては，食中毒であることを明確にするために，コレラ，赤痢，チフス菌，パラチフス菌も食中毒原因菌の中に加えられた．

現在，食中毒の原因菌としては，腸管出血性大腸菌も含む上記の5種の菌に加え，古典的食中毒菌として，サルモネラ属菌，ブドウ球菌，ボツリヌス菌，腸炎ビブリオ菌，病原大腸菌，ウエルシュ菌，セレウス菌の7種が，昭和57年以降に指定された，エルシニア・エンテロコリチカ，エロモナス・ヒドロフィア，エロモナス・ソブリア，プレシオモナス・シゲロイデス，ビブリオ・コレレ非01（ナグビブリオ），ビブリオ・ミミカス，ビブリオ・フルビアリス，カンピロバクター・ジェジュニ，カンピロバクター・コリの9種，計21の菌が指定されている．

2）毒素の産生の有無および産生部位からみた区分

食中毒を引き起こす外毒素（エンテロトキシン）の産生の有無，エンテロトキシンを産生する菌の場合には，毒素の産生部位によって以下のように分類される．

① **感染型**　摂取した菌が体内で増殖することによって引き起こされる．サルモネラ属菌，腸管病原性大腸菌などがある．

② **毒素型**　菌の存在自体は有害ではないが，食品中で菌が産生するエンテロトキシンによって引き起こされる．ブドウ球菌，ボツリヌス菌などがある．

③ **中間型**　体内毒素型と呼ばれることもある．菌が人体内で増殖，または芽胞を形成する際にエンテロトキシンを産生する．腸炎ビブリオ，ウエルシュ菌，腸管出血性大腸菌などがある（腸炎ビブリオに関しては，従来，感染型に分類されていたが，本来，中間型に属するものであり，本書では中間型として扱っている）．

3）細菌性食中毒の特徴

コレラ，赤痢，チフス菌，パラチフス菌，腸管出血性大腸菌を除いて，以下のような特徴がある．

① 自然界に常在する菌で，ほとんどすべての食品に含まれている．
② 菌数やその産生する毒素が多くなると発病する．夏場は気温，湿度が高くなるため菌が増殖しやすくなる．
③ 二次感染や水系感染はほとんどない．
④ 個人差および体力差がある．幼児，老人，病人，胃切除者などは発病しやすい．
⑤ 通常，食中毒菌は熱に弱いが，ブドウ球菌のように耐熱性のエンテロトキシンを産生する場合には，加熱しても無効である．

B　細菌性食中毒各論

1）感染型

a）サルモネラ属菌 *Salmenella*

サルモネラは自然界に広く生息し，家畜やヒトを含めて，あらゆる種類のほ乳類，鳥類から分離される．サルモネラ属菌のうちで，食中毒を引き起こすものは，ゲルトネル菌 *Salmonella enteritidis* とネズミチフス菌 *Salmonella typhimurium* が主である．また，腸チフス菌 *Salmonella typhi*，パラチフス菌 *Salmonella paratyphi* も飲食物を介して感染・発病を起こす場合には食中毒菌として取り扱われる．

サルモネラ属菌による食中毒は，細菌性食中毒の中でも古くから知られているものである．わが国における本菌属による食中毒は非常に多く，発生件数，患者数ともに常に上位3位内に位置している．

性　状：周毛性の鞭毛をもつグラム陰性の桿菌で，腸内細菌科に属する通性嫌気性菌である．熱に対しては弱く，60 ℃，20分の加熱で死滅する．

感染経路：感染経路は，ネズミ，家畜類，鳥類など．本菌を保有する動物を経て食品が汚染される場合と，これらの動物の排泄物からハエ，ゴキブリなどを経て食品が汚染する場合がある．ペットからも感染することがある．

原因食品：本菌に汚染された牛，豚，鶏などの肉類および鶏卵による．

症　状：健常人に対して発症させるには，百万個以上の菌を摂取する必要があるが，乳幼児に対しては遙かに少ないで菌数でも発症させる．菌の摂取後，8 ～ 48時間，平均20 ～ 24時間の潜伏期間を経た後，吐き気や腹痛が起こる．その後，水様性の便や軟便が出て38 ℃前後まで発熱し，下痢を繰り返す．このような症状が1 ～ 4日ほど続いた後，回復する．乳幼児，小児，老人に対しては，症状も激しく長期化する．治療法としては，点滴や抗生物質の投与を行う．

本菌による症状は，回腸および大腸粘膜内へ菌が侵入することによって炎症反応が起こり，その結果，プロスタグランジンの合成が誘導され，cAMPが増加し，下痢が引き起こされるためであると考えられている．

予防法：ネズミ，ハエ，ゴキブリなどからの汚染を防ぐ．食品は摂取直前に加熱する，まな板，包丁，ふきんなどはよく洗い，熱湯や漂白剤で消毒する．

b）カンピロバクター *Campylobacter jejuni/coli*

近年，欧米諸国同様，わが国においても増加傾向にあり，本菌による食中毒は発生件数，患者数ともに上位3位内に位置している．最近5年間では常に1位を占めている．カンピロバクターは15菌種あるが，ヒトの下痢症から分離されるのは *Campylobacter jejuni* が95～99％を占め，*C. coli* は数％に過ぎない．

性　状：本菌は，グラム陰性らせん状桿菌である．両極にそれぞれ1本の鞭毛をもち，コルクスクリュー様の運動をする．本菌の最も大きな特徴は微好気性菌であり，酸素濃度5～10％の範囲で発育する．したがって，通常の大気条件下では急速に死滅する．しかし，10℃以下の条件では生き続ける．さらに，感染は少量（100個以上）でも起こること，潜伏期が長いこと（2～5日）から，食中毒の感染源の特定を困難にしている．

感染経路：ニワトリや牛などの家畜の腸管内に高率に保菌されているが，病的症状は現れない．本菌に汚染されたニワトリ，ブタ，牛肉を生で食べたり，これらの肉類を扱った手，まな板，包丁からの二次感染がある．そのほか，井戸水，涌水，簡易水道などの水系感染例もある．

原因食品：肉類，特に鶏肉，生牛乳．

症　状：潜伏期が2～5日と，ほかの食中毒に比べてやや長いことが特徴である．症状は，38℃位の発熱，頭痛，筋肉痛が起こり，次いで吐き気，腹痛，その後下痢が起こる．下痢は，通常1日に2～6回で1～3日続くが，1日に10回以上に及ぶこともある．多くは水溶性であるが，血便や粘血便を呈することもある．発症機序はよくわかっていない．患者の多くは予後も良好であるが，重症患者に対してはエリスロマイシンなどのマクロライド系の薬剤が投与される．

予防法：肉類の調理時の十分な加熱．生肉の喫食は避ける．また，犬や猫などのペットからの感染例も報告されていることから，ペットの管理も必要である．

c）病原大腸菌 *Escherichia coli*

性状は，周毛性の鞭毛をもつグラム陰性の桿菌で，腸内細菌科に属する通性嫌気性菌である．多くの大腸菌は，ヒトの腸内常在菌で毒性はないが，サルモネラ菌によく似た性質を示すもの，コレラ毒素によく似たエンテロトキシンを産生するもの，赤痢菌のような性質を示すもの，赤痢菌毒素（または極めてよく似た毒素）を産生するもの，などがあり，それらはヒトに対して食中毒を起こす．病原大腸菌は以下の5型に分類されている．

なお，腸管病原性大腸菌と腸管侵入性大腸菌は感染型，毒素原性大腸菌，腸管出血性大腸菌，腸管凝集性大腸菌は中間型の食中毒菌である．

① 腸管病原性大腸菌 enteropathogenic *E. coli*（EPEC）「サルモネラ型」

開発途上国における乳幼児の胃腸炎の原因菌の1つである．EPEC感染症は成人においても発症し，わが国においても毎年5～10件の食中毒が発生している．

下痢，腹痛，発熱，嘔吐などの症状がみられる．乳幼児では脱水症状を起こす場合がある．

小腸粘膜に付着し，上皮細胞を傷害する．

② **腸管侵入性大腸菌** enteroinvasive *E. coli*（EIEC）「赤痢型」

一般に開発途上国に多い．わが国の感染例は，海外と後者の旅行者下痢である．

下痢，発熱，腹痛，重症例では血便や粘血便がみられる．

赤痢菌と同じように，粘膜上皮細胞への侵入，増殖，隣接細胞への伝播と上皮細胞の壊死，潰瘍形成がみられる．

③ **毒素原性大腸菌** enterotoxigenic *E. coil*（ETEC）「コレラ型」

わが国における病原大腸菌による食中毒の中で最も多い原因菌である．開発途上国における乳幼児下痢症の最も主要な原因菌であり，先進国においては，これらの国への旅行者下痢の主要な原因菌である．

主症状は下痢である．

本菌は，下痢を引き起こす易熱性エンテロトキシン heat-labile enterotoxin（LT）と耐熱性エンテロトキシン heat-stable enterotoxin（ST）の両方，またはいずれかを産生する．

④ **腸管出血性大腸菌** enterohemorrhagic *E. coli*（EHEC）

経口感染症菌の項を参照．

⑤ **腸管凝集性大腸菌** enteroadherent *E. Coli*（EAEC）

開発途上国の乳幼児下痢症患者からよく分離される．わが国では，散発事例はあるが，食中毒，集団発生の事例はない．

d）エルシニア・エンテロコリチカ *Yersinia enterocolitica*

わが国では，毎年数件の発生がある．本菌の特徴は，5℃以下でも増殖する低温細菌であることである．したがって，冷蔵庫内でも増殖するので注意する必要がある．

性　状：周毛性鞭毛をもつグラム陰性小桿菌．

感染経路：主に家畜が保菌しており，本菌に汚染された食肉などを通じて感染する．井戸水からの感染もある．

原因食品：牛乳，乳製品，食肉など．

症　状：虫垂炎のような猛烈な腹痛に襲われる．大人では，1日2～4回の下痢を起こす．幼児では回数が多い．発熱とともに，発赤が出ることが多い．

予防法：食肉などの長期冷蔵を行わない．

e）その他

エロモナス・ヒドロフィア *Aeromonas hydrophilia*，エロモナス・ソブリア *A. sobria*，プレシオモナス・シゲロイデス *Plesiomonas shigeroides*

これらは，いずれもビブリオ科に属する菌であり，淡水の常在菌であるが，食中毒の事例は少ない．

食中毒菌には指定されていないが，それに準じるものとしてリステリア・モノサイトゲネス *Listeria monocytogenes* がある．本菌は，哺乳動物や鳥類に感染し，ヒトにも感染する人畜共通感染症菌である．欧米では食品を介して集団中毒が発生している．しかし，わが国では，まだ，食品を介した感染例は報告されていない．免疫力が低下しているヒトに発症する．本菌による食中毒が発生したときには，厚生労働省に届け出ることが義務づけられている．

2）毒素型

a）ブドウ球菌 *Staphylococcus aureus*

ブドウ球菌による食中毒は，1984 年以前は全食中毒事例の 25 ～ 35 %を占めていたが，年々減少している．ただ，2000 年には Y 乳業製の牛乳による大規模な食中毒事件が発生した．ブドウ球菌は，現在 28 の菌種があるが，食中毒の原因菌は黄色ブドウ球菌である．黄色ブドウ球菌は，また，化膿性疾患や毒素性ショック症候群の起因菌であり，メチシリン耐性黄色ブドウ球菌（MRSA）は，院内感染の原因になっている．

黄色ブドウ球菌は，食品に汚染して増殖するときに耐熱性のエンテロトキシンを産生し，このエンテロトキシンで汚染された食品を飲食することにより食中毒を起こす．菌が死滅しても毒素があれば発症する．

性　状：グラム陽性の通性嫌気性球菌．液体培地で増殖させるとブドウの房のような集合体を形成する．ことから，ブドウ球菌と名づけられた．本菌は熱に弱く，加熱すると容易に死滅する．食中毒の原因となるブドウ球菌は，エンテロトキシンを産生する．エンテロトキシンは，熱に極めて強く 100 ℃で 1 時間加熱してもほとんど毒性が失われない．

原因食品：主な食品はおにぎり，弁当，サンドイッチ，ケーキなどの穀類およびその加工品である．

感染経路：本菌は，ヒトを含む環境や各種の哺乳動物，鳥類に広く分布している．特に，健康者の鼻，咽頭，腸管などに分布し，健康者の本菌保有率は 20 ～ 30 %である．食中毒の場合，食品取扱者の手指の化膿傷によるものが最も多い．

症　状：潜伏期間が短いのが特徴である．エンテロトキシンに汚染された食品を摂取すると，約 3 時間後に激しい吐き気・嘔吐，腹痛，下痢（通常，水溶性）を伴う急激な急性胃腸炎症状を発する．嘔吐は必発現象である．これは，エンテロトキシンが中枢の嘔吐中枢を刺激するためである．発熱はあまりない．一般に予後は良好で，通常 1 日か 2 日で回復する．

予防法：食品取扱者で手指に化膿性傷を有するものは就業を禁じ，健康者でも帽子やマスクを用い，咳，くしゃみなどによる飛沫感染を防ぐ．

b）ボツリヌス菌 *Clostridium botulinum*

ボツリヌス菌は土壌に広く分布しており，海や湖の泥の中にもいる．本菌は，保存状態の悪い瓶詰，缶詰，真空包装食品，いずしなど，嫌気性の状態で増殖し，菌が産生する極めて毒性の強い神経毒により食中毒を起こす．世界各国で本菌による食中毒が発生しているが，わが国における食中毒の発生は極めて少ない．また，生後 1 年未満の乳幼児が，本菌の芽胞を経口的に摂取した結果，発症する乳児ボツリヌス症の原因菌である．乳児ボツリヌス症の原因の半数はハチミツである．

性　状：グラム陽性桿菌，有芽胞菌であり，偏性嫌気性菌である．菌対外毒素を産生し，この毒素が食中毒の原因となる．ボツリヌス菌毒素は，地球上に存在する毒素の中でも最も毒性が強い．本菌の毒素は易熱性であり，80 ℃，5 ～ 10 分の加熱で無毒化するが，芽胞は耐熱性である．本菌の毒素は，抗原性の違いから，A ～ G 型に分類されている．食中毒に関係するものはA，B，E の3 型であるが，日本にはA 型，B 型毒素はほとんど見出されていない．日本における中毒のほとんどはE 型毒素による．乳幼児ボツリヌス症はA 型毒素によることから，輸入食品が原因と考えられている．食中毒の多くは，ボツリヌス毒素を摂取して起こるが，乳幼児ボツリヌス症は，摂取した芽胞が，細菌叢が未熟な乳幼児の腸管内で増殖し，毒素を産生することによる．

原因食品：自家製の海産物，保存状態の悪い瓶詰め，真空パックされた魚の燻製や酢漬など．

症　状：感染後 8 ～ 36 時間後に，吐き気，嘔吐，便秘が起こる．特徴的なことは，脱力感，倦怠感，めまいを感じることである．物が二重に見えたり，まぶたが下がったり，歩行困難を示す．筋肉が麻痺し，言語障害，歩行困難を呈する．血清療法などによる治療が遅れると，呼吸困難で死亡することがある．

予防法：本菌の産生する毒素は比較的熱に弱いので，よく加熱する．

c）セレウス菌 *Bacillius cereus*

セレウス菌は広く自然界に分布する．通常芽胞の状態で存在し，適度な栄養や温度の条件下で増殖する．嘔吐型と下痢型があるが，わが国における食中毒はほとんどが嘔吐型であることから，ここでは毒素型として取り扱った．年間 10 件程度の発生件数である．

性　状：グラム陽性，好気性，鞭毛を有する大桿菌である．本菌は，芽胞の形で土壌など広く自然環境中に分布し，野菜や穀物を汚染している．芽胞は 100 ℃，30 分の過熱でも死滅しない．

感　染：本菌が食物中で増殖すると，嘔吐毒または下痢毒を産生する．嘔吐毒は，環状ペプチドで，消化酵素，熱，酸・アルカリに耐性である．下痢毒は，タンパク性で，ペプシンやトリプシンなどの酵素や，60 ℃以上の加熱，胃酸によりで活性を失う．したがって，嘔吐型は，食品中で菌により産生された毒素による毒素型食中毒である．一方，下痢型は，食品内で増えた菌が，体内に入って腸管内で増殖するとともに産生される下痢型毒素による中間型である．

原因食品：米や小麦などの農作物を原料とする食品．焼き飯，スパゲッティーなど．

症　状：嘔吐型は，30 分～ 5 時間の潜伏期を経た後，激しい嘔吐を主とする症状を示す．下痢型は，6 ～ 15 時間の潜伏期の後，下痢を主症状とする．

予防法：調理の際，十分に加熱する．残った焼き飯やスパゲッティーなどを，翌日再調理することは避ける．

3）中間型

a）腸炎ビブリオ *Vibrio parahaemolyticus*

わが国では特に魚介類を好むことから，本菌に汚染された魚介類を介した食中毒は，長い間，発生件数，患者数とも 1 位を占めていた．しかし，食生活の変化とともに，肉類や複合食品を原因とする食中毒が次第に増加し，現在では，サルモネラ，カンピロバクターとともに，上位 3 位を分け合っている．本菌が，食中毒菌であることが判明したのは 1950 年大阪でシラス干しによる食中毒事件（患者 272 名，死者 20 名）が発生したことによる．大阪大学の藤野教授，国立横浜病院の滝川博士ら，予防衛生研究所の坂崎博士らによって，本菌が見出された．

性　状：グラム陰性，通性嫌気性の棍棒状の桿菌で1本の鞭毛をもつ．本菌の特徴は，好塩菌であり，発育には食塩濃度 0.5 ～ 10 %が必要，最適塩濃度は 3 %である．本菌の増殖速度は他の菌に比べて極めて速い．本菌による中毒は，夏高温時に発生しやすく，大部分は 8 ～ 9 月に起こる．10 ℃以下では発育せず，熱にも弱く，80 ℃ 10 分，100 ℃で直ちに死滅する．本菌に汚染された魚介類を食べることにより，菌が腸管内で増殖し，耐熱性のエンテロトキシンを産生する．エンテロトキシンは，腸管上皮細胞を傷害し，粘膜の壊死，下痢を引き起こす．また，本毒素は強い心臓毒性を有することから，まれに患者にみられる死亡の原因ではないかと考えられている．また，本菌は，ヒトおよびウサギの赤血球に対し溶血作用を示し，**神奈川現象**と呼ばれている．同じ菌種でも神奈川現象を示さない菌には食中毒作用はなく，病原菌の同定に用いられている．神奈川現象もエンテロトキシンによるものである．

感染経路：腸炎ビブリオは，沿岸の海水，プランクトンや，海中の泥などに分布しており，汚染海域に生息する近海魚，タコ，イカ，貝が腸炎ビブリオに汚染される．また，これらの汚染された魚を通じて，塩もみ野菜などに二次汚染することもある．

原因食品：魚介類．

症　状：10 ～ 24 時間の潜伏期を経て，激しい腹痛と水溶性や粘液性の下痢が起こる．特に腹痛は，さし込むような激痛で，猛烈な苦しさを伴う．また，下痢のため脱水症状を起こすことがある．時に発熱がみられる．特に抗菌薬を投与しなくても，多くの場合，2 ～ 3 日で回復する．

予防法：魚介類はできるだけ加熱して食べる．保存は 5 ℃以下でする．調理の際，魚介類は真水で洗う．

b）ウエルシュ菌 ***Clostridium perfringens***

本菌は，土壌，下水，河川，海，ヒトや動物の腸管などに広く分布している．特に，牛，鶏，魚に保菌率が高く，食肉や魚介類の加熱調理食品が原因になりやすい．ガス壊疽の原因菌でもある．わが国における食中毒の発生は，年間約 30 件である．

性　状：グラム陽性の偏性嫌気性桿菌である．芽胞は 100 ℃，1 時間にも耐える耐熱性である．他の菌に比べて，高温（至適温度 43 ～ 47 ℃）で増殖が速い．

感染経路：本菌が汚染し増殖した食品を介して体内に入り，腸管内で菌が増殖し，食中毒を起こす菌は，芽胞を形成するときにエンテロトキシンを産生する．エンテロトキシンは，熱や酸に弱い．

原因食品：肉類や魚介類を使ったタンパク食品．室温に放置・保存したスープ，カレーなど．

症　状：約 10 時間の潜伏期を経て，下痢が始まる．下痢は水様性である．腹痛はあまり重くない．1 ～ 2 日で回復する．

予防法：保存するときは，低温で行う．食べる前に再加熱する．

c）ナグビブリオ（別名ビブリオ・コレレ非O1，non-O1 *Vibrio cholerae*，*V. mimicus*）*V. cholerae*

本菌は，200以上のO抗原をもつものに分かれている．O1型がコレラ菌であり，それ以外のものをナグビブリオと呼んでいる．ナグビブリオの中で，O139はコレラ菌と同じ毒素を産生し，ベンガル型コレラ菌と命名され，コレラ菌と同じ2類感染症に分類されている．O10，O11，O12，O54，O144は，コレラ菌とは異なる下痢を引き起こすエンテロトキシンを産生する．本菌は，海水よりも塩分濃度の低い下水や河川が川に流入する沿岸気水域に生息し，夏期に汚染菌数が多くなる．菌に汚染した魚介類を摂取し，菌が体内に入って食中毒を起こす．日本では，年間の発生件数は10件以下である．

性　状：グラム陰性無芽胞短桿菌．単毛性鞭毛をもつ．

原因食品：魚介類．

症　状：感染後5～12時間後腹痛が起こり，水様性の下痢が起こる．平均1週間程度の対症療法で回復する．

C　経口感染症菌

以下の菌は，感染性・病原性が強いため，旧伝染病予防法では経口伝染病菌に指定されていた．本書においても，他の食中毒菌と別に記載する．

1）コレラ菌 *Vibrio cholerae*

コレラ菌O1およびコレラ毒素を産生するO139で汚染された水や食品を摂取することで感染・発症する．1817年以来7回にわたって世界的な流行が記録されている．6回までは，古典的コレラ菌O1型によるものであり，すべてインドのベンガル地方から広まった．第7回目は，1961年インドネシアのセレベス島から始まり，O1型エルトールコレラ菌によるものである．古典的コレラ菌よりも病原性は弱い．わが国における感染は，ほとんどが熱帯・亜熱帯のコレラ流行地域への旅行者の感染による輸入感染症である．国内での感染例は，輸入魚介類によるものであるとされている．

コレラ菌は，酸に弱く，大部分は胃中で殺菌される．体内に取り込まれた菌は，小腸上部に定着増殖し，コレラ毒素を産生する．通常1日以内の潜伏期の後，下痢を主症状として発症する．軽症の場合は軟便であり，下痢の回数は1日数回程度である．重症の場合は，米のとぎ汁のような便を1日10～30回も出し，嘔吐も起こる．普通，発熱はない．体内の水分が急速に失われ，高度の脱水症状を起こし死亡に至る．治療は電解質の補給である．重症者には抗生物質の投与を行う．

2）赤痢菌 *Shigella*

細菌性赤痢の原因菌である．1980年代は年間約1000人であったが，その後増加傾向にある．多くは，海外旅行者によるものである．しかし，1998年には長崎市の大学，附属高校で患者数821名の集団事例が，2001年にはカキが原因とみられる全国規模での多数の患者の発生がみられた．

主な感染源はヒトであり，患者や保菌者の糞便やそれに汚染されたものから感染する．本菌による症状の特徴は，赤い下痢便である．赤痢菌が経口的に摂取された後，大腸の上皮細胞に侵入・増殖し，隣接細胞へと再侵入を繰り返し，上皮細胞の壊死，脱落が起こり，出血し血便となる．「しぶり腹」と呼ばれる強い腹痛を生じ，発熱を起こす．潜伏期は 1 ～ 3 日．本菌は乾燥や熱に弱い．普通 2 ～ 3 週間で治る．死亡率は 1 ～ 2 %．赤痢菌には 4 菌種（*S. dysenteriae*，*S. flexneri*，*S. boydii*，*S. sonnei*）あるが，国内の発生の 70 ～ 80 %は *S. sonnei* によるものである．

3）腸チフス菌 *Salmonella typhi* およびパラチフス菌 *Salmonella paratyphi*

腸チフス，パラチフスは，熱帯，亜熱帯，中東，東欧，中南米，アフリカなどに広く蔓延している．日本における発生は年間平均 100 例程度である．ほとんどが海外旅行者によるものである．

本菌は，ヒトにのみ感染を起こす．感染者の糞便で汚染された食物や水を介して感染を起こす．通常 10 ～ 14 日の潜伏期の後，発熱を起こし，次第に高熱（39 ～ 40 ℃）になる．次いで，徐脈，バラ疹，肝脾腫，皮膚粘膜の乾燥，口唇のひび割れなどがみられ，舌は白～茶褐色のコケ状物質が認められる．病状は極めて重く，治療しないと 4 人に 1 人は死亡する．腸出血，腸穿孔を起こしやすい．

4）腸管出血性大腸菌 enterohemorrhagic *E. coli*（EHEC）

1996 年，本菌による学校給食などの集団食中毒事件が発生した．発生は日本全国に及び，患者総数 9,451 名，死者 12 名にのぼった．1997 年以降，発生件数は減少したものの年間数百人の患者が発生している．

感染経路：本菌は牛，豚，羊，山羊，犬，猫，鹿，カモメ等から検出されている．ヒトへの感染と牛の保菌状態は密接な関係がある．

原因食品：肉類およびその加工品．欧米ではハンバーガー，ローストビーフ等から感染が起こっている．しかし，国内での原因食品は大部分が特定できていない．井戸水からの感染も起こっている．

症　状：症状は多くの場合，3 ～ 5 日の潜伏期を経て，激しい腹痛を伴う頻回の水溶性下痢の後に，鮮血状の血便となる．発熱は 37 ℃台である．発病者のうちの 6 ～ 7 %に，下痢など初期症状の発現の数日から 2 週間以内に，**溶血性尿毒症症候群** hemolytic uremia syndrome（HUS），または脳症などの重篤な合併症を併発する．HUS を発生した患者のうち 1 ～ 5 %は死に至る．

本菌は非常に感染力が強く，「感染症法」においては第 3 類に分類されている．二次感染や家族内感染も起こる．

本菌は，**ベロ毒素** vero toxin（VT）または shiga toxin（Stx）と呼ばれる細胞毒素を産生する．VT は 80 ℃，10 分（65 ℃，30 分）の加熱により不活化される易熱性毒素で，Hela 細胞やベロ細胞を変成させる．本毒素には VT1 と VT2 があり，VT1 は志賀赤痢菌の産生する志賀毒素と同一のものであり，VT2 は約 60 %の相同性をもつ．生物活性や作用機序は VT1 と同じである．ともに細胞内に侵入し，タンパク合成を阻害し，細胞を破壊する．毒素は血流に乗り，毛細血管を破壊する．食中毒の原因菌の大部分はO157であるが，O118やO26などの抗原性をもつ菌も検出されている．

予防法：本菌は熱に弱く，80 ℃で10分，または100 ℃，30秒で死滅する．また，塩酸には強いが酢酸には弱いので，酢の物にすると予防できる．生肉は食べないなどの注意が必要である．

D　ウイルス性食中毒

従来，検出・同定が難しかったため，ウイルス性食中毒は原因不明とされてきた．技術の進歩によって，平成10年から，食中毒の原因物質の中にウイルス性食中毒が取り入れられた．食中毒を起こしたウイルスとしては，ノロウイルス，A型肝炎ウイルス，ロタウイルス，サッポロウイルス，アストロウイルス，アデノウイルス，パルボウイルスなどがある．わが国においては，ウイルス性食中毒は，年300～500件発生しており，ほぼすべてが**ノロウイルス**によるものである．ノロウイルスは，カリシウイルス科ノロウイルス属に分類され，ノーウォークウイルスとも呼ばれている．ノロウイルスによる食中毒は12～2月の冬にかけて多く，細菌性食中毒が夏に多いのと対照的である．

ノロウイルスは，直径約30 nmと極めて小型のウイルスであり，小型球形ウイルスsmall round structured virus（SRSV）とも呼ばれていた．本ウイルスはヒトの腸管でしか増殖しない．特に生カキによる食中毒が多い．これは，海水を介してノロウイルスがカキの内臓に蓄積するためと考えられている．症状は，24～48時間の潜伏期を経た後，吐き気，嘔吐，腹痛，下痢，発熱などがみられる．通常，3日以内で回復する．食品が汚染されている一次感染と，保菌者からの二次感染の場合がある．加熱調理や手洗い，消毒などで予防できる．

4-3-4　自然毒による食中毒

動植物の中には，ヒトに対して中毒を起こす自然毒を含むものがあり，ヒトがそれらの動植物を飲食した場合に，食中毒を起こす．わが国における自然毒による食中毒の発生は，年100～200件，総食中毒の5～10 %であるが，食中毒の死者に占める割合は高い．植物性自然毒による食中毒は，動物性自然毒によるものよりも多い．

A　動物性自然毒

動物性自然毒による食中毒は，魚介類に限られている．自然毒をもつ魚介類は，魚類，貝類（巻き貝および二枚貝），甲殻類に分けられる．

1）フグ中毒

フグは極めて美味しい食べ物である．しかし，フグはまた，猛毒を含むことでも知られている．わが国におけるフグ中毒は，年間20～30件発生しており，中毒患者のうち平均10 %が死亡し

表 4-11　フグの種類と毒力

種類	卵巣	精巣	肝臓	腸	皮	肉	血液
クサフグ	●	◎	●	●	▲	◎	
コモンフグ	●	◎	●	▲	▲	◎	
ヒガンフグ	●	◎	●	▲	▲	○	○
ショウサイフグ	●	○	●	▲	▲	◎	
マフグ	●	○	●	▲	▲	○	
メフグ	●	○	▲	▲	▲	○	
アカメフグ	▲	○	▲	◎	▲	○	○
トラフグ	▲	○	▲	◎	○	○	○
シマフグ	▲	○	▲	◎	○	○	
ゴマフグ	▲	○	▲	○	◎	○	
カナフグ	○	○	▲	○	○	○	
サバフグ	○	○	○	○	○	○	
ヨリトフグ（カワフグ）	○	○	○	○	○	○	

●猛毒：10 g 以下で致死，▲強毒：10 ～ 100 g で致死，◎弱毒：100 ～ 1000 g で致死，○無毒：1000 g 以上でも死亡しない．

ている．しかしフグには多くの種類があり，表 4-11 に示すように，種類によって毒をもつものと，もたないものがある．また，毒を含む組織と含まない組織がある．さらに，毒をもつとされている同じ種類のフグでも，個体により毒の含量が異なるなど複雑である．

フグによる中毒の大部分は，素人による誤った調理法や不注意による事故である．各都道府県では，条例により，フグ調理師としての資格をもつ者のみに調理を許している．

フグ毒の本体は，フグ tetrodon にちなんで**テトロドトキシン** tetrodotoxin と名付けられた毒素である．本毒素は一定の融点をもたず，100 ℃，30 分で約 20 %が破壊されるのみであり，有機溶媒，水に不溶の弱塩基性物質で，日光には安定であるが強酸やアルカリには弱い．毒力は，5000 ～ 6000 MU/mg である．1 MU（マウスユニット）とは，体重 20 g のマウス 1 匹を腹腔内投与後 30 分で死亡させるということを意味しており，体重 50 kg の大人なら，毒素 2 mg で死亡させることができる．テトロドトキシンは，フグ以外にツムギハゼ，イモリ，カエル，ハゼ，タコ，ヒトデ，カニなどにも存在する．また，人工の餌で飼育される養殖フグには毒素が含まれないことから，毒素はフグ自身が産生したものではないことがわかる．海洋に棲むビブリオ属を中心に，バチルス，マイクロコッカス，アシネトバクター，アエロモナス，アルテロモナス，ラクセラ等の多くの細菌やストレプトマイセスのような放線菌がテトロドトキシンを産生することから，フグ毒は，食物連鎖によりフグに蓄積したものである．

テトロドトキシンは神経毒である．神経筋接合部のナトリウムチャネルに作用し，刺激伝達を遮断して知覚，運動神経の麻痺を引き起こす．症状は，食後 2 ～ 3 時間で嘔吐，口唇のしびれに始まり，最終的には呼吸困難で死に至る．

2）シガテラ

熱帯や亜熱帯の珊瑚礁の周辺に生息する大型の魚類を食べて起こる死亡率の低い食中毒を，シガテラ ciguatera と総称する．食べて 1 ～ 8 時間後に発症する．口唇，舌，のどがひりひり痛み，続いて麻痺，吐き気，嘔吐，金属的な味，口の渇き，腹部痙攣，下痢，頭痛，関節炎，神経過敏，めまい，チアノーゼ，不眠，歩行不能，筋肉痛などの多彩な症状が起こる．重症になると温度感覚逆転が起こり，冷水に触れると電気刺激に似た疼痛感を覚えたり，触れるとドライアイスに触れたような感覚を示し，dry-ice sensation と呼ばれる．一般に死亡することはないが，回復には非常に長い期間かかり，数か月を要する．

バラフエダイ，ドクウツボ，バラハタ，マダラハタ，オニカマス，サザナミハギなどで中毒例があるが，個体差，地域差がある．

毒性分は単一ではなく，**シガトキシン** ciguatoxin，**マイトトキシン** maitotoxin が知られている（図 4-18 参照）．ともに神経毒である．これらの毒は，石灰藻に付着している渦鞭毛藻 *Gambierdiscus toxicus* が産生し，藻を介して食物連鎖により魚が有毒化すると考えられている．

3）その他の魚類の中毒

a）イシナギの肝臓

イシナギ，アブラザメ，マグロ類などの肝臓には多量のビタミン A が含まれる．これらの魚の肝臓を多量に食べるとビタミン A 過剰症を起こし，激しい頭痛，顔面紅潮，皮膚の剝離，発熱などの症状を起こす．わが国では，イシナギの肝臓については食用禁止の措置をとっている．

b）バラムツによる中毒

バラムツ，アブラソコムツなど垂直移動の激しい深海性魚類は多量のワックスエステルを含み，これを大量に摂取すると下痢や腹痛を起こす．以上の 2 種の魚は食品衛生法により販売が禁止されている．

また，アブラボウズも深海魚であるが，肉にグリセリドを主とする多量の油を含み，多量に食べると下痢を起こす．

4）二枚貝中毒

二枚貝による食中毒は，**麻痺性貝毒** paralytic shellfish poison（PSP）と**下痢性貝毒** diarrhetic shellfish poison（DSP）によるものがある．

a）麻痺性貝毒

わが国，アジア諸国，欧米において，ホタテガイ，カキ，アサリ，ムラサキイガイ，イガイ，ヒオウギなどが有毒化し，食中毒が毎年のように起こっている．特に養殖ホタテガイ，カキが有毒化すると，生産者は大きな被害を被る．有毒化は，アレキサンドリウム・カネテラを主とするアレキサンドラ属，フィロジウム属などの有毒渦鞭毛藻類（プランクトン）が PSP を産生し，それらプランクトンが食物連鎖によって貝に摂取され，PSP が貝の中腸腺に蓄積するためである．

PSP の毒素は複数あり，**サキシトキシン** saxitoxin，**ゴニオトキシン** gonyautoxin，**ネオサキシトキシン** neosaxitoxin などがあり，いずれもテトロドトキシンに匹敵する猛毒である．サキシトキシンは，神経細胞の興奮膜のナトリウムチャネルを選択的にブロックする．

表 4-12 種々の毒素の毒力の比較

種類	LD_{50} (μg/kg マウス)	来源	分子量	分子式
botulinus toxin A	0.00003	細菌	900,000	(タンパク質)
tetanus toxin	0.0001	細菌	100,000	(タンパク質)
maitotoxin	0.17	サザナミハギなど	3,400	
diphtheria toxin	0.3	細菌	72,000	(タンパク質)
ciguatoxin	0.45	ドクウツボなど	1,112	
palytoxin	0.6	ソウシハギ，アオブダイ，カニ，スナギンチャク	2,677	$C_{129}H_{223}N_3O_{54}$
batrachotoxin	2.0	カエル	538	$C_{31}H_{42}N_2O_6$
tetrodotoxin	8.7	フグ，イモリ，ハゼ，カエル，ヒョウモンダコ，巻貝類，ヒトデ類，スベスベマンジュウガニなど	319	$C_{11}H_{17}N_3O_8$
saxitoxin	10	*Alexandrium* spp. 二枚貝，カニ	229	$C_{10}H_{17}N_7O_4$
strychinine	500	植物	334	$C_{21}H_{22}N_2O_2$
NaCN	10,000		49	

(野口玉雄 (1996) “フグはなぜ毒をもつのか”，p.47，NHKブックスより)

中毒症状は，食後30分程度で口唇，舌，顔面のしびれ感，焼け付くような感じが現れ，徐々に頸，腕，四肢の末端まで広がり，麻痺していく．重症例では，運動失調，言語障害，流涎，頭痛，口乾，吐き気，嘔吐，最終的には呼吸麻痺で死亡する．意識は死亡直前まではっきりしている．

貝の毒力が4 MU/gに達すると，流通販売禁止の規制措置がとられている．

b) 下痢性貝毒

ホタテガイ，ムラサキイガイなどを食べて下痢を主徴とする食中毒が発生している．これは，ディノフィシス・フォルテイを主とするディノフィシス属やプロロセントラム・リマなどの有毒渦鞭毛藻類が，複数のDSPを産生し，それらプランクトンが食物連鎖によって貝に摂取され，DSPが貝の中腸腺に蓄積するためである．

DSPには複数あり，**オカダ酸**，**ディノフィシストキシン**，ペクテノトキシン，イエッソトキシンなどがある．

症状は，食後15分～4時間後に発症し，水溶性下痢，吐き気，嘔吐，腹痛などが起こる．3日ほどで回復する．二枚貝可食部の毒量が0.05 MU/gに達すると，収穫，販売が禁止される．

5) 巻貝中毒

① バイ

酒の肴として珍重される小型の巻貝のバイによる食中毒が起こることがある．主な症状は，口渇，視力減退，瞳孔拡散，言語障害などである．原因毒素は，貝の中腸腺に含まれる，ネオスルガトキシン，プロスルガトキシンである．バイの生息地周辺の泥中の細菌が産生すると推定されている．

② ヒメエゾボラ

東北地方や北海道の寒い深海に生息する肉食性の巻貝，ヒメエゾボラやエゾバラモドキの内臓を食べると，酩酊状態になり，少量の酒でも酔えるといわれている．この貝の毒素は唾液腺に局在する**テトラミン** tetramine による．テトラミンは，ほとんどの肉食性の巻貝に多かれ少なかれ含まれている．摂取後，30分ぐらいで頭痛，めまい，視覚異常，嘔吐を起こし，悪酔いの症状に酷似している．通常2～3時間で回復する．

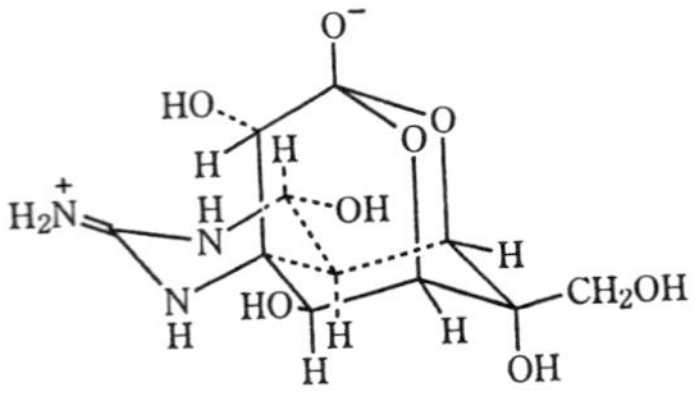

テトロドトキシン 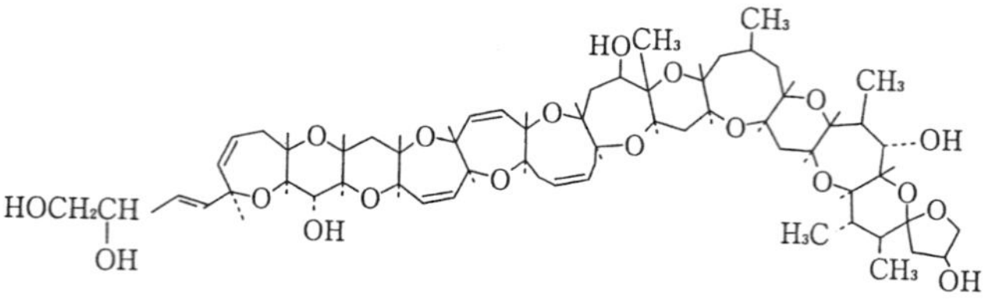　　シガトキシン

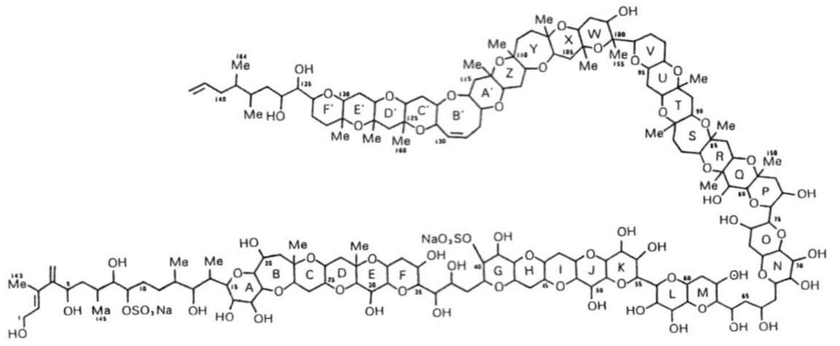

マイトトキシン

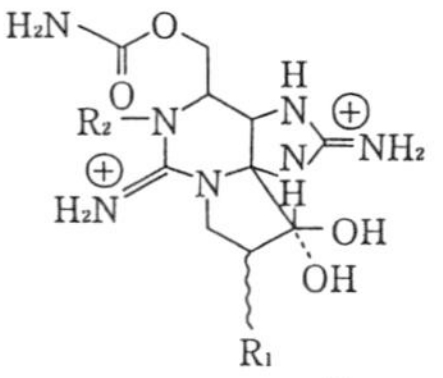

	R_1	R_2
サキシトキシン	H	H
ゴニオトキシンⅠ	α-OSO_3^-	OH
ゴニオトキシンⅡ	α-OSO_3^-	H
ゴニオトキシンⅢ	β-OSO_3^-	H
ゴニオトキシンⅣ	β-OSO_3^-	OH
ネオサキシトキシン	H	OH

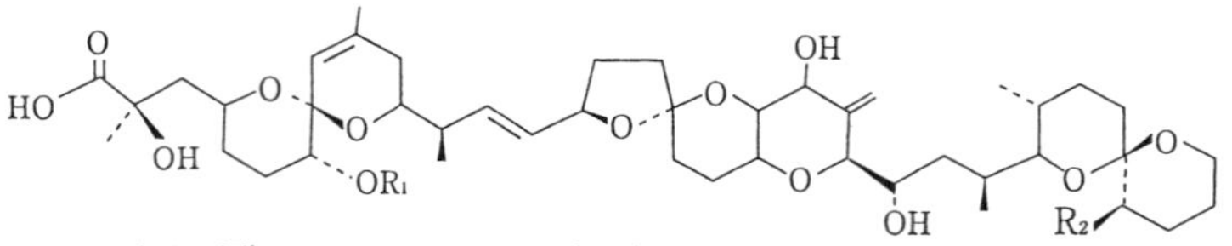

オカダ酸	(OA)	R_1=H,	R_2=H
ディノフィシストキシン-1	(DTX1)	R_1=H,	R_2=CH_3
ディノフィシストキシン-3	(DTX3)	R_1=acyl,	R_2=CH_3

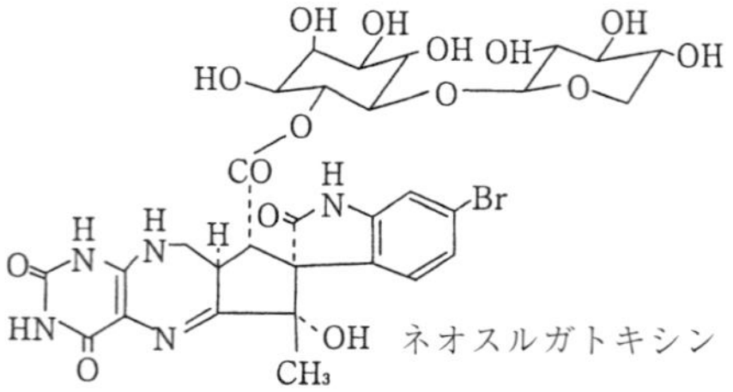

ネオスルガトキシン

図4-18　魚介類に含まれる自然毒

6）甲殻類

東南アジア，インド，アフリカ，南太平洋諸島，沖縄の南西諸島では，カニによる食中毒が発生している．オウギガニ科に属するスベスベマンジュウガニ，ウモレオウギガニ，ヒラアシオウギガニによる中毒があり，有毒のスベスベマンジュウガニは，伊豆，三浦半島にも生息している．

カニ毒の本体は，麻痺性貝毒の（PSP）の**サキシトキシン**，**ネオサキシトキシン**が主である．症状は麻痺性貝毒と同一である．カニの毒力は個体によって異なるものの，石垣島における調査では，脚1本で大人5人以上を死亡させる毒力をもつウモレオウギガニが観察されている．

B　植物性自然毒

植物の中には，有毒物を含むものが数多くあるが，食中毒の原因としては，毒キノコによるものが最も多い．

1）毒キノコ中毒

わが国には5000種以上のキノコがあり，約30種が毒をもっている．キノコによる食中毒は9～11月に集中して発生している．食中毒の原因キノコは，シメジに似ているクサウラベニタケ，シイタケに似ているツキヨタケ，カキシメジの3種類が全体の70％を占め，死亡事例ではドクツルタケによるものが多い．毒の成分はさまざまで，症状も下痢，嘔吐，腹痛から，重症の場合は死亡することもある．中毒症状により，以下のように分類される．

① 胃腸障害型

嘔吐，腹痛，激しい下痢を引き起こす．ツキヨタケ，クサウラベニタケ，イッポンシメジなど．ツキヨタケの原因毒性分は**イルジン** illudin である．

② コレラ様症状型

コレラ様の激しい胃腸炎症状の後，昏睡，痙攣，死亡する．致命率はきわめて高い．タマゴテングタケ，ドクツルタケなど．毒性分として，即効性の**ファロトキシン** phallotoxin 群と遅効性の**アマトキシン** amatoxin 群に大別される．10種以上の耐熱性の環状ペプチド毒素があり，それぞれ**ファロイジン** phalloidin，**アマニチン** amanitin がある．

③ 神経系障害型

副交感神経末梢を興奮させるもの．分泌亢進，縮瞳，呼吸困難．テングタケ，ベニテングタケ．毒作用は，**ムスカリン** muscarin，**ムスカリジン** muscaridine による．

④脳症型

異常興奮，狂騒状態，幻覚，昏睡など中枢神経系の障害を起こす．回復は速やかで，致命率は低い．ワライタケ，シビレタケ，ベニテングタケ，テングタケなど．**プシロシン** psilocin，**プシロシビン** psilocybin による．平成14年，プシロシンを含むキノコは麻薬原料に指定された．

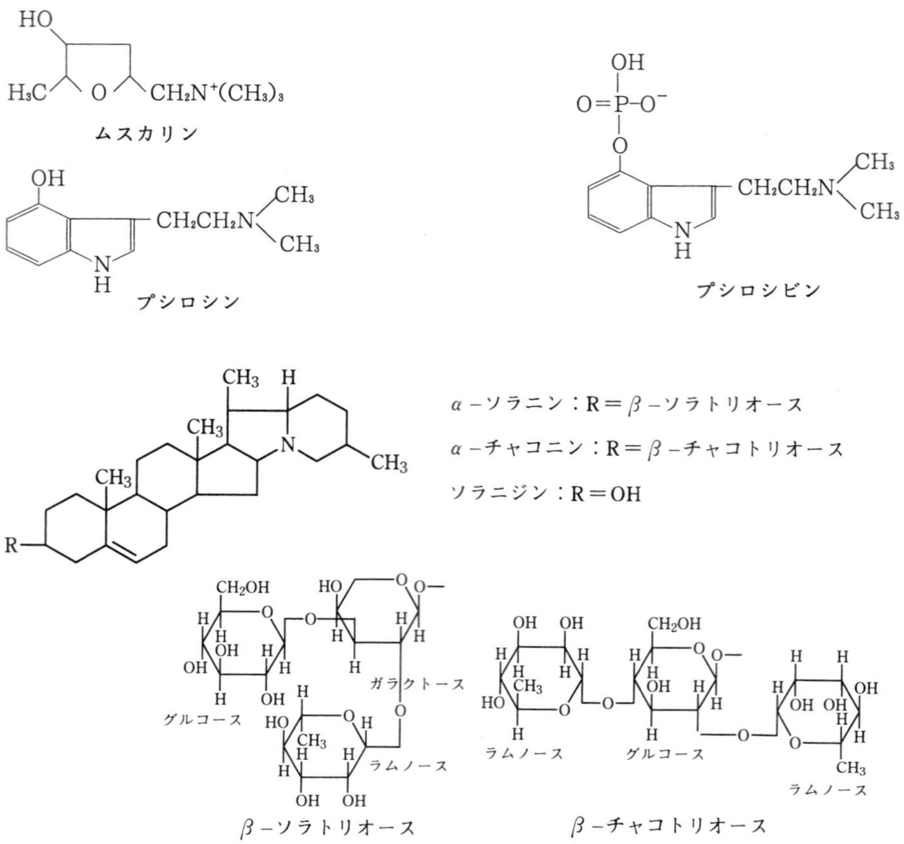

図 4-19 植物に含まれる自然毒

2) ジャガイモによる中毒

シャガイモは，日光に当たったり発芽したりすると，発芽部位と緑色部に**ソラニン** solanine というアルカロイドの配糖体を産生する．この部分の除去が不完全であると中毒を起こすことがある．ソラニンの含有量は季節的な差はあるが 0.04 ～ 0.12 g/kg で，この程度なら中毒のおそれはない．しかし，発芽部位や病変部位のあるジャガイモでは，含量が 1 g/kg 以上に達するものがあり，ソラニン含有量 0.2 ～ 0.49 g/kg 以上のものを食べると中毒のおそれがある．

中毒の症状は，摂取後数時間で発病し，腹痛，胃腸障害，虚脱，めまい，眠気，軽度の意識障害などを起こす．重症では脳の浮腫を起こし，意識混濁，昏睡，痙攣を伴い死に至る．

ソラニンは，強いコリンエステラーゼ阻害作用を示すアルカロイドで，ナスの植物にも含まれている．アルカロイド配糖体であり，アグリコン部分をソラニジン solanidine という．

食中毒の例： 2001 年 7 月，兵庫県赤穂市の幼稚園で，園児らが，自分たちが育てたジャガイモを蒸して食べたところ，園児ら 33 人が腹痛などの食中毒を起こした．検査の結果，ジャガイモからソラニンが検出された．

3）青酸配糖体含有植物による食中毒

青酸配糖体は，それ自身では無毒であるが，β-グリコシダーゼで配糖体が加水分解されると，有害なシアン化水素（HCN）を遊離する．この酵素はヒトの腸管内にも存在する．遊離したHCNは，長時間煮たり水洗することによって除去できる．

HCNはチトクロームオキシダーゼを阻害し，細胞の呼吸阻害の結果，酸素欠乏症で死亡する．

① ビルマ豆

わが国では五色豆のような雑豆は，ビルマなどから毎年数万トン輸入されている．これらは主として製あんの原料に使われている．ビルマ豆，五色豆などには**リナマリン** linamarin（**ファゼオルナチン**ともいう）が含まれている．わが国では，シアン化合物含有量が50 mg/100 g以下のものは，シアン化合物（青酸）含有の表示をして，生あんの原料に使用できるとし，最終的に製あん中にHCNが検出されなくするよう規定されている．

② 青梅，その他

未熟な青梅を食べると中毒を起こすことがある．杏仁，青梅，アーモンドなどのサクラ属 *Prunus* の未熟な果実の種子には，**アミグダリン** amygdaline，**プルナシン** prunasin が含まれる．

トウモロコシ，その他イネ科の植物には，**ドーリン** dhurrin が含まれている．

4）発癌性配糖体含有植物による食中毒

ワラビやソテツは，それ自身では無毒であるが，体内でβ-グルコシダーゼにより加水分解されると発癌性を示す配糖体を含んでいる．

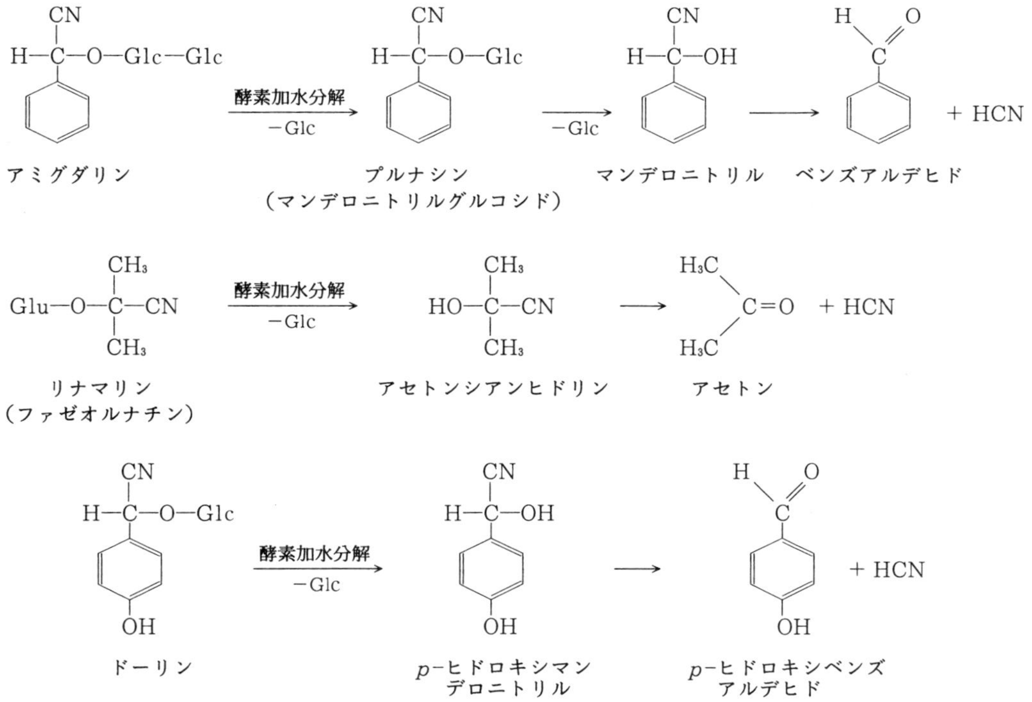

アミグダリン —(酵素加水分解, −Glc)→ プルナシン（マンデロニトリルグルコシド） —(−Glc)→ マンデロニトリル → ベンズアルデヒド + HCN

リナマリン（ファゼオルナチン） —(酵素加水分解, −Glc)→ アセトンシアンヒドリン → アセトン + HCN

ドーリン —(酵素加水分解, −Glc)→ p-ヒドロキシマンデロニトリル → p-ヒドロキシベンズアルデヒド + HCN

図 4-20 植物中の青酸配糖体からのシアン化水素の生成

① ワラビ

ワラビは，配糖体の一種で発癌物質の**プタキロシド** ptaquiloside を含む．灰汁抜きにより，ほとんど取り除かれる．

② ソテツ

ソテツの実には，**サイカシン** cycasin と呼ばれる配糖体が含まれており，糖が取れたアグリコンのメチルアゾキシメタノールは，強い発癌性を示す．

$$CH_3-\overset{\overset{O}{\uparrow}}{N}=N-CH_2O-Glc$$

サイカシン

5）その他の有害植物による中毒

食中毒の原因となる誤食しやすい有毒植物を以下に示す．

表 4-13　誤食しやすい有毒植物と有毒成分

有毒植物名	類似する食用植物名	類似する部位	有毒成分	症　状
トリカブト類	モミジガサ，ヨモギ	若葉	アコニチン	麻痺
バイケイソウ類	オオバギボウシ	若葉	プロトベラトリン，ジェルビン，ベラトラミン	おう吐，下痢，血圧降下，けいれん
ジキタリス	コンフリー	若葉	ジギトキシン	胃腸障害，嘔吐，下痢，不整脈，頭痛
ハシリドコロ	フキノトウ	新芽	ヒヨスチアミン	副交感神経遮断薬
			アトロピン	呼吸停止
チョウセンアサガオ類	ゴボウ	根	ヒヨスチアミン，アトロピン	同上
ヤマゴボウ ヨウシュヤマゴボウ	モリアザミ	根	フィットラクシンなど	嘔吐，下痢
ドクゼリ	セリ，ワサビ	若葉，地下茎	シクトキシン	けいれん
シキミ	ダイウイキョウ	実	シキミン，アニサチン，ハナノミン	けいれん

4-4　食品汚染物

C11　健康　（1）栄養と健康

【食品と品質と管理】到達目標：

5）食品成分由来の発がん物質を列挙し，その生成機構を説明できる．
【食中毒】到達目標：
4）代表的なマイコトキシンを列挙し，それによる健康障害について概説できる．
5）化学物質（重金属，残留農薬など）による食品汚染の具体例を挙げ，ヒトの健康に及ぼす影響を説明できる．
C12　環境　（1）化学物質の生体への影響
【化学物質による発がん】到達目標：
1）発がん性物質などの代謝的活性化の機構を列挙し，その反応機構を説明できる．
【化学物質の毒性】到達目標：
7）有害化学物質による人体影響を防ぐための法的規制（化審法など）を説明できる．
8）環境ホルモン（内分泌かく乱化学物質）が人の健康に及ぼす影響を説明し，その予防策を提案する．（態度）
C12　環境　（2）生活環境と健康
【地球環境と生態系】到達目標：
5）食物連鎖を介した化学物質の生物濃縮について具体例を挙げて説明できる．

農薬をはじめとする有機化学物質や重金属類，そして生物のホルモンに影響を及ぼす内分泌かく乱化学物質など，食品を通じて人に影響を及ぼす物質について述べる．

4-4-1 食品の安全性確保

1）食品安全基本法（最終改正 平成15年6月11日法律第74号）

食品安全基本法は，食品の安全性の確保に関する施策を総合的に推進することを目的としており，農林水産物の生産から食品の販売に至る一連の食品供給の行程におけるあらゆる要素が食品の安全性に影響を及ぼす可能性があることから，食品の安全性の確保は，このために必要な措置が食品供給行程の各段階において適切に講じられなければならない．

食品の安全性の確保は，食品を摂取することによる国民の健康への悪影響が未然に防止されることが大切で，肥料，農薬，飼料，飼料添加物，動物用の医薬品その他食品の安全性に影響を及ぼすおそれがある農林漁業の生産資材，食品もしくは添加物または器具もしくは容器包装の生産，輸入または販売その他の事業活動を行う事業者は，食品の安全性を確保するために必要な措置を食品供給行程の各段階において適切に講じなければならない．

2）HACCP

HACCP（危害分析重要管理点 hazard analysis and critical control point）は，1960年代に米国で宇宙食の安全性を確保するために開発された食品の衛生管理の手法で，これまでの食品の安全性への考え方が，製造する環境をきれいにすれば安全な食品が製造できるであろうとの考えのもと，製造環境の整備や衛生の確保に重点が置かれてきたことにある．

表 4-14　HACCP 方式の適用手順（7原則12手順）

手順	原則
手順 1：HACCP チームを編成する	
手順 2：製品の特徴を確認する	
手順 3：製品の使用方法を確認する	
手順 4：製造工程一覧図，施設の図面及び標準作業書の作成	
手順 5：製造工程一覧図の現場での確認	
手順 6：危害要因を分析する	（原則1）
手順 7：重要管理点（CCP）を設定する	（原則2）
手順 8：管理基準を設定する	（原則3）
手順 9：測定方法（モニタリング）を設定する	（原則4）
手順10：改善措置を設定する	（原則5）
手順11：検証方法を設定	（原則6）
手順12：記録の維持管理	（原則7）

ところが，HACCP 方式は，これらの考え方ややり方に加え，原料の入荷から製造・出荷までのすべての工程において，あらかじめ発生する恐れのある微生物汚染等の危害を予測し，その危害を防止するための重要管理点を特定して，より安全性が確保された製品を得るためにそのポイントを継続的に監視・記録し，異常が認められたらすぐに対策を取り解決するもので，不良製品の出荷を未然に防ぐことができるシステムである．HACCP 方式の適用手順（7原則12手順）を表 4-14 に示した．

4-4-2 生態系と化学物質の動態

1）食物連鎖 food-chain

生態系 ecosystem を構成する地上の生物は，生存に必要な栄養物質の流れからみると図 4-21 に示したように，生産者から一次消費者，高次消費者へと順次進行し，最終的に分解者にわたり，生じた分解産物は再度生産者へとリサイクル進行する．この連鎖過程は，餌（食べられる）種と捕食（食べる）種の関係でつながれており，このような生物のつながりを食物連鎖という．

生産者である緑色植物は，光合成により太陽エネルギーを化学エネルギーに変換することができる．しかし，一次および高次消費者は，このような光合成能力をもっていない生物である．食物連鎖は，このような非光合成生物のエネルギー源の獲得過程といえる．

一方，分解者は，生産者，一次および高次消費者の排出物や死骸を食べて生活しているので，食物連鎖の最終消費者ともいえる．これらの分解者の多くは土壌中で生活し，二酸化炭素およびミネラル（Na，P，K，Fe，Ca 等）を生産する．

例えば，水環境においては，生産者である植物プランクトンは動物プランクトンに取り込まれ，さらに，より高次消費者の小動物，中形動物さらに大型動物へと捕食される．この食物連鎖を通して，高次消費者になるにしたがってその個体数は減少していく．

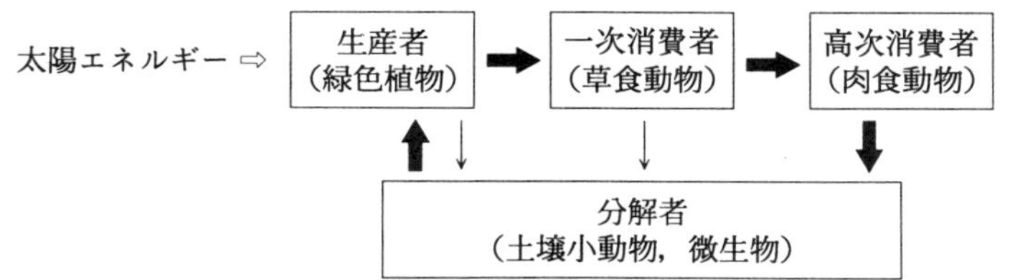

図 4-21 地上での生態系の基本機構

2) 生物濃縮 bioconcentration，bioaccumulation

生物は自己の生存に必要な物質（不可欠な元素等）を環境中から摂取し，濃縮して利用する機能をもっている．しかし同時に，生物に不必要な物質（有害重金属，PCB 等）も環境中から摂取され，濃縮が起こり，生態系の生物の生命を脅かすことがある．このように，生物がある物質をその生活環境中の媒体（水，空気，土壌）中の濃度より高い濃度に蓄積濃縮することを生物濃縮 bioconcentration といい，その濃縮の程度を表す数値として次式に示す濃縮係数 concentration factor（CF）が用いられ，この係数が 1 より大きいときは濃縮されることを意味する．

ある物質の濃縮係数(CF) ＝ その物質の生物体内濃度(CB)/その物質の環境媒体中濃度(CE)

図 4-22 に示すように，水中の物質は植物性および動物性プランクトンから，小型魚介類，大型魚類へと食物連鎖し，この段階が一段あがるごとに数十倍に濃縮される．

一般に，生物濃縮されやすい物質は，脂溶性で難分解性のものである．これらは体内に吸収されやすく，代謝排泄されにくいため体内に蓄積される．濃縮係数は *n*-オクチルアルコール/水の分配係数との相関性が高く，水棲生物の蓄積性を調べる場合，この分配係数がよく用いられる．海水中で 0.00005 ppm の DDT の場合，プランクトンでは 800 倍，イワシでは 4,000 倍，二枚貝では 8,400 倍，カモメでは 7 万～ 37 万倍まで濃縮がみられた．このような連鎖・生物濃縮経路により，メチル水銀による水俣病やカドミウムによるイタイイタイ病が発生したことになる．

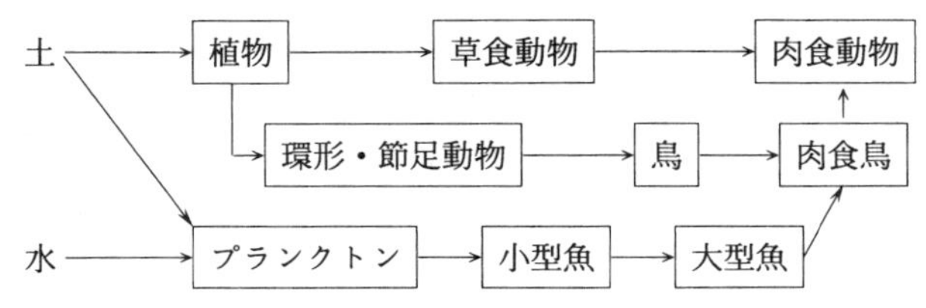

図 4-22 食物および環境汚染物の連鎖および生物濃縮経路

4-4-3 カビ毒による食品汚染

食品あるいは動物飼料に，有毒物質を産生するカビ（糸状菌）が繁殖し，その毒素が原因で，ヒト，あるいは家畜が食中毒を起こすことを真菌中毒症 mycotoxicosis と称し，その有毒物質をマイコトキシン mycotoxin（真菌毒）という．現在，このようなカビ毒は 100 種以上知られている．

日常の食品中に広く存在する多くのカビによりマイコトキシンは産生される．カビによる中毒においては，細菌性食中毒の多くが急性症状を示すのとは対照的に，慢性毒性，特に発癌が問題となる．

世界中がカビ毒に注目しはじめたのは，1960年代初めのアフラトキシンによる家畜の大量死事件以来のことである．これらを契機に，カビ毒は食品衛生学的に最も重要な問題の1つとして注目されるようになった．1964年，Townsendはカビ毒を次のように分類した．

① 肝臓毒（肝硬変，肝腫，肝細胞の壊死，肝癌）
② 腎臓毒（急性・慢性のネフローゼ）
③ 神経毒（脳・中枢神経の障害）
④ 血液毒（白血球減少症，造血機能障害など）

しかし，実際の真菌中毒症ではいくつかの症状が重なって現れることも多い．

1）アフラトキシン aflatoxin

1960年，イギリス各地で10万羽以上の七面鳥とアヒルのひなが，わずか数か月のうちに死亡する事件が起こった．当初この病気は“七面鳥X病 turkey X disease”と呼ばれ，発病したひなは1週間以内に食欲減退，翼力低下，無気力，そして昏睡に陥って死に至り，その原因物質は，ブラジルから輸入された飼料のピーナッツ・ミールに繁殖したカビの代謝物であることが判明した．このカビ毒はコウジカビ *Aspergillus* 属の1種 *Aspergillus*（*Asp.*）*flavus* により産生されることがわかり，アフラトキシンと命名された．なお，*Asp. paraciticus* も産生菌として知られている．

アフラトキシンは，ビフラノイド環にフラボン誘導体が結合した化合物で，アフラトキシン B_1，B_2，G_1 および G_2 など16種類が分離されている．

アフラトキシン B_1 は急性毒性として肝細胞障害や胆管増生作用が強く，慢性毒性では天然物で最も強力な発癌物質であるとされる．急性毒性および発癌性の強さから，特に食品衛生上問題になるのは B_1 で代謝されて M_1 になり，乳汁，尿，糞便中などに排泄される．わが国においてアフラトキシン産生菌は，小麦粉，トウモロコシ，輸入ピーナッツ，輸入ソバなどで検出されている．輸入品などに対する防疫の強化が重要であり，わが国ではすべての食品につき，アフラトキシン B_1 は10 ppb未満でなければならないとされている．アフラトキシンは蛍光性を有し，紫外線を照射すると，B群は青色，M群は紫色，G群は緑色の蛍光を発する．

アフラトキシンの発癌性は，WoganとNewbemeの実験によると，飼料中に B_1 を0.015 ppm（15 μg/kg）添加して毎日ラットに与えると，雄では平均68週後，雌では平均82週後にすべてのラットに肝癌が発生し，またその大部分のラットで肺転移が認められた．ヒトでも，アフラトキシンの推定摂取量と肝癌の発生率の間に正の関係があることが報告されている．なお，日本人のアフラトキシンの推定摂取量は0.1 ng/kg/日程度とされる．

アフラトキシンの発癌機構は，肝臓のシトクロムP450によりエポキシ体に代謝活性され，DNAと結合して付加体を形成し，強い肝癌誘発性を示すと考えられている．

2）ステリグマトシスチン sterigumatocystin

ステリグマトシスチンは1953年，*Asp. versicolor* の代謝産物である淡黄色色素成分として単離された．産生菌は多種にわたり，比較的低湿度条件で生育する．わが国においても米などの穀類に汚染の可能性が高いため，アフラトキシンと同様に重視する必要がある．ラットに対する急性毒性は LD_{50} = 166 mg/kg（経口）で比較的弱い．慢性毒性としては，ラットに連日 0.3 ～ 0.4 mg を投与すると，42 週目に生存した全例に肝癌の発生が認められた．この発癌性は，アフラトキシンの 1/10 ～ 1/150 の強度といわれている．

3）ルテオスカイリン luteoskyrin

エジプトから輸入された黄変米はイスランジア黄変米と呼ばれ，汚染カビとして *Penicillium*（*P.*）*islandicum* が分離された．ルテオスカイリンはこのカビの代謝物の 1 つで，マウスでの急性毒性は LD_{50} = 221 mg/kg（経口投与）であり，肝の壊死や脂肪肝を起こし，長斯投与では肝癌をつくる．

4）シクロクロロチン cyclochlorotine，構造異性体イスランジトキシン islanditoxin

ルテオスカイリンと同様に *P. islandicum* により産生され，含窒素環状ペプチドとしては最も毒性が強い．米作地全域，特に東南アジア産米が汚染されていることが多い．マウスに対する急性毒性は LD_{50} = 0.66 mg/kg（経口）以下で，投与後 2 ～ 3 時間以内にマウスは急死し，顕著な出血を伴う肝細胞破壊を起こし，長期投与では肝癌をつくる．

5）オクラトキシン ochratoxin

南アフリカでトウモロコシを常食する種族に原因不明の肝臓，腎臓機能障害がみられたが，これはトウモロコシを汚染する *Asp. ochraceus* の産生する有害物質によることが明らかにされた．本菌はオクラトキシン A，B など 5 ～ 6 種類のカビ毒を産生する．毒性の主要成分であるオクラトキシン A はラットで LD_{50} = 28 mg/kg（経口）の急性毒性を示す．オクラトキシン A は肝細胞を障害し，また尿細管を壊死させて腎機能障害を起こす．慢性毒性では肝癌および腎癌をつくる．

6）シトリニン citrinin

タイから輸入された黄変米から *P. citrinum* が分離された．このカビはタイ国米に寄生していただけでなく，広く世界に分布している．シトリニンはこのカビにより産生され，マウスにおける急性毒性は LD_{50} = 35 mg/kg（皮下）で，特徴として腎肥大，尿細管障害を起こす．

7）シトレオビリジン citreoviridin

台湾産の黄色米（トキシカリウム黄変米）から分離された *P. citreoviride* により産生され，マウスにおける急性毒性は LD_{50} = 29 mg/kg（経口）である．その作用点は中枢神経，ことに脊髄の運動神経細胞の機能抑制である．江戸時代の“江戸病み”と呼ばれた衝心脚気の原因はこのカビ毒によるものと考えられている．

8）パツリン patulin

1954 年，神戸周辺の乳牛に集団中毒死が発生したが，その原因は飼料のビール麦芽根に発生

したカビ *P. patulum* の代謝物のパツリンであった．パツリンは腐敗リンゴやリンゴジュースからも分離されている．パツリンは神経毒といわれ，マウスの急性毒性は LD_{50} = 35 mg/kg（経口）である．

9）マルトリジン maltoryzine

1954年，東京都および千葉県で，麦芽根飼料による乳牛の集団中毒が起こった．その原因は *Asp. oryzae* var *microsporus* の代謝物であるマルトリジンであった．マルトリジンのマウスにおける急性毒性は LD_{50} = 3 mg/kg（腹腔）で，痙攣，筋肉麻痺を経て死に至る．また脳および漿膜に顕著な出血が認められる．

10）その他のカビ毒

トリコセテン系マイコトキシンであるニバレノール nivalenol は赤カビ *Fusarium* 属の *Fusarium nivale* が主要産生菌である．*Fusarium* 属カビは一般に麦などに寄生する植物病原菌として知られており，分布は広い．わが国ではアフラトキシン B_1 に次いで検出例が多い．主な症状は，白血球減少などの血液性疾患の原因につながる造血機能の障害である．かつて，ウクライナ地方でライ麦，小麦などの摂取が原因で起こった食中毒性無白血球症は，このカビ毒によると考えられている．

ゼアラレノン zearalenone は穀物に繁殖する *F. graminearum* により産生され，子宮肥大作用を示し，ブタの不妊症の原因物質として知られている．

エルゴタミン ergotamine，エルゴメトリン ergometrine，エルゴクリプチン ergocryptine は，大麦，小麦，ライ麦などの開花期に寄生して菌核をつくる麦角菌 *Claviceps purpurea* により産生

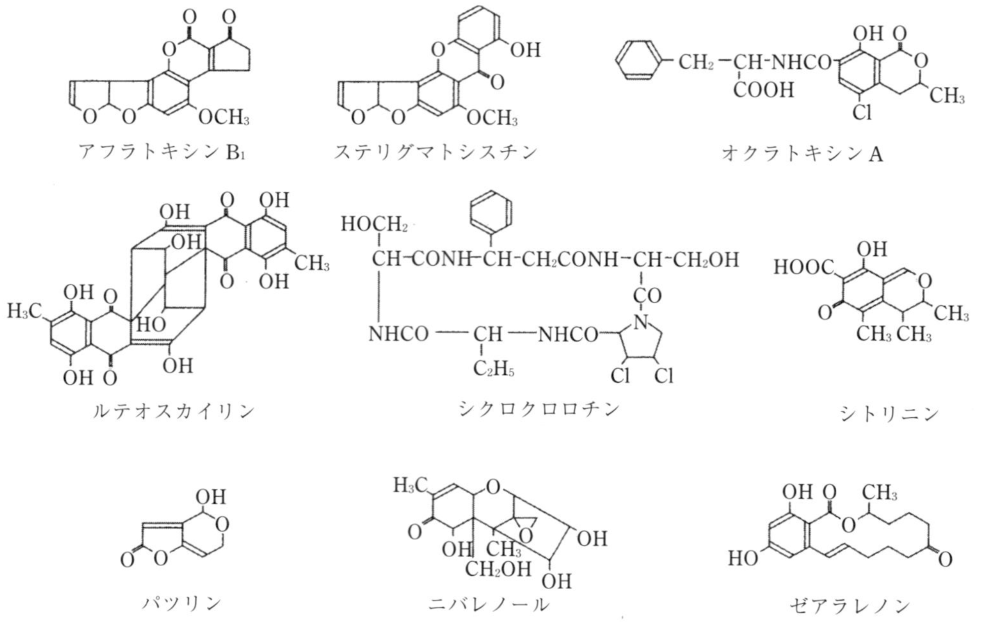

アフラトキシンB_1　ステリグマトシスチン　オクラトキシンA

ルテオスカイリン　シクロクロロチン　シトリニン

パツリン　ニバレノール　ゼアラレノン

図4-23　各種カビ毒の化学構造

される麦角アルカロイドである．これらは子宮平滑筋収縮作用を示す．中毒としては嘔吐，下痢，腹痛などの胃腸障害，知覚異常，痙攣などの神経症状を呈する．

4-4-4 重金属による食品汚染

金属などの元素は，地殻の構成成分として存在し，地表からおよそ 16 km の深さに存在する元素はクラーク数としてよく知られたものである．その 50 % を占める酸素はさまざまな金属と結合して存在しており，およそ 10 番目までは，おなじみのものばかりであるが，存在量 1 ppm 以下の元素の中には，生物にとって必須元素として働くものや，有害なものがある．

化学工業の発達とともに，人類はごく微量の元素を取り出し，有用な元素として活用してきたが，その反面，あまり利用できない不用な元素は，利用されることなく環境に放置されることになる．これが，生物にさまざまな影響を及ぼして，環境汚染や公害につながったものが多くみられる．

銅や亜鉛などの鉱山では，カドミウムが放置され，雨水とともに河川に流入して水田を汚染し，日本人の主食である米を通して人体に摂り込まれて，イタイイタイ病の原因になったことはよく知られたことである．

1）メチル水銀

a）水俣病

1953 年頃から，熊本県水俣湾周辺の漁村部落に原因不明の神経系の障害を主とする奇病が発生し，水俣病と呼ばれた．この地域で水俣病と認定された患者は 2,956 名（2000 年 3 月）に達し，その疑いがもたれている者を含めると被害者総数は 1 万名を超えた．

1959 年，患者の屍体の脳から 2.4 ～ 2.6 ppm，頭髪中 200 ～ 700 ppm，肝臓から 20 ～ 70 ppm，腎臓から 22 ～ 140 ppm の大量の水銀が検出され，水銀中毒説が有力となった．その後の研究により，原因物質はアルキル水銀，特にメチル水銀（CH_3HgCl）であることが明らかにされた．

メチル水銀の中毒症状は中枢神経障害で，四肢末端の知覚異常，しびれ，歩行障害，めまい，言語障害をきたし，さらに進行すると視野狭窄，難聴，嚥下困難など（ハンター・ラッセル症候群 Hunter-Russel syndrome）を起こし，約 6 か月で極期に達し死亡した．生き残っても後遺症が残り，完全に回復することはない．妊娠中に胎盤を通して中毒した胎児は，脳性麻痺や精神薄弱児（胎児性水俣病）になった．肝臓，腎臓などの一般臓器の病変はほとんど認められず，中毒最低発症量は 0.25 mg と推定されている．

1964 年，同じようなメチル水銀中毒事件が，新潟県阿賀野川下流沿岸部住民の間に発生した（新潟水俣病，第二水俣病）．

b）水銀類の暫定規制値

1973 年，厚生省（現厚生労働省）は，水銀汚染防止対策の 1 つとして，魚介類の水銀含量について総水銀（水銀として）0.4 ppm 以下，メチル水銀（水銀として）0.3 ppm 以下の暫定的規制値を設定した．ただし，マグロ，カジキ，カツオなどのマグロ類，深海性魚介類および河川産の魚介類（湖沼産の魚介類は含まない）については適用されていない．しかし，胎児に与える水銀の影響の可能性を考慮し，妊婦のマグロ，キンメダイ，クジラなどの摂食について，2003年厚生労働省から注意が出されている．

マグロ類は人為的汚染を受けることが少ない遠洋魚であるが，海水中濃度の数千倍の高濃度の水銀（0.3 ～ 2.0 ppm）を含んでいる．これは食物連鎖を介して生物濃縮が起こっているためと考えられている．マグロを含む魚介類の水銀の大部分はメチル水銀であるが，これらの魚介類を摂取しても毒性は現れない．その理由としては，これらの魚ではセレン含量が高く，セレンが水銀に拮抗作用を示すためと考えられている．

2）カドミウム

a）イタイイタイ病

大正年間より，富山県の神通川下流の住民に原因不明の奇病が発生し，1955年に学会報告されてから急に注目されるようになった．1969年9月末における要治療者数は93名で，1997年10月までにイタイイタイ病患者として156名が認定された．患者は女性の高齢者，特に数人の子供を産んだ経産婦に多いため，発病要因の1つに妊娠，出産，授乳なども考えられたことがある．

イタイイタイ病発症地域の飲料水中カドミウム濃度は0.09 ppmで，全国平均0.01 ppmの9倍であり，米（玄米）に含まれるカドミウムは平均0.7 ～ 0.8 ppm（最高3.4 ppm）で，全国平均0.03 ～ 0.11 ppmの10倍以上高かった．摂取されたカドミウムは腎臓の尿細管に蓄積し，長期摂取により腎臓機能が障害され，リンおよびカルシウムの再吸収が妨げられる．したがって，カドミウム摂取により体内のカルシウムが欠乏して骨軟化症，骨折傾向が生じ，さらに妊娠，授乳などによるカルシウム不足が誘因となってイタイイタイ病が発症したと考えられている．

汚染原因は，神通川上流のM金属神岡鉱業所ならびにその関連施設から金属精錬の廃棄物が処理されずに長期間排出されたことによるもので，典型的な工場排水による公害事例である．

症状は，肩，ひざなどに神経痛のような疼痛があり，次いで上腕部，大腿部，その他全身に痛みが広がり，やがて歩行困難となり，わずかな衝撃でも簡単に骨折するようになる．10数年もの間，この症状で悩まされ，最後にはイタイイタイと言って死んでいく悲惨な病気である．

b）カドミウムの暫定規制値

わが国におけるカドミウムの規格基準は，玄米について1.0 ppm未満，水道水では0.01 ppmである．またカドミウム量0.4 ～ 1.0 ppmのものを準汚染米として，これらの米の産地を要観察地圏に指定している．

3）ヒ　素

1955年，岡山県を中心に，西日本一帯に粉ミルクによる乳児のヒ素中毒（ヒ素ミルク中毒事件）が発生し，患者数12,000名以上，死者130名以上に達した．中毒症状としては発熱，下痢，肝臓障害，皮膚の異化などがみられた．汚染の原因は，粉ミルク製造工程中で品質安定化のために使用したリン酸二ナトリウムが工業用の粗悪品であり，不純物として亜ヒ酸換算で3.8 ～

9.1 %ものヒ素が混入していたことによるものであった．この事件を契機に，食品衛生法により食品添加物の純度規格基準が定められ，1960 年に食品添加物公定書（第 1 版）がつくられた．

4）ス ズ

スズ（錫，tin）は，鉛との合金がハンダとして，また，銅の合金として古く青銅器時代（3500 B.C.）から使われている金属である．

有機スズを除く通常のスズ化合物によるヒトの中毒としては，高濃度のスズを含む缶詰飲食品による急性胃腸炎と，良性の塵肺症であるスズ肺が知られている．一方，防汚または酸化防止を目的として魚網や船底の塗料に大量に使用されたトリブチルスズやトリフェニルスズのような有機スズ化合物は，「内分泌かく乱化学物質」の 1 つとして問題視され，厳しい使用規制が実施されている．

果実缶詰や一部の野菜缶詰は，国際的に缶内面を塗装していないブリキ缶（スチールにスズメッキをしたもの）が使われている．その理由は，缶詰を貯蔵している間に，果実や野菜に含まれている酸により微量のスズが溶け出ることによって，内容物の色や香りなどの品質が変化するのを防ぐことができるためである．

果実・野菜缶詰のスズの許容量については，コーデックス委員会（Codex alimentarius commission）で 250 ppm として暫定承認として採択されている．なお，わが国では，ジュースや清涼飲料水のスズの規格基準は，150 ppm 以下と食品衛生法に規定しているが，最近これら飲料缶詰は，ほとんど特殊塗装缶に詰められているので，スズの溶出量は 10 ～ 30 ppm 程度で，スズの異常溶出の問題はほぼ解決されている．

通常の缶詰では，スズが溶けてくることはないが，缶を開けると，空気などに触れることによってスズが溶け出してくることがあるので，開けた後はできるだけ一度に使うようにすることや，残ったときは別の容器に入れ替えることが必要である．

蟹缶のカニ肉が紙で包んであるのは，カニがスズと反応して，黒く変色するのを防ぐためである．他にも，スズや鉄と反応して変色するものがあるが，これらのものには内面塗装缶というものが使用されている．

4-4-5 化学物質による食品汚染

1950 年代のアメリカ合衆国では，食糧増産に際し，農産物につく害虫を駆除するために，化学的に合成された農薬を大量に使用していた．害虫は次第に農薬に対して耐性をもつようになって，使用する農薬も次第に強力なものへと改良され，使用量も増加することとなった．農薬の使用で，一時的に昆虫類は減少したが，そこで生息する鳥類の体内にも蓄積し，さまざまな影響を受けて死滅し，鳥類も同じように減少することとなる．耐性をもった昆虫たちは，食物連鎖の上に立つ鳥類が減少すれば，益々大量に発生してくる．これらの現象は，川や湖においてもみられ，農薬が大量に混入した水域では，そこで生息する水生生物にも影響を及ぼして，数は減少し，さらに魚類の体内にも農薬などが蓄積することになる．

こんな状況を友人から聞いたレイチェル・カーソン（Rachel Carson）女史は，1962 年に著した「沈黙の春（Silent Spring)」の中で，DDT，BHC，ディルドリンのような環境中で分解されにくい有機塩素系農薬などによる環境汚染を憂いて，広く国民に訴え続け，環境の変化に気がついた国民からも，支援の輪が広がって大きな社会運動となった．

1）残留農薬

a）農薬の定義

わが国の農薬はすべて農薬取締法と食品衛生法（いずれも1948（昭和23年）施行）に基づく農薬行政で管理されているが，農薬取締法は農薬の使用を許可する法律であり，食品衛生法は農薬の使用を制限する法律と見なすことができる．農薬取締法では，農薬は「農作物（樹木及び農林産物を含む）を害する菌，線虫，ダニ，昆虫，ネズミ，その他の動植物またはウイルスの防除に用いられる殺虫剤，殺菌剤，殺鼠剤，除草剤および植物の生理機能の増進または抑制に用いられる植物成長調節剤並びに補助剤」と定義されている．

b）農薬の適正使用に関する主な基準とポジティブリスト

わが国の農薬の適正使用は，農薬取締法に基づく「農薬の登録」を中心に図られている．登録制度では，農林水産省，環境省，厚生労働省が農薬の効力，残留性，毒性に関する資料を審査後農林水産大臣の登録票を受けることにより国内で農薬としての販売が許可される．

環境省は，登録された農薬について登録保留基準（作物残留，土壌残留および水棲動植物に対する毒性に関する基準）を定めて，使用方法を制限している．

厚生労働省は「食品衛生法」において農薬の残留基準を定めている．その残留基準は，1968年（昭和43年）にDDT，BHC，パラチオンなどに初めて設定されて以来，1978年（昭和53年）までに53種類の農産物と26種類の農薬との組合せで設定された．その後，農産食品に使用された農薬類が食品などに残留する食品汚染が懸念され，1992年（平成4年）から残留基準の整備を進め，2005年（平成17年）までに約130種の農産食品に対して250農薬と33動物用医薬品等に残留基準値を設定した．これは，残留基準が設定されている農薬等については，その基準内であれば作物への残留は認められる「**ネガティブリスト制**」であったが，残留基準が定められていない農薬は，規制の対象外となっていた．そこで，食品衛生法の改正で，2006年（平成18年）5月29日より「**ポジティブリスト制**」が導入された．これは，残留基準が設定されていない農薬，飼料添加物および動物用医薬品の残留については「人の健康を損なうおそれのない量」（一律基準＝0.01 ppm）を設定し，それを超えた残留のある農産物の販売等を全面的に禁止するというもので，799農薬等に及んでいる．

c）収穫後使用農薬（ポストハーベスト農薬 postharvest pesticides）

収穫後の農作物が害虫，カビ，病菌に侵されたり，貯蔵中に発芽するのを防止するために収穫後に用いる農薬のことをポストハーベスト農薬という．収穫前に使用するものに比し，食品中への残留性がはるかに高いので，十分な検査体制が必要である．

ポストハーベスト農薬は，諸外国ではフェニトロチオン，マラチオンなど約60種が使用されているが，わが国では使用されていない．しかし，オルトフェニルフェノールやチアベンダゾール等はかんきつ類の防カビ剤として食品添加物としての残留基準を設けて使用している．

d）農薬の種類

農薬の主な使用目的別分類は，殺虫剤，殺菌剤，除草剤であるが，中毒学的にも，この分類が合理的である．表 4-15 に農薬の作用機序を示した．

(1) 有機塩素系農薬

γ-BHC，p,p'-DDT，環状ジエン化合物（アルドリン aldrin，ディルドリン dieldrin，エンドリン endrin）などの有機塩素系農薬は幅広い殺虫力を有し，強い薬効性があって比較的低毒性であるということから，殺虫剤として広く利用されてきた．しかし，有効成分である γ-BHC（リンデン）の製造段階において最も化学的に安定な β-BHC が不純物として副生し，土壌，作物，生体内で分解されにくいため，動植物中に蓄積されることから食物連鎖による生体濃縮が起こり，環境汚染の原因になることが判明した．そのため，日本では 1970 年代に DDT，BHC，環状ジエン化合物の農作物への使用が禁止されている．

残留性の有機塩素系化合物は，わが国では，化学物質の審査及び製造等の規制に関する法律（化審法）においても製造や輸入などが禁止されており，現在でも食品中の残留農薬として基準が示されているのは，自然界に永く安定に残留していることと，発展途上国では現在でも使用されているからである．

表 4-15　農薬の作用機序

殺虫剤	動物の神経系に障害を与えるもの
殺菌剤	菌体を構成する物質の合成を阻害するもの並びにその合成に必要なエネルギー源である ATP の産生を阻害する呼吸阻害剤
除草剤	光合成，タンパク合成，細胞分裂を阻害，あるいは，ホルモン作用を撹乱するもの

(2) 有機リン系農薬

ドイツにおいて，1936 年有機リン系化合物に殺虫作用があることがわかり，パラチオン parathion（使用禁止）が世に出された．わが国で使用され始めた当初は中毒事故が頻発した．有機リン系農薬はその後，マラチオン marathion，フェニトロチオン fenitrothion など低毒性の有機リン系農薬の開発が進んできたことから，中毒事故は減少した．有機リン系農薬の特性は殺虫力が強く，適用害虫の範囲も広い．また，植物や動物体内では分解しやすく体内に蓄積しないといわれている．生体に対する作用機構はチオリン酸エステル（チオン型，P=S）がオクソン型（P=O）となってコリンエステラーゼ酵素の作用を阻害するために起こる神経症状である．

(3) ピレスロイド系農薬

ピレトリン pyrethrin は，除虫菊（シロバナムシヨケギク）の主成分のピレスロイドとして古くから用いられてきたもので，その後，合成ピレスロイドの開発も盛んに行われ，日本においても使用頻度の高い農薬となっている．ピレスロイド系農薬としてはピレトリン，シハロトリン，ペルメトリン，シペルメトリン，フルバリネートなどがあり，いずれも昆虫の中枢および末梢神経細胞のイオン透過性を変化させてナトリウムとカリウムの活性化機構を阻害し，痙攣，麻痺を

有機塩素系農薬

DDT*　　BHC(HCH)*　　クロルデン*

ディルドリン*
(エンドリン*，異性体)　　アルドリン*　　PCP

2, 4-D*　　2, 4, 5-T*

有機リン系農薬

パラチオン*　　TEPP*　　フェニトロチオン
(MEP)

マラチオン　　ジクロルボス（DDVP）

ピレスロイド系農薬

ピレトリン　　ペルメトリン

カルバメート系その他の農薬

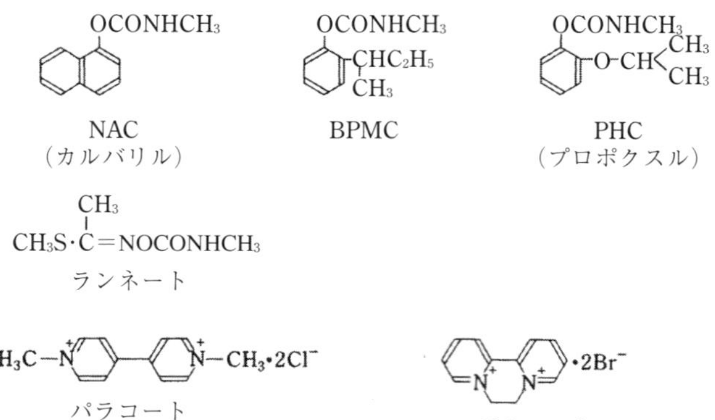

図 4-24　食品汚染が危惧される主な農薬（*現在使用禁止）

起こして死に至らせる．

(4) その他の農薬

上記以外にも多くの農薬が開発されており，カルバメート系殺虫剤，ジフェニルエーテル系除草剤などが開発されている．

2) 抗生物質，サルファ剤による汚染

a) 抗生物質

食品衛生法は，すべての食品に抗生物質を使用または含有させてはならないと定めている．乳牛を機械搾乳するため乳房炎が増加し，わが国ではその治療にペニシリン penicillin を主体として，カナマイシン kanamycin，フラジオマイシン fradiomycin などが動物の病気治療に使用されることがあり，薬剤を服用させた後または注射した後3日以内のウシまたはヤギから乳を搾取してはならないと定めている．このほかにも，食品中に微生物が繁殖し，自然に抗生物質が産生される場合，製造加工上の必要によって食品に抗生物質が加えられる場合，ジャガイモの疫病にストレプトマイシン streptomycin などが農薬として使用した抗生物質が残留する場合，動物飼料効率の向上のために使用される場合などには，抗生物質が食品中に残留する可能性があるなど，さまざまな原因により抗生物質が食品中に混入する恐れがある．

抗生物質が体内に取り込まれると，過敏症，特に皮膚の発疹を起こすことや，ヒトの腸内細菌叢に変化を与え，抗生物質に耐性の病原細菌を生じさせ，抗生物質による治療効果を減退させることがある．

b) サルファ剤

わが国では，ニワトリのロイコチトゾーン病 leucocytozoonosis（蚊が媒介）による生産性低下を防止するために，スルファモノメトキシン sulfamonomethoxine などのサルファ剤を飼料に添加することが認められており，ニワトリの肉および臓器中の残留サルファ剤が問題となる．

3) 化学物質

a) PCB（ポリ塩化ビフェニル polychlorinated biphenyl）

PCB による環境汚染とカネミ油症事件は，いずれも PCB により生じたため混同されがちであるが，両者を区別して考えなければならない．PCB による環境汚染は，各種産業廃棄物からの複合的長期汚染で慢性毒性が問題であり，カネミ油症事件は，急性中毒が問題となった．

PCB は塩素の付加数ならびにその位置により多数の異性体が存在する．特にそれらの中で，ベンゼン環が平面構造を有する化合物（オルト位の塩素置換が0または1つのもので，12種類の異性体が毒性評価の対象）は毒性が強く，コプラナー PCB（coplaner poly chlorinated biphenyl）と呼ばれ，ダイオキシン類に分類されている．

(1) カネミ油症事件

1968年末から1969年にかけて，福岡県を中心に九州，四国，中国地方で原因不明の奇病が発生し，やがて近畿地方まで広まった．中毒患者は2,000名に達し，そのうち8名が死亡した．中毒症状は皮膚の色素沈着，爪の変色，脱毛，目脂の増加，眼の充血，手足のしびれ，関節痛であ

った．原因はK倉庫会社でつくられたライスオイル（米ぬか油）に混入していたPCBであることが判明した．すなわち，ライスオイル製造過程の脱臭工程で，PCB（商品名 カネクロール）を熱媒体としてステンレスパイプ中を循環させていたところ，そのパイプに微細孔があり，ここからPCBがもれてライスオイル中に混入した．後になって，この中にはPCBよりはるかに毒性が強いポリ塩化ジベンゾフラン polychlorinated dibenzofuran（PCDF）が含まれていたことがわかった（図4-25）．この事件を契機に，製油業者などが食品の製造，加工を行う場合，その施設ごとに専任の食品衛生管理者を置くことが義務づけられた．

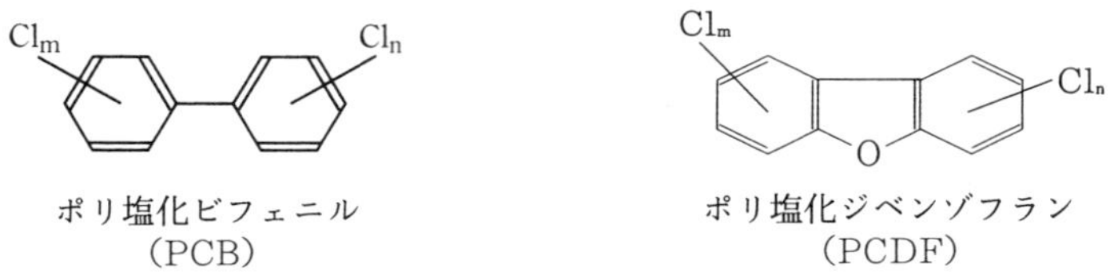

Cl_m　Cl_n

ポリ塩化ビフェニル
（PCB）

Cl_m　Cl_n　O

ポリ塩化ジベンゾフラン
（PCDF）

図4-25　PCBとその関連化合物

（2）PCBの人体への影響

PCBは化学的にきわめて安定な化合物であるため，自然界ではほとんど分解されず，土壌や水からプランクトン，魚を介して濃縮され人体に取り込まれる．一度人体内に入ったPCBは容易に排出されず，生体内の脂肪分の多い組織に半永久的に蓄積される．慢性毒性についてはまだ不明な点が多く，哺乳動物では肝臓の肥大，体重の減少，血清脂質，特にトリグリセライドの増加が認められる．また鳥類に対しては性ホルモンのバランスを乱し，繁殖障害を引き起こすと推定されている．

（3）PCBの規制

1971年，魚介類をはじめ，母乳，牛乳，肉類などの食品からPCBが検出され，食品のPCB汚染の実態が明らかになった．そのため1972年，PCBの製造は禁止され，使用も厳しく制限された．このPCB汚染問題を契機に1973年には「化学物質の審査及び製造等の規制に関する法律（化審法）」が制定され，1974年PCBは第1種特定化学物質に指定され，使用は原則的に禁止された．

b）ダイオキシン類

ポリ塩化ジベンゾパラジオキシン polychlorinated dibenzo-*p*-dioxins（PCDD），ポリ塩化ジベンゾフラン（PCDF），コプラナーPCBを総称してダイオキシン類（ダイオキシン対策特別措置法）という（図4-26）．ダイオキシン類の中で2,3,7,8-TCDDが最も毒性が高い．PCDDとPCDFは意図的に工業生産されたものでなく，他の化学物質の製造過程やゴミなどの焼却に伴って発生する．このような化合物を「非意図的生成物」という．

工業的副生成物の例では，除草剤として使用されていた2,4,5-トリクロロフェノキシ酢酸（2,4,5-T）の中に2,3,7,8-TCDDの混在がみられた．ゴミ焼却では，塩化ビニルなどの有機塩素系化合物の燃焼により発生する塩化水素と有機物が反応してダイオキシン類が生成し，これが炉の灰や排煙中に検出されて飲料水の水源，農作物への汚染が心配されている．

ダイオキシン類には塩素の数や位置の違う多数の異性体が存在し，毒性にも大きな相違がみられる．したがって，最も毒性の強い 2,3,7,8-TCDD の毒性を基準（1 とする）として，その他のダイオキシン類の毒性の相対的な強さ，すなわち毒性等価係数 toxic equivalency factor（TEF）を定め，曝露されたダイオキシン類の量を 2,3,7,8-TCDD 毒性当量 toxic equivalency quantity（TEQ）に換算して評価を行う．

$$\text{毒性当量} = \Sigma\left[(\text{ダイオキシン類の濃度}) \times \text{TEF}\right]$$

日本人の体内に取り込まれるダイオキシン類は，ほとんどが食事で，その大部分は魚介類からのものである．日本人の平均的なダイオキシン摂取量は約 1.5 pg TEQ/kg/日（2001 年）と推定され，当面定められている耐容一日摂取量 tolerable daily intake（TDI）4 pg TEQ/kg/日より低い．

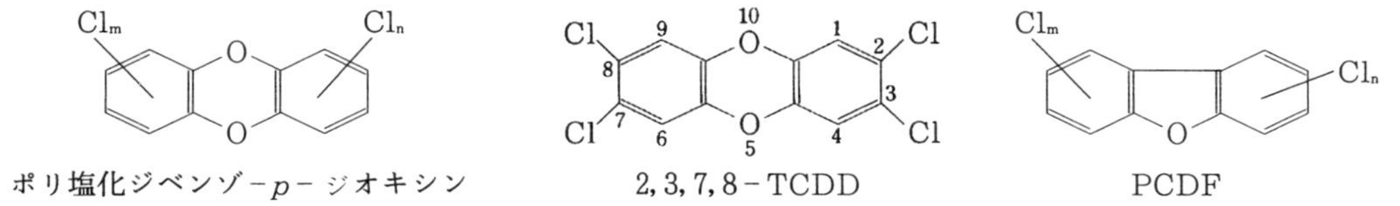

図 4-26　ダイオキシン類の化学構造式

4-4-6 放射性物質による食品汚染

体外の放射線源による被曝を外部被曝，体内に取り込まれた放射性物質による被曝を内部被曝と呼んでいる．ここで取り扱う被曝は飲食物に含まれる放射性物質による内部被曝である．内部被曝として最も寄与が大きいのは ^{40}K で，人体のカリウム濃度を 0.2 %とすると年間の被曝線量は 0.19 ミリグレイ（mGy）となる．

さらに地域によっては ^{226}Ra や天然ウランによる α 線や γ 線が食品や水から検出される．^{226}Ra は体内に入ると骨に沈着し，障害の最も強い α 線を放出するので注目され，WHO による飲料水の基準では 0.37 Bq/L とされている．

食品の人工放射能汚染は，主に核実験および原子力発電事故が原因となる．かつては大気圏で核爆発実験がしばしば行われ，多量の放射性降下物 fall out が発生した．1954 年太平洋のビキニ環礁における水爆実験では日本のマグロ漁船が大量の放射性降下物を浴びて犠牲者がでるとともに，マグロ等の魚類汚染が起こった（第五福竜丸事件）．また，1986 年，旧ソ連のチェルノブイリ原子力発電所事故では大気中に多量の放射性物質が放出され，その地域を中心にヨーロッパ諸国にそれらが降下し，広範囲な食品汚染が起こった．

チェルノブイリ原子力発電所事故では ^{131}I が体内に入るとチロキシンやトリヨードチロニンなどに取り込まれて甲状腺障害を起こす危険性が高く，甲状腺癌が汚染地域の子供達に多発したことが報告されている．

厚生労働省による食品中の放射能規制では，安全基準を食品 1 kg 当たりの放射能を 370 Bq

（ベクレル）以下としている．

4-4-7 食生活と化学物質

1）食品の加熱調理により生成される有害物質

a）ヘテロサイクリックアミン heterocyclic amines

魚，畜肉，大豆製品および卵を加熱調理すると，焦げた部分や煙に高い変異原活性が現れる．これはタンパク質が加熱変性して変異原性物質が生成したことによる．タンパク質を構成するアミノ酸の加熱では，各アミノ酸からそれぞれ異なる変異原性を有するヘテロサイクリックアミンが生成する．トリプトファンからは変異原性が強い Trp-P-1，Trp-P-2 が生成され，グルタミン酸からは Glu-P-1，Glu-P-2 が生成される（表 4-16）．食品から加熱生成した変異原性の強いヘテロサイクリックアミンの中には，丸干しイワシからの MeIQ，牛肉からの MeIQx，大豆グロブリンからの AαC，MeAαC などが知られている（表 4-17）．Trp-P-1，Trp-P-2 などは，ラットおよびマウスにおいて発癌性が確認されている．

b）発癌性多環芳香族炭化水素 carcinogenic polynuclear aromatic hydrocarbons

魚肉類を直火で焼くと，多環芳香族炭化水素が生成する．その中で最も発癌性の強いものはベンゾ [*a*] ピレン benzo [*a*] pyrene である（図 4-27）．また，燥煙法は食肉の加工によく使用されているが，煙中にはごく微量ではあるが，ベンゾ [*a*] ピレン等の発癌性多環芳香族炭化水素が含まれている．

表 4-16　アミノ酸熱分解物の変異原性

アミノ酸	変異原生（コロニー数/mg タール）
トリプトファン	22,000
セリン	18,400
グルタミン酸	13,800
リジン	5,250
アルギニン	4,950
スレオニン	3,100
アラニン	2,980
シスチン	2,140
グルタチオン	1,600
メチオニン	890
システイン	324
チロシン	199
フェニルアラニン	148
ヒスチジン	104
アスパラギン	98

（河内　卓（1979）食品衛生研究，**29**，877，日本食品衛生協会より引用）

表 4-17　加熱により生成される変異原性のあるアミノ酸

区分	構造	略称または化合物	加熱材料
タンパク質加熱生成物	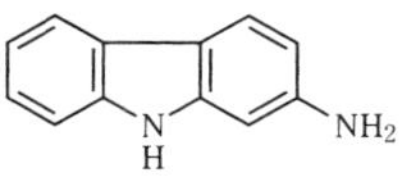	● AαC	大豆グロブリン
	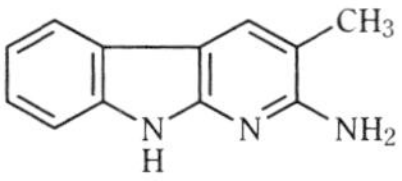	● MeAαC	大豆グロブリン
	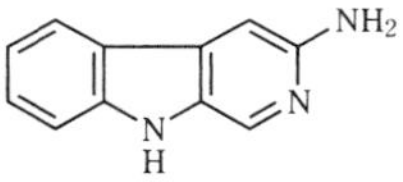	3-アミノノルハルマン	カゼイン
食品加熱生成物	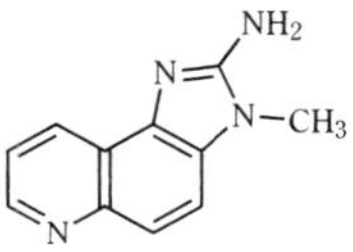	● IQ	丸干しイワシ
	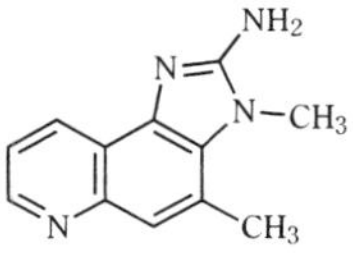	● MeIQ	丸干しイワシ
	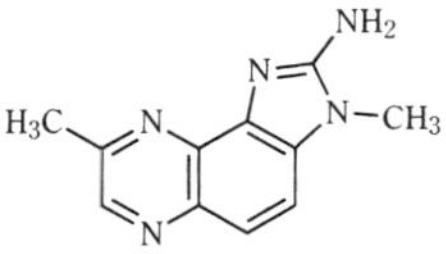	● MeIQx	牛肉，魚肉
アミノ酸単独加熱生成物	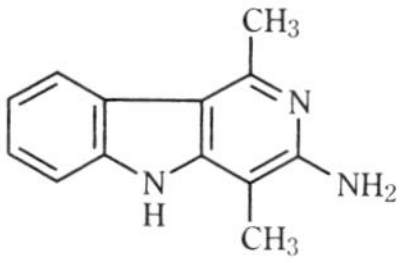	● Trp-P-1	DL-トリプトファン
	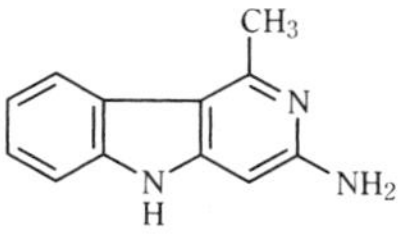	● Trp-P-2	DL-トリプトファン
	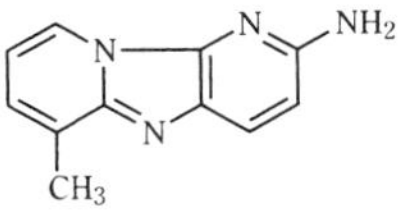	● Glu-P-1	L-グルタミン酸
	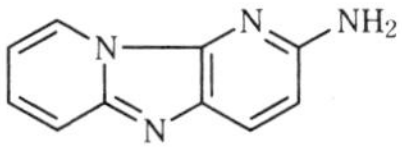	● Glu-P-2	L-グルタミン酸
	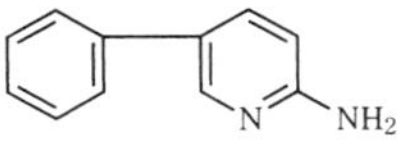	Phe-P-1	L-フェニルアラニン
	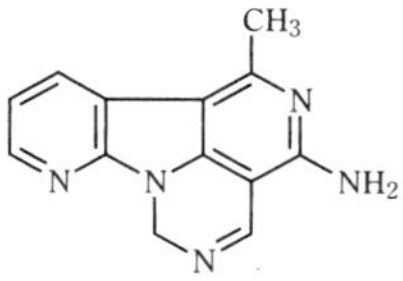	Orn-P-1	L-オルニチン
	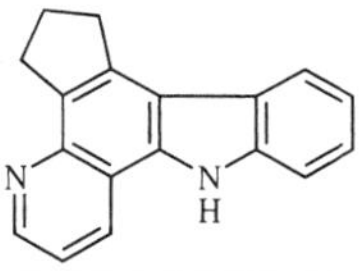	Lys-P-1	L-リジン

●：哺乳動物でも発癌性が認められているもの

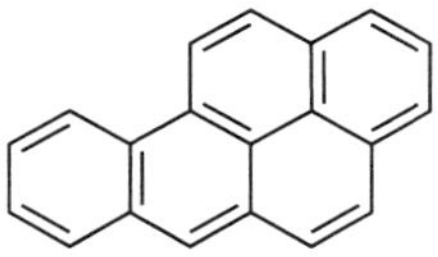

ベンゾ[*a*]ピレン

図 4-27　加熱により生成される発癌性物質

2）食品の同時摂取による有害性物質の生成

a）発癌性物質・ニトロソアミン nitrosamine の生成

硝酸塩は野菜類に多く含まれ，サラダ菜，ザーサイなどの野菜中に 5,000 ppm 以上，キクナ，チンゲンサイ，ほうれん草，白菜，大根中には 1,000 ～ 5,000 ppm 存在する．これらの野菜中の硝酸は口腔内細菌の還元酵素により唾液中に多量の亜硝酸塩を生じる．亜硝酸塩は食品添加物として食肉製品の発色剤として使用されているが，これは摂取量としては少ない．

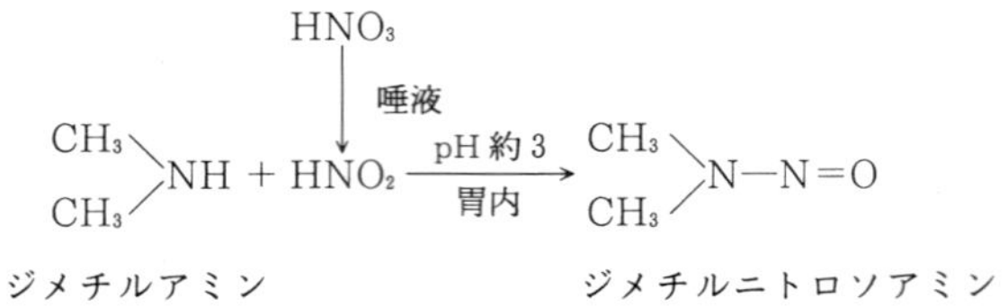

$$\mathrm{\begin{matrix}CH_3\\CH_3\end{matrix}\!\!>\!NH + HNO_2 \xrightarrow[\text{胃内}]{\text{pH 約 3}} \begin{matrix}CH_3\\CH_3\end{matrix}\!\!>\!N{-}N{=}O}$$

（HNO_3 →唾液→ HNO_2）

ジメチルアミン　　　ジメチルニトロソアミン

図 4-28　ニトロソアミンの生成反応

亜硝酸とジメチルアミンは図 4-28 のように，至適 pH 約 3 で反応して発癌性の強いジメチルニトロソアミンを生成する．この反応は胃内で進行するが，アスコルビン酸やタンニンなどのポリフェノール類が共存すると抑制される．一方，食品中の 2 級アミンは主にジメチルアミンで，海産魚類（5 ～ 15 ppm），魚卵（100 ～ 300 ppm）に多く含まれ，またこれらを焼いたり煮たり，

表 4-18　発癌性のあるニトロソアミンの構造

	構造 $R_1R_2N{-}NO$ R_1	R_2		標的臓器
(a) 対称ジアルキルニトロソアミン	$-CH_3$	$-CH_3$	(DMN)	肝
	$-C_2H_5$	$-C_2H_5$	(DEN)	肝，食道
	$-C_4H_9$	$-C_4H_9$	(DBN)	肝，食道，膀胱
(b) 非対称ジアルキルニトロソアミン	$-CH_3$	$-C_2H_5$		肝
	$-CH_3$	$-C_5H_{11}$		食道
	$-CH_3$	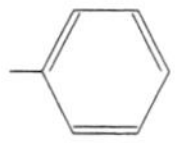 $-C_6H_5$（フェニル基）		食道
(c) アシルアルキルニトロソアミド	$-CH_3$	$-C(=NH)-NHNO_2$	(MNNG)	腺胃
	$-CH_3$	$-C(=O)-NHC(=O)CH_2$	(AcMNU)	腺胃，神経
	$-C_4H_9$	$-C(=O)-NH_2$	(BNU)	骨髄（白血病）
	$-CH_3$	$-C(=O)-NH_2$	(MNU)	前胃，神経
	$-CH_3$	$-C(=O)-OC_2H_5$	(MNUR)	膵，前胃，肺
(d) その他のニトロソアミン	$-C_4H_9$	$-C_4H_5OH$	(BBN)	膀胱
	$-CH_3$	$-CH_2COOH$		食道
	$-C_2H_4OH$	$-C_2H_4OH$		肝
(e) 環状 *N*-ニトロソ化合物	ピロリジン	………………………	(NPYR)	肝
	ピペリジン	………………………	(NPIP)	肝，食道
	モルホリン			肝
	ピペラジン			肝，食道

（総合食品安全事典，産業調査会事典出版センターより引用）

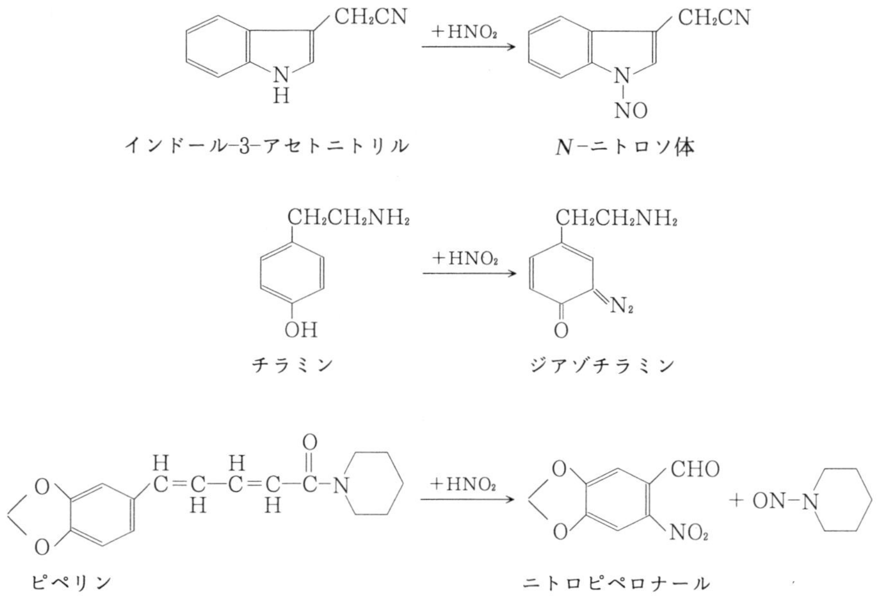

インドール-3-アセトニトリル → ($+HNO_2$) → *N*-ニトロソ体

チラミン → ($+HNO_2$) → ジアゾチラミン

ピペリン → ($+HNO_2$) → ニトロピペロナール + ON−N

図 4-29 亜硝酸と食品成分（2 級アミン以外）により生成される変異原性物質

干物に加工することによりジメチルアミンが急激に増加する．

肉類，卵類，乳類などの食品中にはジメチルアミン以外に，ジエチルアミンなどの 2 級アミンがわずかに存在し，これらと亜硝酸の反応により種々のニトロソアミンが生成する可能性がある．ニトロソアミンは化合物により動物の異なる臓器に癌を発生させるので，癌モデルの作成に有用である（表 4-18）．

b）食品成分の反応により生成する変異原性物質

亜硝酸は白菜中に含まれるインドール-3-アセトニトリルとの反応により *N*-ニトロソ体，醤油やチーズ中に含まれるチラミンとの反応によりジアゾチラミン，香辛料のピペリンとの反応によりニトロピペロナールを生成する（図 4-29）．これらはいずれも変異原性試験で代謝活性化なしで直接変異原性を示す．

3）フェオホルビド pheophorbide およびピロフェオホルビド pyropheophorbide（クロロフィル分解生成物）

植物中のクロロフィル（葉緑素）は，植物中に含まれる内因性の酵素（クロロフィラーゼ）等により加水分解され，さらに Mg を離脱し，ポルフィリン系化合物であるフェオホルビドおよびピロフェオホルビドを生成する（図 4-30）．この反応は加熱や酸処理によっても起こる．したがって，クロロフィルを多く含有するクロレラ加工品，緑色野菜の漬物，アワビの中腸腺中には，これらのクロロフィル分解物が混在している可能性がある．

フェオホルビドやピロフェオホルビドを摂取すると，肝障害および皮膚の紅斑やかゆみなどの光過敏症を生じ，さらに重症になると水腫，壊死を起こす．これらの物質は光過敏症誘発作用が

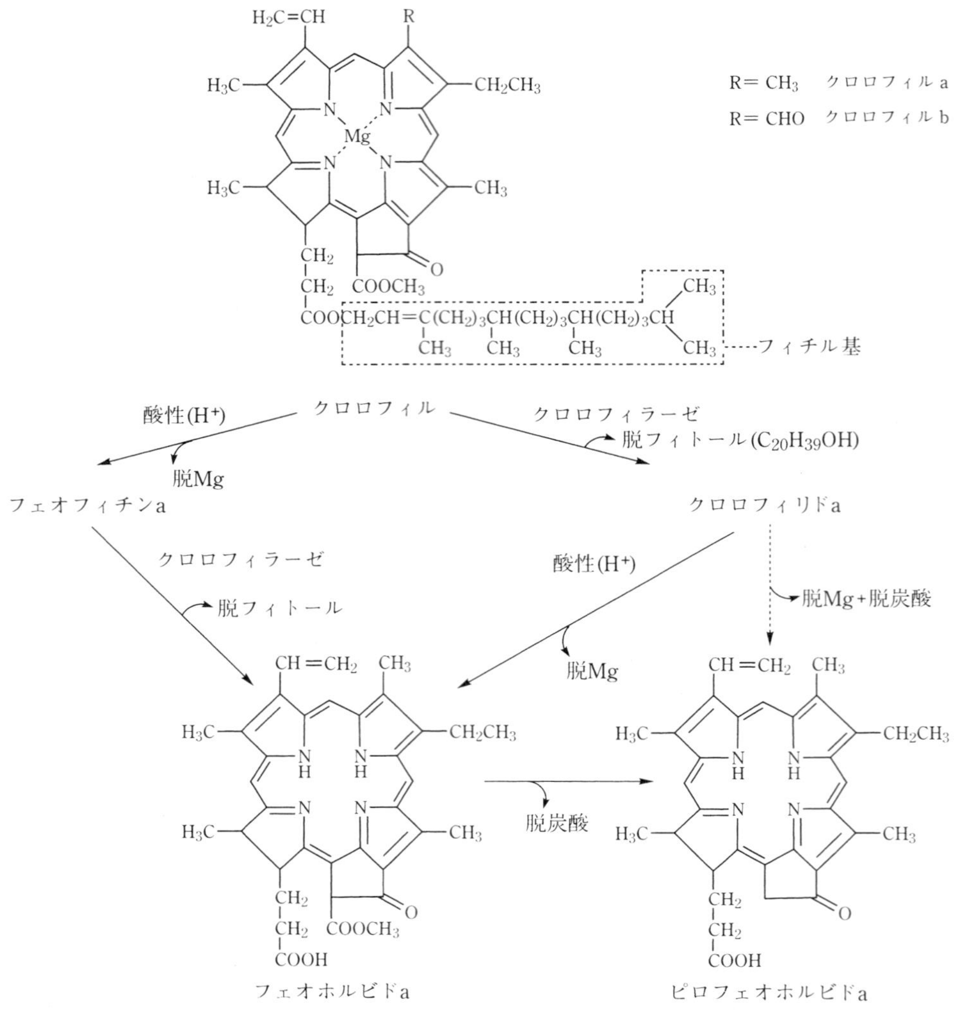

図 4-30　クロロフィルからフェオホルビドおよびピロフェオホルビドの産生

あり，周りにある酸素を励起して活性酸素（一重項酸素等）を生じ過酸化物生成する．フェオホルビドaのヒトに対する最小作用量は 25 mg/日と推定されている．フェオホルビドaよりピロフェオホルビドaのほうが毒性は強いといわれる．

4-4-8　食環境と化学物質

1）飲食容器および容器包装

食品の加工や保存に使用される器具・容器包装から食品汚染を防止するために，食品衛生法によって材質試験や製品の溶質試験などの規格基準が設定されている（付表 4-3 参照）．

表 4-19 塩化ビニル樹脂の製造の際に使用される添加剤

剤 名	最大添加量	代表化合物名
可塑剤	60 %	フタル酸エステル，アジピン酸エステル，リン酸エステル
安定剤	3 %	脂肪酸鉛，脂肪酸カドミウム，脂肪酸亜鉛，脂肪酸カルシウム，有機スズ化合物，大豆油
酸化防止剤	0.5 %	BHT，イルガノックス 1010，アイオノックス 330，ジラリルチオジプロピオネート
紫外線吸収剤	0.5 %	ザロール，ベンゾフェノン
帯電防止剤	0.5 %	界面活性剤
滑剤	1 %	天然ワックス，脂肪酸エステル，脂肪酸アミド，高級アルコール
着色剤	1 %	TiO_2，$PbCrO_4$，CdS，有機顔料

（辰濃 隆（1973）食品衛生研究，**23**，1130，日本食品衛生協会より引用）

a）プラスチック（plastic：合成樹脂）製品

プラスチック製品は，飲食容器や食器の包装などさまざまな用途に大量使用されており，熱可塑性樹脂と熱硬化性樹脂に区分される．

熱可塑性樹脂としては，ポリエチレン，ペットボトルなどに使用されるポリエチレンテレフタレート（PET），ポリバケツなどに使用されるポリプロピレン，サランラップなど食品を直接包むポリ塩化ビニリデン，哺乳びん，食器などに使用されるポリカーボネートや発泡スチレン樹脂（発泡スチレン）などがある．

熱硬化性樹脂としては，鍋，やかんの把手などに使用されるフェノール樹脂，菓子器や食器などに使用されるユリア樹脂（尿素樹脂，尿素＋HCHO）やメラミン樹脂（メラミン＋HCHO）などがある．

これらの中で使用頻度が特に高いのは，ポリエチレン，ポリ塩化ビニル，ポリスチレン，ポリプロピレンであり，これらを四大使用高頻度物質という．また，ポリカーボネート樹脂は，内分泌かく乱物質と疑われているビスフェノール A の溶出が問題視されている．

(1) 添加剤

プラスチック合成や製造に際して，下記の工程で種々の添加剤が使用される（表 4-19）．

(2) 有害物質の溶出と飲食物への移行

食品衛生上の問題は，プラスチック中の未反応単体（モノマー）と，合成の際に用いられる添加物（可塑剤，安定剤および抗酸化剤）が溶出し，飲食物に混入することである．

① プラスチック中の未反応単体（モノマー）

未反応単体は，気化し，ヒトが吸入して障害を起こすことがある．

塩化ビニル vinyl chloride（$CH_2{=}CHCl$）をラットに吸入させると，皮膚，肺，骨，および肝に腫瘍をつくり，また骨端溶解を誘起する．

アクリロニトリル acrylonitrile（$CH_2{=}CHCN$）の毒性は高く，特に肺に障害が認められ，頭痛，眼瞼の炎症がみられ，呼吸困難に陥ることがある．

塩化ビニルより 1 つ塩素の多い塩化ビニリデン（$CH_2{=}CCl_2$）にも発癌性が疑われている．しかし，ポリエチレン，ポリプロピレンのモノマーについてはほとんど毒性が認められない．塩化ビニルなどの塩素を含んだプラスチック容器は不完全燃焼すると，ダイオキシンが生成し環境中に放出される．

② 可塑剤

ポリ塩化ビニルは，水道管など硬いプラスチックとして用いられることが多いが，やわらかい素材として用いることがあり，このときに添加されるのが可塑剤である．

フタル酸エステル類はプラスチックの可塑剤として最も多く使われてきたため，広範囲に自然環境，生活環境および食品などを汚染している．1970年，米国で塩化ビニル製血液パックから血液中に多量のフタル酸エステルが溶出し，輸血した患者に異常が認められた．わが国で食品衛生上問題になるのは主に使用されてきたフタル酸ジブチル（DBP）とフタル酸ジ-2-エチルヘキシル（di(2-ethylhexyl)phthalate ；DEHPまたはDOP）である．しかし，図4-31に示すように，フタル酸エステル類以外にも種々の可塑剤が使用されている．

フタル酸エステルはエステルの種類によって種々の特性があり，その毒性も異なる．フタル酸エステルのエステル部分の炭素数が増加するに従い，一般に毒性は低下する．

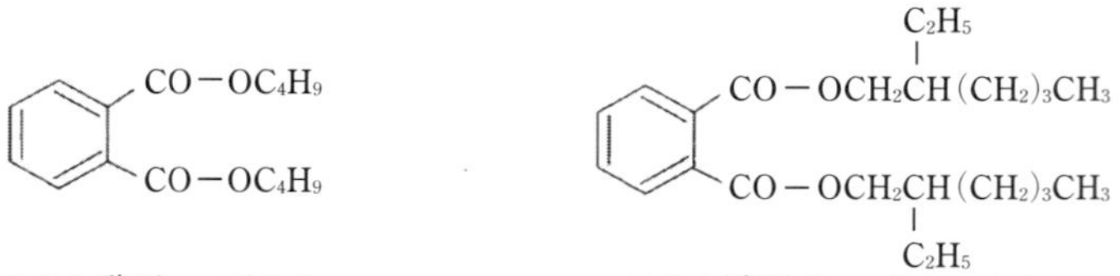

$C_6H_4(CO-OC_4H_9)_2$

フタル酸ジ-*n*-ブチル

$C_6H_4(CO-OCH_2CH(C_2H_5)(CH_2)_3CH_3)_2$

フタル酸ジ-2-エチルヘキシル

図4-31　主要可塑剤の種類と化学構造

③ 安定剤

重合安定剤の脂肪酸鉛，脂肪酸カドミウム，および有機スズ化合物（ジブチルスズ）の毒性が問題となるが，自主規制によりこれらを使わないようにしており，そのため国内で生産されるプラスチックには鉛，カドミウム，ジブチルスズ化合物はほとんど含まれていない．しかし，一般用および農業用プラスチックなどでは安価，耐候性などの利点からこれらが多く用いられているので，一般用や農業用のプラスチックを食品用として転用すると問題が生じる．食品用容器の安定剤としては，脂肪酸鉛やカドミウムの代わりに比較的安全なLi，Na，Mg，Ca塩が多く用いられている．

④ 抗酸化剤 antioxidants

抗酸化剤であるBHT（dibutylhydroxytoluene）およびBHA（butylated hydroxyanisole）の学校給食用ポリプロピレン製容器からの溶出が問題となったことがある．しかし，BHTおよびBHAは食品添加物として許可されており，食器などからの溶出による摂取量は，バターなど食品に添加されたものからの摂取量の1/100以下であり，毒性の点ではあまり問題にならない．

(3) 材質および溶出試験と規格

合成樹脂製の器具容器包装の試験法は，材質試験と溶出試験とからなり，材質試験ではカドミウム，鉛などの規格基準が定められている．

溶出試験では合成樹脂の素材の種類により浸出条件，浸出液が一様ではないが，重金属，過マンガン酸カリウム消費量および蒸発残留物について規格基準が定められている.浸出溶液として,水,4 %酢酸,*n*-ヘプタンおよび 20 %アルコールが用いられているが,これらはそれぞれ水性食品,酢,脂肪性食品および酒類のためのいわゆる食品類似溶媒である.

合成樹脂一般,および使用頻度の多いポリ塩化ビニル,ポリエチレン,ポリプロピレン,ポリスチレン,ポリ塩化ビニリデンの材質および溶出試験の規格を付表 4-3 に示した.

b) 金属製品

金属食器は,わが国でもホテル,家庭で普及している.

材質としては,ステンレス,銅,鉛,銀,スズ,亜鉛,カドミウム,アンチモンなどがあるが,溶出金属が有害性を示すことがある.わが国は高温多湿であるので,湿気防止,保管などに注意する必要がある.

大部分の金属食器は表面がニッケルなどでメッキされているので,洗浄の際,ミガキ粉,タワシなどで激しくこすらず,から拭きか,軽く水洗する.果実ジュースなどの酸性液体食品への使用を避け,食品用のナフキンを敷き,固体の菓子などに使用するなど,金属の溶出に関して,取扱いには注意する必要がある.

銅は空気中の水蒸気や炭酸ガスと反応して有害な緑青［$Cu(OH)_2 \cdot CuCO_3$］を生じるので,これを防止するために鋼の内面をスズまたは銀でメッキしている.

ジュースなどの液体食品中の硝酸イオン濃度が高いと,ブリキ製缶の場合は多量のスズが溶出し中毒が起こる.したがって,食品衛生法により清涼飲料水中のスズ含有量を 150 ppm 以下に規制し,食品の硝酸イオンを 1 ppm 以下になるように行政指導している.最近では,缶の大部分はエポキシ樹脂,フェノール樹脂,ポリ塩化ビニル樹脂などで内面塗装し,金属の溶出を防止している.

鉛は食中毒の原因になるので,食器に使用するハンダは原則として鉛を 20 %以上含むものは使用できない.

c) セラミック製品

セラミック ceramic 製品とは,陶磁器 chinaporcelain,ほうろう引き製品 enamelware およびガラス製品 glassware をいう.これらの製品に使用する釉薬(うわぐすり)に混ぜて使用する有害色素(鉛,カドミウム,ヒ素)が食品中に溶出することがある.

2) 食品用合成洗剤

古くから洗剤には石鹸が用いられてきたが,第二次大戦後,洗浄力が強く,洗ったあと不快臭を残さないなど多くの利点を有する合成洗剤が開発され,広く使用されるようになった.しかし,食品の洗浄に使うと残留性が大きく,手指などの皮膚障害性があり,さらに,自然界で分解されにくいため水質汚染を起こすなどの問題が生じた.一般に,洗剤は天然系と合成系に区分され,合成系はさらに脂肪酸系と非脂肪酸系に細分されている.

a）洗剤の種類と特徴

（1）界面活性剤 surface active agent

界面活性剤とは，1つの分子中に親水基と親油基（疎水基）の双方を有する物質のことである．親油基は炭化水素を主体とした構造になっている．アルカン（C_nH_{2n+2}）は油の性質を示す代表的な化学構造であるが，このアルカンのHが1つとれてアルキル基（C_nH_{2n+1}-）となった構造，またその変化型が一般的な界面活性剤の親油基の大部分を占めている．

（2）天然系洗剤（石鹸）

分子式としてはR-COONa，R-COOKで表される（図4-32）．その他，脂肪酸のモノエタノールアミン（H_2N-CH_2CH_2OH）塩やトリエタノールアミン（$N(-CH_2CH_2OH)_3$）塩を石鹸に含める場合もある．

豚脂，ヤシ油，ナタネ油などの動植物油脂を加水分解して得られた脂肪酸にアルカリ剤を加えて製造する．アルカリ剤として水酸化ナトリウムを用いると，化粧用，洗顔用の固い石鹸ができ，水酸化カリウムを用いると，ひげそりクリームなどの軟らかい石鹸ができる．石鹸は，毒性が弱い反面，洗浄力が弱く，不快臭が残る．また，貴重な食糧資源（脂肪）を消費する．

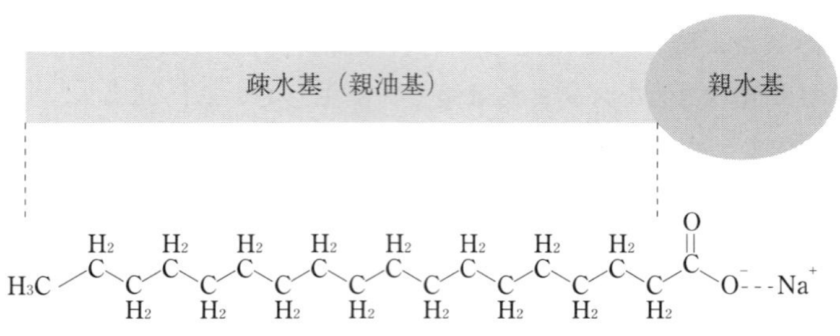

図4-32　ステアリン酸ナトリウム（石鹸）の構造

（3）合成系洗剤

① 脂肪酸系（半合成・半天然系）

ショ糖脂肪酸エステル（ショ糖と脂肪酸），ソルビタン脂肪酸エステル（ソルビタンと脂肪酸），ポリオキシエチレン脂肪酸エステル，ポリオキシエチレンソルビタン脂肪酸エステルなど，本分野での開発研究はわが国が最も進んでおり，世界中で消費されるものの大部分はわが国で生産されている．この脂肪酸系合成洗剤は，毒性が弱く，洗浄効力が強いため，食品用洗剤，食品用乳化剤として使われるが，衣類洗浄用としては高価である．

② 非脂肪酸系（アニオン系，純合成系）

直鎖アルキルベンゼンスルホン酸ナトリウム sodium alkylbenzenesulfonate（LAS）（図4-33），アルキル硫酸エステルナトリウム（AS），アルキルエーテル硫酸エステルナトリウム（AES），ポリオキシエチレンアルキルエーテル（AE），ポリオキシエテレンアルキルフェニルエーテル

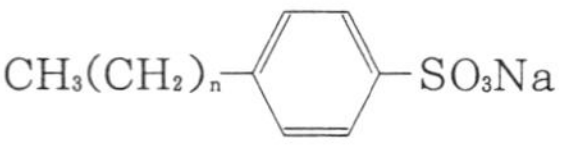

$CH_3(CH_2)_n$–C_6H_4–SO_3Na

図4-33　LASの構造

(APE)

この非脂肪酸系合成洗剤は安価であり，洗浄力，浸透性が極めて強く，食器，野菜，果実，衣類の洗浄，細菌，寄生虫卵，農薬の除去に適しているが，食品への残存性が大きく，手指などの皮膚障害を起こすことがある．APE の生分解によって生じるノニルフェノールは内分泌かく乱物質である可能性が指摘されている．

(4) 洗剤に添加される化合物

ビルダーとは，副原料，洗浄力増強剤で，ポリリン酸塩，CMC，ケイ酸ナトリウム，蛍光染料が用いられる．

ポリリン酸塩は，金属イオン封鎖作用として用いられ（硬水→軟水化），水中の金属イオンは洗浄作用を低下させるが，トリポリリン酸は金属イオンを取り込み，キレートをつくる．洗剤を長く放置しておくと空気中の水分を吸って固まることがある．ポリリン酸塩はこれを防ぎ，いつまでもさらさらした状態を保たせる．また，乳化分散作用の向上（洗浄を助ける），タンパクの汚れ：膨潤，可溶化作用，脂肪，グリースの汚れ：乳化作用，酸性の汚れ：中性化作用などがある．

b) 合成洗剤による社会問題

(1) 1965 年以後（主成分による問題）

初期に開発された分岐鎖アルキルベンゼンスルホン酸ナトリウム（ABS）は自然界で容易に分解されず，環境を汚染したため，1967 年活性汚泥などによる分解性のよい LAS を使用するように行政指導が行われた．LAS の洗浄力は ABS に比べ若干劣る．

(2) 1975 年以後（ビルダーによる問題）

植物や藻の三大栄養素リン（P），窒素（N），カリウム（K）のうち，洗剤のビルダーとして使用した P が下水へ排出され，湖の富栄養化を引き起こし，社会問題となった．富栄養化による環境汚染は下記のような経路により発生する．

合成洗剤中の P の排出 ⟶ 水藻の繁殖促進 ⟶ 枯死 ⟶ 腐敗・悪臭 ⟶ 水質汚濁 ⟶ 水中の酸素欠乏 ⟶ 水棲生物（魚，貝など）の死

4-5　食品衛生試験法

C11　健康（1）栄養と健康【食品の品質と管理】
到達目標：
2）油脂が変敗する機構を説明し，油脂の変質試験を実施できる．（知識・技能）
8）主な食品添加物の試験を実施できる．（技能）

4-5-1　食品衛生試験法総論

食品衛生は，食品衛生法に基づいて，飲食によって生じる健康障害を未然に防止し，健康の維持・増進を図ることを目的としている．食品衛生試験法は食品の安全性確保の観点から食品，添加物，器具，容器包装などについて，定められた規格や基準に適合するかを試験するものである．

主な試験法には飲食物試験法（食品成分，天然有毒物，食品添加物および食品汚染物試験法など）と生活用品試験法（器具・容器包装および玩具試験法）がある．飲食により生じる健康障害を防止するには，飲食物の品質，安全性，有効性を正しく評価することが必要である．また，新たな添加物や農薬の使用あるいは新たな環境汚染物質に対応すべく，時代のニーズに合わせて試験法を整備し，分析技術を改良することも必要である．食品衛生試験法は行政科学 regulatory science の役割を担っており，科学技術の進歩に伴って，定量感度，精度，頑健性などにおいて常に最善の試験法に切り替えられている．近年では，試料前処理の簡素化や迅速化の他に，ガスクロマトグラフィーや液体クロマトグラフィーなどの分離定量法が導入されるなどの特徴がある．

4-5-2　食品衛生試験法各論

詳細は日本薬学会編の「衛生試験法・注解」および「衛生試験法・要説」に記載されている．

1）天然有毒物試験法

a）植物性自然毒

サイカシン，シアン化合物，α-ソラニン，アルカロイド（トロパン系およびバッカク），フェオホルビドの試験法がある．シアン化合物であるシアン配糖体の定量法について概説する．

シアン配糖体は豆類に多く（第 4 章 p.175），β-グルコシダーゼによる酵素加水分解や酸触媒による非酵素的加水分解でシアン化水素を遊離する．吸光光度法による定量試験法である．

［試験溶液の調製］i）試料の粉砕と NaOH 溶液中での均質化，ii）クエン酸で pH 5 ～ 6 に調

整，iii）遠心分離後の上清をコンウェイ拡散器内室で β-グルコシダーゼ処理（外室に NaOH 溶液），iv）外室液を酢酸で中和後，水で希釈して試験溶液とする．

［試験操作］試験溶液についてピリジン・ピラゾロン法でシアンの定量を行う．

b）カビ毒

アフラトキシン，ステリグマトシスチン，フザリウムマイコトキシン，オクラトキシン，パツリンの試験法がある．アフラトキシンの定量法について概説する．高速液体クロマトグラフィーによる定性・定量試験法で，穀類や豆類などに存在するアフラトキシン B_1，B_2，G_1 および G_2（第 4 章 p.180）に適用できる．保持時間の比較により定性分析を，蛍光検出器の測定により定量分析を行う．

［試験溶液の調製］i）粉砕試料を CH_3CN-水混液で振とう抽出，ii）抽出液を多機能カラム上端に注いで最初の溶出液を分取，iii）分取した溶出液を窒素気流下で溶媒留去後，残留物にトリフルオロ酢酸を加えて激しく攪拌（かくはん），iv）CH_3CN-水混液を加えて試験溶液とする．

［試験操作］i）試験溶液を逆相系の ODS カラムを装着した高速液体クロマトグラフを用いて分析する．検出器は蛍光検出器（励起波長 365 nm，蛍光波長 450 nm）を用いる．

c）動物性自然毒

フグ毒，麻痺性貝毒，下痢性貝毒などがある．いずれも毒力はマウス単位法を用いて表される．試料溶液の調製法，試験操作およびマウス単位について表 4-20 にまとめた．

表 4-20　マウス単位を用いる動物性自然毒の試験法

自然毒	試料溶液の調製	試験操作	マウス単位
フグ毒	試料を酢酸酸性 MeOH で加熱抽出し，溶媒留去後に水を加え，エーテルで脱脂する	試料溶液の段階希釈液をマウスの腹腔内に投与	体重 20 g のマウスを 30 分間で死亡させる毒量
麻痺性貝毒	試料（主に中腸腺）を塩酸中で加熱抽出し，ろ過後，水で希釈する	試料溶液の段階希釈液をマウスの腹腔内に投与	体重 20 g のマウスを 15 分間で死亡させる毒量
下痢性貝毒	試料（主に中腸腺）をアセトン抽出し，溶媒留去後エーテルに溶解して水洗（麻痺性貝毒の除去）後，留去して界面活性剤入り生理食塩水に懸濁する	試料溶液の段階希釈液をマウスの腹腔内に投与	体重 16 ～ 20 g のマウスを 24 時間で死亡させる毒量

2）食品添加物試験法

食品添加物そのものの定量法は食品添加物公定書に記載されている．食品衛生試験法では，食品中の添加物の定性あるいは定量試験法が規定されている．保存料，防カビ剤，殺菌料，品質保持剤，酸化防止剤，漂白料，発色剤，甘味料および着色料について記載されている．いくつかの添加物の試験法について概説する．

a）保存料（安息香酸，ソルビン酸，デヒドロ酢酸およびパラオキシ安息香酸エステル類）

［試験溶液の調製］i）試料 20 g に酒石酸溶液，NaCl，シリコン樹脂を 1 滴加えて，水蒸気蒸留，ii）留液をメンブランフィルター処理して試験溶液とする．

［試験操作］i）試験溶液を逆相系の ODS カラムを装着した高速液体クロマトグラフィーを用いて分析する．検出器は UV 検出器を用いる．

安息香酸，ソルビン酸およびデヒドロ酢酸の分離は良好である．別の移動相を用いることで，パラオキシ安息香酸エステル類（エチル，イソプロピル，プロピル，イソブチルおよびブチル）も分別定量できる．

b）防カビ剤（オルトフェニルフェノール，ジフェニルおよびチアベンダゾール）

［試験溶液の調製］i）試料 20 g に NaOAc，無水 Na_2SO_4 および酢酸エチルを加えて均質化した後，遠心分離して酢酸エチル層を分取，ii）残さをもう一度酢酸エチルで抽出して得られた酢酸エチル層と合し，1-ブタノールを加えて減圧濃縮，iii）残留物に高速液体クロマトグラフィーの移動層を加え，メンブランフィルター処理して試験溶液とする．

［試験操作］i）試験溶液を逆相系の ODS カラムを装着した高速液体クロマトグラフを用いて分析する．検出器は蛍光検出器（励起波長 270 nm，蛍光波長 330 nm）を用いる．

オルトフェニルフェノール，ジフェニルおよびチアベンダゾールの分離は良好である．イマザリルは蛍光を示さないので UV 検出器を用い，逆相系カラムを装着した高速液体クロマトグラフィーで分析する．

c）漂白剤（亜硫酸）

亜硫酸含量の比較的多い試料は，通気蒸留-アルカリ滴定法で定量する．この方法で測定値が低い場合（滴定量が 0.1 mL 以下の場合）は，通気蒸留-比色法で定量する．

［試験溶液の調製］i）通気蒸留で発生する二酸化硫黄を捕集するフラスコにはあらかじめ H_2O_2 を加え，pH 混合指示薬がオリーブグリーンとなるように NaOH 水溶液を滴下しておく，ii）通気蒸留装置の蒸留フラスコに試料を入れ，リン酸酸性下で窒素ガスを通気しながら加熱して蒸留した後，捕集フラスコ内の溶液を試験溶液とする．

［試験操作］アルカリ適定法　i）試験溶液を滴定用 NaOH 水溶液で液の色がオリーブグリーンになるまで滴定して SO_2 量を算出する．

d）発色剤（亜硝酸）

硝酸はカドミウム還元・ジアゾ化法で，亜硝酸は直接ジアゾ化法で比色定量する．

［試験溶液の調製］i）細切した試料 10 g に温湯を加えて均質化，ii）NaOH 水溶液を加え，さらに $ZnSO_4$ 溶液を加えて振り混ぜ，80 ℃の水浴で加熱，iii）室温まで冷却

し，酢酸アンモニウム緩衝液を加え，水を加えて一定量とする，iv）ろ紙ろ過したろ液を試験溶液とする．

［試験操作］試験溶液についてジアゾ化法で亜硝酸の定量を行う．

3）食品成分試験法

無機質，窒素化合物，炭水化物，脂質，ビタミンなどの定性・定量試験法がある．ここでは，脂質の変質試験について概説する．

a）酸価 acid value（AV）

定義：油脂 1 g 中に含まれる遊離脂肪酸量を，中和するのに必要な KOH の mg 数で示した値．

操作：試料をエタノール-エーテル混液に溶解し，フェノールフタレイン指示薬を加えて KOH 溶液で滴定する．

変質に伴う価の変動：油脂の加水分解や過酸化物の二次的分解物として生成する．変質に伴って増大する．

b）ヨウ素価 iodine value（IV）

定義：油脂 100 g 中に吸収されるハロゲンの量を，ヨウ素の g 数で示した値．

操作：試料をクロロホルムに溶かし，臭化ヨウ素液（ハヌス法）を加えて遮光下放置後，KI 溶液およびデンプン指示薬を加え，余剰の臭化ヨウ素をヨウ素 I_2 として $Na_2S_2O_3$ 溶液で滴定する．

変質に伴う価の変動：炭素間の C＝C 不飽和結合の量に比例するので，変質に伴って減少する．

c）過酸化物価 peroxide value（PV）

定義：油脂 1 kg によって KI から遊離されるヨウ素のミリ当量数で示した値．

操作：試料をクロロホルム-酢酸混液に溶解後，フラスコ内を窒素で置換し，飽和 KI 溶液を加えて放置する．デンプン指示薬存在下，生成するヨウ素 I_2 を $Na_2S_2O_3$ 溶液で滴定する．

変質に伴う価の変動：自動酸化による変質が進むと過酸化物が生成するが，二次的な分解も進行するので，変質に伴って極大値を示す．

d）カルボニル価 carbonyl value（CV）

定義：2,4-ジニトロフェニルヒドラジンと反応させヒドラゾン誘導体として比色定量を行い，油脂 1 g 当たりの 440 nm における吸光度で示した値．

操作：油脂をトリクロロ酢酸-ベンゼン溶液中で 2,4-ジニトロフェニルヒドラジンと反応させ，KOH-エタノール溶液を加えてから 440 nm の吸光度を測定する．

変質に伴う価の変動：過酸化物の二次的分解物であるカルボニル化合物の生成量を反映する．変質に伴って増大するが，一般に過酸化物価が増加から減少に転ずる辺

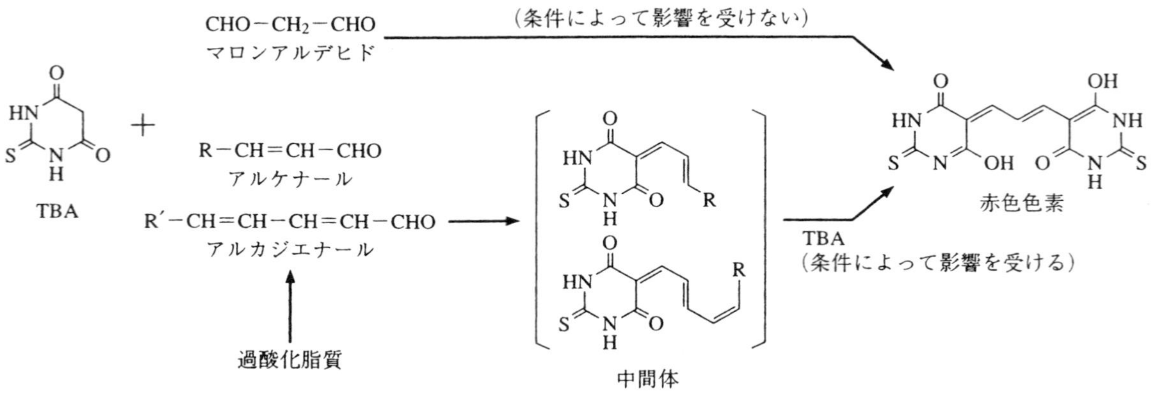

図 4-34　TBA との反応における赤色色素の生成機構

りから著しく増大する．

e）チオバルビツール酸試験 thiobarbituric acid test（TBA）

定義：油脂を酸性条件下で加熱して生成する成分と TBA の反応で生成する 532 nm に吸収極大を有する赤色色素量を，油脂 1 g から生成する mmol 数で示した値．

操作：油脂を SDS 溶液に懸濁させ，酢酸緩衝液，BHT 溶液および水を加えて激しく振り混ぜて乳濁液とする．その一部に TBA 試液を加えて沸騰水浴中で加熱し，冷却後，ブタノール-ピリジン溶液を加えて振り混ぜ，遠心分離後の上清の 532 nm の吸光度を測定する．

変質に伴う価の変動：マロンアルデヒドおよび試験操作中でマロンアルデヒドを生成する前駆物質の生成量を反映する．変質に伴って増大するが，油脂の過酸化過程で生じる複雑な成分が対象であるため，過酸化物価とほぼ平行して増大する．

5 生活環境の衛生

5-1 電離放射線

C12 環境 (1) 化学物質の生体への影響【電離放射線の生体への影響】
到達目標：
1) ヒトに影響を与える電離放射線の種類を列挙できる.
2) 電離放射線被曝における線量と生体損傷の関係を体外被曝と体内被曝に分けて説明できる.
3) 電離放射線および放射性核種の標的臓器・組織を挙げ，その感受性の差異を説明できる.
4) 電離放射線の生体影響に変化を及ぼす因子（酸素効果など）について説明できる.
5) 電離放射線を防御する方法について概説できる.
6) 電離放射線の医療への応用について概説できる.

放射線（輻射線）とは，粒子または波動エネルギーの形態で物質から放射される粒子線や電磁波をいい，電離放射線と非電離放射線に分けられる．電離放射線は，一般に放射線と呼ばれ，その大きなエネルギーにより物質を通過するときに物質から電子を放出させ電離作用をもつ．これに対して，電離作用をもたない電磁波を非電離放射線という．電磁波波長の違いにより種々のものが知られている（図 5-1）．電磁波のエネルギーの大きさは波長と反比例するため，波長が短いほどエネルギーが大きく，10 nm より短波長の X 線や γ 線には電離能力がある．

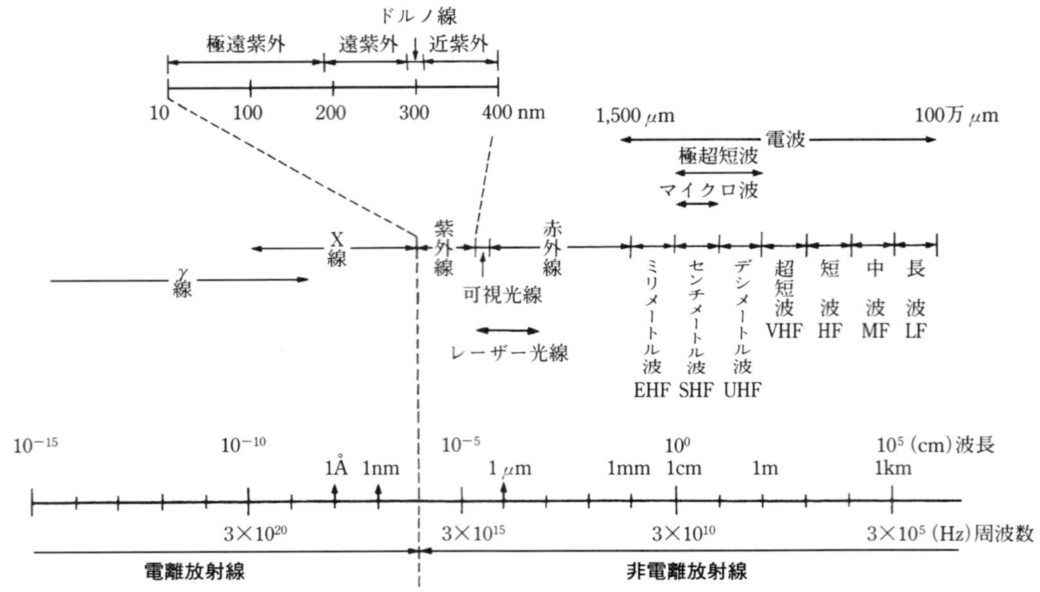

図 5-1　電磁波（電離放射線と非電離放射線）の波長域

5-1-1　電離放射線の種類と性質

電離放射線には，粒子の流れである粒子線とエネルギーの流れである電磁波がある（図 5-2）．粒子線はさらに荷電をもつ荷電粒子線と，荷電をもたない非荷電粒子線に分類される．電離放射線は電荷と質量によってそれぞれ特有の性質を示す．α 線は電荷，質量ともに大きく，物質を通過する際に急激にエネルギーを失うので，物質透過力は小さいが電離作用は大きく，生体に与える影響は大きい．γ 線，X 線，中性子線は，電荷はなく，透過力は大きい．また，中性子線は運動エネルギーが小さくなると，原子核に容易に接近して原子核反応を起こして物質を放射化する．β 線は β 崩壊の際に放出される電子線で，中間的な性質をもち，ある程度の透過力と電離作用を示す．

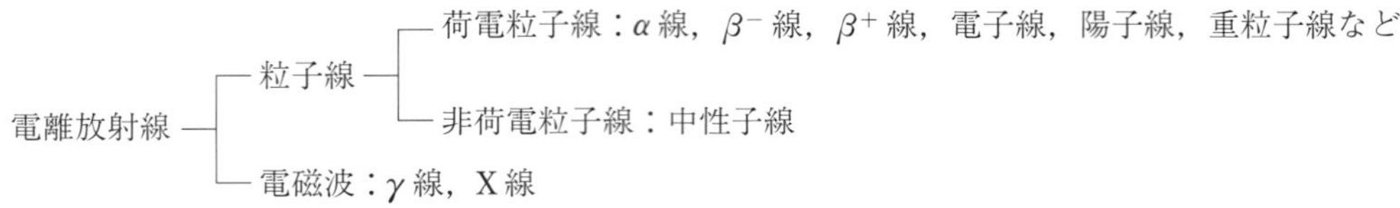

図 5-2　電離放射線の分類

5-1-2 放射線被曝

1）線量の概念

放射性物質の物理的性質を表現するために壊変速度をベクレル（Bq，1秒当たりの壊変数）で表すのに対して，生体影響やその防御を考える場合には，受ける側での放射線量の尺度が必要である．

a）吸収線量

放射線照射を受けた物質量が単位質量当たり（kg）に吸収したエネルギー（J）を吸収線量といい，単位はグレイ（Gy）である．

$$1\ \mathrm{Gy} = 1\ \mathrm{J/kg}$$

b）等価線量・実効線量

同じ吸収線量でも，放射線の種類やエネルギー，あるいは放射線を受ける組織・臓器などによって生体に与える影響は異なる．放射線防護の立場から，種類やエネルギーの異なる放射線が生体に与える影響を同一の尺度で評価するように導入された概念が等価線量・実効線量である．

放射線の種類とエネルギーにより放射線荷重係数（w_R）を定め（表5-1），吸収線量（D）にこれらの係数を乗じたものを等価線量（H）という．単位はシーベルト（Sv）で表す．さらに，全身被曝を評価するためには，放射線に対する組織・臓器の相対的な感受性を組織荷重係数（w_T）として定め（表5-2），被曝した組織・臓器の等価線量（H_T）を乗じたものを，すべての

表5-1　放射線荷重係数

放射線の種類とエネルギー	放射線荷重係数（w_R）
X線，γ線，β線，電子	1
陽子（>2 MeV）	5
α線，重原子核	20
中性子 （エネルギーに応じて）	2～20

表5-2　組織荷重係数

組織・臓器	組織荷重係数（w_T）
生殖腺	0.20
赤色骨髄，結腸，肺，胃	0.12
膀胱，乳房，肝臓，食道，甲状腺	0.05
皮膚，骨表面	0.01
残りの組織	0.05

組織・臓器について合計する．この総和を実効線量（E）といい，単位はシーベルト（Sv）で表す．

2）外部被曝と内部被曝

体外に存在する放射線源や放射線発生装置から受ける被曝を外部被曝（体外被曝）といい，体内に取り込まれた放射性物質から受ける被曝を内部被曝（体内被曝）という．外部被曝は放射線を受けているときに限られるが，内部被曝は体内にある限り続く．放射線防護を考える上で，この2つを区別して考えることは重要である．

γ 線，X線や中性子線などは透過力が大きいので，外部被曝の原因となる．一方，α 線は飛程が短いため，体外にある場合には生体にはほとんど影響がない．しかし，体内に取り込まれた場合には，周囲の細胞にきわめて大きなエネルギーを与えるため，内部被曝の影響はきわめて大きい．β 線も体内被曝の影響が大きい．

3）日常生活における放射線被曝

ヒトの生活環境中に存在する放射性核種は，起源別に天然放射性核種と人工放射性核種に大別される．天然放射性核種は，地球誕生時より存在する ^{40}K やウラン系列核種，トリウム系列核種などの原始放射性核種や，宇宙線と大気成分との核反応によって生じる宇宙線起源核種（^{3}H，^{7}Be，^{14}C，^{22}Na など）からなる．人工放射性核種としては，核爆発と原子力発電によってつくられたものが主なものであるが，事故や核実験以外で発生する放射能はきわめて低い．

天然放射線による人体の被曝線量は地域によって異なるが，1年間の平均実効線量は約2.4 mSvである．その内訳は，外部被曝によるものが，宇宙線約0.39 mSv，大地約0.48 mSvであり，内部被曝によるものが，^{40}K を含む食物の摂取約0.29 mSv，空気中のラドンの吸入に約1.2 mSvである．日常生活における被曝には，天然放射線のほか，X線診断などの医療放射線による被曝があり，日本での年間平均被曝は約2 mSvである．

5-1-3　放射線の生体影響

放射線は医学・薬学分野をはじめ広く利用されてきた．一方で，放射線はヒトに対してさまざまな障害を引き起こすことも報告されている．放射線による生体影響は，その影響が被曝した個人のみに現れるか，子孫まで及ぶかにより，身体的影響と遺伝的影響に大別される．さらに，身体的影響は，被曝してから影響が現れるまでの時間により急性障害と晩発性障害に分類される．また，放射線防護の観点から，放射線の生体影響は確率的影響と確定的影響とに分類される．確率的影響とは，たとえ少量の放射線であっても人体に何らかの影響がある場合をいい，発がんあるいは遺伝的影響がこれに当たる．一方，確定的影響とは，一定の放射線量（しきい値）以上の被曝により初めて影響が現れる場合をいい，がんを除く多くの身体的影響がこれに当たる．

1）外部被曝による放射線の生体影響

a）放射線の生体への作用過程

放射線の生体影響は，放射線エネルギーが生体構成分子に吸収されることに始まり，分子レベル，細胞レベル，組織・臓器レベル，個体レベルへと変化，損傷，障害が起こる．その過程を分類すると，物理的過程（10^{-18} ～ 10^{-13} 秒），化学的過程（10^{-12} ～ 10^{0} 秒），生化学的過程（数秒～数分），急性障害過程（数分～数日），晩発障害過程（数か月～数十年）となる（図 5-3）．物理的過程では，放射線のエネルギーが核酸，タンパク質などの生体高分子や水分子に与えられ，これらの分子を電離または励起する．化学的過程では，分子の電離または励起に引き続き，反応性に富むさまざまなイオン，自由電子，ラジカル種などが生成し，生体高分子の損傷となる．生化学的過程では，損傷を受けた機能性高分子の構造異常や機能低下を招く．生体高分子の損傷が修復されなければ，細胞死や組織・臓器の不全となり，個体の死に至る．遺伝子の損傷は，がんの発生や遺伝的影響などの原因となる．

b）直接作用と間接作用

放射線が生体分子を直接電離または励起し，傷害を及ぼすことを直接作用というのに対して，

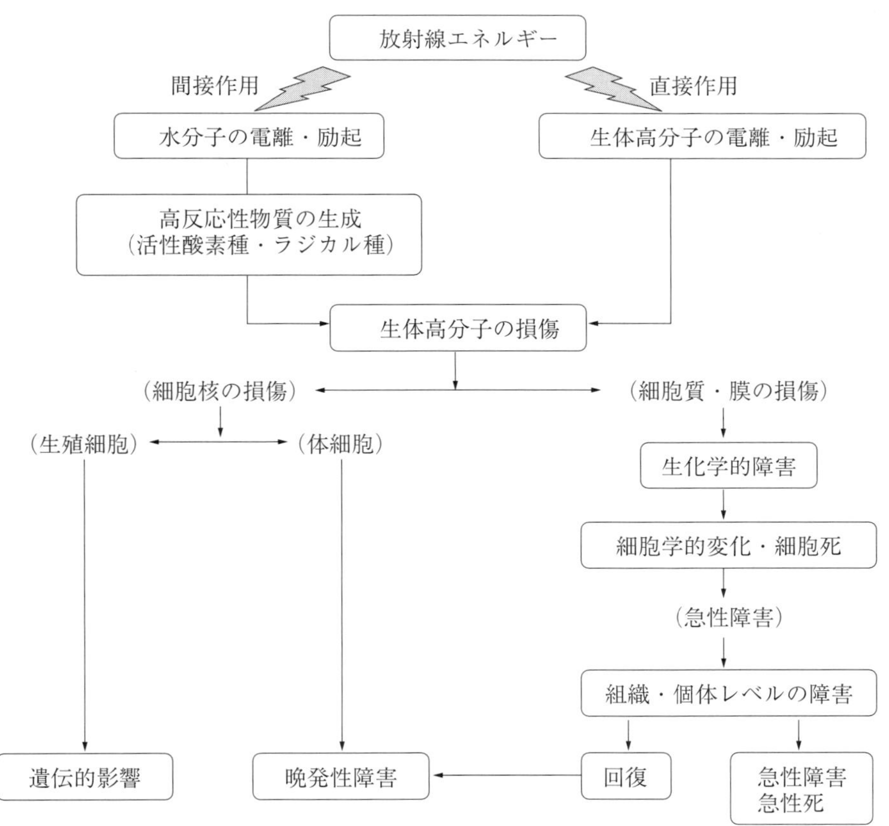

図 5-3　放射線による生体への作用過程

放射線が水分子の電離または励起を介してフリーラジカルや活性酸素種を生成し，生体分子に傷害を及ぼすことを間接作用という．同じ吸収線量であっても，放射線の種類やエネルギーの違いによって生体影響の程度に差が生じる．放射線が距離当たりに平均して失うエネルギーを線エネルギー付与（LET）といい，線質の違いを知る指標となる．α 線，中性子線，陽子線，重粒子線などの高 LET 線による生体影響は直接作用に基づく割合が高く，X 線や γ 線，β 線などの低 LET 線では相対的に間接作用の割合が高くなる．

c）細胞に対する影響

生体に対する放射線の作用を理解するためには，構成する細胞の性質と放射線の影響を理解する必要がある．放射線感受性は細胞分裂周期により異なる．M 期は最も感受性が高く，G_1 初期から中期にかけて低下し，G_1 後期から S 期にかけて再び感受性が高くなる．S 期に入ると再び感受性は低下し，この状態が G_2 期まで続く．G_0 期は感受性が低い．分裂している細胞集団に放射線を照射すると，細胞の M 期への移行が遅れ，G_2 期に停止して（G_2 ブロック）分裂遅延が起こる．分裂遅延を生じる線量を上回る放射線を細胞が受けた場合に，数回分裂をした後に死に至ることもある．これを増殖死という．また，大線量の放射線を受けた場合，細胞は次の分裂に入ることなく死に至る．これを間期死という．

放射線を受けても死に至らない細胞は回復し，もとの細胞と同様に分裂を再び開始する．このような障害は亜致死障害 sub-lethal damage（SLD）と呼ばれ，この回復現象を SLD 回復またはエルカインド回復という．低 LET 放射線では SLD 回復がみられるため，同一線量を照射した場合，高線量率を短時間で照射するよりも，低線量率で長時間にわたり照射したほうが，細胞障害が小さく現れる．これを線量率効果という．

d）個体への影響

哺乳動物を構成する細胞は，細胞分裂の特徴から，i）細胞再生系（分裂系），ii）潜在的再生系（休止系），iii）非再生系（非分裂系）の3種類に分類できる．表 5-3 に示すように，リンパ節，腸管上皮，皮膚上皮など，絶えず盛んに分裂を繰り返している組織や器官では放射線感受性が高い．肝臓，腎臓，膵臓，甲状腺など，細胞周期の休止期にいる細胞から構成される組織や器官では，通常細胞分裂しないが，損傷やある種の刺激に応じて分裂を開始することができる．このような組織の放射線感受性は中程度である．一方，細胞分裂能をもたない筋肉や神経組織では，放射線感受性はきわめて低い．

ベルゴニーとトリボンドーは，ラット精巣に ^{226}Ra の γ 線を照射し，分化過程での生殖細胞に

表 5-3　組織による放射線感受性の比較

放射線感受性	組　織
高い	リンパ組織，造血組織，生殖腺，腸上皮，胎児，水晶体
やや高い	口腔粘膜，毛根ろ胞，膀胱上皮，食道上皮，汗腺，唾液腺，毛細管上皮
中程度	脳，脊髄，肺，肝臓，胆嚢，腎臓，胸膜
やや低い	甲状腺，膵臓，関節，軟骨
低い	筋肉，神経組織，脂肪組織，結合組織

対する放射線の影響を検討し，次の3つの法則を導いた（ベルゴニー・トリボンドーの法則）．i）分裂頻度の高い細胞ほど放射線感受性が高い，ii）将来分裂能の大きい細胞ほど放射線感受性が高い，iii）機能・形態の未分化な細胞ほど放射線感受性が高い．これらの結果より，未分化で細胞分裂が盛んな細胞は感受性が高いと結論できる．しかしリンパ球は例外で，分裂能はほとんどないが，放射線感受性は高い．

e）身体的影響

放射線の身体への障害は，急性障害と晩発性障害に分けられる．急性障害のうち，最も激しいものは急性放射線死である．全身に照射した場合に，線量により死に至るまでの時間が異なる．ヒトの場合，2.5 ～ 3.0 Gy の被曝により約4週間で死亡する．骨髄造血幹細胞の減少に続き，末梢血中の白血球や血小板などが減少することから，骨髄死と呼ばれる．5 ～ 20 Gy の被曝で1～3週間で死亡し，腸管死あるいは腸死と呼ばれる．100 Gy を超えると，1～2日間興奮状態，てんかん様発作，昏睡などの神経症状を示して死亡し，中枢神経死と呼ばれる．

低線量の放射線照射を受けた個体に，被曝後数か月～数十年経過して症状が現れる場合を晩発性障害という．晩発性障害として，発癌，寿命の短縮，遺伝的影響，白内障，再生不良性貧血などがある．

胎児期は放射線に対して感受性は高いが，被曝の時期により障害の現れ方は異なる．着床前期は放射線感受性はきわめて高く，0.1 Gy 程度の低線量の被曝でも胚は死亡し，流産する可能性が高い．器官形成期の被曝では，小頭症，知的障害，骨の発育不全などを伴う奇形が発生する．胎児期になると，放射線感受性は低下するが，高線量の被曝により晩発性障害が現れることがある．

2）内部被曝による放射線の生体影響

内部被曝は，経口，経気道（吸入）あるいは経皮的に体内に取り込まれた放射性物質に起因する．摂取された放射性物質は体内組織に均一に分布するものもあるが，多くの元素はそれぞれに特定な組織に集積する．その標的組織が放射性感受性の高い場合には，放射線障害の原因となる．

表 5-4　放射性物質の集積組織と半減期

核　種	集積組織	物理的半減期 (T_p)	生物学的半減期 (T_b)	有効半減期* (T_e)
^{1}H	全身	12年	12日	12日
^{14}C	全身	5700年	40日	40日
^{32}P	骨	14日	1155日	14日
^{59}Fe	脾臓・肝臓	45日	600日	42日
^{90}Sr	骨	29年	50年	18年
^{131}I	甲状腺	8日	138日	8日
^{137}Cs	筋肉	30年	70日	70日
^{226}Ra	骨	1600年	45年	44年
^{239}Pu	骨	24000年	200年	200年

*　$1/T_e = 1/T_p + 1/T_b$

体内に取り込まれた放射性物質の消失（有効半減期または実効半減期，T_e）は，その元素の物理的半減期（T_p）と，体内から排泄される生物学的半減期（T_b）から求められる（表5-4）．

5-1-4 放射線の生物作用に関与する要因

放射線の生物作用には，物理的要因，化学的要因および生物学的要因が関与する．

放射線の生物作用は照射条件により異なる．同一線量を照射する場合，複数回に分割して照射するよりも1回で照射する場合のほうがその作用は大きく，また，線量率が大きいほうが作用は大きい．さらに，身体の一部に照射した場合に比べ，全身照射した場合のほうが作用が大きい．また，高温では放射線の殺細胞作用は大きくなる（温度効果）．

凍結したり，低温で放射線を照射すると生物作用が低下する（温度効果）．また，照射時にラジカル捕捉剤が存在すると，生物作用が低下する（保護効果）．反対に，ニトロイミダゾールなどの増感物質と呼ばれる物質が存在すると，生物作用を高める（増感作用）．

放射線の生体に対する作用は，年齢，性別，種および遺伝的因子などにより異なる．一般に，年齢が若いほど放射線感受性が高く，その後一度，感受性は低下するが，さらに老齢が進むと再び高くなる．また，一般に女性のほうが放射線感受性は高い．

放射線の間接作用に基づく要因として，上に述べた酸素効果，温度効果，保護効果・増感効果がある．これらの事象のほか，酵素やウイルスの懸濁液を放射線照射した場合，傷害を受ける溶質分子数は濃度に無関係に一定になることがある（希釈効果）．

5-1-5 電離放射線の防護

放射線防護に関する日本の法整備と管理体制は，職業人および一般公衆に対する線量限度などが示された1900年ICRP（国際放射線防護委員会）勧告に準じている．この勧告の基本となる目標は，「便宜をもたらす放射線被曝を伴う行為を不当に制限することなく安全を確保することであり，具体的には個人の確定的影響の発生を防止し，また確率的影響の発生を容認できるレベルに制限すること」である．

1）外部被曝に対する放射線防護の方法

外部被曝が問題となるのは，主にX線，γ線，中性子線，陽子線，重粒子線などの透過力の大きい放射線とβ線である．透過力の大きい放射線は全身被曝をもたらすが，β線は皮膚近くでエネルギーが吸収されるため皮膚被曝として取り扱われる．外部被曝低減の3原則は，時間・遮蔽・距離である．作業者が放射線に曝される時間を短縮し，放射線源と作業者との間に遮蔽物を設置し，放射線源との距離を離すことにより作業時の空間線量率を低減することを意味する．

2）内部被曝に対する放射線防護の方法

内部被曝低減のためには，放射性物質を体内に摂取しないようにすることが対策となる．体内に摂取される経路としては，i）呼吸器を通しての摂取（経気道），ii）口，消化器を通しての摂取（経口），iii）皮膚を通しての摂取（経皮），の3つがある．発生頻度からみると空気汚染に基づく呼吸器を通しての摂取が最も多い．

5-1-6 電離放射線の医療への応用

放射線や放射性医薬品は，疾病の診断や治療に重要な役割を果たしている．

1）X線診断

X線は空気透過率が高いが，密度の高いものには一部吸収される．その透過度の違いを可視化することにより，人体の内部構造を描出するのがX線診断である．造影剤を用いない単純撮影と，造影剤を用いて目的の臓器や病変のコントラストを強調する造影検査がある．造影剤としては，原子番号が大きく化学的に安定で，かつ無害なバリウムやヨウ素化合物が用いられる．

2）X線コンピュータ断層撮影法

X線コンピュータ断層撮影法 X-ray computed tomography（X線CT）は，X線を多方面から照射して透過強度を測定し，それをコンピュータ処理により3次元的に再構成して2次元断層像として画像化する方法である．より正確な画像を得るために，造影剤を併用することが多い．

3）核医学診断

放射性医薬品を用いる疾病の診断や治療を行う医学の一分野は，核医学と呼ばれてている．診断には，放射性医薬品を体内に投与するインビボ ***in vivo*** 診断と，血液や尿などの試料中の生理活性物質や薬物の定量などに試験管内で用いられるインビトロ ***in vitro*** 診断とがある．インビボ診断では，体内に投与した放射性物質から放出される放射線を体外で検出し，その分布を画像化する検査法をシンチグラフィという．核医学診断画像は，主に組織血流量，エネルギー代謝，受容体分布などの生理機能の情報を与える．シンチグラフィには，二次元投影と断層撮影があり，γ（シングルフォトン）放出核種による断層撮影法をSPECT（single photon emission computed tomography），陽電子（ポジトロン）放出核種によるものをPET（positoron-emission tomography）と呼ぶ．

4）がんの放射線治療

がんの放射線治療は，外科療法や化学療法と並んでがん治療の3本柱の1つである．放射性核種を治療目的に治療する場合には，2つの方法がある．1つは，放射性元素を針や円筒管などに密封し，これを患部に置く密封小線源治療法である．もう1つは，非密封の放射性化合物を体内に投与し，標的組織を照射する内部照射療法である．体外から放射線を病巣に集中照射するものとして，ビーム状のγ線を用いるガンマナイフやX線を用いるライナクナイフなどがある．

5-2　非電離放射線

C12　環境　(1) 化学物質の生体への影響【非電離放射線の生体への影響】
到達目標：
1) 非電離放射線の種類を列挙できる.
2) 紫外線の種類を列挙し，その特徴と生体に及ぼす影響について説明できる.
3) 赤外線の種類を列挙し，その特徴と生体に及ぼす影響について説明できる.

非電離放射線には，図5-1に示すように，短波長の紫外線（10 ～ 400 nm）から可視光線（400 ～ 760 nm），赤外線（0.76 μm ～ 1 mm），マイクロ波（1 mm ～ 50 cm），超短波（50 cm ～ 10 m）などがある.

5-2-1　紫外線

紫外線 ultraviolet ray（UV）は波長10 ～ 400 nmの電磁場であり，波長の違いによりUV-A（320 ～ 400 nm），UV-B（290 ～ 320 nm），UV-C（190 ～ 290 nm）に分けられる．太陽から地球に到達する紫外線量は，可視光線や赤外線に比較して非常に少なく，地球上空の成層圏のオゾン層でUV-Bの一部とUV-Cのすべてが吸収される．地球規模の環境問題の1つに挙げられているフロンによるオゾン層の破壊は300 nm以下の紫外線がオゾン層でカットされなくなり，皮膚癌の増加などヒトへの健康影響が懸念されている．オゾン層のUV-C吸収力はきわめて大きいため，オゾンの若干の減少によってまず増加するのはUV-Bであり，オゾン層が1％減少するとUV-Bが2％増加するといわれている．紫外線はそのエネルギーの多くが皮膚の表皮から真皮にかけての0.2 mm以内に吸収されてしまい，深部にはあまり到達しないことから，ヒトへの影響は主に皮膚と眼に現れる．皮膚透過力は，UV-A ＞ UV-B ＞ UV-Cの順である．紫外線の作用はその波長領域により異なる．皮膚発癌は，UV-C ＞ UV-B ＞ UV-Aの順で誘発しやすい．光化学反応としては，紫外線の光子エネルギーが生体の高分子，主としてタンパク質，核酸に吸収され，分子の励起や構造の変化が生じる.

1）UV-A

UV-Aは，20 ～ 30％が真皮の底部まで達し，基底膜にあるメラノサイトを刺激してメラニン色素の色素沈着を起こす．また，UV-Aは，DNAには吸収されないが，活性酸素を生成して間接的にDNAを損傷する.

2）UV-B

UV-Bは，ドルノ線または健康線とも呼ばれ，新陳代謝亢進作用をもち，皮膚で7-デヒドロコレステロールをビタミンD_3に変換して，くる病や骨軟化症の予防に有効である．皮膚に及ぼす影響としては，メラニン色素の沈着のほか，表皮角質層に炎症を引き起こして皮膚を赤くする．この皮膚の紅斑現象には，表皮角質層や柱状層に生じたヒスタミン様物質が関与している．眼に及ぼす影響としては，角膜，前房水，水晶体にほとんど吸収され，角膜炎，結膜炎，白内障を引き起こす．また，UV-B は，UV-A とは異なり，DNA に吸収されるため直接 DNA 損傷を与える．

3）UV-C

UV-C は，生体高分子に吸収されて分子の励起，構造変化を引き起こし，その作用は UV-A や UV-B に比べてはるかに強い．特に，DNA に吸収されてピリミジン塩基［チミン（T），シトシン（C）］に異常を起こし，ピリミジンダイマー（T-T ダイマー，T-C ダイマー，C-C ダイマー）を形成する．このような DNA 損傷作用を引き金として皮膚癌を誘発する．眼に及ぼす影響としては，角膜炎，結膜炎，白内障を引き起こす．また，UV-C は殺菌作用を示し，特に 250 ～ 260 nm 付近が最も強い殺菌作用を示す．254 nm の UV-C を発生する水銀灯を殺菌灯と呼び，調理場や調理台，調理器具，食品などの表面の殺菌に，さらに空気や水の殺菌にも用いられる．

5-2-2 可視光線

可視光線 visible ray は，400 ～ 760 nm の範囲の電磁場である．ヒトの眼の視覚器は視細胞と色素細胞などから構成されており，この視覚器を刺激して光感覚と色感覚を脳で識別している．ヒトの目は，397 ～ 723 nm の波長の光に視覚をもつ．可視光線の大きな役割は，われわれの生活における物質の色の識別や明るさを与えることである．

5-2-3 赤外線

赤外線 infrared ray（IR）は，760 nm ～ 1 mm の範囲の電磁場である．地上における輻射エネルギーの 60 %が赤外部（760 ～ 2300 nm），39 %が可視部（400 ～ 760 nm）である．赤外線には，760 ～ 3000 nm の近赤外線と 3000 ～ 10000 nm の範囲の遠赤外線とに分類される．赤外線による生体影響としては，熱線として温熱作用をもたらすことが最も大きい．皮膚に及ぼす影響としては，紫外線と同様に皮膚に紅斑を起こす作用があるが，紫外線と異なり色素沈着は起こさない．過度の照射により火傷を起こす．眼に及ぼす影響としては，角膜を透過しやすく，前房水，水晶体，硝子体に吸収される．前房水や硝子体は内容物の代謝回転が速やかであるので障害を受けにくいが，水晶体では混濁すなわち白内障を引き起こす．職業的には，高熱の炉からの赤外線に曝露されるガラス職人は，ガラス工白内障や熱中症を起こす．

5-2-4 レーザー光線

レーザー光線は，材料加工や医療用のメス，情報通信における光ファイバーケーブルに応用されている．眼に及ぼす影響としては，水晶体のレンズ作用で網膜に収束され網膜火傷を，皮膚に対しても皮膚火傷を起こす．

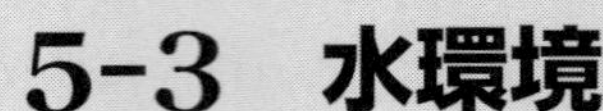

5-3　水環境

C12　環境　(2) 生活環境と健康【水環境】
到達目標：
1）原水の種類を挙げ，特徴を説明できる．
2）水の浄化法について説明できる．
3）水の塩素処理の原理と問題点について説明できる．
4）水道水の水質基準の主な項目を列挙し，測定できる．(知識・技能)
5）下水処理および排水処理の主な方法について説明できる．
6）水質汚濁の主な指標を水域ごとに列挙し，その意味を説明できる．
7）富栄養化の原因とそれによってもたらされる問題点を挙げ，対策を説明できる．

5-3-1　上水（道）

A　水の必要性

水は人体組織の約 60 ～ 70 %を占め，その 2/3 は細胞内に存在し，残りは主に血漿，リンパ液など細胞外液として存在しており，生命の維持に欠くことができない重要な役割を果たしている．したがって，その 10 %を失えば生理的異常をきたし，20 %を失えば生命に危険を及ぼす．生命維持に必要な水の摂取量は成人で 1 日 2 ～ 3 L である．

成人が 1 日に飲食物から摂収する水は約 2 L であり，このほかに体内でつくられる水が約 0.2 L あると考えられるので，1 日に体内に供給される水は約 2.2 L ということになる．一方，体内から 1 日に排泄される水は尿として約 1.2 L，汗として 0.7 L，呼気に 0.2 L，糞に 0.1 L 程度であり，収支バランスは尿量によって調節されている．体内の水分は，体内成分や栄養素の溶解，それらの体内循環，浸透圧調節，老廃物の排泄，発汗による体温調節など，さまざまな生体機能の維持に必須である．

水は生命維持のためだけでなく，炊事，洗濯，入浴，洗面，掃除，水洗便所などの生活用水としても必要である．また，農業用水，工業用水，および水産用水，さらには消防用水，プール，公衆浴場，水族館などの公共用水として多量の水が使われている．わが国の年間の水使用量は 834 億 m^3（平成 17 年）で，この用途を農業用水，工業用水，残りを生活用水として分類した場合，それぞれ 549 億 m^3（65.8 %），126 億 m^3（15.1 %），159 億 m^3（19.1 %）になる．

B　水道の種類

水道は「清潔にして豊富で低廉な水を供給することにより公衆衛生の向上と生活環境の改善に寄与する」ことを目的とするものであり，日常生活や社会活動に必要な清浄な水を十分に供給するための施設である．水道法の定義では，水道とは「導管およびその他の工作物により水を人の飲用に適する水として供給する施設の総体をいう．ただし，臨時に設置されたものを除く」となっている．水道にはいくつかの種類があるが（図 5-4），給水人口が 5001 人以上の規模のものを上水道と呼ぶ．わが国の水道普及率（平成 17 年 3 月）は 96.2 %あり，その内訳は上水道 92.2 %，簡易水道 4.5 %，専用水道 0.4 %となっている．

水道水の 1 人 1 日の平均給水量は平成 2 年頃まで増加傾向にあったが，それ以降は横ばいから下降状態であり，平成 17 年度は約 363 L（平成 2 年度は約 394 L）となっている

直接または間接的に人間に摂取，利用される飲料水や生活用水はその安全性，清浄さがきわめて重要である．病原性の細菌やウイルスなどによって汚染された水を利用すればそれらの感染症に罹患することもあるし，その水を利用する地域が広ければ，その感染は一気に蔓延してしまう．図 5-5 は，わが国の水道普及率と伝染病患者数の推移を示しているが，いかに水道の普及が伝染病発生の阻止に有効であるかを明確に表している．

水道法が適用される水道（※給水人口 101 人以上）

1. 水道事業
   不特定多数の人に供給する
   - A. 上水道事業
     給水人口 5,001 人以上
   - B. 簡易水道事業
     給水人口 101 ～ 5,000 人

   → 貯水槽水道
   左の水道業者から給水を受けるもの
   - a. 簡易専用水道
     貯水槽の有効容量が 10 m³ を超えるもの
   - b. 小規模貯水槽水道（水道法適用外，条例等適用）
     貯水槽の有効容量が 10 m³ 以下のもの

2. 水道用水供給事業
   水道事業者に水道用水の卸売りをするもの

3. 専用水道
   水道業者以外の水道で給水人口 101 人以上，又は飲用等人の生活の用に供するものの 1 日最大給水量が 20 m³ を超えるもので次のもの
   Ⅰ．自己水源を利用するもの
   Ⅱ．施設要件に合致するもので水道事業からの受水によるもの
   〔施設要件〕
   地中又は地表の水槽容積が 100 m³ を超えるもの
   地中又は地表の口径 25 mm 以上の導管の全長 1,500 m を超えるもの

水道法が適用されない水道（給水人口 100 人以下及び飲用井戸）

1. 小規模水道　　飲料水供給施設給水人口 10 ～ 100 人
2. 飲用井戸　　自家用井戸，業務用井戸

図 5-4　水道法による水道の種類

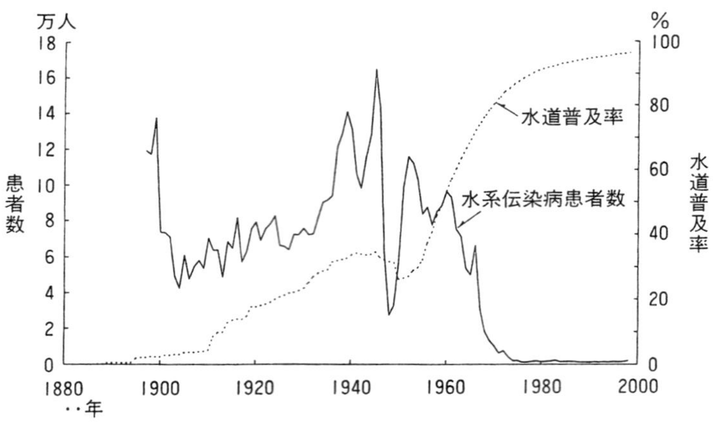

資料　厚生労働省健康局水道課調べ

図 5-5　水道普及率と水系伝染病発生状況
（厚生の指標）

C　水　源

上水道水源の約 70 %はダム直接，放流を含めた河川表流水，約 25 %が伏流水を含めた地下水，残る約 5 %が湖水等であり（図 5-6），これら公共用水域における水質汚濁，地下水汚染によって受ける影響は大きい．特に近年，地下水は，トリクロロエチレン，テトラクロロエチレン，1,1,1-トリクロロエタン等による汚染が顕在化している．また，近年，富栄養化による藻類等の異常な増殖により貯水池等の水に異臭味が生じ水道事業等に影響が出ている．

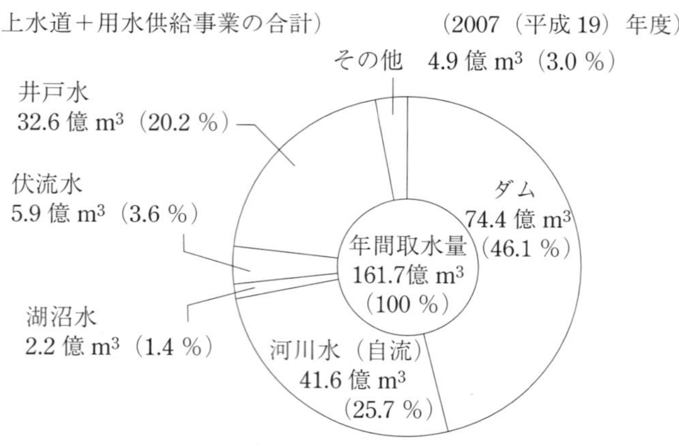

図 5-6　水道水源の種別
資料：厚生労働省健康局調べ

D　上水の浄水法

水道の浄水施設はその中枢をなす施設であり，その浄水法としては沈殿とろ過の組合せにより図 5-7 に示すよう普通沈殿-緩速ろ過法と薬品凝集沈殿-急速ろ過法の内どちらかと塩素消毒との 3 段階からなっている．

ただし，原水水質が大腸菌，一般細菌の項目が良好で，その他の水質項目も基準以下である場合には，浄水過程なしで原水に塩素消毒の処理のみで給水することができる．また，上記の浄水法だけでは十分な水質が得られない場合は，オゾン処理や活性炭処理などの「高度浄水処理」を加えた浄水処理を行っている．

表 5-5 は浄水処理方法の種別割合を示している．

表 5-5　浄水処理方法の種別割合

消毒のみ	緩速ろ過	急速ろ過	膜ろ過	高度浄水処理（内数）
19.0 %	3.7 %	76.9 %	0.4 %	（25.4 %）

（平成 17 年度末現在，厚生労働省健康局調べ）

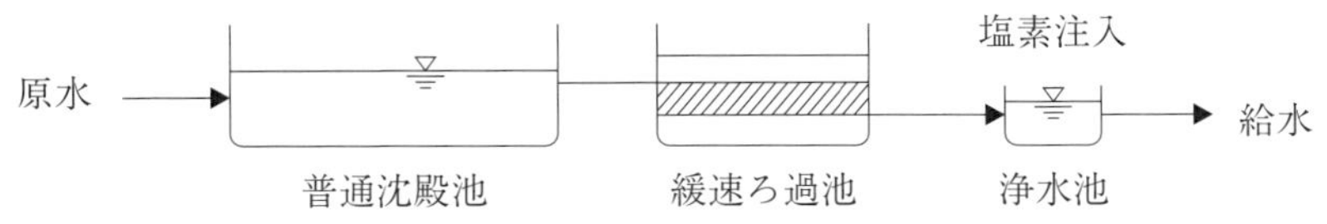

（1）普通沈殿-緩速ろ過法

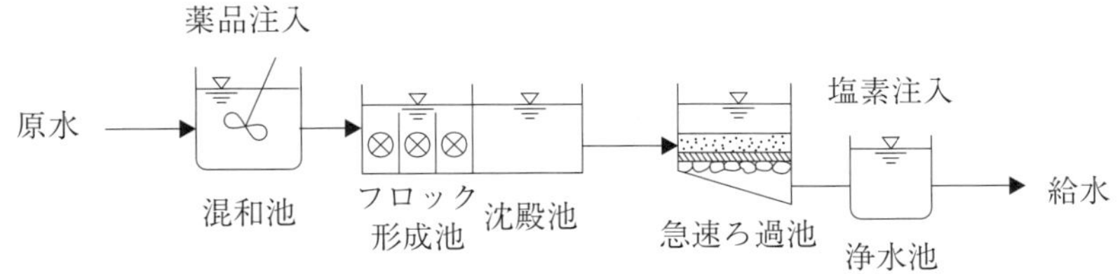

（2）薬品凝集沈殿-急速ろ過法

図 5-7　急速ろ過と緩速ろ過システム

1）沈　殿

a）普通沈殿

凝集処理を行わず自然沈降によって微細な懸濁物質を除去するもので，緩速ろ過の前処理となる．沈殿池内の平均流速は 0.3 m/min 以下を標準としている．

b）薬品凝集沈殿

一般に粒子径 10^{-3} mm 以下のものはコロイド粒子と呼ばれ，ブラウン運動などによりそのままでは沈降しない．これら容易に沈降しない懸濁物質を，凝集剤により互いに付着させ凝集（フロック化）させて沈殿させる．凝集剤としては一般に硫酸アルミニウム（“硫酸ばんど”とも呼ばれている），ポリ塩化アルミニウム（“パック（PAC）”とも呼ばれている）が用いられている．以下に凝集機構を示す．

（1）硫酸アルミニウムによる凝集

① 水中のアルカリ分と反応してコロイド状の水酸化物を生成する．

$Al_2(SO_4)_3 + 6NaOH = 2Al(OH)_3 + 3Na_2SO_4$

$Al_2(SO_4)_3 + 3Na_2CO_3 + 3H_2O = 2Al(OH)_3 + 3Na_2SO_3 + 3CO_2$

水中のアルカリが不足するときには，Na_2CO_3，NaOH や Ca（OH）$_2$ を加える．

② コロイド状の水酸化物は（＋）の電荷を有するので，（−）の電荷を有する水中の懸濁物質を電気的に中和する．

③ 撹拌されることにより相互に吸着し，粒子は形を増大し，凝集塊（フロック flock）を形成する．

④ 凝集塊は微生物，色，臭気，有機物，浮遊物質を包合して沈殿する．

（2）ポリ塩化アルミニウム（PAC，$[Al_2(OH)_nCl_{6-n}]_m$）による凝集

ポリ塩化アルミニウムは液体状で，それ自身加水分解し，重合しているので，一般に硫酸アルミニウムよりも（＋）電荷が高く，架橋性もあるため，凝集効果が強い．適用 pH 範囲も広く，優れた凝集剤であるがコストが高い．

2）ろ　過

a）緩速ろ過法

2週間ぐらい通水すると，ろ過層上部，砂層表面に原水中のプランクトンや微小生物からなる生物膜ができ，水中の懸濁物質や溶解物質が捕捉され酸化分解されることを主な浄化作用となっている．物理化学的除去の他に生物学的作用も利用しているので，アンモニア性窒素，臭気，鉄，マンガン，合成洗剤など溶解しているものもある程度除去できる点，急速ろ過より良質なろ過水を得ることができる．3か月もすると生物膜が肥厚するので砂層の表面を 1 cm ぐらいを掻き取り表面を新しくする．

ろ過速度は1日 4 ～ 5 m とゆっくりで，急速ろ過の 30 ～ 40 分の 1 の速度で通水する方法で，同じ水量を得るためには急速ろ過法に比べ，広大な面積を必要とする．したがって，わが国で緩速ろ過を採用するところは少ない．

b）急速ろ過法

凝集剤によってあらかじめ微細な浮遊物質や細菌などの懸濁粒子をフロックとして大きく成長させ沈殿させておいてから，その上澄液を，緩速ろ過の砂層に比べ粗い砂層を比較的速い速度 120 ～ 150 m/日で通過させ，物理学的にろ層表面でフロックを除去する方法である．水質は緩速ろ過法よりも劣る．

3）消　毒

上水道の消毒は浄水場において塩素を水中に連続的に注入し，水道法施行規則第16条の「末端の給水栓における水が，遊離残留塩素を 0.1 mg/L（結合残留塩素の場合 0.4 mg/L）以上を保持するように塩素消毒をすること」と定められている．ただし，「供給する水が病原生物に著しく汚染されたことを疑わせるような生物若しくは物質を多量に含むおそれがある場合の給水栓における水の遊離残留塩素は 0.2 mg/L（結合残留塩素の場合は 1.5 mg/L）以上とする．」とあるように，その残留塩素濃度が保たれるよう，管理されている．

水道水の消毒剤は塩素剤のみが許可されている．

塩素を水に注入するとき，水の消毒に用いる程度の低い濃度では塩素はほとんど完全に加水分解する．

$$Cl_2 + H_2O \longrightarrow HClO + HCl \quad (\text{pH } 4 \sim 6)$$

$$HClO \longrightarrow H^+ + ClO^- \quad (\text{pH } 7 \text{ 以上})$$

殺菌力は，HClO が強く，ClO^-は残留性が高いが，殺菌力は HClO の約 100 分の 1 程度である．塩素の殺菌作用は HClO の酸化作用による菌体膜の破壊と酵素（特に SH 酵素）の失活による．この機構は HClO より誘導される活性酸素（OH・）によるものである（$HClO + O_2^{\cdot -} \longrightarrow OH\cdot + Cl^- + O_2$）．大腸菌，赤痢菌は塩素水 0.08 ～ 0.12 mg/L（pH 7，20 ～ 25 ℃，1 分間）で完全に殺菌される．

a）遊離残留塩素（HClO）と結合残留塩素（NH_2Cl，$NHCl_2$）

1）純水に塩素を注入した場合（図 5-8a）注入量に比例して遊離残留塩素が増加する．HClO，ClO^-を遊離残留塩素という．

2）単純な塩素消費反応を起こす物質，例えば無機性被酸化物（NO^{2-}，Fe^{2+}，Mn^{2+}，H_2S など）を含む水に塩素を注入した場合（図 5-8b）．

初めは塩素が消費されるが，塩素消費量以上の塩素を注入していくと注入量に比例して遊離残留塩素が増加する．

3）アンモニアまたは含窒素有機物を含む水に塩素を注入した場合（図 5-8c）．

初めは主として結合残留塩素が増加するがやがて減少し（図 5-8 のⅡ～Ⅲの間），塩素要求量以上の塩素を注入していくと注入量に比例して主として遊離残留塩素が増加する．

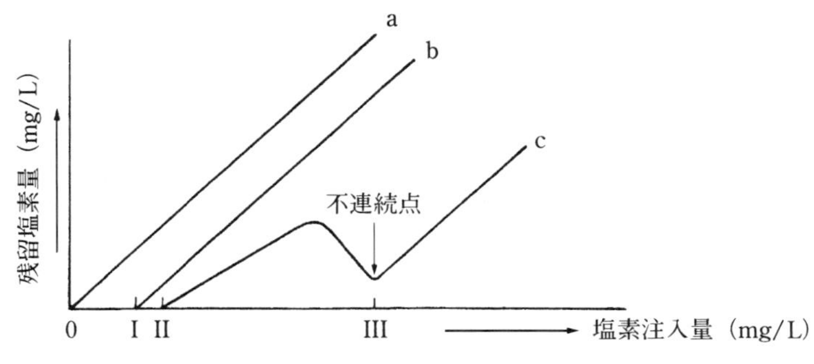

図 5-8　全残留塩素曲線

① 水中のアンモニアから結合残留塩素（クロラミン類）の生成

$$NH_3 + HClO \longrightarrow NH_2Cl + H_2O \qquad (1)\ \text{pH } 7.5 \text{ 以上}$$

$$NH_2Cl + HClO \longrightarrow NHCl_2 + H_2O \qquad (2)\ pH\ 5.0 \sim 6.5$$

$$NHCl_2 + HClO \longrightarrow NCl_3 + H_2O \qquad (3)\ pH\ 4.4\ 以下$$

中性付近の水では主に NH_2Cl と $NHCl_2$ が混在する．

② 結合残留塩素の分解

結合残留塩索は次のように徐々に HClO を生成して殺菌作用を行う．

$$NH_2Cl + H_2O \longrightarrow NH_3 + HClO$$

$$NHCl_2 + H_2O \longrightarrow NH_2Cl + HClO$$

残留塩素の存在意義は，① 塩素消毒の有効性の証明と② 配水中の二次汚染の防止である．

b）塩素消費量と塩素要求量

塩素要求量とは，水に塩素を注入して所定時間接触後，遊離残留塩素が残留するのに必要な塩素量をいう（図5-8のａ：0，ｂ：Ⅰ，ｃ：Ⅲに相当する）．また，初めて残留塩素（遊離型，結合型を問わない）を認めるのに必要な塩素量を塩素消費量という（図5-8のｂ：Ⅰとｃ：Ⅱに相当する）．

不連続点を確認し，それ以上の塩素を注入消毒する方法を不連続点塩素処理法という．

c）塩素処理により生成する有機ハロゲン化合物（トリハロメタン，THM）

トリハロメタンはメタンの三水素原子がハロゲン（塩素，臭素）で置換されたもので，$CHCl_3$，$CHBrCl_2$，$CHBr_2Cl$，$CHBr_3$ の総称であり，変異原性，発癌性，肝・腎毒性などの毒性が知られている．トリハロメタン生成の典型的な前駆物質はフミン質（腐植質のアルカリ可溶成分：フミン酸，フルボ酸）で塩素処理により生じるが，水中の有機物の量（過マンガン酸カリウム消費量，総有機炭素量 TOC）と正の相関がある．水道水の水質基準では，総トリハロメタンは 0.1 mg/L に定められている．

トリハロメタン生成能（試料水を pH 7.0，20 ℃で 24 時間塩素処理後の THM 量）で，水処理効果の評価や配水系のトリハロメタン濃度の予測ができる．

4）その他の浄化法

上記の浄水法だけでは水質基準を満たすことができないほど水質が悪い場合は，次のような処理方法を加えなければならない．

① **曝気処理**（空気との接触）：揮発性物質（臭気物質，低沸点有機塩素化合物），CO_2，NH_3，H_2S などの揮散除去（エアーストリッピング法）や可溶性の鉄，マンガンなどを酸化し沈殿除去する．

② **オゾン処理**：異臭味，着色物質，フェノール類，トリハロメタン前駆体などを酸化分解する．したがって，トリハロメタン低減対策になり，また殺菌効果も期待できる．その分解生成物を除去する目的もあり，通常オゾン処理後に活性炭処理を併用することが多い．

③ **活性炭処理**：活性炭末の投入または活性炭粒ろ過により異臭味，着色物質，洗剤，フェノール類，低沸点有機塩素化合物などの吸着除去．

④ **塩素処理**（窒素化合物の酸化分解）：急速ろ過浄水法において，有機物を多く含む原水を

直接処理する前塩素処理（高濃度THMの生成）と凝集沈殿後に処理する中間塩素処理（前者よりTHM生成の低減化），およびろ過後消毒のために処理する後塩素処理法（水道法規定，THM生成僅少）がある．

E　水道水質基準

人の飲用に適する水とはどのような水か，これについて水道法の水質基準に，水道により供給される水が具備すべき要件とその要件を判定するための試験項目を定めている．

1）水質基準

水道法第4条に基づき設定される基準（付表5-1）であり，水道事業者等はこの基準に適合した水の供給が義務づけられる．また，定期的にその供給する水の水質について検査が義務付けられる．

a）健康に関連する項目

（1）一般細菌

水の一般細菌とは，一定条件のもとで標準寒天培地を用いて，36 ± 1 ℃，24 ± 2 時間培養したとき集落を形成しうる生菌をいう．良好な水は一般細菌が少なく，汚染されている水ほど多い傾向があるから，水の汚染度を示す指標となる．水道水の消毒効果や配水中の汚染の有無などを判断するには，簡便に検出される点で大腸菌よりすぐれている．

（2）大腸菌

水系感染症の主な原因菌が人畜の糞便を由来とすることから，水道の微生物学的安全性確保には糞便汚染を検知することがきわめて重要で，大腸菌は糞便汚染の指標として適当と判断される．

（3）有害金属

① **カドミウム**：カドミウムは自然水中に含まれることはまれであるが，鉱山排水や工場排水から混入することがある．肝臓，腎臓に多く蓄積され，長期間摂取により肝臓機能障害や骨障害を起こす．これらの毒性を考慮して基準値が設定されている．

② **水銀**：水銀は，自然水中ではまれに水銀鉱床等の地帯を流れる河川に由来するほか，工場排水，農薬等から混入することがある．水銀は，一般に無機水銀化合物と有機水銀化合物（アルキル水銀等）に分けられ，総水銀とは，無機水銀化合物と有機水銀化合物の総量という．毒性はきわめて強く，特に低級アルキル水銀化合物は中枢神経障害を起こす．

③ **セレン**：セレンは，工場排水，鉱山排水等に起因することがあるが，硫化物，硫酸鉱床に含有されるため，自然水中に含まれることがある．生体内必須微量元素で，欠乏するとブタなど動物では肝障害の発生がみられる．毒性は弱いとされている．

④ **鉛**：鉛は，地質，工場排水，鉱山排水等に起因することがあるが，水道水中の鉛の存在は主に鉛給水管からの溶出によることが多い．生体内では骨に沈着し，長期間摂取で貧血や血色素量の低下等の中毒症状を示す．神経障害としては，特に低年齢層に対する学習能力

の低下等の報告がある．

⑤ **ヒ素**：ヒ素は，自然界にあっては主として銅，鉄，水銀，ニッケル等の鉱物と共存し，自然水中に溶出することがある．また，鉱泉，鉱山排水，工場排水等の混入によっても含まれることがある．蓄積性の有害物質で，長期間摂取により慢性毒性として爪や毛髪の萎縮，肝硬変，知覚麻痺等を起こす．

⑥ **六価クロム**：自然水中にはほとんど存在しないが，鉱山排水，工場排水等の混入によって含まれることがある．六価クロムは肝臓，腎臓等に蓄積される．急性毒性として腸カタル，尿毒症等，慢性毒性として黄疸を伴う肝炎等がある．

(4) シアン化物イオンおよび塩化シアン

水中のシアン化物イオンには遊離型シアンと金属錯塩型シアンがある，遊離型シアンは CN^- に解離し，強い毒性を発現するので飲料水中の遊離型シアンの有無が重要である．

(5) 硝酸態窒素および亜硝酸態窒素

多量の硝酸態窒素を含む水を乳児が飲むと消化管内で還元されて亜硝酸を生成し，メトヘモグロビン血症を起こすおそれがある．水中の亜硝酸態窒素は通常，アンモニア性窒素の第一次酸化生成物であるから，し尿，下水などの混入による汚染を推定する1つの指標となるが，深層水中の亜硝酸態窒素は硝酸態窒素の還元によって生成することもある．また，化学肥料が汚染源となることがある．

(6) フッ素

フッ素は主として地質に由来するが，工場排水の混入等に起因することがある．自然界に広く分布するホタル石はフッ化カルシウムが主成分であるため，温泉地帯の地下水，河川水に多く含まれることがある．フッ素 0.8 mg/L 以下では，むし歯の予防効果があり，1 mg/L 以上では斑状歯または骨硬化症を起こすことがある．

(7) ホウ素

ホウ素は，自然由来でホウ酸の形で広く分布する．動物実験で，ホウ酸とホウ酸塩の形のホウ素を通常の約 100 ～ 1,000 倍高い濃度で曝露した場合に生殖および発生毒性が証明されているが，ヒトについては十分な毒性データはない．海水の淡水化を行う場合には，ホウ素に関わる水質検査を省略してはならない．

(8) 有機溶媒

① **四塩化炭素**：フロンガス製造，金属洗浄用の溶剤，塗料やプラスチックの製造等に使用される揮発性の合成有機化合物である．肝臓，腎臓，肺障害がある．

② **1,4-ジオキサン**：オイル，ワックス，染料の溶剤等に用いられる．ヒトで発癌性を示す可能性がある．

③ **シス-1,2-ジクロロエチレンおよびトランス-1,2-ジクロロエチレン**：異性体の混合物として他の塩素系溶剤の製造工程中に反応中間体として使用され，また，溶剤，染料抽出，香料，ラッカー等にも使用される揮発性の合成有機化合物である．発癌性物質である．

④ **ジクロロメタン**：殺虫剤，塗料，ニス，塗料剝離剤，食品加工中の脱脂および洗浄剤として使用される揮発性の合成有機化合物である．人に対する発癌性の可能性は低いが，発癌性物質である．

⑤ **テトラクロロエチレン**：有機物の溶剤，ドライクリーニングの工程，金属部品の脱脂剤，フルオロカーボン合成の中間体，織物工業等に使用される揮発性の合成有機化合物である．高濃度の蒸気は，眼，鼻，喉を刺激し，吸入すると麻酔作用があり，頭痛，めまい，悪心，意識喪失が起き，肝臓や腎臓の障害も起こす．地下等に浸透すると，地下水を汚染する．発癌性物質である．

⑥ **トリクロロエチレン**：工業用の溶媒，金属部品の脱脂剤等，広く金属加工業等に使用される揮発性の合成有機化合物である．眼，鼻・喉を刺激し，皮膚に触れると皮膚炎を起こし，蒸気を吸入すると頭痛，めまい，吐き気が起き，貧血，肝臓障害も起こす．地下等に浸透すると，地下水を汚染する．発癌性物質である．

⑦ **ベンゼン**：合成原料としての塗料，合成ゴム，合成洗剤，有機顔料等に使用される．発癌性物質で，悪性不良性貧血を起こす．

(9) 消毒副生成物

① **塩素酸**：次亜塩素酸による消毒を行っている場合に生成する．発癌性に関する知見は十分ではないものの，赤血球細胞への酸化的損傷を与え，ヘモグロビン，血球容量，赤血球数の減少などを起こす．

② **クロロホルム**：浄水過程で，水中のフミン質等の有機物質と消毒剤の塩素が反応して生成されるトリハロメタンの主要構成物質である．人に対する発癌性の可能性は低いが，発癌性物質である．

③ **ジブロモクロロメタン，**④ **ブロモジクロロメタン，**⑤ **ブロモホルム**：浄水過程で，水中のフミン質等の有機物質と消毒剤の塩素が反応して生成されるトリハロメタンの構成物質であり，その生成量は原水中の臭素イオン濃度により大きく変化する．

⑥ **総トリハロメタン**：浄水過程で，水中のフミン質等の有機物質と消毒剤の塩素が反応して生成される．主要な構成物質として，クロロホルム，ブロモジクロロメタン，ジブロモクロロメタンおよびブロモホルムがあり，その合計を総トリハロメタンとしている．消毒副生成物の全生成量を抑制するための総括的指標となる．

⑦ **クロロ酢酸**：クロロ酢酸は水道原水の塩素消毒を行ったときに，原水中の有機物質が反応して生成する副生成物の１つ．発癌性は認められないが，小動物実験で他の臓器の重さに比して脾臓の重量が増加したことから，基準値が定められた．クロロ酢酸自体は活性炭で除去できる．

⑧ **トリクロロ酢酸**：水道原水の塩素消毒を行ったときに，原水中の有機物質が反応して生成する副生成物の１つ．トリクロロ酢酸はマウスで肺腫瘍を起こすことが報告されているが，他の種での発癌性は認められていない．マウスの結果をもとに基準値が算出された．トリクロロ酢酸自体は活性炭で除去できる．

⑨ **臭素酸**：オゾン処理を行っている場合または次亜塩素酸による消毒を行っている場合に生成する．人で発癌性を示す可能性がある．

⑩ **ホルムアルデヒド**：水を浄化する際の塩素処理やオゾン処理により，原水中に含まれるアミン，アミノ酸類などと反応して生成する．塗料からの流出もある．アレルギー性接触性皮膚炎や呼吸器への刺激作用の報告がある．経口摂取での発癌性等の報告はない．吸入時

の影響を考慮して基準値が定められた．

b）水道水が有すべき性状に関する項目

（1）亜鉛：自然水中に亜鉛が存在することはまれであるが，鉱山排水，工場排水の混入，または亜鉛メッキ鋼管からの溶出に起因することもある．毒性は弱く，収斂味，白濁等を呈する．

（2）アルミニウム：土壌中に多いので，自然水中にも含まれる．鉱山排水，工業排水，温泉から混入することがある．アルツハイマー病との関連が危惧されるが，まだ明らかではない．低濃度の鉄イオンと共存で水の変色が起こりやすいので，色度の点から基準値が定められた．

（3）銅：銅は，鉱山排水，工場排水，農薬の混入や生物抑制処理に使用する硫酸銅，塩化銅および給水装置等に使用する銅管，真ちゅう器具等からの溶出に起因することが多い．人体に対する毒性は低いが，金属味や着色の原因となる．

（4）鉄：鉄は自然水に多く含まれ，鉱山排水，工場排水等の混入，あるいは鉄管に由来することもあり，水中では種々の存在形態をとる．赤水の原因物質として問題になることが多く，着色障害や金属味による味覚障害があるが，毒性は低い．

（5）ナトリウム：ナトリウムは自然界に広く分布するが，海水，工場排水の混入に起因することがある．高濃度に含まれると味に影響する．

（6）マンガン：水中のマンガンは，主として地質に起因するが，鉱山排水，工場排水等の混入が原因となることもある．また，湖沼，貯水池，河川の底層水の溶存酸素が少なくなると底質から溶出してくることもある．水道水に含まれていると塩素で酸化されて赤色を呈することがあり，色度を高め，着色障害を起こす．

（7）塩化物イオン：塩素イオン Cl^- は動物排泄物，厨房排水などに多量に含まれているので，水にこれらの排泄物，排水が混入すれば Cl^- が増加するので汚染の指標となる．水質基準には Cl 200 mg/L 以下と規定されている．これは Cl^- そのものは無害であるが，この濃度を超えると塩辛味が出るので味覚の点から定められたものである．

（8）カルシウム，マグネシウム等（硬度）：硬度とは水中のカルシウムおよびマグネシウムイオン量を，これに対応する $CaCO_3$ の mg/L に換算して表したものである．

硬度には①総硬度，②永久硬度，③一時硬度，④カルシウム硬度，⑤マグネシウム硬度がある．永久硬度とは硫酸塩，硝酸塩，塩化物などのように煮沸によって析出しない Ca 塩および Mg 塩による硬度，一時硬度とは重炭酸塩のように煮沸によって析出する Ca 塩および Mg 塩による硬度をいう．総硬度は永久硬度と一時硬度の和である．水道法の水質基準に硬度 300 mg/L 以下と定められているが，これは石けんの洗浄作用を失わせるなど日常生活への影響から定められたものである．

（9）蒸発残留物：良質の水道水は大体 100 mg/L 前後で，多くても 200 mg/L を超えることはほとんどない．

（10）陰イオン界面活性剤（ABS，LAS）：分岐鎖状アルキルベンゼンスルホン酸塩（ABS），直鎖状アルキルベンゼンスルホン酸塩（LAS）などは合成洗剤の主成分で，発泡限界の 0.2 mg/L 以下と定められている．

（11）非イオン界面活性剤：原水中への洗浄剤，乳化剤などの混入がある．発泡を防止すること

図 5-9　ジェオスミンと 2-メチルイソボルネオールの構造式

から基準値が定められた．

(12) ジェオスミン：異臭味（カビ臭）の原因の 1 つとされるもので，水源の富栄養化現象により発生する藻類（アナベナ）と放線菌により産生される．異臭味を考慮して定められた．

(13) 2-メチルイソボルネオール：異臭味（カビ臭）の原因の 1 つとされるもので，水源の富栄養化現象により発生する藻類（フォルシディウム，オッシラトリア）と放線菌により産生される．異臭味を考慮して定められた．

(14) フェノール類：フェノール類は工場排水等に起因し，塩素消毒でフェノールはクロロフェノールに，クレゾールはクロロクレゾールになり，不快臭味の原因となる．異臭味の限界 0.005 mg/L 以下と定められている．

(15) 有機物（総有機炭素 total organic carbon（TOC）の量）：有機物質として過マンガン酸カリウム消費量が規制されていたが，種々の問題があることから総有機炭素（TOC）が水質基準項目となった．総有機炭素（TOC）は，有機化合物を構成する炭素の量を示し，TOC 計で精度の高い測定ができる．

(16) pH 値：地下水は一般に遊離炭酸を含むので微酸性を示すが，地表水は普通中性か微アルカリ性である．工場排水などが混入すれば pH は影響を受けるので，pH を測定することによって汚染の有無を推定することができる．

(17) 味：水は適量の無機塩と比較的多量の遊離炭酸を含み，水温が低いときに美味に感じられる．Cl^- が 250 mg/L 以上含まれると塩辛味，鉄分が含まれるとその味を感じさせる．プランクトンの繁殖，下水，工場排水などが混入すれば異味を与える．

(18) 臭気：臭気はプランクトン，藻類の繁殖，塩素消毒などに起因する．

(19) 色度：一般に水の着色は腐植質によることが多く，この場合は衛生上に害はない．着色の原因が下水，工場排水の混入によるときは注意しなければならない．

(20) 濁度：水の濁りは無機，有機の浮遊物質，微生物，泥土などによって生じる．浄化された水が濁っているときは浄水処理の不完全，配水管の不備などが疑われる．

2) 水質管理目標設定項目（付表 5-2 参照）

毒性評価等の関係から水質基準とする必要はないが，一般環境中で検出されている項目，使用量が多く今後水道水中でも検出される可能性がある項目など，水道水質管理上留意すべき項目である．これらの物質については，知見の集積を目的に水質検査を行い，監視を行っていくことが望ましい．

［水質管理目標設定項目への分類要件］

水質基準には該当しないが，浄水において評価値の1/10に相当する値を超えて検出される可能性のある項目を水質管理目標設定項目とする．

3）農薬の取扱い（付表5-3参照）

農薬については，対象とする病害虫に応じ散布される地域，また，病害虫の発生時期に応じ散布される時期が限定されるなど，その他の化学物質に比較して使用形態が独特であり，個々の農薬ごとにみた場合には，水質基準または水質管理目標設定項目に分類されることはまれである．しかしながら，水道水中の農薬については国民の関心が高く，これに対応した特別の取扱いが必要である．このため農薬については次の通り取り扱い，国民，需要者の安心を確保していくこととされた．

a．水質基準への分類要件に適合する農薬については，個別に水質基準を設定する．

b．上記Ⅰに該当しない農薬については，下記の式で与えられる検出指標値が1を超えないこととする総農薬方式により，水質管理目標設定項目に位置付ける．

$$DI=\sum\frac{DV_{\mathrm{i}}}{GV_{\mathrm{i}}}$$

DI：検出指標値

DV_{i}：農薬iの検出値

GV_{i}：農薬iの目標値

なお，測定を行う農薬は，各水道事業者等がその地域の状況を勘案して適切に選定すべきものであるが，測定にあたっては，農薬類の102の対象農薬リストから流域で使用されている農薬を選定し，複数の農薬を測定する．

この場合，検出指標値は浄水処理のための管理指標であり，浄水中の農薬類の検出指標値が1を超えた場合には，水道事業者等は活性炭処理を追加するなどの浄水処理を行うべきである．ただし，この値が1を超えたからといって，直ちに人の健康への影響が危惧されるということではない．

4）要検討項目

以上のほか，毒性評価が定まらない項目，浄水中の存在量が不明等の理由から水質基準および水質管理目標設定項目のいずれにも分類できないのが，「要検討項目」である．本項目に分類された項目については，次の見直しの機会には適切な判断ができるよう，必要な情報・知見の収集に努めていくべきである．

5）クリプトスポリジウム等の耐塩素性病原微生物

平成6年以降顕在化したクリプトスポリジウム等の耐塩素性病原微生物による汚染問題は，水道水の微生物学的安全性確保が塩素消毒に大きく依存していることからきわめて重要な問題となっている．

平成8年，埼玉県入間郡越生町で患者数が住民の7割にあたる約8800人の集団下痢症発生した．当初は食中毒が疑われたが，食中毒菌は検出されず，患者41名中26名からクリプトスポリジウムが検出され，感染源として町営水道が特定された．

平成19年には最新の科学的知見を踏まえた「水道におけるクリプトスポリジウム対策指針」が出され，原水に耐塩素性病原微生物が混入するおそれがある場合には，以前より認められていたろ過処理に加え，紫外線処理設備を設置すべきことが規定された．

病原体クリプトスポリジウム・パルブム *Cryptosporidium parvum* は5 μmと最も小型の消化管寄生原虫であり，その汚染は，水源域における人間または哺乳動物の糞便処理施設などの汚染源，降雨や融雪などに伴った農業用地からの流入汚染および野生動物の活動などが主たる原因となる．人畜共通感染症でもあり，ヒト，ウシの腸内に寄生し，有性生殖と無性生殖を繰り返しながら激しく増殖し，下痢や腹痛を起こす．有性生殖で形成されたオーシストは糞便とともに排泄され，このオーシストにより感染が広がる．クリプトスポリジウムに感染しても免疫機能が正常な場合，多くは無症状であるか，激しい下痢や腹痛になっても1～2週間で自然治癒する．免疫不全者では下痢は長期持続し，死亡原因にもなる．エイズの流行や免疫抑制剤の普及，高齢化などにより，原虫対策は今後ますます重要となってくる．クリプトスポリジウム症は5類感染症である．

ジアルジア症は同じく耐塩素性病原微生物ジアルジア・ランブリア *Giardia lamblia* によるもので，5類感染症に指定されている．原生動物の鞭毛虫類 Flagellates に属する原虫の一種で，生活環に栄養型の時期とシストの時期がある．米国，ヨーロッパから水系感染例が数多く報告されている．

参考文献

1）厚生労働省監修（2003）平成15年版 厚生労働白書，ぎょうせい

2）金子光美編著（1996）水質衛生学，技法堂出版

3）厚生統計協会編（2008）国民衛生の動向，厚生の指標・臨時増刊，60巻第9号

4）環境省編（2008）平成20年版 環境白書，ぎょうせい

5-3-2 公共浴用水

天然水泳場，プール，公衆浴場，温泉など，多数の人々が水浴に用いる水を公共浴用水と称する．衛生上の管理が必要で，水質等について基準が定められている．

A　天然水泳場

海水浴場，河川水泳場，湖沼水泳場いずれの場合も，海域，河川，湖沼の各々の「水質汚濁に係る環境基準」類型Aの基準を満たした水質を水浴用水としている（付表5-4（1），（2），（3）参照）．

B　プール水

プールは，入泳者によってさまざまな病原性の細菌やウイルスが持ち込まれるおそれがあり，プール水を介して耳鼻，目や口へ侵入し感染する．プール水で感染しやすい主な病気として以下のものがある．

① **咽頭結膜熱**：一般にプール熱と呼ばれるアデノウイルス3型，7型によって交互に起こるようである．

② **流行性角結膜炎**：アデノウイルス8型を主にして起こり，結膜のみでなく角膜を冒すので後遺症として視力障害を残す．

③ **急性出血性結膜炎**：エンテロウイルス70型を主にして集団発生を起こすことが多い．

1）プールの水質基準

プールの水質基準については，学校のプールに関しては文部科学省告示「学校環境衛生基準」における「水泳プールに係る学校環境衛生基準」，その他のプールに関しては厚生労働省健康局長通知の「遊泳プールの衛生基準について」がある．両者のプール水質基準はほぼ同じである．

プール水を介する感染症を防止するため，プール水は塩素消毒が義務づけられており，「遊離残留塩素濃度は0.4 mg/L以上」の基準が設定されている．

C　公衆浴場水

公衆浴場の衛生管理には「公衆浴場法」があり，「公衆浴場における水質基準等に関する指針」には「原湯」，「原水」，「浴槽水」等の水質基準が定められている．

浴槽水中の遊離残留塩素濃度は0.2ないしは0.4 mg/L程度を保ち，かつ，遊離残留塩素濃度は最高1.0 mg/Lを超えないように管理することが求められている．

浴槽水は入浴者からさまざまな有機物が供給され，これらを栄養源として，ろ過器，浴槽の配管内壁等に微生物が定着，増殖する．また，その菌体表面に生産された生物膜によって塩素剤等の殺菌剤から保護されているため，浴槽水を消毒するだけではレジオネラ菌等の微生物の繁殖は防げない．浴槽水の消毒のみならず，常に生物膜の発生の防止・除去することが必要である．特にジャグジーや打たせ湯はエアロゾルを発生させ，レジオネラ属菌感染の原因となりやすいので，使用する湯水は微生物学的汚染のないように管理する必要がある．

[浴槽水の水質基準]

① 濁度：5度以下であること．

② 過マンガン酸カリウム消費量：25 mg/L以下であること．

③ 大腸菌群：1個/mL以下であること．

④ レジオネラ属菌：10 cfu/100 mL未満であること．

5-3-3 下　水

人の生活からは，し尿をはじめ台所，浴室などからの排水，洗濯排水などが必ず発生する．工場や飲食店などさまざまな事業活動からも排水が発生するが，その質・量は大きく異なる．これら人の活動から生じる液状廃棄物を汚水という．一方，自然現象として雨が降り，地表面に達する前に大気汚染物質を溶かし込み，建物や道路で覆われた地表面を洗い流すことから，雨は都市の洗浄排水でもある．汚水に比べるとその汚濁濃度は低いが，雨水もまた汚れている．

下水道法によれば，「下水とは，生活もしくは事業（耕作の事業を除く）に起因し，もしくは付随する廃水（以下汚水という）または雨水をいう」と定義されている．

汚水が滞留すれば，次第に腐って悪臭を発するだけでなく，コレラなどの水系伝染病の原因となる．さらに汚水が河川や海域などへ流入すれば水質汚濁の原因となる．雨水も排水路や溝が十分でないと，家屋の浸水被害が生じる．

人口が集中し市街化が進めば進むほど処理が必要となる汚水や雨水が増え，これを放置すれば生活に悪影響を及ぼす．下水道は，汚水や雨水を集め，水質汚濁防止のためのさまざまな処理をし，河川などの環境水域へ戻すための施設である．下水道は下水を集め排除するための管路，ポンプ施設などの排水施設と，集めた下水を処理する施設などから構成される．

A　下水道の種類

下水道法によると，下水道は公共下水道，流域下水道，都市下水道に分けられる．

(1) 公共下水道：主として市街地における下水を排除し，処理するために，地方公共団体が設置，管理するもので，下水処理場（終末処理場）を有するもの（単独公共下水道）と下水処理場を個別に有せず流域下水道に接続するもの（流域関連公共下水道）がある．

公共下水道のうち市街化区域以外の区域に設置されるものを特定環境保全下水道といい，自然保護下水道，農山漁村下水道などがある．また公共下水道のうち，特定の事業者の事業活動に主として利用され，計画汚水量の約2/3以上が事業活動に起因するものを特定公共下水道という．

(2) 流域下水道：水質保全が重要な公共用水城を対象に2つ以上の市町村の区域にわたって設置される下水道で，施設は幹線管渠，ポンプ場，下水処理場から構成される．その設置，管理は都道府県が行う．市町村は計画区域内の下水を排除するため，流域幹線管渠に接続する枝線管渠からなる流域関連公共下水道を設置，管理する．

(3) 都市下水路：主として市街地内の雨水や雑排水の排除を目的とし設置される排水路である．

また，雨水を含む下水排除方法により，下水道は分流式と合流式に分類される．分流式は，家屋の段階から雨水は雨水管を経て河海などへ放流，汚水は汚水管を経て，下水処理場で処理後放流するものである．水質汚濁対策の面からは分流式が望ましい．一方，合流式は雨水と汚水を1本の下水管に流入させ，雨が降らない場合の汚水量，雨が降った場合は雨でその数倍まで希釈された汚水が下水処理場で処理されるが，降雨量が多くて処理能力以上の水量になった場合には，その部分は河川や海へ未処理のまま放流される．

B　下水の性質

下水管には台所水，洗濯水，水洗便所からのし尿および種々の産業排水が流入してくる．都市の家庭下水の成分は窒素化合物 40 %，炭素化合物 50 %，脂質 10 %で，利用者の排出量は 1 日 1 人当たり BOD として 50 ～ 70 g，窒素約 10 g が標準的な値とされている．家庭下水の成分には生物分解を受けやすいものが多いので，一般に処理が容易である．一方，産業排水は成分に著しい差異があり，生物分解を受けにくい有機物を含む場合や，微生物の増殖を阻害する成分が共存する場合には，下水処理の際に微生物の馴化を必要とする．

下水の汚濁の指標としては，BOD，COD，SS（浮遊物質），蒸発残留物，強熱減量等が用いられる．

表 5-6　下水，生し尿の試験分析値（単位；mg/L）

	生し尿	生下水
pH 値	7 ～ 8	6 ～ 8
BOD	6,000 ～ 27,000	80 ～ 300
COD	2,000 ～ 5,000	
蒸発残留物	20,000 ～ 30,000	1,000 ～ 2,000
強熱減量	12,000 ～ 18,000	500 ～ 1,000
有機性窒素	5,000 ～ 6,000	10 ～ 30
水分（%）	97 ～ 98	

（大橋　他編：衛生工学ハンドブック，朝倉書店）

C　下水処理法

1）下水処理の分類

下水処理は大別すると一次処理，二次処理および高度処理に分けられる．一次処理は，生下水中の固形物や浮遊物を物理的に沈殿，浮上させて分離除去を行うものである．二次処理は，一次処理した下水を微生物利用して生物学的に有機物質の分解・除去を行うものである．さらに高度処理は一次処理，二次処理では十分に除去できない有機物，窒素，リンなどのより除去を目的とした高度な処理を行う方式である．

下水処理場は一次，二次，三次処理の工程（表 5-7）の組合せで構成されている．

2）生物処理法の分類

下水の二次処理には活性汚泥法をはじめとする生物処理法が用いられている．下水処理への微生物利用は 19 世紀後半ごろから，欧州で始まった．

生物処理法は大きく好気性処理法と嫌気性処理法に分類される．好気性処理法では微生物を砂，砕石，板などに付着させて用いる方法（生物膜法）のほかに，微生物を水中に浮遊させて用いる

表 5-7　下水処理工程

処　理	主な施設・処理法	除去されるもの
一次処理（物理的）	スクリーン 沈砂池 沈殿池	浮遊物（SS），不溶性有機物
二次処理（生物的）	好気的処理 　活性汚泥法 　散水ろ床法 　オキシデーションディッチ法 嫌気的処理 　消化法〔メタン発酵法〕	溶解性有機物（BOD）
三次処理（化学的）	凝集沈殿法	浮遊物
	活性炭吸着法	有機物
	イオン交換法 アンモニア・ストリッピング法	窒素
	石灰・凝集沈殿法	リン

方法（浮遊生物法）があり，下水処理の主流となっている．

3）好気性生物処理

a）活性汚泥法

有機性廃水に数日間底部から空気を吹き込むと，溶存酸素存在（2 mg/L は必要）下で，好気性微生物が水中の有機物である BOD 成分の酸化分解（資化）して増殖し，凝集性のあるゼラチン状のフロックが形成される．曝気を止めるとフロックは急速に沈殿，分離し清澄な水が得られる．実際は，曝気槽内で 2 ～ 8 時間曝気後，沈殿池で沈殿を行う．沈殿したフロックの集合物が活性汚泥である．これは *Zooglea* 等や原生動物などの好気性微生物と金属水酸化物を主体とする無機物からなる．一部は返送汚泥として新しい汚水の植種用に使用される．

好気性生物処理は pH 7 ～ 8，温度は 30 ～ 40 ℃が適している．30 ℃以下では浄化能率が低下し，40 ℃以上では急速に活性が減退する．浄化能率は汚泥濃度が増加するほど高くなるが，5,000 ～ 6,000 mg/L が適当とされている．栄養源としての廃水の成分は BOD ：N ：P = 100 ：5 ～ 2 ：1 ～ 0.5 がよい．BOD 除去率は 65 ～ 85 %である．

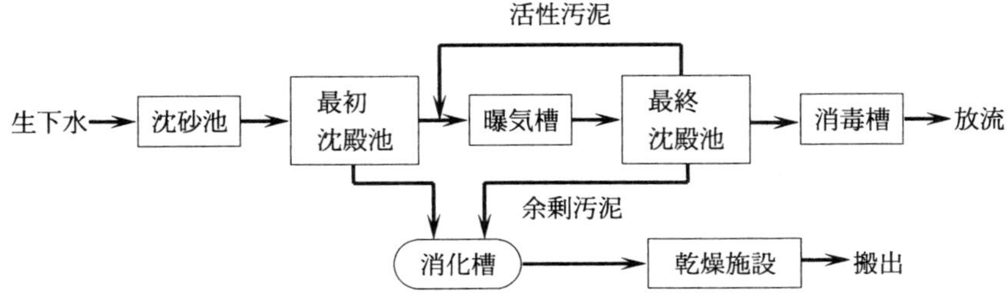

図 5-10　活性汚泥法工程

b）散水ろ床法

通気性のよい3～8 cm 位の砕石，レンガ片，プラスチックを用いた散水ろ床に汚水を好気的に接触させるとろ材が粘液性の生物膜（好気性微生物）で被われる．沈殿処理した下水の上澄をろ床に散水すると流下する際にBOD 成分が酸化除去される．標準散水ろ床法でのBOD 除去率は90～95 %である．

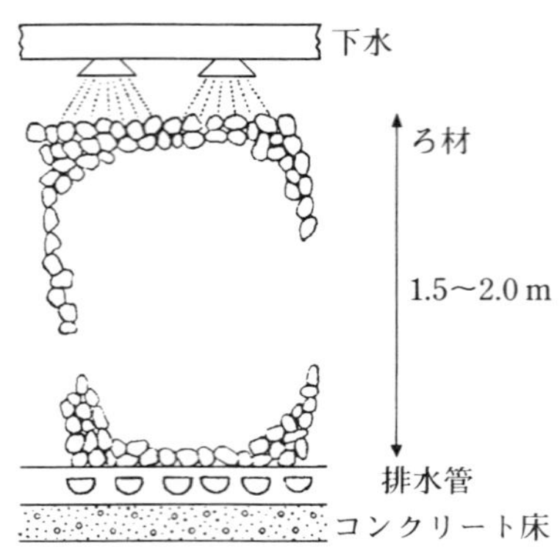

図 5-11　散水ろ床の縦断面

4）嫌気性生物処理（メタン発酵法）

有機物濃度の比較的高い廃水（BOD 10,000 mg/L 以上）を対象として用いられる．有機物（炭水化物，脂肪）は嫌気性細菌により分解（消化）を受ける．有機物は第一段階で acid former bacteria の作用で，酪酸，プロピオン酸，酢酸となり，第二段階では methane former bacteria などの作用で，CH_4，CO_2，H_2S，NH_3，N_2 となる．消化槽内の滞留期間は30～35 ℃で15～30日間である．一般に，活性汚泥法で生成した余剰汚泥の処理に用いられる．

嫌気性分解の行われる至適 pH は7.0，至適温度は37～38 ℃である．高温発酵は53～54 ℃で行われ中温発酵の2.5倍の分解能力がある．栄養源としての廃水の成分はC：N：P＝10～20：1：0.1がよい．

5）三次（高度）処理法

有機物質の除去には活性炭吸着法が，浮遊物質の除去には凝集沈殿法，ろ過法等が，リンの除去には石灰や硫酸アルミニウムによる凝集沈殿がある．また，生物学的方法として，嫌気・好気法がある（細菌にリンを過剰摂取させる）．窒素の除去は困難とされコストも高くつくが，アンモニア・ストリッピング法，ゼオライトやイオン交換法（吸着）がある．生物学的には，窒素ガスとして放出させる硝化・脱窒法（好気・嫌気的処理）がある．

D　し尿処理

平成12年度の水洗化人口は1億573万人で総人口の83.4 %で，その内27.2 %が浄化槽人口で，下水道人口は56.2 %となっている．非水洗化人口は2100万人（総人口の16.6 %）で減少

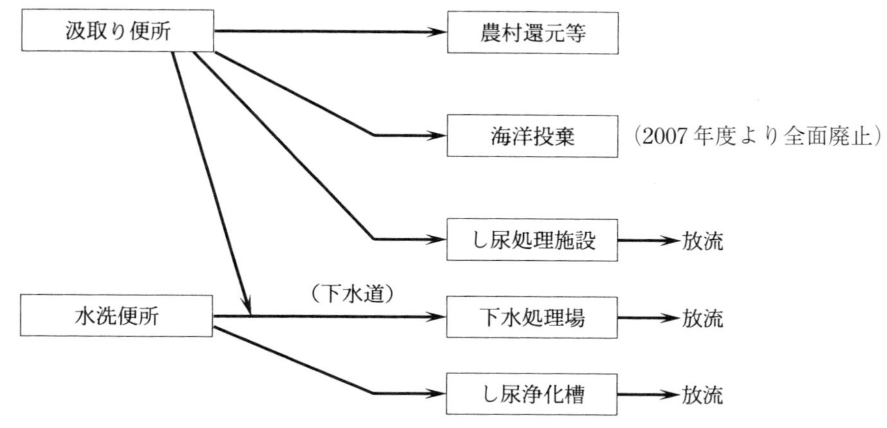

図 5-12　わが国におけるし尿の処分方式

傾向にはあるが，依然として多い．し尿および浄化槽汚泥の適切な処理が重要である．

人間は平均 1 L/人・日のし尿を排泄し，その 1/10 は糞便である．し尿は大別して図 5-12 のように処分されている．

1）し尿処理施設

汲取り便所からのし尿および浄化槽汚泥を運び込んで処理する施設である．主として市町村や行政組合などの公共団体で設置，管理を行う．ある程度の処理を行った後に，下水道に放流する施設もある．

[生物学的脱窒素方式]

活性汚泥法の一種で，BOD だけでなく窒素を処理することも主目的とする処理方式である．

硝化工程でアンモニアを酸化して硝酸にし，脱窒工程でこの硝酸を利用して BOD を酸化分解する方法で，BOD と窒素を同時かつ効率的に除去することができる．脱窒槽（無酸素），硝化槽（好気），二次脱窒槽（無酸素），再曝気槽（好気），沈殿槽が主要な設備となる．この技術は，し尿処理の分野で実用化され，今では下水道の高度処理，浄化槽でも広く利用されている．

[嫌気性消化方式]

消化槽，二次処理装置，最終沈殿池，消毒槽が主要な施設となる．し尿はまず消化槽内で十分な嫌気牲処理を受けた後，散水ろ床法あるいは活性汚泥法による二次処理を受け，さらに最終沈殿した後，上澄液は消毒されて放流される．消化槽内の滞留期間は加温式（30 ～ 35 ℃）で 15 ～ 30 日，非加温式では 60 ～ 90 日になる．この間に高分子有機物の加水分解および嫌気性代謝による低分子化が進み，CH_4，CO_2，H_2S，NH_3，N_2 などのガス，高濃度の BOD を含む脱離液と少量の安定化した消化汚泥ができる．

2）浄化槽（合併浄化槽）

浄化槽は下水道普及区以外で水洗化する場合に個別に設置する．し尿と併せて雑排水（生活系の汚水）を処理するもので，BOD 除去率 90 %以上，放流水の BOD 濃度 20 mg/L 以下（浄化槽法施行規則）であることが定められている．構造上，「沈澱分離室」，「曝気槽」または「接触曝気室」，「沈澱槽」を備えている．

し尿だけ処理する単独浄化槽の新たな設置は，平成13年4月以降禁止されたが，設置されたものが依然多いため，合併浄化槽への切替えが水質汚濁防止対策として進められている．単独浄化槽の場合は，台所，風呂などからの生活雑排水が未処理のまま河川等に排水されているため，汚染源となっている．

F　有害廃水処理

工場等から排出される汚水には種々の有害物質が含まれているため，下水道にさせることができないものがある．有害物を含む廃水処理には以下のようなものがある．

1）重金属

水酸化物沈殿法：難溶性水酸化物を形成する重金属は，アルカリ剤を添加して沈殿除去することができる．ただし，難溶性水酸化物を形成するpHの幅の狭い金属がある．pHが高いと再溶解する場合があるので，注意が必要である．

$Cu(OH)_2$，$Zn(OH)_2$，$Cd(OH)_2$，$Pb(OH)_2$，$Cr(OH)_2$，$Sn(OH)_2$，$Mn(OH)_2$，$Ni(OH)_2$

硫化物凝集沈殿法：難溶性硫化物を形成する重金属は硫化ナトリウムを加えて沈殿除去することができる．しかし，発生する硫化水素の毒性，腐食性，強烈な臭気のため廃水処理に適用される例は少なく，水質基準の厳しい水銀に適用されることがある．

HgS，CuS，CdS，SnS，PbS，

イオン交換法：廃水中に溶解している重金属イオンは，陽イオン交換樹脂により吸着除去することができる．しかし，濃度の濃い金属廃水には適さない．

フェライト法：第一鉄イオン（$FeSO_4$，$FeCl_2$）を含む水溶液にアルカリを加えて酸化処理を行うことによって，強磁性を有する沈殿物（フェライト）が生成し，磁気的方法で分離除去される．

2）六価クロム

毒性の強い六価クロムは硫酸第一鉄，亜硫酸塩などの還元剤で毒性の低い三価クロムにし（第1段階反応），次いでアルカリ性にして沈殿除去する（第2段階反応）．

第1段階反応：$2H_2CrO_4 + 6FeSO_4 + 6H_2SO_4 = Cr_2(SO_4)_3 + 3Fe_2(SO_4)_3 + 8H_2O$

$2H_2CrO_4 + 3Na_2SO_4 + 3H_2SO_4 = Cr_2(SO_4)_3 + 3Na_2SO_4 + 5H_2O$

第2段階反応：$Cr_2(SO_4)_3 + 3Ca(OH)_2 = 2Cr(OH)_3 \downarrow + 3CaSO_4$

pHは8～9が最適，これより高いと再溶解する．

3）ヒ素化合物

ヒ酸（H_3AsO_4），亜ヒ酸（H_3AsO_3）の塩は毒性の強いAs^{3+}を毒性の弱いAs^{5+}に酸化し，その後第二鉄塩を加えてpHを弱アルカリ性とし，生成する$Fe(OH)_3$の沈殿吸着されて共沈除去す

る．

4）フッ素

カルシウム塩を加えて難溶性のフッ化カルシウム（CaF_2）として沈殿除去する．

5）シアン

KCN，NaCN などのシアン化合物はアルカリ性塩素処理法で分解除去できる．アルカリ性にして貯留したシアン廃液に塩素を加え，次いで pH を中性にしてさらに塩素を加える 2 段階反応で窒素ガスと二酸化炭素に分解する．

第 1 段階反応：$NaCN + NaOCl = NaCNO + 2NaCl + H_2O$（pH 10 以上）

第 2 段階反応：$2NaCNO + 4NaOCl = 2CO_2\uparrow + N_2\uparrow + 3NaCl + NaHCO_3$（pH 7 ～ 9）

5-3-4　水質汚濁

A　水質汚濁の原因と影響

水質汚濁物質の発生源は大きく自然的要因と人為的要因とに分けられる．前者は地質由来の重金属，山林腐葉土や植物由来の有機物および大雨などにより流入する汚濁物質で，後者は産業排水，生活排水，家畜糞尿，農地からの農薬，肥料の流出，大気汚染降下物，廃棄物，船舶からの重油類などが要因となる．

水質汚濁とは，水域での自浄作用の能力以上に汚濁物質が流入することによって起こる現象である．その結果，公共用水域（河川，地下水，湖沼，海域）の水質を悪化させる．

水質汚濁の影響には，有害な汚濁物質の直接あるいは生物濃縮による摂取に起因する健康影響や，健康への影響はないが水質の悪化がその景観を損なったり，悪臭や病害虫の発生などを促す．さらに，水には種々の利用目的があり，その汚濁は，水道，工業，農業，漁業あるいはレクリエーションなどへの影響が起こる．

B　水の自浄作用

汚濁物質が流入した河川や湖沼には自然の物理的，化学的および生物学的作用などの浄化によって通常の水質を維持しようとする現象がみられる．これを水の自浄作用という．

水中有機汚濁物質は，水中に十分な溶存酸素が存在すれば好気性微生物によって酸化分解され，最終的に CO_2，NO^{3-}，$SO_4{}^{2-}$ および $PO_4{}^{3-}$ に無機化される（図 5-13）．これらは植物の栄養源として摂取される．また，藻類は遊離炭酸（CO_2）と太陽光を利用して炭酸同化作用（光合成）によって水域に溶存酸素を供給し，間接的に水質浄化に関与している．好気性細菌や藻類は水中の有機物を利用して自己増殖する．また，原生動物は細菌や藻類などの固形の有機物を捕食する．これらの好気性生物群はさらに上位の昆虫や小動物に利用される．

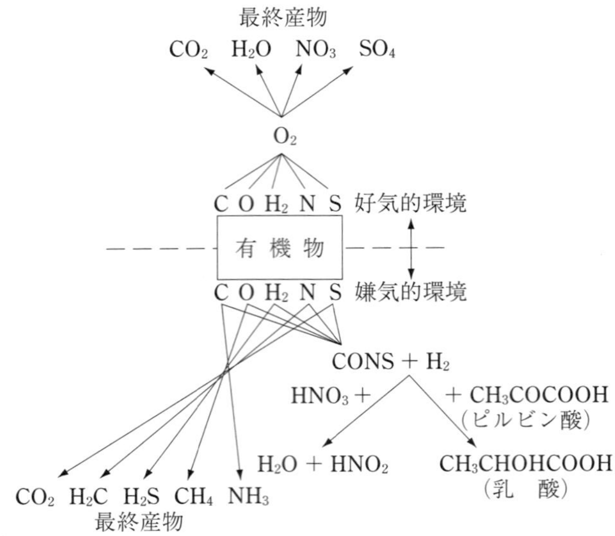

図 5-13　好気的ならびに嫌気的条件下における有機物の分解 (Simpson, 1960)

物理的作用には，流下過程において水量が増大することによる汚濁物質の希釈効果，水中浮遊物質の凝集，さらに溶解性物質の吸着・沈殿作用がある．沈殿物の堆積は底質の悪化を招くことがある．湖沼は河川に比較して希釈効果はほとんどないが，凝集沈殿効果は流れのある河川に比較して大きい．

化学的には，水中溶存酸素が金属イオンを酸化し，生成した難溶性酸化物が沈殿したり，加水分解反応やイオン反応が同時に起こる結果，沈殿作用が促進され可溶性無機物質が減少する現象がみられる．

C　富栄養化

湖沼，内海などの閉鎖性水域に流域より多量の栄養塩類（C，N，P：汚染物質）が流入し，それらの濃度が増加する現象を富栄養化 eutrophication といい，特に停滞水域に出現する．そこでは水系生物のうち，緑藻類，藍藻類などの植物プランクトンが光合成により栄養塩類を同化し，異常に増殖して生物生産量の多い状態となる．その結果，水域では，着色して透明度の低下酸素消費量の増大に伴う酸欠状態による魚介類のへい死，汚泥の堆積，それにつれ嫌気性微生物の増殖をきたし著しい水質汚濁を生じる．富栄養化は，窒素が 0.2 ～ 0.3 mg/L 以上，リンが 0.01 ～ 0.03 mg/L 以上で発生する．この抑制対策として，窒素とリンの環境基準を，湖沼ではⅠ～Ⅴ類型（N：0.1 ～ 1 mg/L，P：0.005 ～ 0.1 mg/L），海域はⅠ～Ⅳ類型（N：0.2 ～ 1 mg/L，P：0.02 ～ 0.09 mg/L）と定めている．富栄養化海域では，植物プランクトンの異常発生により海面が赤色～褐色を呈し（赤潮 red tide と呼ばれる），養殖魚介類がへい死することがあり問題となっている．

一方，淡水湖沼では藍藻類のアオコ *Microcystis* が増殖し，水面が黄緑色の華が咲いたようになり，水の華 water bloom といわれている．水の華の影響には，透明度の低下，プランクトン類

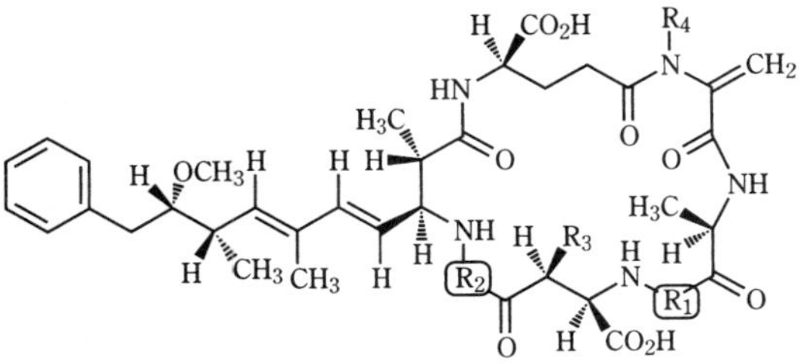

	R_1	R_2	R_3	R_4
ミクロシスチン RR	L-Arg	L-Arg	CH_3	CH_3
ミクロシスチン YR	L-Tyr	L-Arg	CH_3	CH_3
ミクロシスチン LR	L-Leu	L-Arg	CH_3	CH_3
ミクロシスチン LA	L-Leu	L-Ala	CH_3	CH_3
[D-Asp[3]] ミクロシスチン LR	L-Leu	L-Arg	H	CH_3
[Dha[7]] ミクロシスチン LR	L-Leu	L-Arg	CH_3	H

図 5-14　ミクロシスチン類の化学構造

の死骸による悪臭，溶存酸素の減少など，水環境の悪化があり，特に水道水中の異臭味問題が生じる．カビ臭物質の代表的なものは，ジェオスミン geosmin と 2-メチルイソボルネオール（2-MIB）があり，放線菌類や藍藻類の二次代謝物である．また，水の華に関連するある種の藍藻類が生産する有毒化合物ミクロシスチン miorocystin 類（図 5-14）は，肝臓に毒性を示す環状ヘプタペプチドであり注目されている．

D　水質汚濁の指標（生活環境の保全に係わる）

1）水素イオン濃度 hydrogen ion concentration（pH）

自然環境における通常の場合，淡水は pH 6.5 ～ 8.5，海水は pH 8 の範囲とされている．

2）浮遊物質 suspended solid（SS）

水に不溶で浮遊または懸濁している物質をいう．各種の無機および有機の不溶性物質，土壌粒子などがあるが，動植物プランクトンおよびその死骸なども含まれる．ガラスろ過器でろ取した残渣の乾燥重量で示す．

3）溶存酸素 dissolved oxygen（DO）

水中の溶存酸素は水の汚染指標の 1 つである．その多少は水生生物の生態と密接な関係にある（魚類生息限界 5 mg/L）．一般に水質汚濁が発生している場合は減少する．

4）生物化学的酸素要求量 biochemical oxygen demand（BOD）

定義：主として水中の汚染源となりうる有機物質が生物化学的に酸化されるために消費する酸素量を mg/L で表したものである．

通常，BOD は 20 ℃，5 日に消費される酸素量を測定することによって，水中の汚れとしての炭素化合物量を表す汚染指標である．つまり，有機物質が自然水域に流入したとき，微生物の生物化学的作用により酸素を消費する状態（自浄作用）に最も近い条件で行う経験的な試験法で，水の安定化に要する酸素量である．河川水では環境基準値が定められている．

第一段階の BOD：比較的酸化分解の容易な炭素質の有機物が約 90 %分解するには，20 ℃で

12 ～ 14 日間を必要とし．この段階までの分解をいう．20 ℃で 5 日間では少なくとも約 70 %が分解され，この時点では測定値が安定し再現性の良い結果が得られるので，BOD の試験方法は，希釈法によって 5 日間の溶存酸素の消費量を測定している．

第二段階 BOD：窒素質の有機物質やアンモニアの酸化に必要とされるもので，この反応の終了には長期の日数を要する．

瞬時の酸素要求量：immediate dissolved oxygen demand（IDOD）と呼んでいる．水中に非酸化性物質（第一鉄，第一マンガン，亜硝酸，亜硫酸，硫化物など）を含む産業排水などは，非生物化学的に酸素消費が速やかに行われるので，通常の BOD と区別して取り扱う．

5）化学的酸素要求量 chemical oxygen demand（COD）

水中の有機物質が，酸化剤（過マンガン酸カリウム，または二クロム酸カリウム）によって化学的に酸化されるときに消費される酸素の量を mg/L で表す．COD は，湖沼，海域についての環境基準項目の 1 つで汚染有機物質による汚濁指標として採用されている．また，BOD の測定の妨害となる物質を含む産業排水についても適用されている．

6）全有機炭素 total organic carbon（TOC）

950 ℃の電気炉中におかれた触媒を充填した燃料管に検水を注入し，燃焼の結果生じる CO_2 を非分散型赤外線ガス分析装置で測定して求める．この方法は，BOD のように生物的に酸化され得る有機物質，COD のように化学的に酸化され得る有機物質，および炭酸のような無機炭素も合わせて測定するので，全有機炭素を求める場合には無機炭素（燃焼温度 150 ℃）を差し引いて求める（日本薬局方一般試験法にも収載されている）．

7）総酸素要求量または全酸素消費量 total oxygen demand（TOD）

TOC と並んで開発された指標の 1 つで，触媒を充填した 900 ℃の燃焼管（一定量の O_2 量を含む N_2 気流中）に検水を注入し，燃焼酸化させ，この時消費された O_2 量を測定するものである．河川，海域，下水，工場排水など被酸化物質の酸化に要する全酸素量を迅速に測定することができる．

8）*n*-ヘキサン抽出物質（油分）

検水中に含まれる油分を測定する．主に動物油，植物油，グリース，炭化水素などが対象となるほか，芳香族有機化合物・農薬・染料，界面活性剤なども抽出されてくる．海域の環境基準の試験項目にもなっている．

9）総窒素および総リン

総窒素（NO_3-N，NO_2-N，NH_3-N，有機体窒素）および総リン（PO_4^{3-}，有機リン化合物）はいずれもアルカリ性ペルオキソ二硫酸カリウム（NaOH，$K_2S_2O_8$）と高圧処理（120 ℃，30 分）し，N を NO_3^-，P を PO_4^{3-} に酸化分解し，NO_3^- はカドミウム還元法あるいはヒドラジン還元法で定量する（NO_2^- に還元し，ジアゾ化反応で生成する紫紅色のアゾ色素を比色）．PO_4^{3-} はモリブデン酸アンモニウムを反応させ生じるモリブデンブルー（青色）を比色定量するか，有機溶媒で抽出し，原子吸光光度法（Mo）で定量する．

10）大腸菌群

大腸菌群は一般に人畜の腸管内に生息する細菌（糞便1g中に10～100億が存在）で，水中にそれらが存在するか否かは，その水がし尿で汚染されているか否かを判断する指標になっている．

ここでいう大腸菌群とは，グラム染色陰性，無芽胞の桿菌で，ラクトースを分解して酸と気体を生成する好気性または通性嫌気性の菌をいう．本来の大腸菌の他，し尿とは無縁の若干の菌も含まれることがある．

11）全亜鉛

平成15年11月の「生活環境の保全に関する環境基準」の改正により，水生生物の保全に係る環境基準については，生活環境項目と位置づけ，亜鉛が新たに加えられた．亜鉛は，水生生物への有害性があり，特に魚介類では淡水のイワナ類やニジマス，海域のウニ類などに，また餌生物では淡水の緑藻類やミジンコ類，海域のハプト藻などに影響を与え，その特性や使用状況からみて環境中に継続して存在することから，水生生物の保全に係る環境基準「全亜鉛」として定められた．河川，湖沼ともに全亜鉛の基準値は，0.03 mg/L以下となっている．海域では，藻場・サンゴ礁・干潟などが，生息魚種の産卵場や幼稚仔魚の生育場として重要であることから，亜鉛の基準値は生物A区分が0.02 mg/L以下，生物特A区分が0.01 mg/L以下となっている．

12）生物指標

生物指標は環境条件を表現するための手法である．ある水域の水環境の表現を，そこに生息する生物や生物群集によって行うとき，尺度になる生物が指標生物である．よい指標生物とは，その生物が清水域だけ，あるいは汚濁水域だけに生息するという狭環境性種である．指標生物は，その存在によって環境の時間的推移および質的状態の総合的結果を表現すると考えられる．

13）水質階級

生息する生物の種類の変化を利用して水質汚濁の程度を判定する方法があり，その水質区分を

表5-8 水質階級と指標生物

水質階級	汚染の程度	魚 類	底生動物
貧腐水性	きれいな水	イワナ，ヤマメ	カワゲラ，トビケラ，サワガニ
β-中腐水性	少し汚れた水	ウグイ，タナゴ，シマドジョウ	コカゲロウ，シジミ，ヌマエビ
α-中腐水性	汚い水	コイ，フナ，オイカワ	ミズムシ，ヒメタニシ
強腐水性	大変汚い水	生息しない	イトミミズ，ユスリカ

水質階級と呼んでいる．ある水域に頻出する指標生物の存否あるいは優先種によって，その水域を次の4段階に分ける（表5-8）．

E　水質汚濁防止

1950年代頃，工場排水等による水質汚濁は，水俣病，イタイイタイ病などの重篤な健康被害をもたらし，また魚介類のへい死などの被害が多く発生した．その対策のため1970年制定された「水質汚濁防止法」は，①「排水基準」の規制強化，②公共用水域（河川，湖沼，内湾等）の監視体制の整備などにより防止対策を，また，翌1971年公布された「公害対策基本法」に基づく「環境基準」により，その目標値が設定された．

1）環境基準

わが国においては，国民の健康を保護するとともに，生活環境を保全することを目的とした法律が，昭和42年8月3日に「公害対策基本法」として初めて公布された．さらに，昭和47年に制定された「自然環境保全法」を包含し，新たな地球時代に対処するため地球環境の保全に関する基本的理念を定めた「環境基本法」（平成5年11月12日）に改定された．

環境基本法第16条では，環境基準を定めて，「大気の汚染，水質の汚濁，土壌の汚染および騒音にかかる環境上の条件について，人の健康を保護し，生活環境を保全するうえで維持されることが望ましい基準」としている．また，「政府は，公害の防止に関する施策を総合的かつ有効適切に講じることにより，この基準が確保されるように努めなければならない．」と規定している．

水質汚濁の環境基準はこの法律に基づいて，健康被害の原因となるおそれのある有害物質に対する「人の健康の保護に関する環境基準（付表5-5）」と，利水目的に対応して水域ごとに類型（河川については6類型，湖沼については4類型（窒素・リンに関しては5類型），海域については3類型（窒素・リンに関しては4類型））を設けた「生活環境の保全に関する環境基準（付表5-4）」が設定されている．各水域の生活環境項目は，河川が5項目（pH，BOD，SS，DO，大腸菌群），湖沼が7項目（pH，COD，SS，DO，大腸菌群，窒素，リン），海域が7項目（pH，COD，DO，大腸菌群，*n*-ヘキサン抽出物，窒素，リン）である．平成15年11月「生活環境の保全に関する環境基準」に加えられた亜鉛については，水生生物の生息状況の適応性に対応した類型として，河川，湖沼については4類型，海域については2類型が設定されている．

ダイオキシン類に関する環境基準は「ダイオキシン類対策特別措置法」に基づき，公共用水域および地下水において「1 pg-TEQ/L以下」と決められている．

環境基準は行政の目標としての性格をもつものであり，目標が達成できているか，各項目について定期的に測定し，水質汚濁状況の把握を行っている．環境基準は規制基準としての効力はない．

2）排出基準

公共用水域の水質保全のための排水規制は，「水質汚濁防止法」（1970年）に基づいて行われている．各発生源である工場，事業所などから排出される排水の水質にかかわる基準（排出基準）（付表 5-5）を設定し，これを事業者などに遵守させることによって水質汚濁防止を図っている．

ダイオキシン類に関する水質排出基準は「ダイオキシン類対策特別措置法施行規則」に基づき，「許容限度 10 pg-TEQ/L」と決められている．

排出基準は，全国一律の基準を一定の汚染物質について定めている．これは，排出施設に対し，国として定めた最小限の許容量である．なお，都道府県はそれぞれの地方自治体の実情に応じて条例により国の定めた一律排水基準よりきびしい基準（上乗せ基準）を定めたり，一律排出基準で定めていない項目についても追加する（横出し基準）ことができる．

人の健康に係る排水基準は，放流先の河川での希釈を想定して人の健康に係る環境基準値の 10 倍の値が示されている．

3）総量規制と富栄養化対策

昭和 53 年の「水質汚濁防止法」等の改正により，広域的な閉鎖性水域について，水質環境基準を確保することを目途として，当該水域への汚濁負荷量を全体的に削減しようとする水質総量規制を制度化した．これまで東京湾，伊勢湾および瀬戸内海について COD，窒素含有量およびリン含有量を指定項目として，現在，平成 21 年度を目標年度とする第 6 次の水質総量規制が実施されている．発生源（生活系，産業系，その他系）別の削減目標量等が定められている．その達成のためには下水道整備の促進，地域の実情に応じ，合併処理浄化槽，農業集落排水施設，コミュニティ・プラント等の整備による生活排水対策，工場等に対する総量規制強化による産業排水対策が講じられている．

F 水質汚濁の現況

わが国の水質汚濁状況を把握するものの 1 つとして，「環境基準」の達成状況があるが，これによれば総体的に改善傾向にある．

1）健康項目

カドミウム等，人の健康にとって有害な物質についての環境基準値を超えているのは，全国 5,600 地点のうち 39 地点であり，達成率は 99.3 % であった（2006 年度）．ヒ素，フッ素に関しては環境基準値を超えている地点がわずかにあった．

2）生活環境項目

BOD，COD 等の生活環境項目に関する環境基準値（付表 5-4）を達成している水域は全体の 86.3 %（2006 年度）であったが，図 5-15 に示すように少しずつ改善されている．水域別にみれば，河川 91.2 %，湖沼 55.6 %，海域 74.5 % で，特に，湖沼，内湾，内海等の閉鎖性水域や都市内の中小河川で依然として達成率が悪い．

このように有機物による汚濁を中心として，特に生活排水対策の緊急性が高まっている．この現況の背景として次のように考えられる．

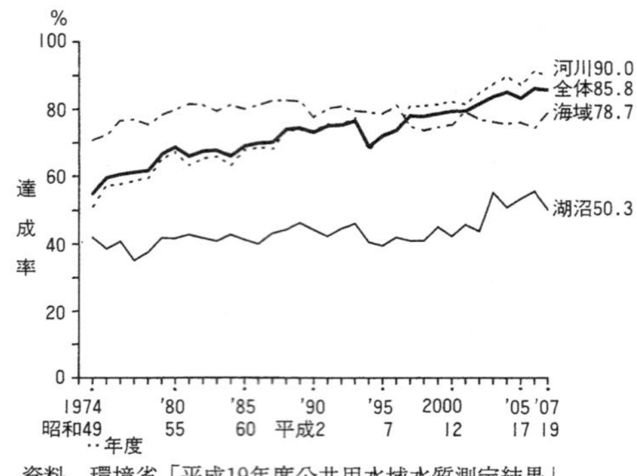

資料　環境省「平成19年度公共用水域水質測定結果」
注　1)　河川はBOD，湖沼と海域はCODである。
　　2)　達成率（%）=（達成水域数／あてはめ水域数）×100

図 5-15　環境基準（BOD，COD）達成率の推移

① 工場・事業場の排水規制強化等による対策の効果が出ている．
② 家庭排水等については下水道整備等がまだ不十分である．
③ 内湾，内海，湖沼等については閉鎖性水域の物理的特性に加え，臨海部には産業が集中する等の社会経済的要因がある．

G　地下水汚染

1）地下水汚染防止対策

土壌汚染は水質汚濁や地下水汚染と密接に関係する．六価クロムやヒ素などの土壌汚染が地下水汚染を招いた事例がある．揮発性で不燃性の安全な洗浄剤として半導体産業やドライクリーニング産業などで大量に使われたトリクロロエチレンやテトラクロロエチレンなどの有機塩素系溶剤は，その物理化学的特性（① 水よりも重い，② 水にわずかに溶ける，③ 粘性が小さいため水の通らない地層も通過する）から，地下水に少しずつ溶出し（地下水汚染），砂や粘土表面に残渣を残しながら（土壌汚染），地下水中，地層中を降下していく．有機塩素系溶剤は，一般に環境中で分解されにくく，残存性が高い．

環境基本法第16条に基づき，1997年に“水質汚濁に係る環境基準”のうち健康項目（26項目）が地下水にも適用されることとなり，“地下水の水質汚濁に係る環境基準”が設定された（付表5-5）．したがって，都道府県知事は地下水の水質汚濁の状況を監視することとなっている．また，地下水の水質汚濁に関する対策として，“地下水浸透基準”（1989年公布，付表5-7）により特定事業所からの排出水を規制している．地下水は，一度汚染されると地表水と違って自然浄化はほとんど期待できない．そこで，1996年に“地下水の浄化基準”（付表5-8）が設定され，有害物質の地下浸透により，人の健康に関する被害が生じたり，生じるおそれがあると認められた場合には，都道府県知事は汚染原因者（特定事業設置者）に対して浄化措置を命ずることができることとなった．

2）汚染土壌および地下水の浄化

汚染された土壌や地下水の浄化法は，大きく2つに分けられる．

① 汚染物質を分解しないで土壌や地下水から除去または不動化する方法（封じ込め，飛散防止，吸引除去，固化・不溶化，場外処理など）

② 汚染物質を分解して，無害化する方法（酸やアルカリの中和，クロムやセレンの還元，ヒ素の酸化などによる緩和）

① の方法が主流ではあるが，深い層や広い範囲の汚染には技術的にも限度がある．② の方法では有機汚染物質に対する“微生物分解法（バイオレメディエーション bioremediation）”が有望視されている．汚染土壌や地下水の浄化は新しいビジネスとしても注目されている．

5-4　大気環境

C12　環境　（2）生活環境と健康【大気環境】

到達目標：

1）空気の成分を説明できる．

2）主な大気汚染物質を列挙し，その推移と発生源について説明できる．

3）主な大気汚染物質の濃度を測定し，健康影響について説明できる．（知識・技能）

4）大気汚染に影響する気象要因（逆転層など）を概説できる．

5-4-1　空気の物理的・化学的性状

空気とは，大気圏の下層部分（地上 10 ～ 12 km まで）にあたる生物圏を構成する気体である．乾燥した空気の組成は，表 5-9 に示したように主として窒素（78.09 %），酸素（20.94 %），アルゴン（0.93 %），二酸化炭素（0.03 %）の 4 成分で構成されており，全体の約 99.99 %を占めている．このうち，二酸化炭素は，石油や石炭のような化石燃料の消費拡大および森林の伐採により増加の傾向にあり，地球温暖化の主原因となっている．また，通常の空気中には水分（1 ～ 4 %）や固体の浮遊粒子も含まれている．空気は人間の生命維持に不可欠であり，空気中の酸素濃度が 18 %以下の状態を酸素欠乏といい，11 ～ 12 %になると低酸素血症を起こし，10 %以下で呼吸困難，7 %以下で死に至る．その他にも，空気は気象条件の形成，騒音，臭気，汚染物質などの媒体としてヒトの健康や生活環境に大きく影響を及ぼしている．

5-4-2　大気汚染物質の種類とその発生源

大気汚染物質は，発生源から直接排出される一次汚染物質と，一次汚染物質が大気成分や他の

表 5-9　乾燥大気の成分

成　分	容積比（%）	重量比（%）
乾燥空気	100	100
窒素（N_2）	78.088	75.527
酸素（O_2）	20.949	23.143
アルゴン（Ar）	0.93	1.282
二酸化炭素（CO_2）	0.03	4.53×10^{-2}
ネオン（Ne）	1.8×10^{-3}	1.25×10^{-3}
ヘリウム（He）	5.24×10^{-4}	7.24×10^{-5}
メタン（CH_4）	1.4×10^{-4}	7.25×10^{-5}
クリプトン（Kr）	1.14×10^{-4}	3.30×10^{-4}
水素（H_2）	5×10^{-5}	3.48×10^{-6}
亜酸化窒素（N_2O）	5×10^{-5}	7.6×10^{-5}
キセノン（Xe）	8.6×10^{-6}	3.90×10^{-5}
オゾン（O_3）	1.0×10^{-6}	1.7×10^{-6}

（万有百科大辞典，宇宙，p.370，小学館（1975）より）

汚染物質の共存下に光化学反応などで変化して生じる二次汚染物質とに分類される．一次汚染物質には硫黄酸化物，窒素酸化物，一酸化炭素，浮遊粒子状物質などがあり，二次汚染物質には光化学オキシダントや硫酸ミストなどがある．発生源は，工場などの固定発生源と自動車や航空機などの移動発生源とに分けられる．

1）硫黄酸化物

大気中の硫黄酸化物の大部分は，二酸化硫黄（SO_2）と三酸化硫黄（SO_3）である．石炭，重油などの燃料中に含まれている硫黄が燃焼により酸化されて発生するが，その際発生する酸化物の大部分は SO_2 であり，一部はさらに酸化されて SO_3 となる．また，SO_2 は大気中でオゾンなどの過酸化物や紫外線などにより SO_3 となり，さらに水分と結合して硫酸ミストとなる．ミストは，空気中の適当な粉じんを核としてその周りに液体が凝縮したり，液体が微細に分散したりしてつくられる微細な液滴コロイドであり，エアロゾルの一種である．主な発生源はボイラーなどの固定発生源であり，自動車の燃料であるガソリンの硫黄含有量は少ないので移動発生源の寄与は小さい．硫黄酸化物は，ヒトの呼吸器粘膜を刺激し，喘息様の発作や気管支炎などを起こす．公害病の1つである四日市ぜんそくの原因物質である．また，硫酸ミストは，酸性雨の原因物質となるほか，ヒトの呼吸器系の炎症を増悪させる．

2）一酸化炭素

大気中の一酸化炭素は，炭素化合物の不完全燃焼により発生する．大気中での主な発生源は自動車であり，特にアイドリング時や減速の際に増加する．一酸化炭素は，血液中のヘモグロビンに対する親和性が酸素の200倍以上と高く，酸素の運搬を妨げることにより頭痛やめまいを起こし，重症の場合には死亡する．毒性については5-5-2，2）を参照．

表 5-10　浮遊粒子状物質の種類

分　類	形　態	成因（生成機構）	直径（μm）	例
粉じん dust	固体	固体の破砕・分散	1 ～ 150	鉱物性粉じん
ヒューム fume	固体	化学反応や燃焼に伴う昇華，凝結	0.01 ～ 0.1	Pb，ZnO
煙 smoke	固体，液体	有機物の不完全燃焼に伴う微粒子，コロイド	0.01 ～ 0.2	タバコ，石炭，油，木材等の燃焼による煙
ミスト mist	液体	液体の分散	0.5 ～ 30	硫酸ミスト，オイルミスト
もや fog	液体	気体の凝縮	0.1 ～ 100	スモッグ，水蒸気

3）浮遊粒子状物質

大気中の粒子状物質は，その性状から表 5-10 のように分類される．浮遊粒子状物質 suspended particulate matter（SPM）は，大気中に浮遊する物質のうち粒径が 10 μm 以下のものをいう．浮遊粒子状物質には，発生源から直接大気中に放出される一次粒子と，硫黄酸化物や窒素酸化物などのガス状物質が大気中で粒子状に変化する二次生成粒子がある．発生源としては，工場や事業場から排出されるばい煙中のばいじんや，ディーゼル自動車排出ガス中の黒煙などがある．

浮遊粒子状物質は，ヒトに吸入されると気管支や肺胞に達し，粒径が 0.1 ～ 1 μm のものは肺の深部に沈着して種々の障害を引き起こす．無機性の微粒子が肺胞まで達すると，リンパ節に大きな繊維化結節が形成され，肺機能が著しく低下する．このような粒子状物質の吸引によって起こる疾患をじん肺症という．じん肺は，粒子状物質の種類により，ケイ肺，アルミナ肺，アスベスト肺，炭素肺などに分類される．じん肺症を起こす無機性微粒子の中でも，天然の鉱石に由来する繊維状のケイ酸塩であるアスベスト（石綿）は，肺癌や中皮腫も起こすことから，その使用について問題になっている．耐火性，化学的安定性，電気絶縁性などから，建造物や自動車のブレーキなど，さまざまな用途に広く用いられてきたため，大気中への飛散が懸念されている．

ディーゼル排気微粒子（DEP）は，ヒトに対する発癌性や気管支ぜんそく，花粉症等のアレルギー性疾患との関連性が指摘されている．さらに，近年，ディーゼル排気微粒子は，2.5 μm 以下の粒子を多く含むことから，より微細な粒子状物質の生体影響が問題視されている．

4）窒素酸化物

大気中に存在する主な窒素酸化物は，一酸化窒素（NO）と二酸化窒素である．窒素酸化物の発生は，硫黄酸化物の場合とは異なり，燃料中の窒素の酸化（フューエル NOx）よりも，高温燃焼に起因する空気中の窒素の酸化（サーマル NOx）の寄与のほうがはるかに大きい．したがって，その発生源としては，工場のボイラー等の固定発生源や自動車等の移動発生源がある．燃焼時に発生する窒素酸化物の大部分は NO であるが，大気中で酸化を受けると NO_2 となる．NO_2 は気管支炎や肺気腫などの肺障害を引き起こす．血液中では，メトヘモグロビンを生成して毒性を発揮する．NO は血液中でヘモグロビンと結合しやすく，酸素の約 30 万倍の親和性を示す．NO_2 は光化学反応によってオゾンなどの光化学オキシダントを生成するほか，硫黄酸化物と同様に酸性雨の原因物質でもある．

5）光化学オキシダント

光化学オキシダントは，二次汚染物質の代表的なものであり，窒素酸化物とオレフィン類やアルキルベンゼンなどの炭化水素とが太陽光の作用により，光化学反応をして生成するオゾンや過酸化物などの強い酸化力をもった物質である．

$$NO_2 \longrightarrow NO + O$$

$$O + O_2 \longrightarrow O_3 \text{（オゾン）}$$

$$CH_3CH = CHCH_3 + O_3 \longrightarrow CH_3\text{-}COOO\cdot + CH_3CHO$$

2-ブテンオレフィン類（炭化水素）　オゾン　パーオキシラジカル　アルデヒド

$$CH_3COOO\cdot + NO_2 \longrightarrow CH_3COOONO_2$$

パーオキシアセチルナイトレート（PAN）

炭化水素類で光化学オキシダントの原因となるのは，光化学反応性の乏しいメタンを除いた各種非メタン炭化水素であり，これらは窒素酸化物と同様に自動車から排出されるほか，塗装工場，印刷工場など炭化水素類を成分とする溶剤を使用する工場や事業場からも排出される．オゾン，PAN，アルデヒドなどの光化学オキシダントは，光化学スモッグの原因物質である．ヒトに対しては，眼や喉の粘膜，呼吸器を刺激するほか，農作物など植物へも影響を及ぼす．また，オゾンは二酸化炭素よりもはるかに強い温室効果をもっていると考えられている．

6）その他の大気汚染物質

環境基本法に基づく大気汚染に係わる環境基準（付表 5-9）には，ベンゼン，トリクロロエチレン，テトラクロロエチレンおよびジクロロメタンについて設定されている．また，ダイオキシン類対策特別措置法により，ダイオキシン類の大気汚染に係わる環境基準（付表 5-10）が設定されている．

ベンゼンは，化学工業製品の合成原料等に使用されているほか，ガソリン中にも含まれている．骨髄毒性，造血機能障害を起こし，発癌性も認められている．トリクロロエチレンやテトラクロロエチレンは，金属や精密機械部品の洗浄剤，ドライクリーニング用の洗浄剤，工業用溶剤として広く使用されている．地下水汚染を起こす代表的な化合物として，水質汚濁に係る環境基準が定められているが，揮発性で大気中にも排出される．継続的に摂取した場合に発癌や肝臓，腎臓，中枢神経の機能障害を起こすおそれがある．ジクロロメタンは，化学工業製品の洗浄と脱脂溶剤，塗料剝離剤等に広く使用されている．中枢神経に対する麻酔作用を起こす．ダイオキシン類は，炭素，酸素，水素，塩素が熱せられるような過程で非意図的に生成される．発生源としては，廃棄物の焼却施設，たばこの煙，自動車の排気ガスなどがある．内分泌撹乱作用や発癌作用を示す．また，大気汚染防止法では，ばい煙中の有害物質として，カドミウムとその化合物，塩素および塩化水素，フッ素およびフッ化水素，鉛とその化合物の排出基準（付表5-11）が設定されている．

5-4-3　大気汚染の現状

二酸化硫黄の2006年度長期的評価に基づく環境基準の達成率は，一般環境大気測定局（一般局）で99.8 %，自動車排出ガス測定局（自排局）で100 %であり，ほぼ環境基準が達成された状況になっている．一酸化炭素に関しては，2006年度長期的評価および短期的評価において一般局と自排局ともに環境基準を達成している．二酸化窒素の2006年度長期的評価に基づく環境基準の達成率は，一般局で100 %，自排局で90.7 %であった．浮遊粒子状物質の2006年度長期的評価に基づく環境基準の達成率は，一般局で93.0 %，自排局で92.8 %であった．光化学オキシダントは，2006年度の環境基準達成率が0.2 %であり，きわめて低い状況になっている．

5-4-4　気象条件の影響

1）大気安定度

大気汚染は，汚染物質の存在ばかりでなく，気象条件によっても影響を受ける．大気汚染に最も影響を与える気象条件が大気安定度である．一般に，大気の温度は地表が一番高く，上空になるに従って低くなる．乾燥空気の場合，高度が100 m上昇するごとに0.98 ℃低下する．これを乾燥断熱減率といい，Γで表される．湿った空気の場合も，露点（水蒸気の凝固温度）に達するまでは同じ減率で温度が低下する．

通常，地表の暖かい空気は上空の冷たい空気よりも比重が軽いため，上空に拡散していく．この場合，地表近くの空気中に存在する汚染物質も上空に拡散され，大気汚染は起こらない．このように，地表面の空気と上空の空気が入れ替わり，大気が拡散している状態を，大気が不安定であるという．逆に，上空の空気の温度が下層の空気温度より高い場合は，下層空気中の汚染物質の上空への拡散は起こらない．このような状態を大気が安定であるという．

現在の空気の気温減率をγとし，乾燥空気断熱減率をΓで表すと，次のような関係が成り立つ．

$\Gamma < \gamma$（気温の低減）　不安定

$\Gamma = \gamma$　中立

$\Gamma > \gamma$（気温の逆転）　安定

気温減率が100 mにつき0.98 ℃以上の時は，大気は不安定であり，0.98 ℃では中立，0.98 ℃以下では安定となる（図5-16）．

また，ある高さまでは上層に行くに従って温度が低下するが，それ以上になると逆に温度が上昇することがある．このような層を逆転層といい（この逆転層は地表面からすぐの場合もあるし，ある高さのところで形成される場合もある），逆転層から下の部分における大気には動きがあるが，その動きは逆転層の部分でさえぎられてしまい，それ以上上空へは大気は拡散せず，汚染物

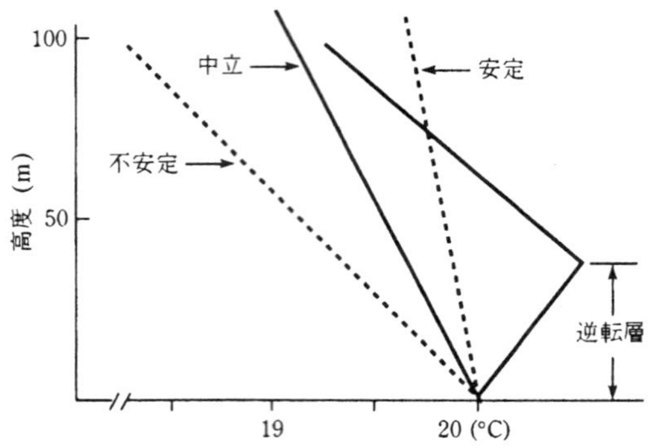

図 5-16　高度と気温の関係（大気安定度，気温逆転層）

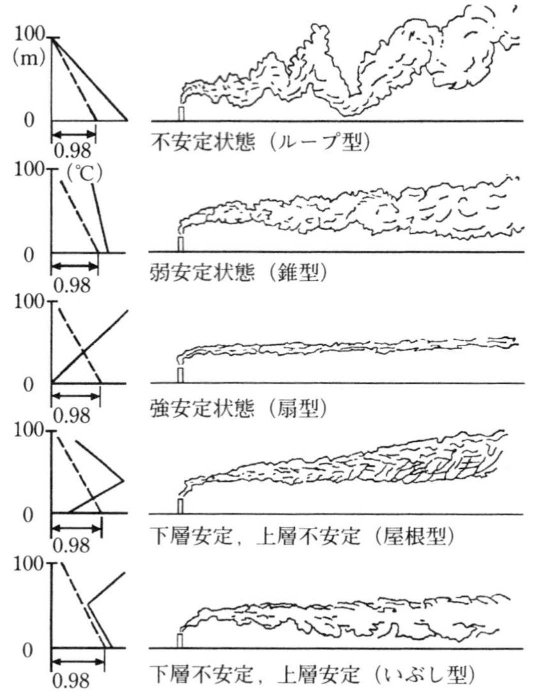

図 5-17　温度勾配と煙の形

（通商産業省公害保安局（1972）公害防止の技術と法規，大気編）

質の拡散も起こらない．図 5-17 は，煙突から排出される煙の形と大気安定度，逆転層の起こり方をまとめたものである．

2）逆転層

逆転層は，その発生する原因により以下のように区別される．

a）放射性逆転（接地逆転）

日中の気温減率は大きく，大気は不安定であり，撹拌されている．しかし，日没後は地表面の熱放射により地表面が大気よりも先に冷やされるため，地表面から始まる逆転層が形成される．年間を通じて発生するが，特に冬季に多く，高気圧が広がり，無風あるいは微風の晴天の夜間によく発生する．逆転層の高さは，地上 150 ～ 250 m である．

b）地形性逆転

局地的な地形によるもので，盆地，深い入り江，谷間などでは，夜間冷やされた空気が山の斜面に沿って低地に流入して逆転層が形成される．したがって，盆地や谷間に工場など汚染物質の排出源があると，局地的な大気汚染が起こることもある．

c）沈降性逆転

高気圧圏内では，沈降性の気流が存在する．その際，断熱圧縮が起こり，下降した空気の温度が上昇し，地上数百メートル付近に逆転層が形成される．

d）前線性逆転

寒気団が暖気団の下に入り込んで形成され，低気圧圏内で起こる．

5-4-5　排煙処理（脱硫，脱硝）

大気汚染の防止対策として，発生源での大気汚染物質除去のために，排煙脱硫，排煙脱硝，ばいじん捕集などの排煙処理が行われている．硫黄酸化物，特に二酸化硫黄（SO_2）の排煙脱硫処理方法には，$Ca(OH)_2$，$CaCO_3$ の懸濁液や NaOH，NH_4OH 溶液などに排煙を接触させて二酸化硫黄を処理する湿式脱硫法と石炭灰，活性炭などの固体粒子に吸収，吸着させる乾式脱硫法とがあり，それぞれ数多くの方法が開発されている．これらの排煙脱硫処理を行うことによって，排煙中の SO_2 を 90 ～ 95 %程度除去することが可能となっている．現在，日本では大気中の硫黄酸化物濃度は低値を示しており，環境基準をほぼクリアしている．

窒素酸化物の発生には，燃料中の窒素分の酸化（フューエル NOx）よりも高温燃焼に伴う燃焼室での空気中窒素の酸化（サーマル NOx）のほうが大きく寄与している．発生した窒素酸化物の 90 ～ 95 %が水に難溶性で，反応性の乏しい一酸化窒素（NO）であるため，脱硝処理は脱硫処理に比べて難しい．固定発生源に対する脱硝処理には，アンモニアを還元剤として接触還元を行う乾式選択的接触還元法（アンモニア接触還元法）などが広く用いられている．さらに，NOx 生成抑制燃焼技術が開発され，2 段燃焼法やオフストイチオメトリック燃焼法などがある．また，移動発生源においては，ガソリン車の排ガスに対して，三元触媒による非選択的接触還元法が用いられているが，脱硝処理としてはまだ不十分である．

ばいじんの捕集には，一般に集じん装置が広く用いられている．集じん装置としては，粒径の大きなものはサイクロン集じん装置を用い，その他状況に応じてろ過集じん装置，バグフィルター，電気集じん装置が用いられる．

5-5　室内環境

C12　環境　(2) 生活環境と健康【室内環境】
到達目標：
1) 室内環境を評価するための代表的な指標を列挙し，測定できる．(知識・技能)
2) 室内環境と健康との関係について説明できる．
3) 室内環境の保全のために配慮すべき事項について説明できる．
4) シックハウス症候群について概説できる．

5-5-1 室内環境

1) 気温（温度）

気温は，太陽の輻射（日射）量により左右され，空気の温度条件のうち感覚温度に最も影響を与える因子であり，通常，摂氏（℃）で表す．建築物衛生（旧ビル管理）法による環境基準（付表 5-12）では，17 ～ 23 ℃が，学校環境衛生基準（付表 5-13）では，冬季で 18 ～ 20 ℃，夏季で 30 ℃以下が望ましいとされている．

2) 気湿（湿度）

気湿は，絶対湿度と相対湿度の 2 種の表し方があり，通常相対湿度が用いられる．絶対湿度は空気 1 m^3 中の水蒸気の重さ（g/m^3）で表したものであり，相対湿度はその時の温度における飽和水蒸気圧に対する実際の水蒸気圧の割合（%）で表したものである．気湿が 45 ～ 65 %の範囲では，通常快適感を与え，80 %以上では湿潤感を，30 %以下では強い乾燥感を与える．しかし，同じ気湿でも気温の違いなどヒトが感じるときの条件によってさまざまである．至適湿度は，気温によってそれぞれ異なるが，おおむね 40 ～ 70 %とされており，15 ℃では 70 %，18 ～ 20 ℃では 60 %，21 ～ 23 ℃では 50 %，24 ℃以上では 40 %とされている．

3) 気　動

室内空気の流動を気動と呼び，m/s で表す．また，大気の動きを気流といい，地表面近くの水平方向の気流が風である．気動は，室内空気が快適であるかどうかを左右する条件の 1 つであり，気動が大きければ感覚温度は低く感じる．

4) カタ冷却力

カタ冷却力とは，ヒトの平温（36.5 ℃）に等しいカタ温度計の示度での周囲の空気による冷却力のことをいう．輻射，伝導放熱および気動による冷却に基づくものを乾カタ冷却力といい，衣服が乾いた状態での熱損失の尺度となっている．また，輻射，伝導放熱，気動および蒸発による冷却に基づくものを湿カタ冷却力といい，衣服が汗ばんだ状態での熱損失の尺度となっている．カタ冷却力から気動を求めることができる．

5）感覚温度

感覚温度とは，ヒトの周囲の気温，気湿および気動の3因子が複合して，ヒトに実感として感じさせる温度のことをいう．体感温度と等温感覚を与える湿度100 %，気動0 m/s条件の空気の温度と定義される．夏は19 ～ 24 ℃が快適帯であり，そのうちの快適線は22 ℃である．冬は17 ～ 22 ℃が快適帯であり，そのうち快適線は19 ℃である．

快適帯：50 %以上のヒトが快適を感じる温度範囲

快適線：97 %以上（大多数）のヒトが快適を感じる温度

夏の蒸し暑さの程度を表すために考案された温熱指数に不快指数がある．アスマン通風湿度計を用いて次式で与えられる．

DI（不快指数）＝ 0.72 ×（乾球温度 ℃＋湿球温度 ℃）＋ 40.6

不快指数が70を超えると一部のヒトが不快になり，75で50 %，100で100 %のヒトが不快になるとされている．

6）照　度

照度とは，ある光源により照らされた場所の明るさ（ある面が光源により照らされる明るさ）で，その強さは光源からの2乗に反比例する（この明るさは光源からの距離の2乗に反比例する）．単位は，ルックス（lx）が用いられる．1 lxは1カンデラ（cd）の光源から1 mの距離における明るさ，または，1 m^2当たり1ルーメン（lm）の光束を受けたときの明るさに相当する．通常の教室や会議室などでは500 lx，精密な作業をする製図室などでは1000 lxが照度の基準とされている．付表5-14にJISの照度基準を示す．

5-5-2　室内空気の汚染

建築物衛生法による環境衛生基準（付表5-12）や学校環境衛生基準（付表5-13）ならびに普通教室内空気試験判定基準表（付表5-15）には温度条件以外に汚染条件として，二酸化炭素，一酸化炭素，浮遊粒子状物質（浮遊粉じんまたはじんあい）および細菌数（落下細菌）の基準値がある．

1）二酸化炭素

二酸化炭素の大気中濃度は約0.03 %であるが，室内ではヒトの呼気（約3 ～ 5 %）や各種燃焼機具の使用などにより二酸化炭素濃度が増加する可能性がある．二酸化炭素自体の毒性はそれほど強いものではないが，室内の二酸化炭素濃度の増加は他の汚染物質の増加などによる室内空気の汚染の指標となると考えられる．因みに，二酸化炭素の中毒症状としては，4 %で局所的刺激，頭部重圧感，頭痛，耳鳴り，血圧上昇，めまいなどが起こる．さらに，6％で呼吸困難となり，8～10％では速やかに意識不明になり，チアノーゼを起こして呼吸が停止し，死に至る．通常，室内空気の二酸化炭素の上限としては，0.1ないし0.15％の値が取られており，労働衛生上の許容濃度は0.5％である．また，建築物衛生法による環境基準（付表5-12）では1000 ppm（0.1％）以下に，学校環境衛生基準（付表5-13）では0.15％以下を基準としている．

2）一酸化炭素

一酸化炭素は，暖房や調理の際の炭素化合物の不完全燃焼によって生成するため，換気が悪い室内では汚染が起こる可能性が高い．一酸化炭素の毒性はたいへん強いため，室内が汚染された場合には被害が大きい．一酸化炭素の血液中ヘモグロビンとの結合力は酸素の約200～300倍であり，一酸化炭素が存在するとヘモグロビンの本来の機能である体内組織への酸素の供給を妨げることになる．0.06％（600 ppm）の一酸化炭素，1時間の曝露で障害が始まり，0.1％で重篤症状を示し，1.5％では致死的である．症状は頭痛やめまいに始まり，倦怠感や耳鳴りを経て窒息死に至る．一酸化炭素濃度は，建築物衛生法による環境基準（付表5-12）および学校環境衛生基準（付表5-13）では10 ppm以下である．また，労働環境における許容濃度は日本産業衛生学会では50 ppmとしている．一酸化炭素の中毒症状はヘモグロビン総量に対する一酸化炭素が結合したヘモグロビンの割合によって左右される．表5-11に一酸化炭素が結合したヘモグロビン（CO-Hb）濃度と中毒症状を示す．空気中に一酸化炭素が0.07％あると血中ヘモグロビンの50％は一酸化炭素と結合し，体内への酸素の供給は半減する．

表5-11　一酸化炭素ヘモグロビン（CO-Hb）濃度と中毒症状

CO-Hb（％）	中毒症状
1～10	無症状
10～20	前額部緊迫感，頭痛，皮膚血管拡張
20～30	頭痛，側頭部脈動，下肢脱力
30～40	激頭痛，めまい，倦怠，嘔吐，虚脱
40～50	呼吸・脈拍増加，虚脱，意識消失
50～60	痙攣，昏睡，仮死

3）じんあい

じんあいは，空気中に浮遊している固体または液体の微細な粒子である．室内じんあいには，物の燃焼や喫煙によって発生する煙やアレルゲンとなるほこりやダニなどがある．タバコの煙は表5-12に示すように有害物質を含んでいる．タバコの燃焼先端から立ち昇る副流煙は，喫煙者が直接吸い込む主流煙に比べてタール，ベンゾ[*a*]ピレン，一酸化炭素，窒素酸化物などの有害物質の含有量が高いことが知られており，受動喫煙が問題になっている．近年，ヒトの居住環境の都市化と建築様式の密閉化によって，室内にダニやカビが大量発生するようになった．これらのダニやカビに加えて，ほこりなどが原因とみられるハウスダストによるアレルギー疾患が増加している．

4）微生物

空気中に浮遊する微生物は，一般にじんあいなどの粒子に付着している．レジオネラ菌は，空調用冷却塔や循環式給湯設備などでも繁殖しやすいことが知られている．レジオネラ菌を含む飛沫を吸引すると，免疫能が低下しているヒトや高齢者など抵抗力の低下しているヒトには肺炎を引き起こす危険性がある．一般の健康なヒトには，少量の菌では感染しないが，多量の菌を吸引した場合には感染のおそれがある．

1976年に米国の在郷軍人の集会場で，空調設備の冷却水にこのレジオネラ菌が多量繁殖し，冷却風から飛沫した菌の吸引によって集団肺炎（在郷軍人病）が発生した．レジオネラ症は，この集団感染がきっかけとなって知られるようになり，わが国においても数例報告されている．

病院などではバイオクリーンルームに関係する法律や指針が実施され，浮遊じんあい数，浮遊菌数，落下細菌数を定期的に測定することにより作業環境の空気清浄度の確認が行われており，

表5-12　タバコ煙中の主要有害物質（長さ85 mmのフィルターなし紙巻きタバコ）

物質名	有害活性	タバコ1本当たりの収量（主流煙）
ガス状物質		
ジメチルニトロサミン	C	1 ～ 200 ng
ニトロソピロリジン	C	2 ～ 42 ng
塩化ビニルモノマー	C	1 ～ 16 ng
ヒドラジン	C	24 ～ 43 ng
ウレタン	C	10 ～ 35 ng
ホルムアルデヒド	CT，CoC	20 ～ 90 μg
シアン化水素	CT，T	30 ～ 200 μg
アクロレイン	CT	25 ～ 140 μg
アセトアルデヒド	CT	18 ～ 1,400 μg
窒素酸化物	T	10 ～ 600 μg
一酸化炭素	T	2 ～ 20 mg
粒子状物質		
ベンゾ[*a*]ピレン	C	8 ～ 50 ng
ベンズ[*a*]アントラセン	C	5 ～ 80 ng
ジベンズ[*a*，*j*]アクリジン	C	3 ～ 10 ng
ピレン	CoC	50 ～ 200 ng
フッ化アンセン	CoC	50 ～ 250 ng
ナフタレン類	CoC	1 ～ 10 μg
カテコール	CoC	40 ～ 400 μg
N'-ニトロソノルニコチン	C	100 ～ 250 ng
β-ナフチルアミン	C	0 ～ 25 ng
ポロニウム210	C	0.03 ～ 1.3 pCi
ニッケル化合物	C	10 ～ 600 ng
カドミウム化合物	C	9 ～ 70 ng
ヒ素	C	1 ～ 25 ng
ニコチン	T	0.1 ～ 2.0 mg
フェノール	CT	10 ～ 200 μg

C：発癌物質．CoC：発癌プロモーターまたは助癌原物質
CT：気管の繊毛傷害物質．T：有害物質
（E.L. Wynder，D. Hoffmann（1979）*New Eng. J. Med.* **300**，899より抜粋）

手術後の抵抗力の低下している患者などへの日和見感染の防止に努めている.

5）揮発性有機化合物

近年，ホルムアルデヒドなどの化学物質による住宅の室内汚染が主因となる健康障害をシックハウスまたはシックビル症候群 shick house（building）syndrome と呼び，問題となっている．シックハウス症候群は，目，鼻およびのどの粘膜への刺激，皮膚の紅斑や蕁麻疹，湿疹，頭痛，めまい，吐き気などの症状が単独もしくは複合して起こる健康障害である．主な原因物質は，建材に用いられる接着剤および塗料や防虫剤ならびに防蟻剤などから持続的に放出される揮発性有機化合物と考えられており，その代表的な物質としてホルムアルデヒド，トルエン，キシレン，パラジクロロベンゼン，クロルピリホスなどが挙げられる（表5-13）．厚生労働省が定めた揮発性有機化合物（13物質）の室内濃度指針値を表5-13に示す．ホルムアルデヒドは，アレルギー症状やアトピー性皮膚炎を増悪させることも指摘されている.

表5-13　揮発性有機化合物の室内濃度指針値

揮発性有機化合物	主な用途	室内濃度指針値[a]
ホルムアルデヒド	接着剤，防腐剤	100 μg/m^3（0.08 ppm）
トルエン	接着剤，塗料の溶剤	260 μg/m^3（0.07 ppm）
キシレン	接着剤，塗料の溶剤，可塑剤	870 μg/m^3（0.20 ppm）
パラジクロロベンゼン	防虫剤，芳香剤	240 μg/m^3（0.04 ppm）
エチルベンゼン	塗料の溶剤	3800 μg/m^3（0.88 ppm）
スチレン	断熱材	220 μg/m^3（0.05 ppm）
クロルピリホス	殺虫剤，防蟻剤	1 μg/m^3（0.07 ppb）[b]
フタル酸ジ-*n*-ブチル	可塑剤	220 μg/m^3（0.02 ppm）
テトラデカン	塗料の溶剤，灯油	330 μg/m^3（0.04 ppm）
フタル酸ジ-2-エチルヘキシル	可塑剤	120 μg/m^3（7.6 ppb）
ダイアノジン	殺虫剤	0.29 μg/m^3（0.02 ppb）
アセトアルデヒド	接着剤，防腐剤	48 μg/m^3（0.03 ppm）
フェノブカルブ	防蟻剤	33 μg/m^3（3.8 ppb）

a）室内温度25℃における濃度
b）小児の場合は0.1 μmg/m^3（0.007 ppb）

6）換　気

換気とは，室内に新鮮な空気を導入して，室内から汚染した空気を除くことである．換気量は単位時間当たりに置換される空気量（m^3/h）で表される．また，室内の空気が1時間当たり入れ替わる回数を換気回数といい，室内のある汚染物質の濃度を許容濃度以下にするための換気量を必要換気量という．換気の方法としては，風力，室内外の温度差，気体の拡散などに基づく自然換気と，機械を利用した人工換気がある.

7）騒　音

騒音とは，一般に好ましくない音と定義されており，ヒトに不快感を与え生活活動の妨げになるような一切の音のことをいう．ヒトに対する影響としては，睡眠妨害，精神疲労，生理機能障害，職業性難聴などが知られている.

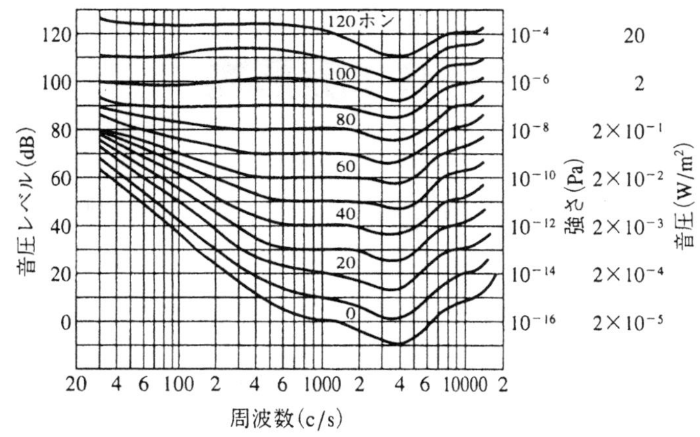

図 5-18 音の等感度曲線

音の大きさは，音圧に依存するが，周波数によって変化する．そのため，ヒトの感覚を基に補正して音の大きさを表す必要があり，単位としてホンが採用され，1000 Hz におけるデシベル（dB）値として定義されている．周波数を横軸に，音圧を縦軸にした座標上で等しい音の大きさを曲線で示したものが音の等感度曲線である（図 5-18）．音の感覚量の周波数特性は平坦ではなく，低い音は小さく聞こえる傾向にある．

騒音の大きさは，これまで指示騒音計または簡易騒音計を用いて測定し，ホンまたは dB を単位として表してきた．しかし，最近，環境騒音の評価方法については，わが国を含む多くの国の研究成果に基づく「等価騒音レベル」が各種騒音を統一的に評価する量として有効であることが認められ，1983 年に JISZ8731 が改正され，普通騒音計，精密騒音計を用いる方法に改められた．これに基づき，騒音レベルの単位として，dB を用いることとしている．

JIS ではある観測点において観測されるあらゆる騒音源からの総合された騒音を環境騒音といい，この騒音は特定騒音と暗騒音から構成されている．環境騒音は，一般に複数の騒音源からの騒音で構成されているが，そのうちのある特定の騒音源に着目したとき，それからの騒音を特定騒音という．例えば，各種の交通機関からの騒音や生活騒音などが混在している都市環境において，騒音源として鉄道に着目すると，その場合，鉄道騒音が特定騒音となり，それ以外の騒音を暗騒音という．

騒音に関する環境基準（付表 5-16）は，一般居住環境，自動車交通騒音，航空機騒音，新幹線鉄道騒音について設けられている．室内の騒音許容値は，知的作業に要求される平均限界を 45 dB，事務所などの最大許容限界を 65 dB としている．文部科学省は，学校の教室内の騒音レベルは教室中央で 55 dB 以下ならば授業に支障がないとしている．

5-6　廃棄物

C12　環境　(2) 生活環境と健康【廃棄物】
到達目標：
1) 廃棄物の種類を列挙できる.
2) 廃棄物処理の問題点を列挙し，その対策を説明できる.
△3) 医療廃棄物を安全に廃棄，処理する.（技能・態度）
4) マニフェスト制度について説明できる.
5) PRTR法について概説できる.

1970年に制定された「廃棄物の処理および清掃に関する法律」（廃棄物処理法）では，廃棄物をごみ，粗大ごみ，燃えがら，汚泥，ふん尿，廃油，廃酸，廃アルカリ，動物の死体，その他の汚物または不要物であって放射性の廃棄物を除く固形状または液状のものと定義している．廃棄物は，図5-19に示すように，一般廃棄物と産業廃棄物の二つに大別される．

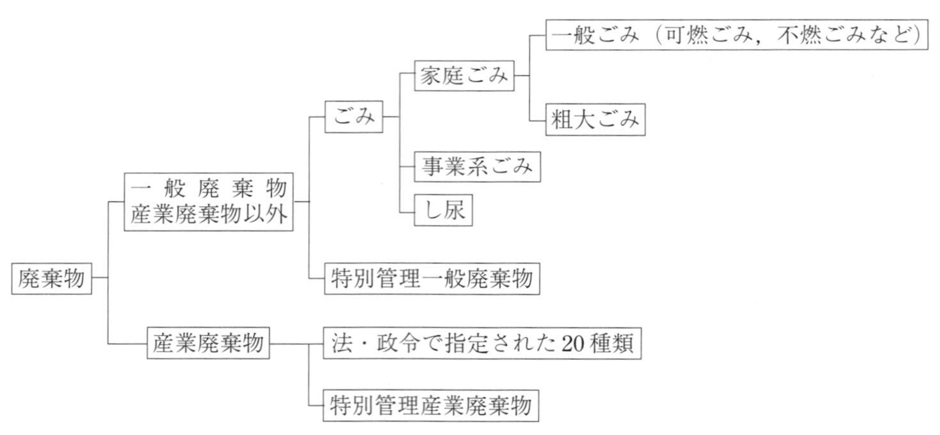

図5-19　廃棄物の分類

5-6-1　一般廃棄物

一般廃棄物は，図5-19に示すように一般家庭や事業活動から排出されるごみとし尿（「5-3-3D し尿処理」を参照）に分類され，ごみはさらに普通ごみと粗大ごみに区分される．ごみ処理については，市町村が処理責任を有しており，資源化・再利用を図るとともに，地域の環境保全に支障を生じないように処理しなければならない．わが国のごみ排出量は図5-20に示すように年間約5千万トンであり，国民1人当たり1日に1kgを超えている．ごみの処理方法は，

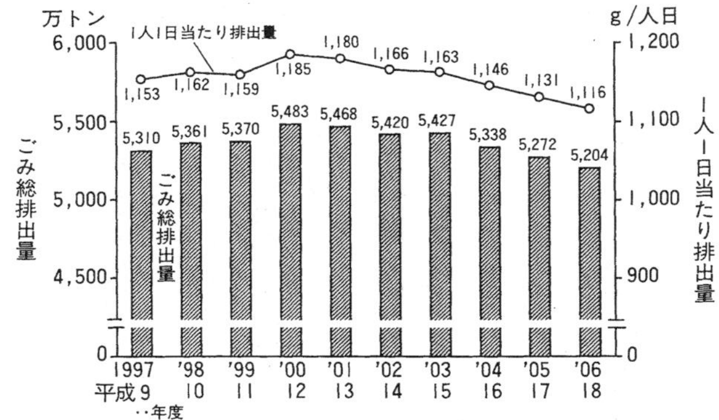

資料　環境省「一般廃棄物処理事業実態調査」
注　1)　排出量＝計画収集量＋直接搬入量＋集団回収量
平成17年度実績の取りまとめより「ごみ総排出量」は，廃棄物処理法に基づく「廃棄物の減量その他その適正な処理に関する施策の総合的かつ計画的な推進を図るための基本的な方針」における，「一般廃棄物の排出量（計画収集量＋直接搬入量＋資源ごみの集団回収量）」と同様とした。
2)　1人1日当たりごみ排出量＝排出量合計／計画処理区域内人口÷365または366

図 5-20　ごみ総排出量の推移

直接資源化，中間処理（減量化と再資源化），最終処分（埋め立て）に分けられる．

5-6-2　産業廃棄物

産業廃棄物は，事業活動に伴って排出される廃棄物のうち法令で定められた 6 種類の廃棄物と政令で定められた 14 種の廃棄物の合計 20 種類に分類されている（付表 5-17）．2005 年度の産業廃棄物の排出量は約 4 億 2 千万トンであり，種類別排出量は汚泥が最も多く 44.5 %，次いで動物のふん尿が 20.7 %，がれき類が 14.4 %であり，この 3 品目で全体の約 80 %を占めている（表 5-14）．産業廃棄物の処理・処分状況は，図 5-21 に示すように総排出量の 52 %が再生利用され，6 %が最終処分されている．また，脱水，焼却，破砕等の中間処理されるものは 75 %を占め，この中間処理段階で 42 %が減量化され，中間処理残渣として残るものは処理前の 1/3 にまで減量されている．産業廃棄物のうちゴムくず，ガラスくず，陶磁器くず等は排出量に対して最終処分の比率が高い．

1）マニフェスト制度

1991 年，廃棄物処理法の一部改正により，マニフェスト（産業廃棄物管理票）制度が導入された．マニフェスト制度は，産業廃棄物の不法投棄を防止するために，排出事業者が産業廃棄物の処理から処分場までのプロセスを記録するシステムのことである．1998 年に，法の改正が行われ，産業廃棄物の処理を委託する排出事業者は，すべての産業廃棄物についてマニフェストを使用することが義務付けられた．マニフェストは，現在，紙マニフェストと電子マニフェストの 2 種類がある．紙マニフェストの仕組みを図 5-22 に示す．電子マニフェストを利用する際には，あらかじめ情報センター（日本産業廃棄物処理振興センター）と事業者，収集運搬業者，処理業

表 5-14　主な産業廃棄物の排出量

平成18年度('06)

	排出量(千トン/年)	割合(%)
総数	418 497	100.0
燃え殻	1 969	0.5
汚泥	185 327	44.3
廃油	3 406	0.8
廃酸	5 405	1.3
廃アルカリ	2 561	0.6
廃プラスチック類	6 094	1.5
紙くず	1 664	0.4
木くず	5 852	1.4
繊維くず	80	0.0
動植物性残渣	3 008	0.7
動物系固形不要物	104	0.0
ゴムくず	48	0.0
金属くず	11 004	2.6
ガラスくず，コンクリートくず及び陶磁器くず	4 922	1.2
鉱さい	21 288	5.1
がれき類	60 823	14.5
動物のふん尿	87 573	20.9
動物の死体	234	0.1
ばいじん	17 135	4.1

資料　環境省廃棄物・リサイクル対策部「産業廃棄物の排出及び処理状況等」
注　各排出量は四捨五入してあるため，合算した値は合計値と異なる場合がある。

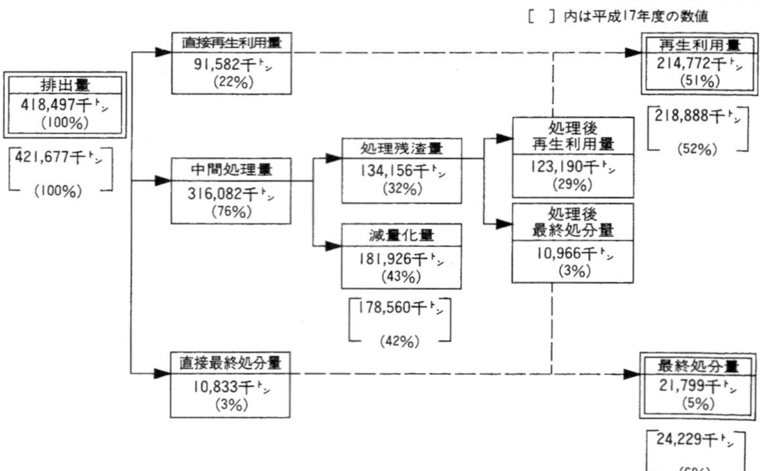

資料　環境省廃棄物・リサイクル対策部「産業廃棄物の排出及び処理状況等」
注　各項目量は，四捨五入してあるため，収支が合わない場合がある。

図 5-21　産業廃棄物の処理フロー

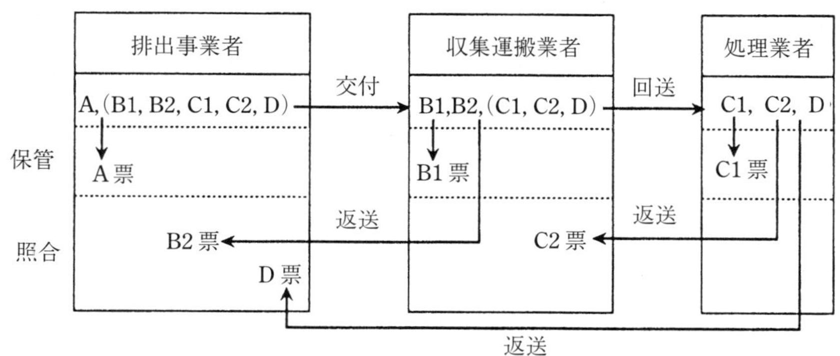

図 5-22 マニフェストシステムの仕組み

者との契約が必要である.

5-6-3 特別管理廃棄物

一般廃棄物と産業廃棄物のうち，爆発性，毒性，感染性等，ヒトの健康または生活環境に被害を生じる恐れのある廃棄物を特別管理一般廃棄物と特別管理産業廃棄物に指定し（付表 5-18)，収集・運搬・処分等について規制が強化されている．特別管理一般廃棄物および特別管理産業廃棄物ともに，処理基準に従って収集・運搬・処分することが義務付けられている．

1）感染性廃棄物

医療廃棄物には，血液や体液で汚染された組織，脱脂綿やガーゼなどの感染性一般廃棄物と，注射器，注射針，手術用メスなどの感染性産業廃棄物がある．これらは，特別管理廃棄物として処理されなければならない．ただし，滅菌処理済みのものは非感染性廃棄物（一般廃棄物，産業廃棄物）として扱われる．

5-6-4 廃棄物処理対策

1）廃棄物処理関連法規

1970 年に「廃棄物の処理および清掃に関する法律」（廃棄物処理法）が制定されたが，六価クロムの問題を契機に，産業廃棄物の規制を強化するため 1976 年に法の改正が行われている．1991 年にも，廃棄物の増大・多様化を背景に処理困難物への対応，施設の許可制の導入，公共の関与等廃棄物処理体制の抜本的見直しのため法が改正されている．廃棄物の処理については，その後も最終処分場の逼迫，施設の設置や維持管理をめぐる地域紛争の多発，不法投棄等のさまざまな問題が生じ，生活環境や産業活動に重大な影響が生じかねない深刻な状況となってきている．このような状況を踏まえて，1997 年に廃棄物処理法が改正され，すべての産業廃棄物へのマニフェスト制定や施設設置の手続きの規制の見直しなどが行われた．ダイオキシン類についても大幅な規制強化が行われた．しかしながら，不法投棄等の不適正処理が相次ぎ，最終処分場の深刻な不足が解消されないことから，2000年に，① 排出事業者責任の徹底による産業廃棄物の不適正処理対策，② 公共関与による安全・適正な施設整備の推進，③ 廃棄物処理への信頼の確保のための施設許可等の規制の強化，を3つの柱とする廃棄物処理法の大幅な改正が行われている．

また，生産・流通・消費の各段階にさかのぼって資源の有効利用を図るとともに，廃棄物の発生の抑制と環境の保全に資することを目的に，「再生資源の利用の促進に関する法律」が1991年に施行された．その後，2000年に「資源の有効な利用の促進に関する法律」に改正されている．さらに，2000年には「循環型社会形成維持基本法」が公布され，循環型社会における施策の優先順位（① 発生抑制，② 再使用，③ 再生利用，④ 熱回収，⑤ 適正処分）が法定化されている．このほかに個別物品の特性に応じた法律として，① 容器包装リサイクル法，② 家電リサイクル法，③ 建設リサイクル法，④ 食品リサイクル法，⑤ 自動車リサイクル法が整備されている．

① 容器包装リサイクル法（1995年制定，1997年施行，2000年完全施行）：1997年からガラスびんやペットボトルを対象として分別収集と再商品化が実施された．2000年には，紙製・プラスチック製の容器包装が対象として追加され，製造事業者の責任（事業者への再商品化の義務付け）が導入された．

② 家電リサイクル法（1998年公布，2001年施行）：エアコン，テレビ，冷蔵庫，冷凍庫，洗濯機を対象に小売業者による収集・運搬と製造業者による一定水準以上のリサイクル（50～60％）が義務付けられた．また，収集・運搬やリサイクルに係る費用は，排出者（消費者）が負担する．

③ 建設リサイクル法（2000年公布，2002年施行）：一定規模以上の建設工事から発生した特定建設資材の分離解体等と再資源化等が義務付けられた．また，2001年から解体工事業者の登録制度が施行されている．

④ 食品リサイクル法（2000年公布，2001年施行）：食品関連事業者への食品廃棄物の再生利用等の実施が義務付けられた．

⑤ 自動車リサイクル法（2002年公布，2003年一部施行，2004年完全施行）：使用済み自動車を適正に処理し，資源として有効に利用するため，自動車製造業者をはじめとする関係者への適切な役割分担が義務付けられた．

2）PRTR（Pollutant Release and Transfer Register）制度

1999年，事業者による化学物質の自主的な管理の改善を促進し，環境の保全上の支障を未然に防止することを目的として，「特定化学物質の環境への排出量の把握等および管理の改善の促進に関する法律」（PRTR法）が制定された．この法律では，特定化学物質として第一種指定化学物質と第二種指定化学物質の2種類が指定されている．第一種指定化学物質は，ヒトの健康や生態系に有害のおそれがあるなどの性状を有し，環境中に広く存在すると認められる化学物質で，取扱事業者に環境への排出量等の届け出（PRTR制度）と化学物質安全性データシート（MSDS）の交付が義務付けられている．第二種指定化学物質は，環境中に広く存在すると見込まれる化学

表 5-15　対象化学物質の届出排出量・移動量の上位 10 物質

平成20年('07) 4 月～ 6 月に届け出

	届出排出量・移動量合計（トン／年）	届出排出量・移動量割合（%）
総数	457 023	100.0
上位 10 物質の合計	344 695	75.4
トルエン	151 014	33.0
キシレン	55 314	12.1
マンガン及びその化合物	29 456	6.4
塩化メチレン	29 130	6.4
エチルベンゼン	20 482	4.5
N, N-ジメチルホルムアミド	14 622	3.2
鉛及びその化合物	13 968	3.1
クロム及び三価クロム化合物	12 413	2.7
エチレングリコール	11 371	2.5
トリクロロエチレン	6 924	1.5

資料　環境省「平成19年度PRTRの概要」

物質で，取扱事業者にMSDSの交付が義務付けられている．平成22年9月現在，第一種指定化学物質には462物質，第二種指定化学物質には100物質が指定されている．表5-15に2007年度の対象化学物質の届出排出量・移動量の上位10物質を示す．

5-7　公害とその防止対策

C12　環境　(2) 生活環境と健康【環境保全と法的規制】
到達目標：
1) 典型七公害とその現状，および四大公害について説明できる．
2) 環境基本法の理念を説明できる．
3) 大気汚染を防止するための法規制について説明できる．
4) 水質汚濁を防止するための法規制について説明できる．

公害は，環境基本法で「事業活動そのほかの人の活動に伴って生ずる相当範囲にわたる①大気の汚染，②水質の汚濁（水質以外の水の状態または水底の底質が悪化することを含む），③土壌汚染，④騒音，⑤振動，⑥地盤沈下（鉱物の採掘のための土地の掘さくによるものを除く）および⑦悪臭によって，人の健康または生活環境に係わる被害が生ずること」と定義されており，これら7種を典型7公害と呼ぶ．地震や洪水などの自然現象による健康被害や食品，薬品によるものは公害の範疇には入らない．また，わが国の公害のうち，水俣病（熊本），第二水俣病（新潟），イタイイタイ病および四日市喘息は，四大公害（病）といわれている．公害健康被害の補償等に関する法律では，これらの疾患と慢性ヒ素中毒症を指定疾患に定めている．

5-7-1 公害事例

わが国の公害の歴史は，明治時代中期に起こった「足尾銅山鉱毒事件」や「別子銅山煙害事件」に始まり，1950～1970年代の高度経済成長期に「イタイイタイ病」,「水俣病」,「四日市喘息被害」,「大阪国際空港騒音」などが相次いで起こった（表5-16）.「日本の公害運動の原点」といわれる「足尾銅山鉱毒事件」では，田中正造を中心とした鉱毒被害住民の救済運動が行われたが，政府による公害防止対策がほとんどとられなかったため，渡良瀬川流域を中心に被害が拡大し，谷中村の消失にまで至った.

1）イタイイタイ病

1955年，富山県神通川流域で，子供を多くもった高齢経産婦に腎障害と激痛を伴う骨軟化症を主症状とする疾患が多発していることが報告された．その原因については，神通川上流の三井金属鉱業神岡鉱業所の排水に含まれていたカドミウムによる慢性中毒であることが，1961年に萩野医師らによって発表された．公式発見から13年後の1968年に厚生省が「イタイイタイ病の本態は，カドミウムの慢性中毒により，まず腎臓障害を生じ，次いで骨軟化症を来し，これに妊娠，授乳，内分泌の変調，老化および栄養としてのカルシウムの不足などが誘因となって生じたもので，原因物質のカドミウムは三井金属鉱業神岡鉱業所の排水に起因する」との見解を発表している．2008年3月までに計192人が患者として認定されている.

表5-16　日本の主な公害歴史年表

年	事　例	発生地域
1883	足尾銅山鉱毒事件	栃　木
1893	別子銅山煙害事件	愛　媛
1955	イタイイタイ病公式発見	富　山
1956	水俣病公式発見	熊　本
1961	四日市喘息被害	三　重
1962	胎児性水俣病公式発見	熊　本
1965	新潟水俣病公式発見	新　潟
1969	大阪空港騒音事件	大　阪
1970	光化学スモッグ発生	東　京
1972	慢性ヒ素中毒発生	宮　崎
1973	慢性ヒ素中毒発生	島　根
1974	東海道新幹線騒音・振動事件	愛　知
1975	六価クロム汚染による健康被害	東　京
1978	西淀川排気ガス公害事件	大　阪
1982	川崎喘息被害	神奈川
1990	豊島産業廃棄物公害事件	香　川

2）水俣病

1956年，熊本県水俣湾を中心とした不知火海一帯に中枢神経障害を主症状とする水俣病が公式発見された．その後，1962年，脳性小児マヒ様の症状を示す胎児性水俣病患者が発見されている．1963年には熊本大学研究班から「原因物質はメチル水銀化合物であり，それはチッソ水俣工場アセトアルデヒド製造工程で直接排水中に排出されたもの」と発表された．さらに，1965年，新潟県阿賀野川下流域に原因不明の有機水銀中毒患者が散発していることが発表された（新潟水俣病公式確認）．翌年の1966年に厚生省特別研究班によって「昭和電工鹿瀬工場（新潟）の排水口からメチル水銀を検出した」ことが発表された．そして，水俣病公式発見から12年後の1968年に政府は「熊本水俣病はチッソ水俣工場の，新潟水俣病は昭和電工鹿瀬工場の，アセトアルデヒド製造工程で副生されたメチル水銀化合物が原因である」と公式見解を発表している．「日本の公害病の原点」といわれる水俣病は，公式発見から政府が認定するまでにかなりの時間を費やしたために被害が拡大した．2008年3月末現在，被認定患者数は2,960人で，このうち生存者は855人である．

3）四日市喘息

1960年頃から三重県四日市市の塩浜地区を中心とした地域の住民に喘息性疾患が多発した．原因は，石油コンビナートが硫黄分を多く含む原油を使用したことにより，大量の硫黄酸化物が大気中に排出されたためである．主な症状は，咽頭・喉頭の上部気道炎症，気管支炎，気管支喘息，肺気腫などである．その後，同様の事例が，川崎市，大阪市，尼崎市，横浜市，富士市などで相次いで起こった．

4）大阪空港騒音事件

大阪国際空港は，住宅密集地に隣接しているうえに，1960年代後半から航空機のジェット化が進んだため，周辺住民の騒音被害が起こった．その後，1970年にB滑走路（3000 m）が共用開始になり，空港の拡張，航空機の大型化，飛行便数の増大とともに空港周辺の騒音も著しく増大した．

5）慢性ヒ素中毒症

1972年に宮崎県高千穂町土呂久地区，1973年に島根県津和野町笹ヶ谷地区において，慢性ヒ素中毒症患者の存在が，それぞれの県の調査により報告された．原因は，休廃止鉱山あるいは製錬所の鉱滓による土壌と河川の汚染による．主な症状は，皮膚の角質化や色素沈着等の皮膚症状，多発性神経炎等の神経症状，鼻中隔穿孔等の鼻腔症状などである．2008年3月までに計194人が認定されている．

6）光化学スモッグ

1970年，東京都杉並区の高校のグラウンドで運動中の女子生徒40数名に目やのどの刺激，息切れ，頭痛，呼吸困難などの症状が発生した．1972年にも，東京都で運動中の中学生に同様の被害が発生した．これらの事件について，原因物質は特定されなかったが，被害状況から光化学スモッグによる健康被害であるとされた．光化学スモッグは，光化学オキシダントを中心にその他ホルムアルデヒドなどのアルデヒド類やミストなどが混在して濃度が高くなったものである．

5-7-2 公害健康被害の補償

1969年に「公害に係る健康被害の救済に関する特別措置法」（救済法）が制定され，当面緊急を要する医療費の自己負担分を給付することとなったが，1973年に公害の影響による健康被害者の迅速かつ公正な保護を図ることを目的に，「公害健康被害補償法」が成立し，1974年9月に施行された．この法律では，第一種地域（大気汚染が著しく，その影響による気管支喘息等の疾病が多発している地域）と第二種地域（環境汚染が著しく，その影響による特異的疾患が多発している地域）の2種類が指定されている．第一種地域での対象となる疾病は，気管支喘息，慢性気管支炎，肺気腫，喘息性気管支炎などであり，第二種では水俣病，イタイイタイ病および慢性ヒ素中毒症である．その後，第一種地域については，指定当時の二酸化硫黄による著しい大気汚染が改善されてきたことから，法改正が行われ1988年3月から施行された．改正点は，① 第一種地域の指定解除，② 既被認定者に関する補償給付等の継続，③ 大気汚染の影響による健康被害を予防するための事業の実施，④「公害健康被害の補償等に関する法律」（公健法）への法律名の改正等である．公健法の被認定者数を表5-17に示す．

表 5-17　公害健康被害の補償等に関する法律の被認定者数

平成21年('09) 3 月末

地域	疾病名	指定地域	実施主体	指定年月日	現存被認定者数
総		数			45 100
旧第一種地域（非特異的疾患）	慢性気管支炎，気管支喘息，喘息性気管支炎，肺気腫およびこれらの続発症	千葉市　南部臨海地域	千葉市	49.11.30	326
		東京都　千代田区　全域	千代田区	〃	141
		〃　中央区　全域	中央区	50.12.19	229
		〃　港区　全域	港区	49.11.30	405
		〃　新宿区　全域	新宿区	〃	1 098
		〃　文京区　全域	文京区	〃	468
		〃　台東区　全域	台東区	50.12.19	460
		〃　品川区　全域	品川区	49.11.30	882
		〃　大田区　全域	大田区	〃	1 941
		〃　目黒区　全域	目黒区	50.12.19	534
		〃　渋谷区　全域	渋谷区	49.11.30	548
		〃　豊島区　全域	豊島区	50.12.19	664
		〃　北区　全域	北区	〃	1 077
		〃　板橋区　全域	板橋区	〃	1 664
		〃　墨田区　全域	墨田区	〃	627
		〃　江東区　全域	江東区	49.11.30	1 453
		〃　荒川区　全域	荒川区	50.12.19	760
		〃　足立区　全域	足立区	〃	1 719
		〃　葛飾区　全域	葛飾区	〃	1 120
		〃　江戸川区　全域	江戸川区	〃	1 634
		東京都小計			17 424
		横浜市　鶴見臨海地域	横浜市	47. 2. 1	503
		川崎市　川崎区・幸区	川崎市	44.12.27 47. 2. 1 49.11.30	1 739
		富士市　中部地域	富士市	47. 2. 1 52. 1.13	450
		名古屋市　中南部地域	名古屋市	48. 2. 1 50.12.19 53. 6. 2	2 360
		東海市　北部・中部地域	愛知県	48. 2. 1	399
		四日市市　臨海地域	四日市市	44.12.27 49.11.30	476
		大阪市　全域	大阪市	44.12.27 49.11.30 50.12.19	7 819
		豊中市　南部地域	豊中市	48. 2. 1	226
		吹田市　南部地域	吹田市	49.11.30	230
		守口市　全域	守口市	52. 1.13	1 293
		東大阪市　中西部地域	東大阪市	53. 6. 2	1 453
		八尾市　中西部地域	八尾市	〃	856
		堺市　西部地域	堺市	48. 8. 1 52. 1.13	1 911
		神戸市　臨海地域	神戸市	〃	916
		尼崎市　東部・南部地域	尼崎市	45.12. 1 49.11.30	2 298
		倉敷市　水島地域	倉敷市	50.12.19	1 449
		玉野市　南部臨海地域	岡山県	〃	41
		備前市　片上湾周辺地域	〃	〃	55
		北九州市　洞海湾沿岸地域	北九州市	48. 2. 1	987
		大牟田市　中部地域	大牟田市	48. 8. 1	1 012
		計			44 223
第二種地域（特異的疾患）	水俣病	阿賀野川下流地域	新潟県	44.12.27	92
	〃	〃	新潟市	〃	132
	〃	水俣湾沿岸地域	鹿児島県	〃	168
	〃	〃	熊本県	〃	426
	イタイイタイ病	神通川下流地域	富山県	〃	5
	慢性砒素中毒症	島根県笹ヶ谷地区	島根県	49. 7. 4	3
	〃	宮崎県土呂久地区	宮崎県	48. 2. 1	51
		計			877

資料　環境省調べ
注　旧指定地域の表示は，いずれも指定当時の行政区画等による。

5-7-3 典型7公害の発生状況

典型7公害の種類別苦情件数の推移を図5-23に示す．従来，苦情件数の最も多い公害は騒音であり，次いで悪臭，大気汚染，水質汚濁，振動，土壌汚染・地盤沈下の順であった．しかし，騒音の苦情件数が徐々に減少し，その一方で悪臭や大気汚染の苦情件数が徐々に増加した．特に1997年以降，大気汚染の苦情件数は急増しており，現在最も苦情件数の多い公害は大気汚染になっている．

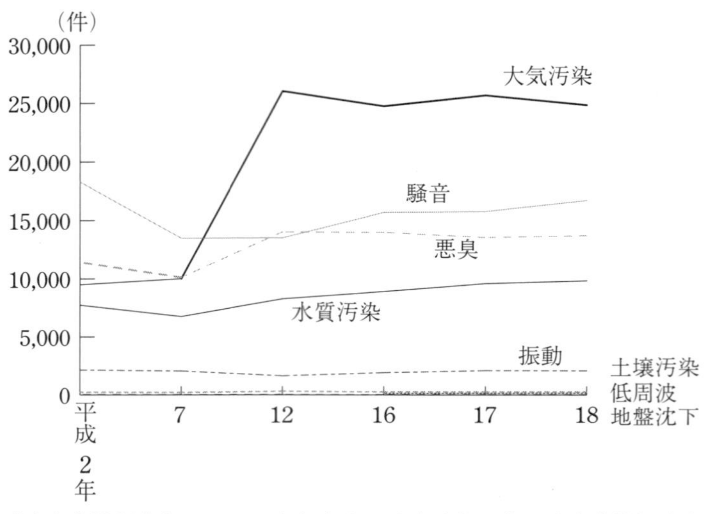

「公害苦情調査」による．各年度中に地方公共団体の公害苦情相談窓口で受け付けた公害苦情件数．平成7年度以降は調査方法の変更のため2年度とは接続しない．

資料　公害等調整委員会事務局総務課「公害苦情調査結果報告書」

図5-23　典型7公害の種類別苦情件数の推移（平成2年度～平成18年度）

5-7-4 環境基準

わが国では，国民の健康保護と生活環境の保全を目的として，1967年に「公害対策基本法」が制定され，さらに，1972年に「自然環境保全法」が制定された．これらの法律は，その後1993年に，自然環境の保護や地球環境の保全に関する基本理念を含めた「環境基本法」として改正された．「環境基本法」の第16条第1項には，ヒトの健康の保護と生活環境を保全する上で維持することが望ましい環境上の条件として，大気汚染，水質汚濁，土壌汚染および騒音に関する環境基準が定められている．また，ダイオキシン類による健康障害から国民を保護することを目的に「ダイオキシン類対策特別措置法」が1999年7月に制定され，2000年1月から施行された．この法律の中で，ダイオキシン類に係わる環境基準が定められている．

1）水質汚濁

水質汚濁に係わる環境基準（水質環境基準）は，「人の健康の保護に関する環境基準」と「生活環境の保全に関する環境基準」が定められている．これらの基準は適宜改訂されており，現在の基準は付表 5-5 および 5-4 に示すとおりである．

a）人の健康の保護に関する環境基準

人の健康の保護に関する環境基準（付表 5-5）は，全国の公共用水域（河川，湖沼，海域）および地下水について一律に適用されている．基準項目については，1993 年に従来の 9 項目から有機リンを削除し，新たにトリクロロエチレンなど 15 項目が追加され，さらに 1999 年に硝酸性窒素および亜硝酸性窒素，フッ素ならびにホウ素の 3 項目が追加されて，現在 26 項目となっている．

b）生活環境の保全に関する環境基準

生活環境の保全に関する環境基準（付表 5-4）は，公共用水域について，利水の態様に応じ水域ごとに類型が指定されている．水素イオン濃度，BOD または COD，DO，大腸菌群数および *n*-ヘキサン抽出物質について，河川では 6 類型，湖沼では 4 類型，海域では 3 類型が設けられている．また，富栄養化が問題となる閉鎖性水域である湖沼や海域では，全窒素および全リンについても環境基準が設定されており，湖沼では 5 類型，海域では 4 類型が設けられている．

2）大気汚染に係わる環境基準

大気汚染に係わる環境基準（付表 5-9）は，二酸化硫黄，一酸化炭素，浮遊粒子状物質，二酸化窒素，光化学オキシダント，ベンゼン，トリクロロエチレン，テトラクロロエチレンおよびジクロロメタンの 9 項目について設定されている．このうち，大気中に存在する低濃度化学物質の長期曝露による健康影響を未然に防止するため，ベンゼン，トリクロロエチレンおよびテトラクロロエチレンの 3 項目が 1997 年に追加され，さらにジクロロメタンが 2001 年に追加された．

3）土壌の汚染に係わる環境基準

土壌の汚染に係わる環境基準（付表 5-19）は，27 項目について設定されている．また，「農用地の土壌の汚染防止等に関する法律」（農用地土壌汚染防止法）では，農用地を対象にカドミウム，銅およびヒ素について環境基準が定められている．

4）騒音の環境基準

騒音に関する環境基準（付表 5-16）は，その発生源が多種多様であることから「地域の類型および時間区分ごとの環境基準」，「航空機騒音に関する環境基準」および「新幹線鉄道騒音に関する環境基準」の 3 種が定められている．

5）ダイオキシン類に係わる環境基準

「ダイオキシン類対策特別措置法」の第7条の規定に基づき，ダイオキシン類による大気の汚染，水質の汚濁（水底の底質の汚染を含む）および土壌の汚染に係わる環境基準が設定されている（付表5-10）．「ダイオキシン類対策特別措置法」では，ポリ塩化ジベンゾ-*p*-ジオキシン polychlorinated dibenzo-*p*-dioxin（PCDD）やポリ塩化ジベンゾフラン polychlorinated dibenzofuran（PCDF）に加えて，コプラナーPCBもダイオキシン類に含まれている．

5-7-5　法的規制，監視体制

環境基本法の下に，典型7公害や環境汚染を防止するために整備されている主な法律を表5-18に示す．

表5-18　公害関連法律

対　象	関連法	制定年
地盤沈下	工業用水法	1956（S 31）
大気汚染	大気汚染防止法	1968（S 43）
	自動車NOx・PM法	2002（H 14）
水質汚濁	水質汚濁防止法	1970（S 45）
土壌汚染	農用地の土壌の汚染防止等に関する法律	1970（S 45）
	土壌汚染対策法	2003（H 15）
廃棄物処理	廃棄物の処理及び清掃に関する法律	1970（S 45）
騒音	騒音規制法	1970（S 45）
悪臭	悪臭防止法	1971（S 46）
化学物質	化学物質の審査及び製造等の規制に関する法律	1973（S 48）
振動	振動規制法	1976（S 51）
ダイオキシン類	ダイオキシン類対策特別措置法	1999（H 11）

1）水質汚濁防止法に基づく排水規制

公共用水域等の水質保全を図るため，「水質汚濁防止法」に基づいて，特定施設を設置する工場や事業場から公共用水域に排出される排水について全国一律の基準が定められている．排水基準には，「健康に係わる有害物質についての排水基準」（付表5-5）と「生活環境に係わる汚染状態についての排水基準」（付表5-8）が設定されている．また，水質汚濁防止法の第3条第3項の規定に基づき，都道府県は条例により一律排水基準よりもさらに厳しい上乗せ排水基準を設定することができる．上乗せ排水基準は，1975年以降すべての都道府県において設定されている．

2）大気汚染防止法における排出規制

a）固定発生源

大気汚染防止法では，工場や事業場などの固定発生源から排出される大気汚染物質について物質の種類ごと，排出施設の種類・規模ごとに排出基準等（付表 5-11）が定められている．

ばい煙とは，硫黄酸化物，ばいじんおよび有害物質（① カドミウムおよびその化合物，② 塩素および塩化水素，③ フッ素，フッ化水素，フッ化硅素，④ 鉛およびその化合物，⑤ 窒素酸化物）を指す．ばい煙の排出基準は，一般排出基準のほか，特別排出基準，上乗せ排出基準および総量規制基準も一部設定されている．一般排出基準は，ばい煙発生施設ごとに国が定める基準である．特別排出基準は，ばい煙発生施設が集合した地域に新たに設置される施設に対して適用するもので，硫黄酸化物とばいじんについて設定されている．上乗せ排出基準は，ばいじんと有害物質を対象に都道府県が条例により地域の状況に応じて設定できるもので，一般排出基準より厳しい基準になっている．総量規制基準は，工場や事業場が密集している地域における汚染物質濃度を許容限度内に抑えるように，その地域のばい煙発生施設から排出される汚染物質の総量を定めて，施設ごとの排出量として割り当てて規制するものである．現在，硫黄酸化物と窒素酸化物について設定されている．

大気汚染防止法では，ばい煙排出者に対し排出基準に適合しないばい煙の排出を禁止し，違反者に対して刑罰を科することとしている．また，都道府県知事は，排出基準違反のばい煙を継続して排出する恐れがある施設に対してばい煙の処理方法等の改善や一時使用停止を命令することができる．

b）移動発生源

自動車排出ガス規制については，1966 年に一酸化炭素が規制され，続いて，窒素酸化物と炭化水素の規制が 1973 年にガソリン車を対象に，1974 年にディーゼル車を対象に行われた．1989 年には，中央公害対策審議会答申が発表され，ディーゼル車については粒子状物質の規制を追加し，二段階で規制を強化することとした．その後も，中央環境審議会によって答申がまとめられ，2000 年には第四次答申がとりまとめられている．

また，1992 年に，自動車から排出される窒素酸化物の特定地域（大都市地域）における総量の削減等に関する特別措置法（自動車 NOx 法）が制定された．特定地域として，埼玉，千葉，東京，神奈川，大阪，兵庫の 6 都府県内 196 市区町村が指定されている．その後，2001 年には，自動車交通に起因する粒子状物質の削減を図るために，自動車 NOx 法の改正法（自動車 NOx・PM 法）が公布された．この法律には，一定の自動車に関して，窒素酸化物や粒子状物質の排出の少ない車を使用するように「車種規制」が盛り込まれている．

3）その他の法的規制

典型 7 公害のうち，水質汚濁や大気汚染以外についても，環境基本法の下に，防止対策としてそれぞれの法律に基づく規制措置がとられている．

地盤沈下については，「工業用水法」や「建築物用地下水の規制に関する法律」により，地下水の揚取を規制し，地盤沈下を防いでいる．

土壌汚染については，「農用地の土壌の汚染防止等に関する法律」により，カドミウムおよびその化合物，銅およびその化合物，ヒ素およびその化合物の 3 種が特定有害物質に指定されている．また，2002 年に「土壌汚染対策法」が公布され，使用が廃止された有害物質使用特定施設に係る工場または事業場の敷地であった土地の所有者は，その土地の土壌汚染の状況について，環境大臣が指定する調査機関に調査させて，その結果を都道府県知事に報告することが義務づけられている．さらに，都道府県知事は，指定区域内の土地の土壌汚染によりヒトの健康被害が生ずるおそれがあると認めるときは，当該土地の所有者等に対し，汚染の除去等の措置を講ずべきことを命ずることができる．

騒音については，「騒音規制法」により，特定の工場，建設工場，交通または深夜などに発生する騒音が規制されている．

悪臭については，「悪臭防止法」によって，22種の物質が敷地境界線内において悪臭物質の基準が定められている．

振動については，「振動規制法」により，特定工場，道路交通などで規制されている．

4）監視体制

環境基本法に基づいて定められた水質汚濁に関する環境基準については，環境省の援助を受けて都道府県や政令市が公共水域での水質の監視を行っている．国土交通省も河川管理者の立場から，全国一級河川の主要な水域の水質測定を実施している．また，水質汚濁防止法に基づいて定められた排水基準についても，都道府県と政令市が排水の監視を行っている．なお，都道府県知事および政令市長は，工場や事業場に対して排水の水質測定値の報告を求めたり，立入り検査を行い，必要があれば改善命令などの行政措置を行うことになっている．さらに，都道府県知事は，地下水の水質汚濁の常時監視が義務付けられている．

全国の大気汚染状況を把握することを目的に，国設大気汚染測定所，国設環境大気測定所，国設自動車排出ガス測定所および国設酸性雨測定所が設置されている．また，地方でも大気汚染防止法に基づき都道府県知事および政令市長は大気汚染状況を常時監視測定している．

5-8　地球環境保全

C12　環境　（2）生活環境と健康【地球環境と生態系】
到達目標：
1）地球環境の成り立ちについて概説できる．
2）生態系の構成員を列挙し，その特徴と相互関係を説明できる．
4）地球規模の環境問題の成因，人に与える影響について説明できる．

5-8-1　地球環境の成り立ち

地球は約46億年前，宇宙空間のガスとちりが凝縮して形づくられたと考えられている．初めの頃の原始地球は高温でマグマのような状態で，その周囲は一次原始大気（水素とヘリウム）で覆われていた．しかし，これらのガスは太陽風によりほとんど吹き飛ばされた．その後，地球表面温度の低下とマントル対流により地中深くまで冷却され，地殻が現れた（地圏）．その後，地球内部の重力による変化や火山活動により，岩石に取り込まれていた揮発性ガスが地表に供給され，二次原始大気（気圏）や海洋（水圏）が形成された．二次原始大気は水素，水蒸気，二酸化炭素（一酸化炭素），塩化水素，窒素，二酸化硫黄（硫化水素）などから成っており，これらに熱，紫外線，放電等のエネルギーが与えられ，地球表面では多種の有機物の合成と分解が繰り返された．この過程で最初の生命体である原始生命体がつくられた（生物圏）．これは核酸とタンパク質を主成分とし自己複製能力をもち，その後も進化を続け今から約35億年前に原核生物が現れた．その後も原核生物は進化を続け，太陽エネルギーを利用し二酸化炭素と水から有機物を合成し，酸素を放出する新しい生物の出現へと導いた．そして，約10億年前に真核生物が誕生した．真核生物の出現は有性生殖を行う多細胞進化へとつながり，現在の我々人類までの進化へとつながっている．

5-8-2　生態系の構成員，その特徴と相互作用

生物の発生・進化により多様な生物が出現した．これらの生物の中で生産者は光合成により有機物をつくり出し，これを消費者と分解者が消費し，エネルギーとして利用し物質とエネルギーの流れを形成している．また，生物圏は非生物的環境の気圏，水圏，地圏と深く関わり合っている．気圏（大気）は水，酸素，二酸化炭素や窒素を介して水圏や地圏と繋がっており，水圏と地圏も水や無機物を介して繋がっている．気圏・水圏・地圏と生物圏の相互作用は図5-24に示してある．

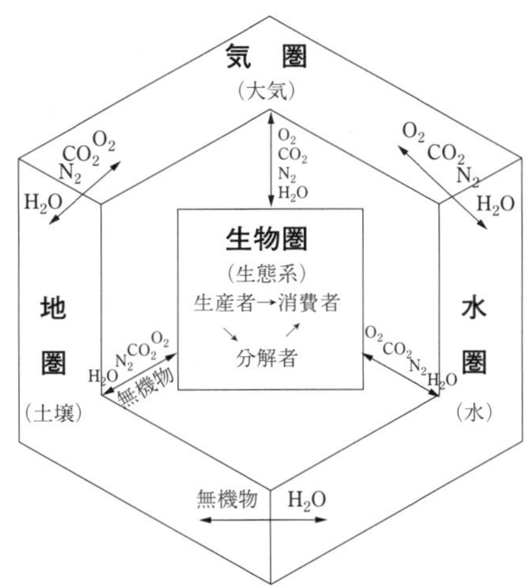

図5-24　気圏・水圏・地圏と生物圏の相互作用

5-8-3 オゾン層破壊

地球上で地上から約 10 km までを対流圏，その上約 50 km までを成層圏，約 80 km までを中間圏と呼んでいる．成層圏ではオゾン密度の高い領域が層状に地球を取り巻いており，一般に「オゾン層」と呼ばれている．このオゾン層の鉛直気柱に含まれる全オゾン量を地上 0 ℃，1 気圧に集めた時のオゾンの量は 300 m atm-cm*1 で 3 mm の厚さに過ぎない．

このオゾン層の大きな働きは，太陽からの有害な紫外線（特に 300 nm 以下，UV-B の一部と UV-C）を吸収し，地上に降り注ぐのを防いでいることである．もし，このオゾン層が薄くなれば，有害な紫外線のために地球上の生物に悪影響，つまり，皮膚癌や白内障の増加，免疫機能抑制など，人の健康への影響のほか，動植物生育障害など，生態系への影響を与えることになる．

オゾン層のオゾンの量が 1 %減少すると UV-B の量は 1.5 %増え，皮膚癌の発症は 2 %増加し，白内障の発症は 0.6 ～ 0.8 %増加するといわれている．

オゾン層の減少は 1970 年代中頃から南極上空の成層圏で観察され，特にオゾン層の減少（220 m atm-cm 以下）した領域は「オゾンホール」と名付けられた．1980 年頃からオゾンホールの増加がみられ，2002 年頃からは 1 年ごとの増減が観測されている．

南極のオゾンホールの発生メカニズムは，極地の特殊環境によるものであるが，極地以外の発生メカニズムは次のようである．原因物質は，メタンやエタンの水素が塩素やフッ素原子と置き換わったクロロフルオロカーボン（CFC）（メタンが置換したものが商品名フロン（フレオン））や臭素原子と置き換わったもの（商品名ハロン）であり，無臭のために電気部品の洗浄剤，消火剤，断熱材の発泡剤等に多用されてきた．これらの化合物は安定であるため，対流圏で分解されず，成層圏にまで広がり太陽紫外線により分解され，塩素原子を遊離し，これがオゾンを分解する．オゾン破壊物質は，CFC やハロンの他に四塩化炭素，1,1,1-トリクロロエタン，HCFC，HBFC（ハイドロブロモフルオロカーボン），ブロモクロロメタン，臭化メチル等がある．

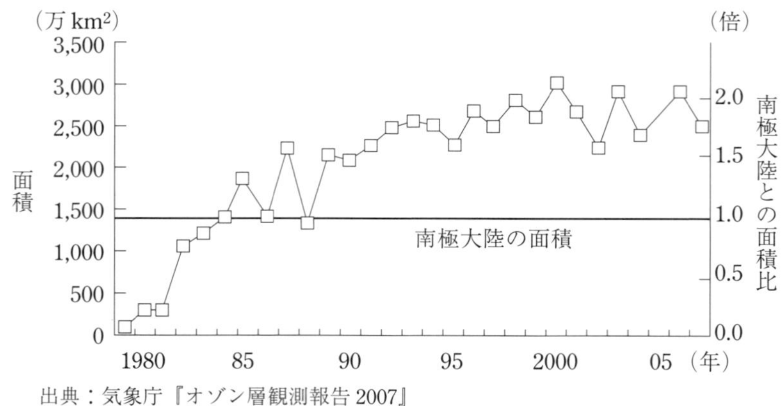

出典：気象庁『オゾン層観測報告 2007』

図 5-25　南極上空のオゾンホールの面積の推移

（環境省編（2008）平成 20 年版環境白書・循環型社会白書，p.118）

＊1　milliatmospherecentimeter：オゾン全量を表す単位．ドブソン単位（DU）ともいう．

$$
\begin{array}{lcl}
\text{オゾン破壊物質} & \xrightarrow{h\nu} & X \\
X + O_3 & \longrightarrow & XO + O_2 \\
XO + O & \longrightarrow & X + O_2 \\
\hline
O_3 + O & \longrightarrow & 2\,O_2
\end{array}
$$

$(X = H,\ OH,\ NO,\ Cl,\ Br)$

オゾン層保護の対策は，国際的には1985年の「オゾン層の保護のためのウイーン条約」，1987年の「オゾン層を破壊する物質に関するモントリオール議定書」*2 とその後数回にわたるモントリオール議定書の改正等に基づき，オゾン層破壊物質の生産量等の削減が行われている．

わが国では，ウイーン条約，モントリオール議定書とその後の改正等を受諾し，オゾン層破壊物質の生産量および消費量を削減し，2001年には「国家CFC管理戦略」と「フロン回収破砕法」を制定し，オゾン層の破壊や地球温暖化を招くフロンの大気中放出を禁止し，適切な回収を義務づけている．

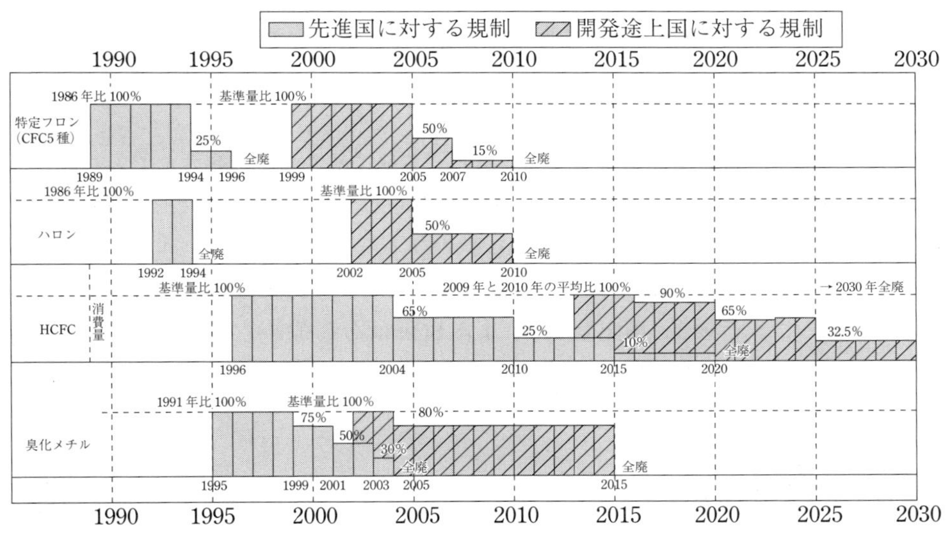

図 5-26 モントリオール議定書に基づく規制スケジュール

注1：各物質のグループごとに，生産量及び消費量（＝生産量＋輸入量－輸出量）の削減が義務づけられている．基準量はモントリオール議定書に基づく．

2：HCFC生産量についても，消費量とほぼ同様の規制スケジュールが設けられている（先進国において，2004年から規制が開始され，2009年まで基準量比100％とされている点のみ異なっている）．また，先進国においては，2020年以降は既設の冷凍空調機器の整備用のみ基準量比0.5％の生産・消費が，途上国においては，2030年以降は既設の冷凍空調器の整備用のみ2040年までの平均で基準量比2.5％の生産・消費が認められている．

3：この他，「その他のCFC」，四塩化炭素，1,1,1-トリクロロエタン，HBFC，ブロモクロロメタンについても規制スケジュールが定められている．

4：生産等が全廃になった物質であっても，開発途上国の基礎的な需要を満たすための生産及び試験研究・分析などの必要不可欠な用途についての生産等は規制対象外となっている．

資料：環境省

（環境省編（2008）平成20年版環境白書・循環型社会白書，p.129）

＊2 モントリオール議定書に基づく規制対象物質：CFC，ハロン，四塩化炭素，1,1,1-トリクロロエタン，HCFC，HBFCおよび臭化メチル

5-8-4 酸性雨

酸性雨は，工場，ビルのボイラー，発電所や自動車等で使用された化石燃料の燃焼から発生した硫黄酸化物（SOx）や窒素酸化物（NOx）等が，大気中で化学反応により硫酸や硝酸に変わり，雲をつくっている水滴に溶け込んで降ってくる雨であり，一般にpHが5.6以下の雨をいう．また，生成した硫酸や硝酸が，雨，雪や霧として地上にもどってくることを湿性沈着といい，晴れた日等，風に乗って樹木や建物等にくっつくことを乾性沈着という．

酸性雨の発生は，歴史的にはヨーロッパですでに18世紀に始まっており，特に北ヨーロッパを中心に起こっている．イギリス，フランス，ドイツ等で放出されたSOxが硫酸となって，スウェーデン，ノルウェーのスカンジナビア半島で酸性雨となって降り，湖沼の魚の死滅，藻の減少，青みがかった透明度の高い湖沼の増加，農作物への被害が観察された．

日本でも，古くは19世紀に栃木県の足尾銅山や愛媛県の別子銅山の製錬所周辺で酸性雨が観察され，周りの樹木が大量に枯れている．

酸性雨による被害は，湖沼や土壌の酸性化による魚類，農作物や樹木ばかりでなく，魚類の餌となる水中の昆虫，甲殻類，貝類や植物プランクトン等のほか，建築物（特に，大理石やコンクリート等），銅像等にも及んでいる．

日本での酸性雨の状況は，図5-28のようであり，各地に酸性雨が観察されている．

また，近年他国で放出されたSOxやNOxが国境を越えて被害を及ぼすことが確認され，国際的な協力によるSOxやNOxの削減が必要である．

防止対策としては，工場や自動車等に脱硫装置，脱硝装置，集塵装置を普及させ，SOxやNOxを減少させることである．固定発生源によるSOxはある程度減少させることができているが，移動発生源の自動車によるNOxは横ばい状態であり，エコカー（低公害車）の普及が望まれる．

5-8-5 地球温暖化

地球の平均気温は約15℃に保たれている．これは太陽光線によって暖められた地表の熱が，赤外線の形で放出され，その赤外線が温室効果ガス*3と呼ばれる二酸化炭素や水蒸気等に吸収され，再び赤外線として放出され，地表を暖めているためである．もし温室効果ガスがないと，地表の平均温度は－18℃になるといわれている．

このまま二酸化炭素の排出を続けた場合，① 気温上昇により，極地および高山地の氷が融け，海面上昇を招く．1988年に設立された「気候変動に関する政府間パネル Intergovernmental Panel on Climate Change（IPCC）」の第3次評価報告によれば，海面水位は1990年から2100年までの間に9～88 cm上昇するといわれている．② 地球温暖化により，先進国と開発途上国ともに経済的損失を受けるが，開発途上国のほうが大きな損失をこうむり，暮らしぶりの格差が広

＊3　CO_2，H_2O，CH_4，N_2O，CFC，HCFC，ハロン等

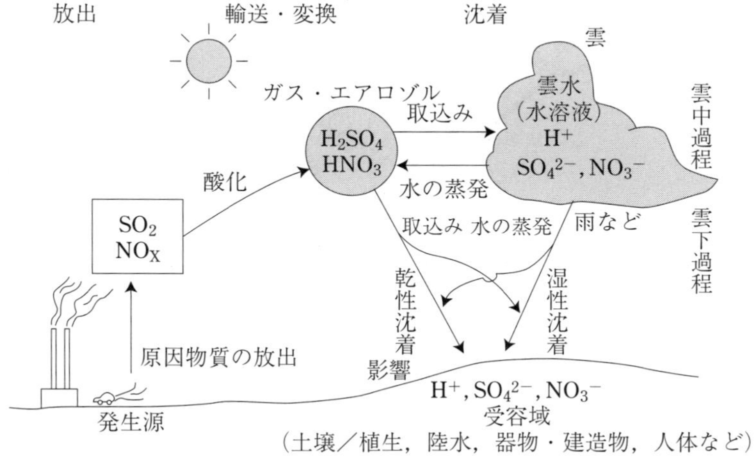

図 5-27　酸性雨の大気化学プロセス

SO_2：二酸化硫黄，H_2SO_4：硫酸，$SO_4{}^{2-}$：硫酸イオン，H^+：水素イオン
NO_x：窒素酸化物，HNO_3：硝酸，$NO_3{}^-$：硝酸イオン
(㈶日本環境衛生センター，酸性雨と環境，p.3)

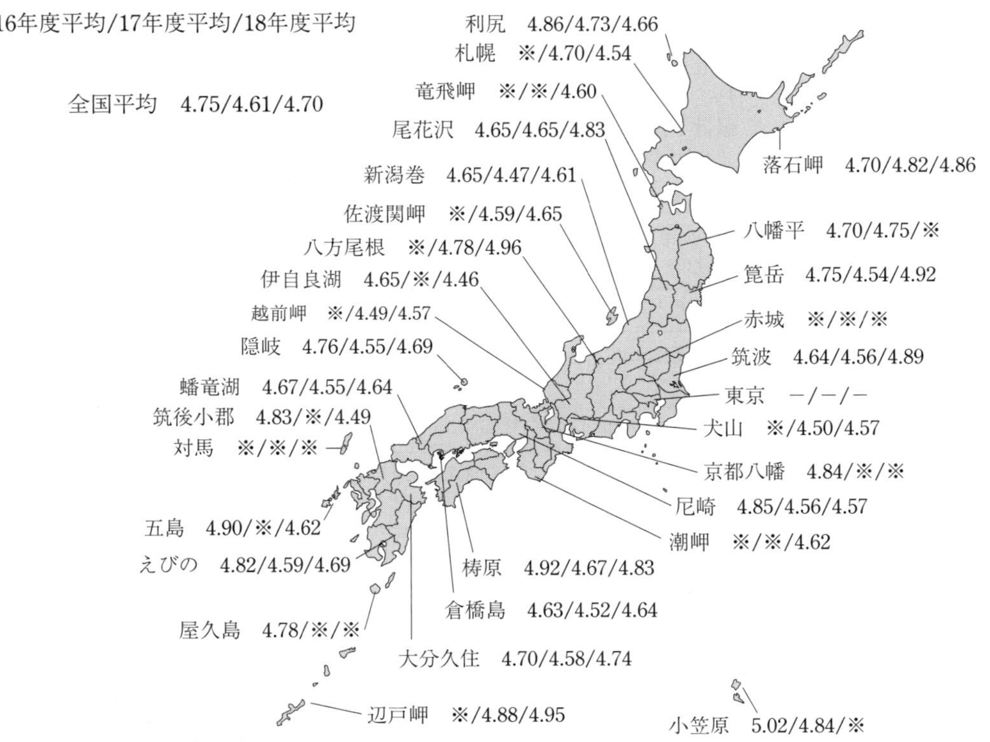

−：未測定
※：年平均値を無効と判断したもの
注1：平均値は，降水量加重平均値である．
資料：環境省

図 5-28　降雨中の pH の分布図
(環境省編 (2008) 平成 20 年版環境白書・循環型社会白書，p.119)

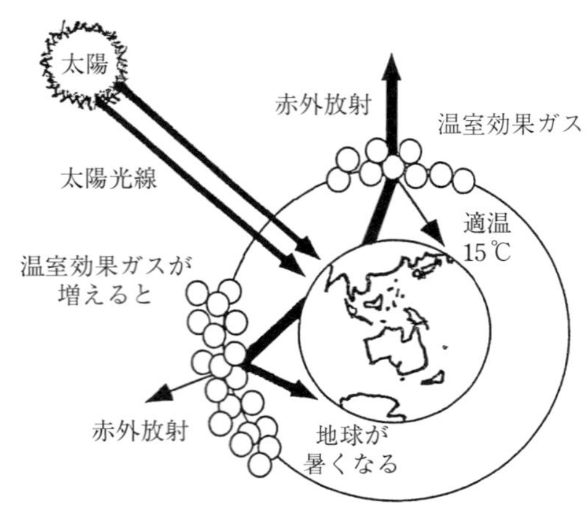

図 5-29 温暖化のメカニズム
（石川徹也：地球温暖化の危機，中日新聞より改変）

表 5-19 地球温暖化の現状

指　標	観測された変化
世界平均気温	・2005 年までの 100 年間に世界の平均気温が 0.74〔0.56 ～ 0.92〕℃上昇. ・最近 50 年間の昇温の長期傾向は過去 100 年間のほぼ 2 倍. ・最近 12 年（1995 ～ 2006 年）のうち，1996 年を除く 11 年の世界の地上気温は 1850 年以降で最も温暖な 12 年の中に入る. ・北極の平均気温は過去 100 年間で世界平均の上昇率のほとんど 2 倍の速さで上昇.
平均海面水位	・20 世紀を通じた海面水位上昇量は 0.17 m ・1993 ～ 2003 年の上昇率は年あたり 3.1 mm
暑い日および熱波	発生頻度が増加
寒い日，寒い夜および霜が降りる日	発生頻度が減少
大雨現象	発生頻度が増加
干ばつ	1970 年代以降，熱帯地域や亜熱帯地域で干ばつの地域が拡大．激しさと期間が増加.
氷河，積雪面積	・南北両半球において，山岳氷河と積雪面積は平均すると後退

（環境省編（2008）平成 20 年版環境白書・循環型社会白書，p.116）

がってくる．③ 気温の上昇により，熱帯地方では農作物生産量が減少し，食料危機に陥る恐れがある．また，食料供給が遅れることによる食料価格の上昇が予想される．④ 生態系への影響として，野生動物の種の絶滅や個体数の減少が予測される．⑤ 健康への影響として，熱帯地方のマラリアやデング熱が温暖化の進行により，その伝染地域を拡大する．熱波により，熱に関連した死亡や疾病が増加する．洪水により，溺死，下痢，呼吸器疾患，特に開発途上国では飢餓や栄養失調が増加する，等の影響が出ると予想されている．

これと IPCC の報告等により，この問題に対する国際的な取組みの必要性が認識され，1992

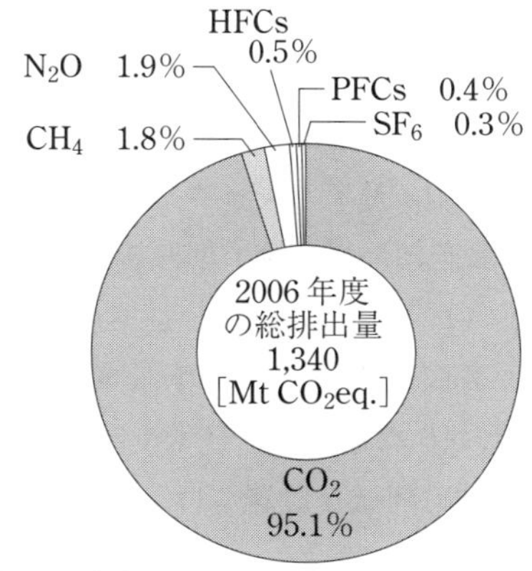

資料：環境省

図 5-30　日本が排出する温室効果ガスの地球温暖化への直接的寄与度（2006 年単年度）
（環境省編（2008）平成 20 年版環境白書・循環型社会白書，p.116）

年にブラジル・リオデジャネイロで開催された地球サミットにおいて「気候変動に関する国際連合枠組条約」が採択された．しかし，1995 年にドイツ・ベルリンで開催された第 1 回気候変動に関する国際連合枠組条約締結国会議（COP1）において，同条約の目的達成状況が不十分であると結論づけられた．そして，1997 年 12 月に京都で開催された COP3 において，「京都議定書」が採択された．その後，COP6 の政治合意，COP7 での京都議定書の具体的な運用方針の決定により，各国が数値目標達成のために削減を行っている．しかし，世界最大の温室効果ガス排出国

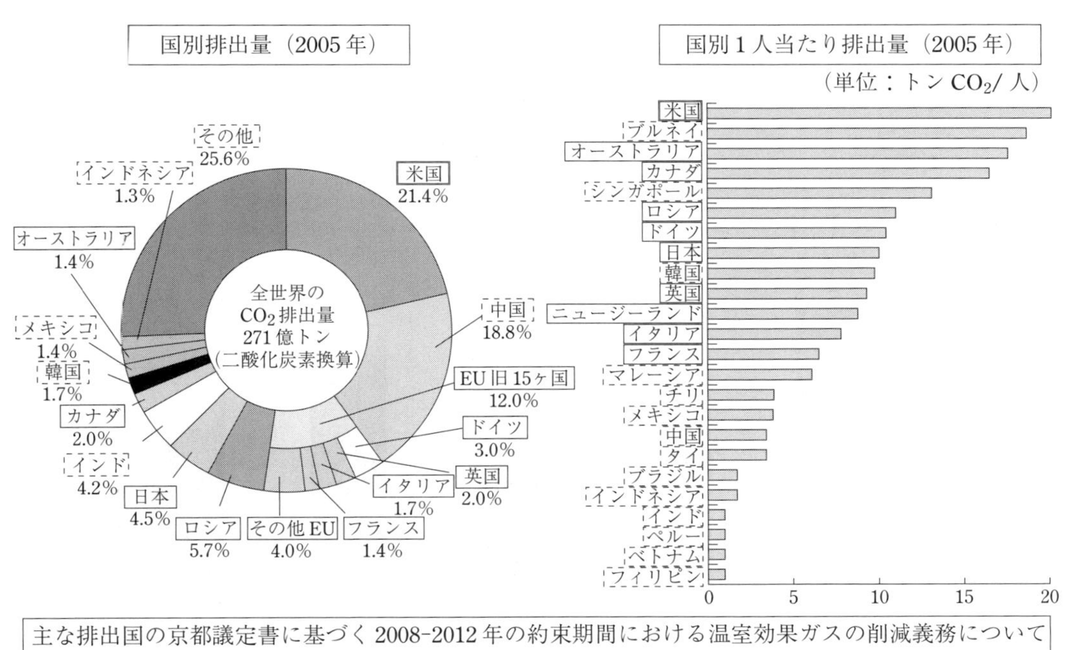

資料：日本エネルギー経済研究所編『エネルギー・経済統計要覧（2007 年版）』より環境省作成

図 5-31　二酸化炭素の国別排出量と国別 1 人当たり排出量
（環境省編（2008）平成 20 年版環境白書・循環型社会白書，p.123）

であるアメリカは2001年に京都議定書離脱を宣言して以来，その姿勢を変えていない．日本はCOP7後，2002年6月に京都議定書を締結した．そして，2005年2月にその議定書は発効した．2008年4月現在，180か国とEUで京都議定書を締結している．経済発展の著しい中国とインドは削減義務を負っていない．2009年12月デンマーク・コペンハーゲンでのCOP15の前に，アメリカ，中国とインドはそろって温室効果ガス排出削減の%を発表したが，達成されるかどうかが大きな問題である．

京都議定書： 1997年12月に京都で開催された地球温暖化のための気候変動枠組条約第3回締結国会議（COP3）において採択された議定書．日米や欧州連合（EU）等の先進国とロシア等旧ソ連圏の国に，温室効果ガスの排出削減を義務づけ，全体で2008～2012年の排出量を1990年に比べて少なくとも5%削減することにした．日本は6%，アメリカは7%，EU加盟国は全体で8%削減が義務だが，米国は2001年に批准を拒否した．これらの数値目標とともに排出量取引，共同実施，クリーン開発メカニズム等の新たな仕組みが合意された．削減対象となった温室効果ガスは，二酸化炭素，メタン，亜酸化窒素，ハイドロフルオロカーボン（HFC），パーフルオロカーボン（PFC），六フッ化硫黄（SF6）の六種である．

5-8-6 海洋汚染

海洋は地球表面積の約70%を，海水は地球上の水の約97.5%を占め，生物生産の重要な場であるばかりでなく，地球上すべての生命を維持する上で不可欠な要素である．

海洋汚染とは，産業活動や人々の生活に伴って排出される廃棄物・汚染物質により海洋が汚染されることであり，沿岸水域と外洋域では汚染状態が異なる．沿岸水域では，工場からの廃液や

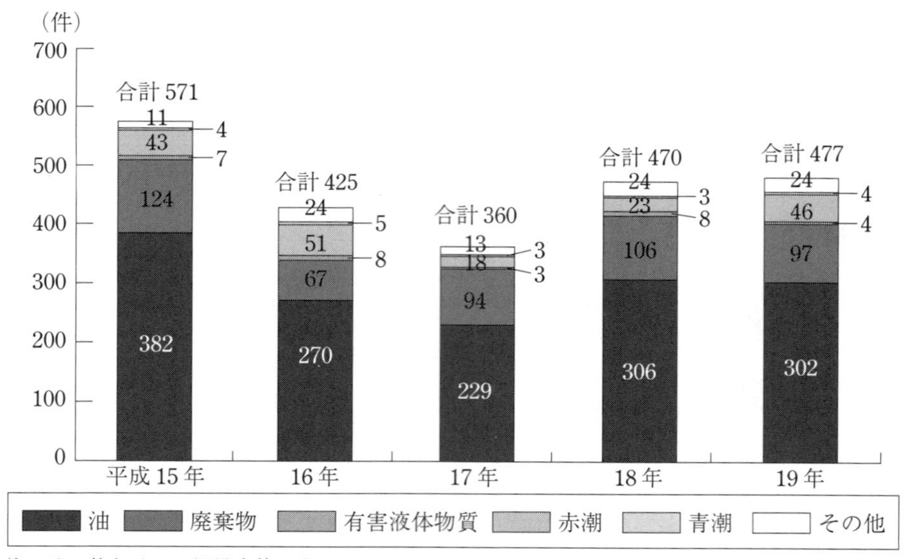

注：その他とは，工場排水等である．
資料：海上保安庁

図5-32　海洋汚染発生確認件数の推移
（環境省編（2008）平成20年版環境白書・循環型社会白書，p.120）

表 5-20　海上環境関係法令違反送致件数の推移　（単位：件）

区分 / 法令名	違反事項	送致件数 15 年	16 年	17 年	18 年	19 年
海洋汚染及び海上災害の防止に関する法律	船舶からの油排出禁止規定違反	141	119	125	152	141
	船舶からの有害液体物質排出禁止規定違反	7	4	9	11	6
	船舶からの廃棄物排出禁止規定違反	29	26	32	48	34
	廃船等の投棄禁止規定違反	97	102	133	140	167
	その他の規定違反	51	37	67	89	100
	小　計	325	288	366	440	448
廃棄物の処理及び清掃に関する法律	廃棄物の投棄禁止規定違反等	111	89	153	152	115
水質汚濁防止法	排水基準に適合しない排出水の排出禁止規定違反等	19	9	18	10	13
港則法	廃物投棄禁止，貨物の脱落防止設備規定違反等	54	58	68	73	45
その他の法令	都道府県漁業調整規則違反等	6	10	16	5	31
合　計		515	454	621	680	652

資料：海上保安庁
（環境省編（2008）平成 20 年版環境白書・循環型社会白書，p.120）

廃棄物の流入，沿岸都市からの汚物の流入，河川からの農薬や各種有害金属の流入，船舶等からの油類および廃棄物の排出等により汚染される．一方，外洋域では石油輸送の船舶からの油類の投棄，核実験による放射能汚染や沿岸水域を汚染している難分解性物質の拡散による広範囲な汚染等がみられる．平成 20 年度の環境白書によると，最近 5 か年の日本周辺海域における海洋汚染（油，廃棄物，赤潮等）の発生確認件数は図 5-32 のとおりであり，平成 15 ～ 17 年までは減少傾向があったが，18，19 年と増加してきている．違反は相変わらず船舶からの油排出禁止規定違反が多く，次に廃棄物排水禁止規定違反が多いが，廃船等の投棄禁止規定違反も多い．わが国の周辺海域における廃油ボールの漂流・漂着は相変わらず多く，海上漂流物は発泡スチロール，ビニール類，プラスチック類などが多い．これらの難分解性物質の石油化学製品は，長期にわたり，生態系，人の健康，漁業活動に重大な影響を及ぼすことが懸念されている．

また，海洋への栄養分の過度の流入による赤潮や青潮（苦潮）は世界的に広い範囲で発生している．そして，有害な合成有機化合物の汚染レベルは従来汚染のひどかった先進国周辺では減少してきているが，それらの化合物は海洋では容易に分解しないことから全世界の海洋中に広く拡散して存在していると考えられており，食物連鎖による海洋野生生物への蓄積が問題となっている．また，タンカー等の油流出事故等を防止するために，PSC＊4 実施体制の強化，油防除資機材の整備，大型しゅんせつ兼油回収船の建造，荒天対応型大型油回収装置等の開発研究等が進め

＊4　port state control：船舶の国籍にかかわらず船体構造等要件を満たさない船舶の航行差し止め等を寄港国が行える制度．

られている.

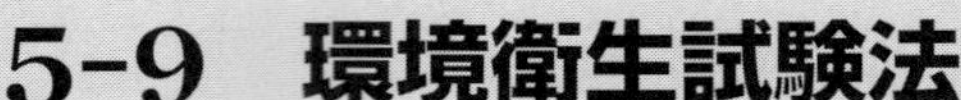

5-9　環境衛生試験法

C12　環境　(2) 生活環境と健康【水環境】
到達目標：
4) 水道水の水質基準の主な項目を列挙し，測定できる.（知識・技能）
7) DO，BOD，COD を測定できる.（技能）

5-9-1　飲料水試験法

水が飲料水として適するかどうかの試験法には，① 日本薬学会編「衛生試験法・注解」の水質試験法「飲料水」，② 水道法に基づく「水質基準に関する省令」で定められた方法がある．ここでは主として後者に準じた.

1) 一般細菌（標準寒天培地法）

生菌数とは，試料中に存在する菌のうち，中温で標準寒天培地に発育するものの総数をいい，飲料水，プール，下水道放流水の場合はこれを一般細菌数という.

試料水をメスピペットにより 2 枚以上のペトリ皿に 1 mL ずつ採り，これにあらかじめ加熱溶解させ 45 ～ 50 ℃に保った標準寒天培地を約 15 mL ずつ加えて十分に混合し，培地が固まるまで静置する．次にペトリ皿を逆さにして，35 ～ 37 ℃で 24 ± 2 時間培養した後，形成した集落を数え，試料 1 mL の菌数として表す.

2) 大腸菌（特定基質培地法）

特定基質培地法として，① MMO-MUG 法，② ONPG-MUG 法，③ ピルビン酸添加 XGal-MUG 法が採用できる.

特定基質培地法は大腸菌群の乳糖発酵性に関与する *β*-ガラクトシダーゼの有無で大腸菌群を判定する方法である．*β*-ガラクトシダーゼ活性を調べる酵素基質には，ONPG（*o*-ニトロフェノール-*β*-D-ガラクトピラノシド）および XGal（5-ブロモ-4-クロロ-3-インドリル-*β*-D-ガラクトピラノシド）があり，それぞれガラクトピラノシドの分解により遊離した発色物質で判定する．用いる酵素基質により，ONPG 法，XGal 法に分かれる．なお，両法ともその発色が大腸菌によるものであることが同時に判定できるよう培地には大腸菌に特異的に存在する酵素（*β*-グルクロニダーゼ）の基質 MUG（4-メチルウンベリフェニル-*β*-D-グルクロニド）が含まれており，発色した試験管について紫外線ランプ（波長 366 nm）を照射し，蛍光の有無およびその強度を観察し，その蛍光強度が蛍光確認液より弱い場合は陰性と判定する.

3）金属類

ヒトの健康の保護にかかわる有害金属類や水道水が有すべき性状に関する金属類などは，以下の方法で，個別または一斉分析することができる．

a）原子吸光光度計による分析

（1）フレームレス-原子吸光光度計による一斉分析法

カドミウム，セレン，鉛，ヒ素，六価クロム，亜鉛，アルミニウム，鉄，銅，ナトリウム，マンガンが対象となる．

（2）フレーム-原子吸光光度計による一斉分析法

カドミウム，六価クロム，亜鉛，鉄，銅，ナトリウム，マンガンおよびカルシウム，マグネシウム等（硬度）が対象となる．

（3）還元気化-原子吸光光度法による水銀分析法

$$HgCl_2 + SnCl_2 \longrightarrow Hg\uparrow + SnCl_4$$

（4）水素化物発生-原子吸光光度法によるセレン分析法

（5）水素化物発生-原子吸光光度法によるヒ素分析法

b）誘導結合プラズマ発光分光分析計

（1）誘導結合プラズマ発光分光分析による一斉分析

カドミウム，鉛，六価クロム，ホウ素，亜鉛，アルミニウム，鉄，銅，ナトリウム，マンガンおよびカルシウム，マグネシウム等（硬度）が対象となる．

（2）水素化物発生-誘導結合プラズマ発光分光分析法によるセレンおよびヒ素分析法

c）誘導結合プラズマ-質量分析装置による一斉分析

カドミウム，セレン，鉛，ヒ素，六価クロム，ホウ素，亜鉛，アルミニウム，銅，マンガンが対象となる．

4）有機溶媒類，消毒副生成物および臭気物質

ヒトの健康の保護にかかわる有機溶媒類や消毒副生成物，水道水が有すべき性状に関する臭気物質などは，以下の方法で，個別または一斉分析することができる．

a）ガスクロマトグラフ-質量分析計

（1）パージ・トラップ-ガスクロマトグラフ-質量分析法（PT-GC-MS 法）による一斉分析法

四塩化炭素，シス-1,2-ジクロロエチレンおよびトランス-1,2-ジクロロエチレン，ジクロロメタン，テトラクロロエチレン，トリクロロエチレン，ベンゼン，クロロホルム，ジブロモクロロメタン，ブロモジクロロメタンおよびブロモホルムが対象となる．

（2）ヘッドスペース-ガスクロマトグラフ-質量分析法（HS-GC-MS 法）による一斉分析法

四塩化炭素，シス-1,2-ジクロロエチレンおよびトランス-1,2-ジクロロエチレン，ジクロロメ

タン，テトラクロロエチレン，トリクロロエチレン，ベンゼン，クロロホルム，ジブロモクロロメタン，ブロモジクロロメタンおよびブロモホルムが対象となる．

(3) ヘッドスペース-ガスクロマトグラフ-質量分析法（HS-GC-MS法）

ジェオスミン，2-メチルイソボルネオールが対象となる．

(4) 固相抽出-ガスクロマトグラフ-質量分析法

1,4-ジオキサン，ジェオスミン，2-メチルイソボルネオールが対象となる．

(5) 固相抽出-誘導体化-ガスクロマトグラフ-質量分析法

フェノール類が対象となる．

(6) 溶媒抽出-ガスクロマトグラフ-質量分析法による一斉分析法

クロロ酢酸，ジクロロ酢酸およびトリクロロ酢酸が対象となる．

(7) 溶媒抽出-誘導体化-ガスクロマトグラフ-質量分析法

ホルムアルデヒドが対象となる．

(8) パージ・トラップ-ガスクロマトグラフ-質量分析法（PT-GC法）．

ジェオスミン，2-メチルイソボルネオールが対象となる．

5）陰イオン類

ヒトの健康の保護にかかわる項目であるシアン化物イオンおよび塩化イオン，塩素酸，臭素酸（臭素酸イオン），硝酸態窒素および亜硝酸態窒素，フッ素，水道水が有すべき性状に関する塩化物イオンなどは，以下のイオンクロマトグラフによる方法で一斉分析することができる．

(1) イオンクロマトグラフによる分析法

塩素酸が対象となる．

(2) イオンクロマトグラフ-ポストカラム吸光光度法

シアン化物イオンおよび塩化イオン，臭素酸が対象となる．

(3) イオンクロマトグラフ（陰イオン類）による一斉分析法

硝酸態窒素および亜硝酸態窒素ならびにフッ素および塩化物イオンが対象となる．

(4) イオンクロマトグラフ（陽イオン類）による一斉分析法

ナトリウムおよびカルシウム，マグネシウム等（硬度）が対象となる．

6）塩化物イオン

(1) イオンクロマトグラフ（陰イオン類）による一斉分析法（前出）

(2) 硝酸銀滴定法

クロム酸カリウム溶液を指示薬として，硝酸銀溶液で滴定する．硝酸銀が塩化物イオンと反応して塩化銀の白色沈殿を生じるが，硝酸銀が過剰になると黄褐色の沈殿が生成するので，これを終点とする．試料の色度が高いときは，水酸化アルミニウムで脱色する．

$$AgNO_3 + Cl^- \longrightarrow NO_3 + AgCl$$

$$2AgNO_3 + K_2CrO_4 \longrightarrow 2KNO_3 + Ag_2CrO_4$$

7）界面活性剤

（1）固相抽出-高速液体クロマトグラフ法

陰イオン界面活性剤が対象となる．

（2）固相抽出-吸光光度法

非イオン界面活性剤が対象となる．

8）有機物（全有機炭素（TOC）の量）

（1）全有機炭素計による測定法

【原理】 950 ℃の電気炉中におかれた触媒を充塡した燃焼管に試料水を注入し，水中の有機物を燃焼させて CO_2 に変え，非分散型赤外線吸収装置で測定する．本法は，還元性無機物の影響を受けることなく，水中の有機物をほぼ完全に CO_2 に変えて測定できる．全有機炭素を求める場合には無機炭素（燃焼温度 150 ℃）を差し引いて求める．

全有機炭素定量装置は，試料導入部，燃焼管，検出部（非分散型赤外線吸収装置），データ処理装置または記録装置を組み合わせたものである．

（2）有機物質等（過マンガン酸カリウム消費量）

水中の被酸化性物質によって消費される $KMnO_4$ の量のことで，水中の有機物の量としての指標となる．

【原理】 試料水に，一定量の $KMnO_4$ 溶液を加え，5 分間煮沸して有機物質を酸化する．次に，一定量のシュウ酸 $Na_2C_2O_4$ 溶液を加えて脱色後，残存する $Na_2C_2O_4$ を $KMnO_4$ 溶液で逆滴定する．

$$2KMnO_4 \longrightarrow K_2O + 2MnO + 5O$$

$$2KMnO_4 + 8H_2SO_4 + 5Na_2C_2O_4 = K_2SO_4 + 2MnSO_4 + 5Na_2SO_4 + 10CO_2 + 8H_2O$$

$$5\ \mathrm{mmol/L}\ Na_2C_2O_4\ 1\ \mathrm{mL} = 0.316\ \mathrm{mg}\ KMnO_4$$

【試験操作】 試料水の適量を正確に計量して三角フラスコにとり，蒸留水を加えて 100 mL とし，数個の沸騰石および希 H_2SO_4(1 + 2) 約 5 mL を加え，これに 2 mmol/L $KMnO_4$ 溶液 5 mL を加えて加熱し，5 分間煮沸する．次に火を去り，直ちに 5 mmol/L $Na_2C_2O_4$10 mL を加えて脱色させ，直ちに 2 mmol/L $KMnO_4$ 溶液を用いて微紅色が消えずに残るまで滴定し，前後に要した 2 mmol/L $KMnO_4$ 溶液の mL 数（a）を求め，次式により試料水の $KMnO_4$ 消費量（mg/L）を算定する．

$$\text{過マンガン酸カリウム消費量(mg/L)} = (aF - 10) \times \frac{1000}{\text{試料水(mL)}} \times 0.316$$

F ：2 mmol/L $KMnO_4$ の力価

力価は 1 以下でなければならない．力価が 1 以上であると $KMnO_4$ の消費量の少ない試料では $Na_2C_2O_4$ 溶液で脱色せず滴定ができなくなる．

9）カルシウム，マグネシウム等（硬度）

a）フレーム-原子吸光光度計による分析法

b）誘導結合プラズマ発光分光分析による分析法

c）誘導結合プラズマ-質量分析装置による分析法

d）イオンクロマトグラフ（陽イオン類）による分析法

e）EDTA による滴定法

【原理】 pH 8 ～ 10 にした試料水に，指示薬のエリオクロムブラック T（EBT）を加えると，水中の Ca^{2+}，Mg^{2+} と結合して赤紫色を呈する．エチレンジアミン四酢酸二ナトリウム（EDTA）を滴下しながら加えると，EBT と結合した Ca^{2+}，Mg^{2+} は EDTA との結合力のほうが強いため EBT が遊離し，EBT の青色となる終点まで滴定する．溶液中でのキレート結合の生成定数の大きさは，Ca-EDTA ＞ Mg-EDTA ＞ Mg-EBT ＞ Ca-EBT の順となるので，Mg^{2+}，Ca^{2+} が共存しているところに EBT を加えると反応 ① が先に起こり，そこに EDTA を滴下すると反応 ② が最後に起こる．

Mg^{2+} + EBT ⟶ Mg-EBT（赤紫色）　(pH 8 ～ 10) ……………………①

Mg-EBT + EDTA ⟶ Mg-EDTA + EBT（青色）　(pH 8 ～ 10) ……②

10）残留塩素（DPD（*N*, *N'*-ジエチル-*p*-フェニレンジアミン）法）

残留塩素は水道水質基準の項目ではないが，水道を管理する上での基準となる．この方法以外にも電流滴定法，ヨウ素滴定法などがあるが，本法が最もよく用いられている．

【原理】 DPD 法は，残留塩素を含む水に DPD 試薬を加えると，DPD が残留塩素により酸化されセミキノン体をつくり，その濃度に応じて桃～桃赤色を呈する反応に基づく．色調が似ている色素 C.I. Acid Red 265（衛生試験法では $KMnO_4$ 溶液）による標準比色列と比較して測定する．

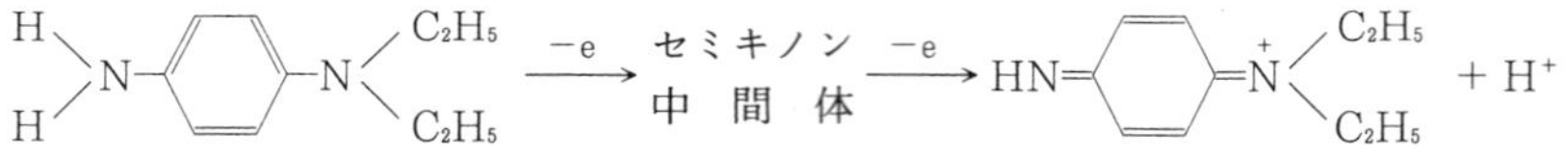

〔DPD〕 —(−e)→ セミキノン中間体 —(−e)→ 〔キノンジイミン(無色)〕 + H^+

キノンジイミン + DPD + H^+ ⇌ 〔セミキノン中間体(呈色)〕

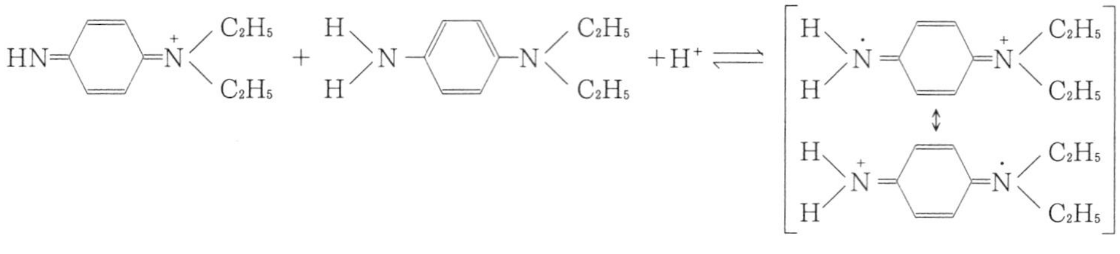

【試験操作】 リン酸塩緩衝液 2.5 mL を共栓試験管 50 mL に採り，これに DPD 試薬約 0.5 g を加える．これに水道水などの試料を加えて 50 mL とし，直ちに栓をして数回転倒，混和後，残留塩素標準比色列（C.I. Acid Red 265 標準液および精製水から調製）と側面から比色して遊離残留塩素濃度を求める．

この発色した溶液にヨウ化カリウムの粉末約 0.5 g を加えて溶かし，約 2 分静置後残留塩素標準比色列と比較して総残留塩素濃度を求める（5 分以内）．

総残留塩素濃度と遊離残留塩素濃度の差を結合残留塩素濃度とする．

5-9-2 下水・汚水に係る項目

1）溶存酸素 dissolved oxygen（DO）

溶存酸素量は大気との接触条件，温度，溶存物質（硫化物，亜硫酸塩，第一鉄塩その他，酸化，還元性物質などによって測定が妨害される）の量と性質，水中生物などの影響を受けやすいので，試料水を一定の条件で採取し，直ちに測定する．

a）ウインクラー法

【原理】 試料中の溶存酸素は，$MnSO_4$ 溶液およびアルカリ性 KI-NaN_3（アジ化ナトリウム）溶液を加えると，まず $Mn(OH)_2$ の沈殿を生じ，これが DO によって酸化されて H_2MnO_3（マンガン酸）を生成する．すると，この H_2MnO_3 が硫酸酸性下に KI を酸化し，DO と当量の I_2 を遊離する．これをチオ硫酸ナトリウム溶液で滴定し，溶存酸素を定量する方法である．

$$MnSO_4 + 2NaOH \longrightarrow Mn(OH)_2 + Na_2SO_4$$

$$2Mn(OH)_2 + O_2 \longrightarrow 2H_2MnO_3$$

$$H_2MnO_3 + 2KI + 2H_2SO_4 \longrightarrow I_2 + MnSO_4 + K_2SO_4 + 3H_2O$$

$$I_2 + 2Na_2SO_4 \longrightarrow 2NaI + Na_2S_4O_6$$

河川水，一般排水および下水中の溶存酸素の定量に適し，亜硝酸イオン 0.3 mg/L でも影響がなく（アジ化ナトリウムを添加して亜硝酸イオンの妨害を防ぐ），第一鉄イオン 1 mg/L 以下では妨害されない．

亜硝酸塩は DO を消費するため NaN_3 を添加し，分解除去する．

$$HNO_2 + 3NaN_3 + H_2SO_4 \longrightarrow 5N_2\uparrow + Na_2SO_4 + NaOH + H_2O$$

【試験操作】 測定びんに試料を充満させる．$MnSO_4$ 溶液 1 mL およびアルカリ性 KI・NaN_3 溶液 1 mL を加え，栓をして転倒混和し，沈殿を試料に十分接触させる．次に硫酸 1 mL を加えて振り動かして I_2 を遊離させる．I_2 が完全に遊離したら測定びんから適量（V_2 mL）の試料をフラスコに分取し，これをチオ硫酸ナトリウム溶液で滴定する（指示薬：デンプン試液）．次式によって DO（mg/L）を算出する．

$$DO(mg/L) = 0.2 \times aF \times V_1/V_2 \times 1000/(V_1 - 2)$$

a：滴定に要した 0.025 mol/L $Na_2S_2O_3$ 溶液の量（mL）

F：0.025 mol/L $Na_2S_2O_3$ 溶液の力価

V_1：ふ卵びんの容量（mL）

V_2：滴定に用いた試料の量（mL）

2）生物化学的酸素要求量 biochemical oxygen demand（BOD）

【原理】 あらかじめ溶存酸素（DO）を測定しておいた各希釈試料をふ卵びんに充満させ，暗所，20 ℃の恒温槽で5日間静置した後，溶存酸素量を測定し，この間に消費された O_2 量を求める．この O_2 量は試料中の好気性微生物が有機物を酸化分解するのに利用したものであることから両者に相関があり，有機物汚染を消費酸素濃度で表す．

【試験操作】 予想されるBODを包含するように段階的に希釈率を変えた数種類の希釈試料水を調製する．ここで用いる希釈水は20 ℃付近で曝気した水に無機栄養塩類を添加したものでpH 7.2を示す．もし，試料水に好気性微生物が十分存在しない場合は，さらに好気性微生物を添加する．これを植種希釈水という．希釈試料水について，恒温槽に入れる前の溶存酸素量と暗所，20 ℃の恒温槽で5日間静置した後の溶存酸素量（DO）を測定し，次式によってBODおよび15分間の酸素要求量（IDOD）を算出する．BOD算出に用いる数値は，20 ℃で5日間静置前のDOの40～70 %が消費された希釈率のものを採用する．

$$\mathrm{BOD}\,(\mathrm{mg/L}) = \frac{D_1 - D_2}{P}$$　（植種を行わないもの）

$$\mathrm{BOD}\,(\mathrm{mg/L}) = \frac{(D_1 - D_2) - (B_1 - B_2)f}{P}$$　（植種を行ったもの）

$$\mathrm{IDOD}\,(\mathrm{mg/L}) = \frac{D_C - D_1}{P}$$

D_1：希釈試料水を調製して15分後のDO（mg/L）

D_2：5日間培養後の希釈試料水のDO（mg/L）

D_c：希釈試料水を調製した直後のDO（mg/L）$= D_c \times (1 - P) + SP$

D_0：希釈水のDO（mg/L）

P：$\text{希釈率} = \dfrac{\text{試料水 mL}}{\text{希釈試料水mL}}$

S：試料水のDO（mg/L）

B_1：希釈植種水のDO（mg/L）（15分後）

B_2：5日間培養後の希釈植種水のDO（mg/L）

$$f = \frac{D_1\,\text{中の植種水の割合}(\%)}{B_1\,\text{中の植種水の割合}(\%)}$$

3）化学的酸素要求量 chemical oxygen demand（COD）

a）酸性高温過マンガン酸法

本法では炭水化物の有機物は酸化されやすいが，窒素質の有機物は酸化されにくい．得られた数値は 5 日間 BOD に近い場合が多い．

【原理】 試料に $AgNO_3$ を添加して妨害する Cl^- を除去した後，一定量の $KMnO_4$ 溶液を加え 100 ℃，30 分間加熱して有機物質を酸化する．次に，一定量のシュウ酸 $Na_2C_2O_4$ 溶液を加えて脱色後，残存する $Na_2C_2O_4$ を $KMnO_4$ 溶液で逆滴定する．

一般に水中の有機物，特に炭素質の有機物は酸化されやすいが，窒素質の有機物は酸化されにくい．また，亜硝酸塩，第一鉄塩，硫化物なども酸化される．

【試験操作】 試料水の一定量を三角フラスコにとり，水を加えて 100 mL とする．20 % $AgNO_3$ 溶液 5 mL を撹拌しながら加える．次いで 30 % $H_2SO_4$10 mL を加え，過剰の Ag^+ が完全に Ag_2SO_4 の沈殿として生成するまで撹拌したのち，5 mmol/L $KMnO_4$ 溶液 10 mL を正確に加えて煮沸水浴中にフラスコを入れ，30 分間加熱する．次に，12.5 mmol/L $Na_2C_2O_4$ 溶液 10 mL を正確に加え脱色させ，ただちに，5 mmol/L $KMnO_4$ 溶液で微紅色が消えずに残るまで滴定する．前後に要した 5 mmol/L $KMnO_4$ 溶液の合計 mL 数 a を求める．

別に同一条件で空試験を行い，前後に要した 5 mmol/L $KMnO_4$ 溶液の合計 mL 数 b を求める．

次式によって $KMnO_4$ による酸素要求量の mg/L を算出する．

$$\mathrm{COD\,(mg/L)} = 0.2 \times (\mathrm{a} - \mathrm{b}) \times \mathrm{F} \times \frac{1000}{\mathrm{V}}$$

a ：滴定に要した全 5 mmol/L $KMnO_4$ 溶液（mL）（1 mL = 0.2 mg O）
b ：空試験の滴定に要した 5 mmol/L $KMnO_4$ 溶液（mL）
F ： 5 mmol/L $KMnO_4$ 溶液のファクター
V ：試料水の量（mL）

b）ニクロム酸法

本法は酸化力が強く，有機物のほとんどが分解され，得られた数値は 20 日間 BOD に近い場合が多い．

【原理】 試料に $AgSO_4$ を添加した後，二クロム酸カリウム $K_2Cr_2O_7$ を加え，100 ℃，2 時間硫酸酸性下で加熱して有機物質を酸化する．未反応の $K_2Cr_2O_7$ を指示薬の *o*-フェナントロリン鉄（II）塩を用い，$FeSO_4(NH_4)_2SO_4$ で滴定する．

【試験操作】 試料水の一定量をフラスコにとり，水を加えて 50 mL とする．Ag_2SO_4 1 g を加えてよく振り混ぜ，0.04 mmol/L $K_2Cr_2O_7$ 溶液を正確に 10 mL および硫酸溶液 60 mL を加えて混和し還流冷却器を付けて 2 時間加熱する．冷却後，*o*-フェナントロリン鉄（II）塩試液を 2 ～ 3 滴加え，0.1 mol/L $FeSO_4(NH_4)_2SO_4$ で滴定する．滴定の終点は青緑色から赤褐色に変わるときとする．

$$COD(mg/L) = 0.8 \times (b - a) \times F \times \frac{1000}{V}$$

a：滴定に要した 0.1 mol/L $FeSO_4(NH_4)_2SO_4$ 溶液（mL）
b：空試験の滴定に要した 0.1 mol/L $FeSO_4(NH_4)_2SO_4$ 溶液（mL）
F：0.1 mol/L $FeSO_4(NH_4)_2SO_4$ 溶液のファクター
V：試料水の量（mL）

c）アルカリ性高温過マンガン酸法

本法塩化物イオンの妨害を受けない．

【原理】 試料水中の被酸化物質を，アルカリ性条件化で 100 ℃，1時間加熱して酸化する．次に，KI を加え硫酸酸性として未反応の $KMnO_4$ によって KI から I_2 を遊離させて，遊離させた I_2 を $Na_2S_2O_3$ で滴定する．

【試験操作】 試料水の一定量を共栓三角フラスコにとり，水を加えて 100 mL とする．20 % NaOH 1 mL を加えてアルカリ性とし，これに 5 mmol/L $KMnO_4$ 溶液 5 mL を正確に加えて，沸騰水浴中で 60 分間加熱する．次に，フラスコを水浴中に取り出し，10 % KI 溶液 1 mL を加え，冷後 10 % H_2SO_4 5 mL を加え，遊離した I_2 を 25 mmol/L $Na_2S_2O_3$ 溶液で滴定する．

別に同一条件で空試験を行う．滴定に要した 25 mmol/L $Na_2S_2O_3$ 溶液の mL 数 b を求める．

次式によって COD（mg/L）を算出する．

$$COD(mg/L) = 0.2 \times (b - a) \times F \times \frac{1000}{V}$$

a：滴定に要した 25 mmol/L $Na_2S_2O_3$ 溶液（mL）
b：空試験の滴定に要した 25 mmol/L $Na_2S_2O_3$ 溶液（mL）
F：25 mmol/L $Na_2S_2O_3$ 溶液のファクター
V：試料水の量（mL）

4）浮遊物質 suspended solid（SS）

一定量の試料水をろ紙（5 種 C）を敷いたガラスろ過器 1G2 を用いて吸引ろ過する．これを 105 ℃でほとんど恒量になるまで乾燥し，デシケーター中で放冷したのち，秤量する．この重量と先に測定しておいたガラスろ過器の重量との差 a（mg）を求め，次の式により求める．

浮遊物質（mg/L）＝ a × 1000/試料（mL）

5-9-3 空　気

1）室内空気試験法

a）気　温

棒状温度計またはアスマン通風湿度計を用いて測定することができるが，棒状温度計は熱輻射の影響を受けやすいので，一般にアスマン通風湿度計の乾球の示度が用いられる．気温は通常摂氏で表し，摂氏（C）と華氏（F）との間には次式の関係がある．

$$\mathrm{F} = 9\,\mathrm{C}/5 + 32$$

b）気　湿

アスマン通風湿度計やアウグスト乾湿計を用いて測定できるが，アウグスト乾湿計は輻射および風の影響を受けやすいので，一般にアスマン通風湿度計を用いて測定する．アスマン通風湿度計は，乾球および湿球温度計からなり，両温度計の示度差から湿度を求める．外部をメッキして熱輻射の影響を防ぎ，さらに通風するために正確な測定値が得られる．（1）および（2）式により，湿度（H）を算定する．

$$f = f' - 0.5\,(t - t')\,\frac{P \times 100}{755} \qquad (1)$$

$$H = \frac{f}{F} \times 100 \qquad (2)$$

t　：乾球温度計の示度（℃）
t'：湿球温度計の示度（℃）
P：気圧計の示度（Pa）
f'：湿球示度 t' ℃における水蒸気最大張力（Pa）（付表 5-21 参照）
f　：試料空気の水蒸気張力（Pa）
F：乾球示度 t ℃における水蒸気最大張力（Pa）（付表 5-21 参照）

また，アスマン通風湿度計湿度表（付表 5-22）によっても求めることができる．

c）カタ冷却力

乾カタ冷却力は乾カタ温度計を用いて測定する．乾カタ温度計を約 65 ℃の温湯に浸し 38 ℃以上に温め，球部の水分を拭い去ったのち，垂直に固定してアルコール柱が 38 ℃から 35 ℃まで下降するのに要する時間（秒）を測定する．この操作を 3 ～ 5 回連続して繰り返したのち，その平均値（T）を求め，次式により，乾カタ冷却力（H）を算定する．

$$H\ (\mathrm{mcad/cm^2/sec}) = f/T$$

f：カタ係数

湿カタ冷却力は湿カタ温度計（球部を純絹製袋で覆ったもの）を用いて，乾カタ冷却力と同様に操作して求める．なお，温湯から取り出した際に絹製袋についた過剰の水分は拭い去る．

d）気　動

気温および乾カタ冷却力より（1）または（2）式より，算定する．

気動 1 m/sec 以下のとき

$$V = \left(\frac{H/\theta - 0.2}{0.40}\right)^2 \qquad (1)$$

気動 1 m/sec 以上のとき

$$V = \left(\frac{H/\theta - 0.13}{0.47} \right)^2 \qquad (2)$$

V：気動（m/sec）
H：乾カタ冷却力
θ：$36.5 - t$℃（気温）

あるいは，乾カタ温度計による気動算出表（付表5-23）から直接読み取ってもよい．また，湿カタ温度計を用いて，湿球温度と湿カタ冷却力を求め，気動算定図表（図5-33）によっても気動を求めることができる．

e）感覚温度

アスマン通風湿度計の乾球温度と湿球温度および気動の値から，感覚温度図表（図5-34）を用いて求める．

f）熱輻射

黒球温度計（つや消し中空の黒球に温度計を挿入したもの）を用いて測定する．

g）二酸化炭素

検知管法を用いて測定する．検知管法は，検知剤を充塡した検知管に試料空気を導入することによって，検知剤が試料中の二酸化炭素と反応して変色することを利用した方法である．検知剤にはNaOH・チモールフタレイン検知剤とヒドラジン・クリスタルバイオレット検知剤の2種がある．NaOH・チモールフタレイン検知剤は活性アルミナ粒にチモールフタレインを加えたNaOH溶液を吸着させたものであり，二酸化炭素によりpHの変化を受けて青紫色からうすい桃色に変化する．ヒドラジン・クリスタルバイオレット検知剤は活性アルミナ粒にクリスタルバイオレットとヒドラジンを吸着させたものであり，次式のように二酸化炭素がヒドラジンと反応してカルバジル酸を生成して，pH指示薬のクリスタルバイオレットが白色から紫色に変化する．

$$CO_2 + NH_2NH_2 \longrightarrow NH_2NHCOOH$$

なお，NaOH・チモールフタレイン検知管法は反応が遅く，測定に5分を要するのに対して，ヒドラジン・クリスタルバイオレット検知管法は1～2分で測定できる．

h）一酸化炭素

検知管法および非分散型赤外線吸収法を用いて測定する．一般に室内の一酸化炭素の測定には検知管法が用いられ，大気環境中一酸化炭素の測定には赤外線吸収法が用いられる．非分散型赤外線吸収法は，一酸化炭素の連続自動測定に適した方法で，大気環境測定用や排出源測定用の装置がある．検知管法は，シリカゲル粒に亜硫酸パラジウムカリウム溶液（$K_2Pd(SO_3)_2$）を吸着させた検知剤を用いて，検知剤が一酸化炭素と反応して以下の反応式のように金属Pdを析出し，黒色を呈することを利用した方法である．

$$K_2Pd(SO_3)_2 + CO \longrightarrow CO_2 + SO_2 + Pd + K_2SO_3$$

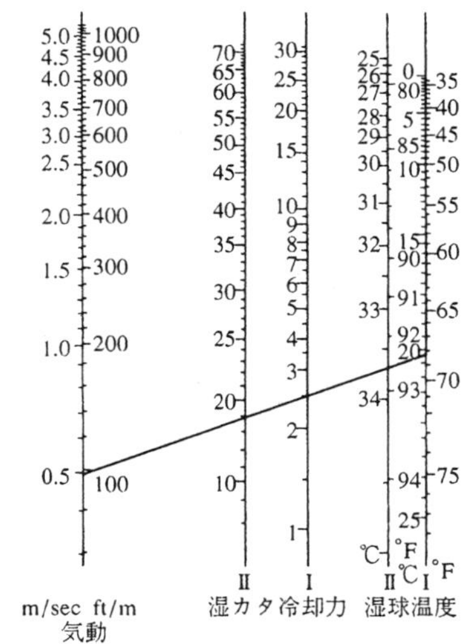

図 5-33 湿カタからの気動算定図表

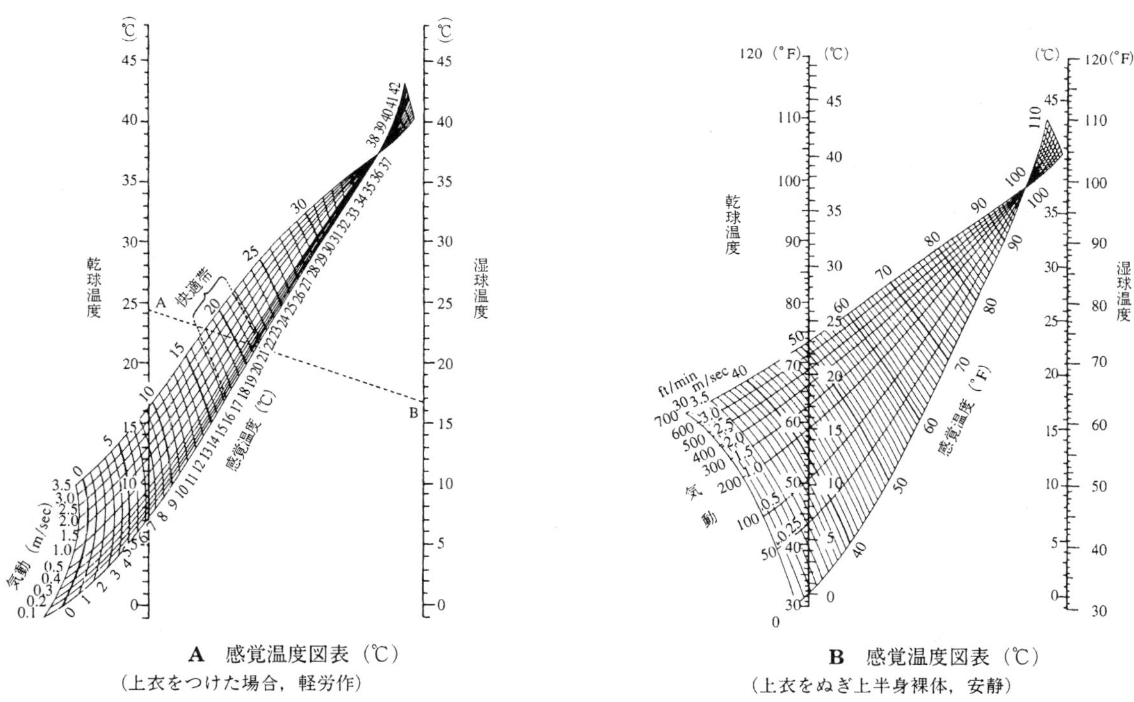

A 感覚温度図表 (℃)
(上衣をつけた場合, 軽労作)

B 感覚温度図表 (℃)
(上衣をぬぎ上半身裸体, 安静)

図 5-34 感覚温度図表

i) じんあい (粒子状物質)

じんあいとは, 空気中に浮遊する固体の微粒子をいう. 捕集装置を用いて, ろ紙に試料空気を採取し, その重量を測定する. 捕集装置には, 作業環境中の粒子状物質の測定に用いられるハイボリウムエアーサンプラー (吸引流量: 1 ~ 1.5 m^3/min) と室内中の粒子状物質の測定に用いられるローボリウムエアーサンプラー (吸引流量: 0.01 ~ 0.03 m^3/min) がある.

j）落下細菌数

落下細菌とは，一定時間内に一定面積の寒天平板培地上に落下して発育する細菌の総数をいう．標準寒天培地を入れたシャーレ（内径：約 9 cm）4 個を試験場所に置き，同時に 3 個のふたをとり，5 分間露出した後ふたをし，シャーレを上下転倒して，36 ± 1 ℃，24 ～ 48 時間培養する．得られた一平板当たりの集落数（平均値）を測定する．

k）照　度

光電池照度計を用いて測定する．その精度は，およそ± 15 %以下である．

l）換　気

室内の有害ガス濃度を許容量以下にするための必要換気量は次式により算定する．

$$V = \frac{M \cdot 100}{C_{\mathrm{s}} - C_{\mathrm{o}}}$$

V　：必要換気量（m^3/h）
M　：室内で発生するガス量（m^3/h）
C_{s}　：供用濃度（%）
C_{o}　：外気中または給気ガスのガス濃度（%）

2）大気汚染物質試験法

a）二酸化硫黄

二酸化硫黄の定量には，トリエタノールアミン・パラロザニリン法と溶液導電率法が用いられる．

トリエタノールアミン・パラロザニリン法：試料空気中の二酸化硫黄をトリエタノールアミン水溶液に吸収させて安定化し，ホルムアルデヒド存在下でパラロザニリンと反応させて生じた赤紫色（パラロザニリンメチルスルホン酸）を比色定量（560 nm）する．

溶液導電率法：試料空気を吸収液（微量の硫酸を含む過酸化水素水）に通じると，二酸化硫黄は過酸化水素によって酸化されて硫酸となり，吸収液の導電率が上昇するので，この導電率を測定して求める．

b）窒素酸化物

窒素酸化物の定量には，ザルツマン法と化学発光法が用いられる．

ザルツマン法：試料空気中の二酸化窒素（NO_2）は，酢酸酸性下でスルホン酸・*N*-(1-ナフチル)エチレンジアミン混合液中でジアゾカップリングして赤色色素を生成するので，これを比色定量（545 nm 付近）する．さらに，試料空気中の一酸化窒素（NO）は，過マンガン酸カリウムで NO_2 に酸化して，同様の操作を行う．

化学発光法：試料空気中 NO は，オゾン（O_3）と反応して励起状態の NO_2 を生成し，これが基底状態の NO_2 に戻るときに生じる発光を測定する．また，試料空気中 NO_2 はいったん NO に還元したのちに定量する．

c）オキシダント

オキシダントの定量には，中性ヨウ化カリウム法が用いられる．試料空気を中性ヨウ化カリウム溶液中に通じると，I_2 が遊離する．I_2 と I^- が反応して生じた I_3^- の吸光度（352 nm）を測定して定量する．

d）一酸化炭素

一酸化炭素の定量には，検知管法や非分散型赤外線吸収法などがあるが，大気環境の測定には非分散型赤外線吸収法が用いられる（5-9-3，1），h）参照）．

e）浮遊粒子状物質

ローボリウムエアーサンプラーに 10 μm より大きい粒子を除去する分粒装置を装着し，試料空気中の浮遊粒子状物質をろ紙上に捕集して，その重量を測定する．

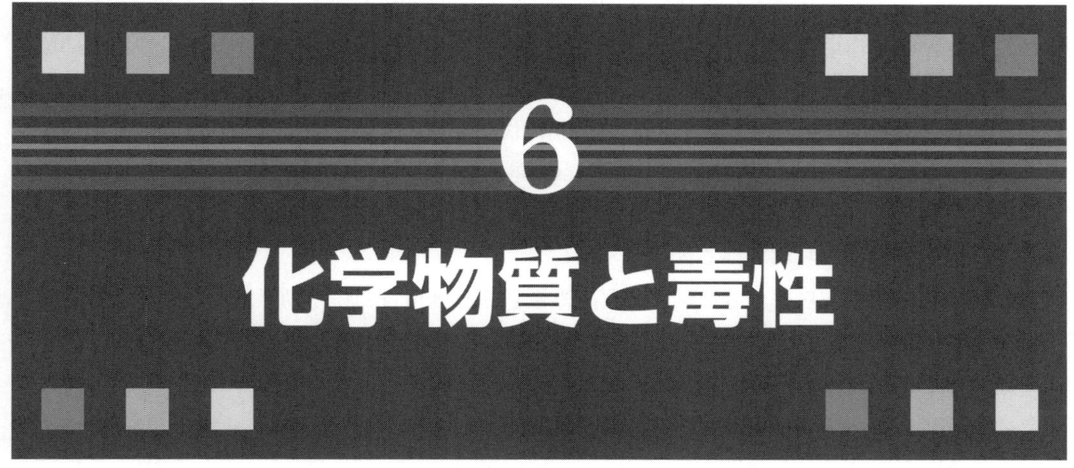

6 化学物質と毒性

化学物質の毒性からヒトの生命活動を衛るための化学は毒性学であり，衛生薬学の関連分野である．対象とする化学物質は食品成分や食品の変質に伴って生成する化学物質，食品汚染物質，自然毒に始まり，人工的に合成された医薬品，食品添加物，農薬，工業化学製品，さらに環境汚染物質に至るまで，生物圏に存在するすべての化学物質に及んでいる．ヒトに対する化学物質の毒性を定性的・定量的に解析することによって，「毒性の本体は何か」，「どのような毒性なのか」，「毒性機序は何か」が初めて明らかにされ，また，有用な化学物質の創製に必要不可欠な安全性評価や構造最適化を進めるための理論的裏付けにもなるのである．第6章では，6-1で化学物質の体内動態と毒性発現について概説する．6-2では日本人の死因第1位である癌の主要因である化学発癌について主な化学発癌物質と発癌機構を，6-3では発癌以外の毒性についても毒性機序を中心にさまざまな観点から化学物質の毒性および関連する試験法を論述する．6-4では化学物質の安全性評価の仕組みとヒトの健康障害を未然に防ぐための法的規制を，6-5ではその使用が社会的な問題となる主な薬毒物中毒とその解毒法・検出法について論述する．

6-1　異物の体内動態

C12　環境　(1) 化学物質の生体への影響【化学物質の代謝・代謝的活性化】
到達目標：
1) 代表的な有害化学物質の吸収，分布，代謝，排泄の基本的なプロセスについて説明できる．
2) 第Ⅰ相反応に関わる代謝，代謝的活性化について概説できる．
3) 第Ⅱ相反応に関わる代謝，代謝的活性化について概説できる．

人体を構成する化学物質およびその前駆物質（栄養素など）以外で，ヒト生体内に摂取される化学物質を生体異物 xenobiotics または単に異物 foreign compounds という．異物がヒトに対して毒作用を発現する場合は，異物そのものが毒作用を発現する場合と，体内で代謝されて生成する活性代謝物が毒作用の本体である場合がある．いずれにしても，毒作用の発現量は作用部位におけるヒトの感受性と毒作用本体の濃度に依存する．生体内の異物濃度の変動は体内動態，すなわち，異物の吸収 absorption，分布 distribution，代謝 metabolism，排泄 excretion の各過程によって規定される（図 6-1）．体内動態は各過程の頭文字をとって ADME（アドメ）と称され，医薬品の安定性・有効性・安全性評価を柱とした創薬研究においては薬物動態学 pharmacokinetics（PK）として位置づけられている．

毒作用発現の観点からは，毒性試験などの毒性学的評価項目と体内動態を関連させた毒物動態学 toxicokinetics（TK）として，医薬品の有害作用などを含めた毒作用の機序解明や対策および創薬研究などに関わっている．

このように，異物の体内動態は異物の毒作用発現にも密接に関連しているため，毒性 toxicity を加えて ADMET あるいは ADMETox という用語も使われている．

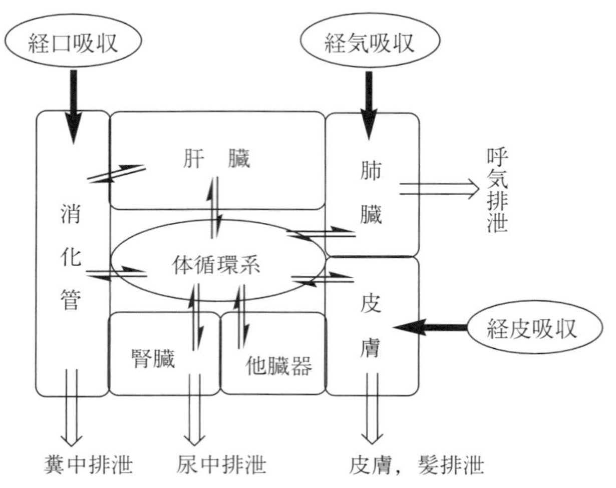

図 6-1　異物の体内動態模式図

6-1-1　吸収 absorption

吸収とは異物が体外から細胞膜を経て体循環系（血液やリンパ液）に入るまでの過程をいう．ヒトの主要吸収部位は，① 経口的な場合は口腔から続く消化器官，② 経気道的な場合は鼻腔から続く呼吸器官，③ 経皮的な場合は皮膚および眼である．

1）細胞膜輸送機構

上記した異物の吸収部位のいずれにおいても，上皮細胞や内皮細胞の細胞膜は異物の吸収過程の障壁となっている．細胞膜は内と外を区別するものであるが，細胞が栄養素などの必要な物質を特異的に取り込み，不要な物質を細胞外に排泄し，細胞内外の正常な物質濃度差を維持する機能を発現するためには，専用の出入口（輸送機構）が必要である．細胞膜は基本的には図 6-2

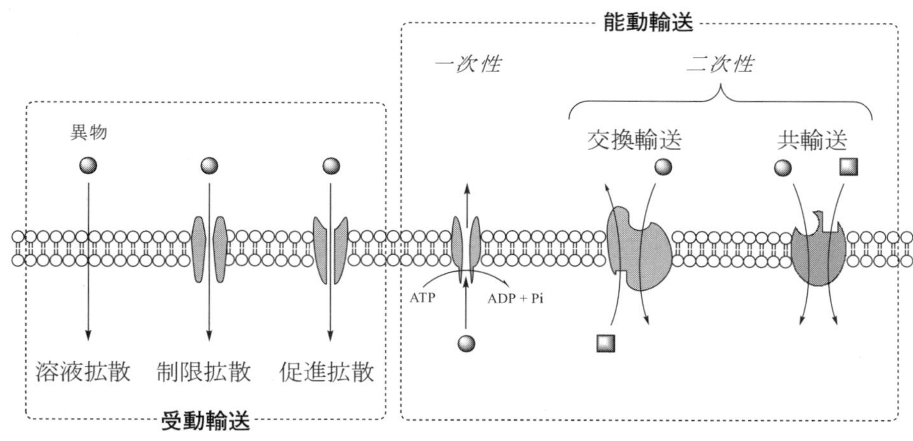

図 6-2　細胞膜輸送機構の模式図

の模式図で示したリン脂質の二重層を主骨格としており，種々の輸送機構が存在している．

多くの異物は細胞膜を経由する経細胞経路で吸収されるが，細胞と細胞の隙間を抜ける細胞間隙経路も知られている．異物の経細胞経路である生体膜輸送機構は表 6-1 にまとめた．

輸送機構は受動的輸送 passive transport と能動的輸送 active transport に大別され，前者はさらに輸送担体（トランスポーターと呼ばれる）を必要としない単純拡散 passive diffusion とトランスポーターが介在する促進拡散 facilitated diffusion に分類される．単純拡散は多くの脂溶性異物の膜透過に関与するが，制限拡散は分子の大きさや荷電によって制限される．能動輸送もいくつかに細分類されているが，すべてトランスポーターが関与している．輸送される異物の大きさはいずれも分子量が 1,000 位までであるが，さらに分子量の大きなタンパク質（ペプチドホルモンやある種の免疫グロブリン，タンパク毒素など）や石綿などの巨大分子は膜動輸送 membrane-mobile transport （あるいは cytocis）で取り込まれる．細胞外から細胞内への膜動輸送をエンドサイトーシス endocytosis，逆の細胞内から細胞外への膜動輸送をエキソサイトーシス exocytosis という．

表 6-1　異物の細胞膜輸送機構

<table>
<tr><th colspan="3">輸送機構の名称</th><th>輸送の駆動力</th><th>その他の特徴</th></tr>
<tr><td rowspan="4">受動輸送</td><td rowspan="3">単純拡散</td><td>溶解拡散</td><td rowspan="4">細胞内外の異物の濃度差などの電気化学ポテンシャルの差</td><td>脂溶性で分子量が小さい異物ほど拡散が速い．</td></tr>
<tr><td>制限拡散</td><td>水溶性の異物が水で充満した細孔を拡散する(細孔経路)．</td></tr>
<tr><td>溶媒牽引</td><td>静水圧差による細孔内の水流に乗って移動する．</td></tr>
<tr><td colspan="2">促進拡散</td><td>担体輸送なので飽和現象や競合阻害がある．</td></tr>
<tr><td rowspan="3">能動輸送</td><td colspan="2">一次性能動輸送</td><td>ATP から供給されるエネルギー</td><td>担体輸送なので飽和現象や競合阻害がある．
P-糖タンパク質は異物の一次性能動輸送体である．</td></tr>
<tr><td rowspan="2">二次性能動輸送</td><td>共輸送</td><td rowspan="2">細胞内外のイオン濃度差や電位差</td><td>異物は駆動力となるイオンと同方向に移動する．</td></tr>
<tr><td>交換輸送</td><td>異物は駆動力となるイオンと逆方向に移動する．</td></tr>
</table>

栄養素などの内因性成分の輸送に関与しているトランスポーターは一般に基質特異性が高いが，近年，異物の吸収部位や代謝部位において発現しているP-糖タンパク質などのトランスポーターは基質特異性が広く，多くの異物の吸収，分布や排泄に重要な役割を演じている．

表6-2には異物の細胞膜輸送に関わるトランスポーターをまとめた．分類Aの一次性能動輸送（ATP依存）と分類Bの二次性能動輸送（ATP非依存）に大別される．一次性能動輸送ではATPaseと呼ばれるイオン輸送型ポンプとABC（ATP binding cassette）トランスポーターファミリーがある．前者にはNa^+/K^+-ATPaseなどがあり，このATPaseは細胞外へのNa^+イオンの汲み出しと細胞内へのK^+イオンの取込みを行っている．この際に形成されるNa^+イオン勾配は分類Bに属するNa^+依存性の二次性能動輸送の駆動力になっている．後者にはP-糖タンパク質（P-gp）やMRP（multidrug resistance-associated protein），BCRP（breast cancer resistance protein）が分類され，異物の細胞外への排出に直接関与している．MRPやBCRPは癌細胞の薬剤耐性と関連している．分類Bの二次性能動輸送に関与するトランスポーターは，オリゴペプチドやペプチド性異物，有機アニオン性（カルボン酸系化合物など）および有機カチオン性（コリンなど）に分類される内因性成分および異物の細胞内外の輸送に関与している．

表6-2　異物の細胞膜輸送に関わる主なトランスポーター

分類		輸送される主な基質	主な発現部位
A	P-糖タンパク質	中性～塩基性異物で高脂溶性	肝，腎，小腸，脳，胎盤
	MRP	有機アニオン系異物（抱合体も）	肝，腎，小腸，脳，胎盤
	BCRP	中性～酸性異物（抱合体も）	肝，小腸，脳，胎盤
B	オリゴペプチドトランスポーター	ペプチド結合を有する異物	小腸，肝，腎
	有機アニオントランスポーター	有機アニオン系異物（抱合体も）	肝，腎，脳，胎盤
	有機カチオントランスポーター	有機カチオン系異物	腎，肝，胎盤，脳，小腸
	肝特異的有機アニオントランスポーター	有機アニオン系異物（抱合体も）	肝，小腸

2）油-水分配係数とpH-分配仮説

脂溶性の高い異物は脂溶性に富む細胞膜に親和性があるので，膜内外の異物濃度勾配に依存する単純拡散で細胞内に吸収される．脂溶性が高すぎると溶解度が低く膜内外の濃度差が小さいため，透過速度は遅くなるが，一般に，細胞膜は脂溶性異物の侵入に対して無防備である．

非電解質異物（PCBなど）の吸収速度は，当該異物の脂溶性の程度，すなわち，油-水分配係数 oil-water partition coefficient（K）に依存する．一般に，脂溶性の高い異物はKが大きく，単位時間当たりの吸収量が高くなる．

一方，弱電解質異物（安息香酸やアニリンなど）の吸収率は，当該異物のKと細胞膜内外のpH差によるpH-分配仮説 pH-partition hypothesis の両方に依存する．pH-分配仮説とは，弱電解質異物の吸収率がpH依存性を示す現象を説明する理論で，図6-3に示すようにイオン型の異物は水溶性が高いので細胞膜透過性は極めて低いが，脂溶性である分子型（非イオン型）異物は細胞膜を透過できるとするものである．分子型（非イオン型）とイオン型の比率はHenderson-

Hasselbalch の式（図 6-3 参照）で表される pH 依存性を示すので，吸収率も pH 依存性を示すことになる．図 6-3 において，弱酸性電解質の分子型は HA でイオン型は A^-，弱塩基性電解質の分子型は B でイオン型は BH^+，それらの酸解離定数は K_a で表している．

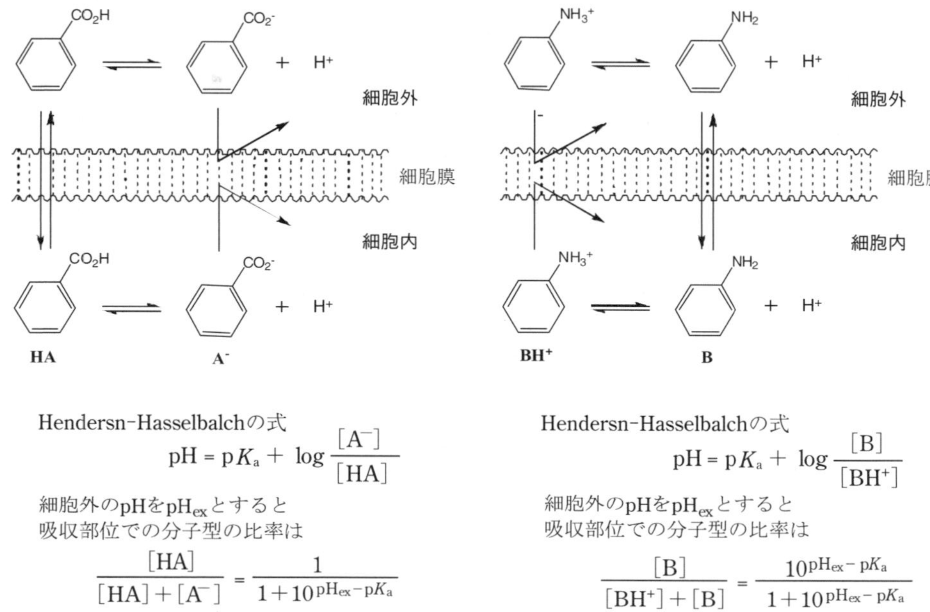

$$pH = pK_a + \log\frac{[A^-]}{[HA]}$$

$$\frac{[HA]}{[HA]+[A^-]} = \frac{1}{1+10^{pH_{ex}-pK_a}}$$

$$pH = pK_a + \log\frac{[B]}{[BH^+]}$$

$$\frac{[B]}{[BH^+]+[B]} = \frac{10^{pH_{ex}-pK_a}}{1+10^{pH_{ex}-pK_a}}$$

図 6-3　弱電解質異物（安息香酸やアニリンなど）の膜透過における pH 分配仮説

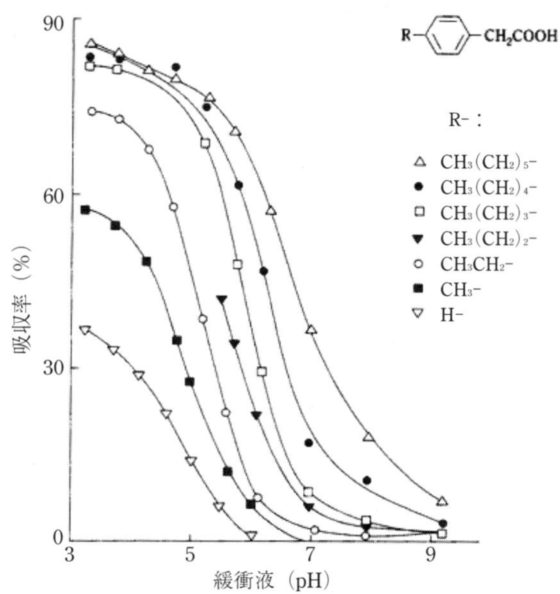

図 6-4　*p*-アルキルフェニル酢酸の口腔粘膜からの吸収に対する pH とアルキル炭素数の影響

（A.C.Moffatt, “Drug Metabolism in Man”, eds. by J. W. Gorrodand, A. H. Beckett, pp. 16, Taylor & Francis （1978）より）

弱酸性電解質の場合，細胞外液での分子型比率は細胞外液の pH_{ex} が pK_a よりも低いほど高く，逆に弱塩基性電解質の場合の分子型比率は pH_{ex} が pK_a よりも高いほど高くなる．図 6-4 には，ほぼ同じ pK_a 値（4.31 ～ 4.37）を有する 7 種のパラアルキルフェニル酢酸の吸収率（%）と細胞外液 pH の関係を示してある．これらの異物は弱酸性電解質であるので，細胞外液の pH が低いほど分子型比率が高くなり，吸収率も高くなる．細胞内の pH はこれら異物の pK_a 値よりも高いので，細胞内に移行した弱酸性異物は細胞膜を透過できないイオン型比率が高くなる．また，どの pH においてもアルキル基炭素数の増大に伴って吸収率が高いのは，脂溶性，すなわち，油-水分配係数がその順に高いことを反映している（pK_a 値はほぼ同じなので分子型比率はほぼ同じ）．表 6-3 にはヒトの体液や分泌液の pH を示したが，中にはかなりの pH 変動幅を示すものもある．これら体液や分泌液の pH に近い pK_a を有する弱電解質異物は，その pH のわずかな変動によっても分子型比率が変化するので，当該異物の吸収や排泄に大きな影響を受ける．

表 6-3　ヒトの体液と分泌液の pH

体液または分泌液	pH	体液または分泌液	pH
血液	7.4	脳脊髄液	7.4
乳	6.6 ～ 6.9	唾液	7.2
胆汁	7.4 ～ 8.5	涙	7.4
胃液	1.0 ～ 3.0	尿	4.8 ～ 7.5
膵液	8.0	糞	7.0 ～ 7.5
腸液	5.0 ～ 7.7		

6-1-2 分布 distribution

吸収部位から体循環系に入った異物は，主に血流によって全身の組織に可逆的に移行する．この過程を分布という．毒作用の発現量は作用部位におけるヒトの感受性と毒作用本体の濃度に依存するので，各組織への分布過程は重要な要因となる．例えばメチル水銀の体内分布で最高濃度を示すのは血球であるが，メチル水銀の標的器官 target organ は脳である．このように感受性に差がある場合は，必ずしも最も高濃度に分布する器官が標的となるとは限らない．

異物の分布に影響する要因とその特徴を列記する．

① **組織の循環血液量**：肝臓や腎臓などの血流量の多い組織は，一般に分布平衡に速く到達する．脂肪組織は血流量が少ないので分布平衡への到達は遅いが，脂肪量が多いため脂溶性の高い異物は分布しやすい．

② **組織-血液間分配係数**：主に組織内と血液内における脂肪量や pH の差などが影響している．組織血流量と同様に分布平衡までの時間に影響する．

③ **組織関門（血液-脳関門，血液-脳脊髄液関門，血液-胎盤関門）**：一般に，異物の脂溶性が高いほど，また分子量が小さいほど関門を透過しやすい．表 6-2 に示したトランスポーターは，異物の取込みあるいは排泄にも関与している．

④ **タンパク結合**：血液中では主にアルブミンが異物との可逆的なタンパク結合に関与している．

アルブミンと結合している異物は組織に分布できない．組織中にも異物を結合するタンパク質が知られている．タンパク結合率は異物の化学構造，脂溶性，電荷状態などによって大きく異なる．

⑤ **異物側の化学的・物理的性質**：上記の 4 項目のすべてに関連するが，異物の分子量，脂溶性，pH による荷電状態，タンパク結合率などがあげられる．

6-1-3 代謝 metabolism

吸収されて各組織に分布した異物は，各組織で酵素による化学変化を受ける．この過程を（異物）代謝という．異物の代謝に関与する酵素は生体内物質の合成や分解反応あるいは体内で不要となった物質を排泄型代謝物に変換する反応に関与しており，異物専用の代謝酵素として存在しているのではない．異物代謝の役割を簡潔に述べると，内因性不要物の場合と同様に，異物を体外排泄型の代謝物に変換させる一連の（生）化学反応である．

肝臓は一連の代謝酵素を有し，異物の処理能力が大きい主要な代謝担当臓器である．他に尿中への排泄機能を担当する腎臓や異物吸収部位である消化管や肺，皮膚における異物代謝も知られている．また，体循環液である血液中における代謝も知られている．タンパク結合に関与している血清アルブミンは，ある種のエステル性異物に対する加水分解（エステラーゼ）活性を有している．したがって，化学構造や物理的性質を異にする多種類の異物の代謝的運命は，当該異物の吸収部位，組織分布濃度，タンパク結合率，当該異物が代謝に関与する酵素の基質となり得る（立体）化学構造を有しているかに大きく依存している．

これまでに知られている主な異物代謝機構を表 6-4 にまとめた．

第Ⅰ相反応 phase Ⅰ reaction は酸化，還元，加水分解反応である．例えば，酸化反応では芳香環への水酸基の導入，還元反応ではカルボニル基の水酸基への誘導，加水分解ではカルボン酸エステルからカルボキシル基を出現させるなど，第Ⅰ相反応では異物は極性基の導入あるいは出現を伴って脂溶性が減弱することになる．

第Ⅱ相反応 phase Ⅱ reaction は抱合反応と呼ばれる．メチル抱合（化），アシル抱合（化）およびロダン化以外の抱合反応では，異物の極性基に水溶性の高い内因性成分が結合するので，体外排泄型の代謝物への変換といえる．

腸内微生物による代謝も重要である．異物が経口摂取されて小腸から吸収される前に腸内微生物による代謝を受ける場合がある．また，胆汁経由で小腸に排泄される場合（p.322）は異物の抱合型代謝物が腸内微生物によって脱抱合化され，抱合を受ける前の異物が再生して小腸から再吸収される，いわゆる腸肝循環（p.323）を起こすことも知られている．表 6-4 に示すように，腸内微生物による主な代謝は加水分解（脱抱合）反応および還元反応である．

脂溶性が高く，極性基を保持していないベンゼンのような異物は，一般に第Ⅰ相反応（フェノールを生成）に続いて第Ⅱ相反応（グルクロン酸抱合など）を受けて排泄される．もしも異物がベンゼンでなくフェノールであった場合は既に第Ⅱ相反応に必要な極性基（フェノール性水酸基）を有しているので，直接第Ⅱ相反応（グルクロン酸抱合など）を受けて排泄される．また，第Ⅰ相反応で充分に水溶性が得られた場合は第Ⅱ相反応を受けることなく排泄されることも

表 6-4　異物代謝の分類

反応形式		具体的な反応	関与酵素名　（局在部位）
第Ⅰ相反応（官能基導入反応）	酸化	脂肪族，芳香族炭化水素の水酸化	シトクロム P450 (Ms)
		アルケンのエポキシ化	シトクロム P450 (Ms)
		酸化的脱 N, O, S-アルキル化	シトクロム P450 (Ms)
		酸化的脱アミノ化	シトクロム P450 (Ms) MAO (Mt)
		N, S 原子の酸化	シトクロム P450，FMO (Ms)
		アルコールの酸化	シトクロム P450 (Ms) アルコール脱水素酵素 (S10.5)
		アルデヒドの酸化	アルデヒド脱水素酵素 (Mt, Ms, S10.5) アルデヒド酸化酵素 (S10.5, Mt, Ms)
	還元	アゾ，アゾキシの還元 ニトロ，ニトロソの還元	シトクロム P450 (Ms) NADPH-P450 還元酵素 (Ms) NAD(P)H キノン酸化還元酵素 (S10.5)
		アルデヒドの還元 ケトンの還元	カルボニル還元酵素 (S10.5) アルコール脱水素酵素 (S10.5)
	加水分解	エステル，アミドの加水分解	エステラーゼ (Ms, S10.5)
		エポキシドの加水分解	エポキシド加水分解酵素 (Ms, S10.5)
		グルタチオン抱合体の加水分解	ペプチダーゼ (S10.5)
		硫酸エステルの加水分解	スルファターゼ (Lys, Ms，腸内細菌)
		グルクロニドの加水分解	β-グルクロニダーゼ (Lys，腸内細菌)
第Ⅱ相反応（抱合反応）		グルクロン酸抱合	UDP-グルクロン酸転移酵素 (Ms)
		グルコース抱合	UDP-グルコース転移酵素 (Ms)
		硫酸抱合	硫酸転移酵素 (S10.5)
		グリシン抱合	グリシン抱合酵素 (Mt)
		グルタチオン抱合	グルタチオン S-転移酵素 (Ms, S10.5)
		メチル抱合（化）	メチル転移酵素 (Ms, S10.5)
		ロダン化（チオシアナート化）	ロダネーゼ (Mt)
微生物叢反応		加水分解（脱抱合）反応，還元反応	

ある．さらに，抱合反応を受けた後でも第Ⅰ相反応に戻って極性基導入を受ける場合が知られるようになり，代謝反応の順序をⅠおよびⅡで示さずに，第Ⅰ相反応を官能基導入反応 functionalization reaction，第Ⅱ相反応を抱合反応 conjugation reaction と呼ぶこともある．

異物はこの第ⅠおよびⅡ相反応によって官能基が抱合化されて水溶性が増大し，一般に毒性は低減する．最終的な体外排泄は尿中排泄と胆汁経由による糞中排泄であるが，代謝担当臓器の細胞内で生成した排泄型異物が尿中および胆汁中に排泄されるためには，いくつかの細胞膜を通過する必要がある．この排泄型異物，すなわち抱合体の細胞膜輸送に関与しているのが先に述べた能動輸送機構のトランスポーターである．この機構が正常作動しないと，抱合体は細胞内に蓄積して抱合反応に関与する酵素を阻害したり，リソゾーム酵素などによる脱抱合を受けて抱合前の異物に戻って細胞障害などの毒性を発揮する可能性がある．異物あるいはその抱合体がこのような能動輸送機構によって細胞外に排泄される過程を，異物代謝の第Ⅲ相過程 phase Ⅲ process ということもある．

表 6-4 に示した代謝に関与する各酵素は，細胞のホモジネートを遠心分画して得られるミクロソーム画分（略号 Ms，細胞内小器官である小胞体 endoplasmic reticulum が細胞分画操作のホモジネートの際に機械的に断片化されて Ms 画分となる）および非ミクロソーム画分（略号 S10.5；細胞内小器官名は可溶性画分 cytosol, 略号 Lys；細胞内小器官名はリソソーム lysosome, 略号 Mt；細胞内小器官名はミトコンドリア mitochondria）のいずれかに局在あるいは複数の画分に存在している．小胞体はタンパク質合成の場であるリボソーム ribosome が付着した粗面 rough 小胞体と付着していない滑面 smooth 小胞体があるが，異物代謝酵素活性は後者のほうが高い．

A　第Ⅰ相反応（官能基導入反応）

1）酸化 oxidation

a）脂肪族および芳香族炭化水素の水酸化

アルカンおよびアルキル置換芳香族化合物のアルキル基や芳香環上の炭素原子の水酸化は，シトクロム P450 による酸化（一原子酸素添加 mono-oxygenation）反応によって進行する．

水酸化部位にはアルキル鎖の末端（ω 位）および ω-1 位の他に，ベンジル位やアリル位（α 位）が酸化されやすい．酸化的脱アルキル化（c 項参照）でのアルキル基の酸化部位は α 位である．

P450

OH　OH　OH

α 酸化　ω-1 酸化　ω 酸化

芳香環の水酸化位置は一般に炭素原子上の電子密度や置換基の立体的効果の影響を受ける．芳香環炭素上での直接水酸化機構とアレンオキシド経由での水酸化機構などが考えられている．後者では，エポキシド環の開環方向の違いから，水酸基の置換位置が異なる異性体が生成する．

R　P450　R O　R O　R O

R OH　R OH　R OH

アレンオキシド体は一般に化学的に反応性が高く，細胞内の求核性が高い成分と反応して種々の毒性に関与する活性親電子種と考えられている．例えば，多環芳香族炭化水素の中にはベンゾ[*a*]ピレンなどの発癌性物質が知られており，その代謝活性化機構にはアレンオキシド体生成が関与（p.329）している．一方，アレンオキシド体は，求核性の高いグルタチオンとの反応（グルタチオン抱合）やエポキシド加水分解酵素によるジヒドロジオール体への加水分解を受ける．これらの反応は，一般に解毒反応とされている．

b）アルケンのエポキシ化

アルケンの酸化によるアルケンオキシド体の生成も，シトクロム P-450 によって触媒される．アルケンオキシド体はアレンオキシド体と同様に，DNA などの求核反応性の高い部位と反応する．塩化ビニルモノマー，アフラトキシン，ベンゾ[*a*]ピレンなどの化学発癌物質の代謝活性化にアルケンのエポキシ化の関与（p.329）が知られている．アルケンオキシド体もエポキシド環の開環を伴って，ビニルアルコール体（アルケンの水酸化体）を生成する．また，グルタチオン抱合やエポキシド加水分解酵素による加水分解は，アレンオキシド体と同様にアルケンオキシド体の解毒反応である．

R–CH=CH–R —(P 450)→ [R–CH(–O–)CH–R] ⟶ R–CH=C(OH)–R

c）酸化的脱 N, O, S-アルキル化

ヘテロ原子（N，O および S）に結合しているアルキル基は，シトクロム P450 による α 位の酸化を受けた場合は化学的に不安定なカルビノールアミン，ヘミアセタールおよびヘミチオアセタールを生成する．これらは酸および塩基触媒による非酵素的反応によって，対応する脱アルキル化体と元のアルキル基由来のカルボニル化合物（アルデヒドまたはケトン）に分解する．このタイプの酸化反応は，発癌物質であるジアルキルニトロソアミンの代謝活性化に関与している．

R－(NH, O, S)－CH_2－R′ —(P450)→ [R－(NH, O, S)－CH(O－H)－R′] ⟶ R－(NH_2, OH, SH) ＋ R′－CHO

d）酸化的脱アミノ化

① シトクロム P450 による酸化

脂肪族第一級および第二級アミンはシトクロム P450 による α 位酸化機構と N 原子の酸化機構の二経路によって，それぞれ脂肪族アルデヒド（R′ ＝ H の場合）および脂肪族ケトン体を生成する．

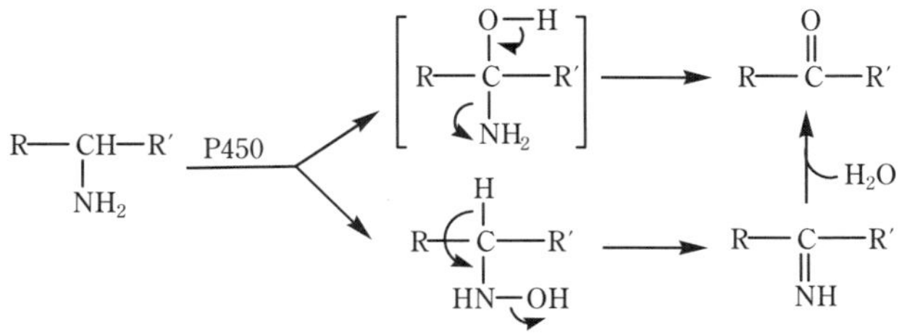

② モノアミン酸化酵素（MAO）による酸化

MAO はミトコンドリア外膜に局在する FAD を補酵素とするフラビン酵素で，第 1 級～第 3 級アミンの酸化を行う．

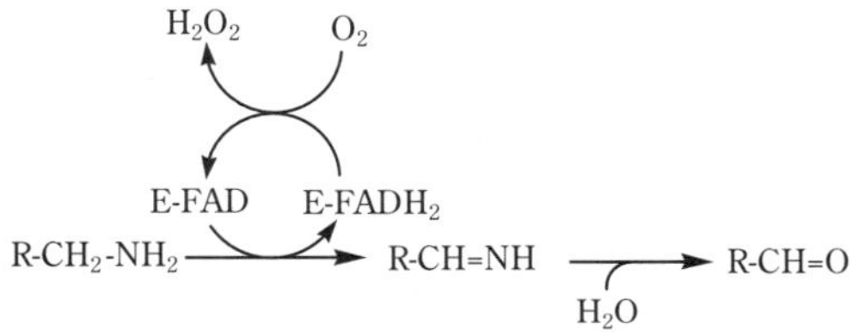

e）N，S 原子の酸化

① シトクロム P450 による酸化

N 原子では比較的塩基性が弱い芳香族アミンや脂肪族第一級アミン，S 原子では比較的求核性が低いスルフィド体の酸化を触媒する．中等度の N および S 原子の酸化は FMO と競合する．

② フラビン含有モノオキシゲナーゼ（FMO）による酸化

N 原子では比較的塩基性が強い第二級および三級アミン，S 原子では比較的求核性が高い S 含有化合物の酸化を触媒する．中等度の N および S 原子の酸化は P450 と競合する．

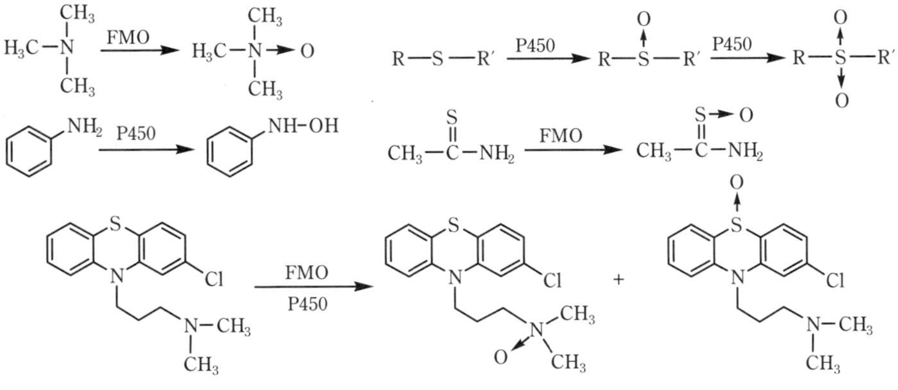

芳香族第一級アミンの *N*-水酸化体はメトヘモグロビン血症および発癌性に関与している．また，フェナセチンや 2-アセチルアミノフルオレンなどの芳香族アミンの酸アミド体の *N*-水酸化も，肝臓障害や発癌性における代謝活性化として知られている．

S 原子の酸化はチオノ体の有機リン剤の代謝活性化に関与しており，シトクロム P450 による

S 原子の酸化で酸化的脱硫化が起こり，活性なオクソン体の有機リン剤となって殺虫効果を発揮する．

f）酸化的脱ハロゲン化

シトクロム P450 はハロゲン化アルキル（ハロタンやクロロホルムなど）の α 炭素の水酸化やテトラクロロエチレンのエポキシド化を触媒し，それら不安定な酸化成績体の分解物としてハロゲン化アシル，トリクロロ酢酸，ホスゲン，シュウ酸，二酸化炭素，一酸化炭素などが生成する．

$$F_3C-CH(Cl)-Br \xrightarrow{P450} \left[F_3C-C(Cl)(OH)-Br\right] \xrightarrow{-HBr} \left[F_3C-C(=O)-Cl\right] \xrightarrow{H_2O} CF_3-CO_2H + HCl$$

$$Cl-CH(Cl)-Cl \xrightarrow{P450} \left[Cl-C(Cl)(OH)-Cl\right] \xrightarrow{-HCl} \left[Cl-C(=O)-Cl\right] \xrightarrow{H_2O} CO_2 + HCl$$

ホスゲン

$$Cl_2C=CCl_2 \xrightarrow{P450} \left[Cl_2C\overset{O}{-}CCl_2\right] \longrightarrow CCl_3CO_2H + (COOH)_2 + CO_2 + CO + HCl$$

g）アルコールの酸化

$$RCH_2OH + O_2 + 2H^+ + 2e^- \longrightarrow RCHO + 2H_2O \quad (1)$$

$$RCH_2OH + NAD^+ \longrightarrow RCHO + NADH + H^+ \quad (2)$$

$$RCH_2OH + H_2O_2 \longrightarrow RCHO + 2H_2O \quad (3)$$

式 (1) はシトクロム P450 による酸化反応で，エタノール誘導性の CYP2E1 が関与している．ミクロソーム系酵素なので，MEOS（microsomal ethanol oxidizing system）とも呼ばれる．

式 (2) は補酵素 NAD^+ 存在下で細胞可溶性画分に局在するアルコール脱水素酵素 alcohol dehydrogenase が触媒する酸化で，可逆反応である．幅広い基質特異性がある．この酵素には活性の異なるアイソザイムが知られ，日本人の約 90 % はエタノールの酸化活性が高いアイソザイムを有している．

式 (3) はペルオキシゾームに局在するカタラーゼ catalase が触媒する酸化である．この系は主にメタノールの酸化に関与している．エタノール酸化の主要な酵素はアルコール脱水素酵素である．

h）アルデヒドの酸化

$$RCHO + NAD(P)^+ + H_2O \longrightarrow RCOOH + NAD(P)H + H^+ \quad (4)$$

$$RCHO + H_2O + O_2 \longrightarrow RCOOH + H_2O_2 \quad (5)$$

$$RCHO + O_2 + 2H^+ + 2e^- \longrightarrow RCOOH + H_2O \quad (6)$$

式 (4) はミトコンドリア，ミクロソーム，可溶性画分に分布しているアルデヒド脱水素酵素

aldehyde dehydrogenase が，NAD^+ または $NADP^+$ を補酵素にして，毒性の高いアセトアルデヒドなどのアルデヒド類を不可逆的に対応するカルボン酸に酸化する反応である．アイソザイムが知られ，それぞれの基質特異性は低く，アイソザイム間の基質特異性には重複が見られる．アセトアルデヒドの代謝で主役をなすアイソザイム（肝臓や腎臓のミトコンドリアに局在する）を欠損（遺伝子の点突然変異による）している割合が高い東洋人では，少量のアルコール摂取でも血中アセトアルデヒド濃度が高くなり，顔面紅潮や二日酔いの症状などが起きやすい．日本人の約40 %はこの酵素を欠損しているといわれている．

式 (5) はアルデヒド酸化酵素 aldehyde oxidase やキサンチン酸化酵素 xanthine oxidase によるものである．O_2 は酸化酵素が触媒する反応で電子受容体となって過酸化水素となる．

式 (6) はシトクロム P450（CYP2C 類）が関与するミクロソーム系の酸化反応である．

i）ミクロソーム酵素シトクロム P450 と FMO による酸化機構

肝ミクロソーム画分には図 6-5 に示したように NAD(P)H-ミクロソーム電子伝達系と 2 種類の一原子酸素添加酵素系 monooxygenase system，すなわちヘム鉄系のシトクロム P450 cytochrome P450（P450）と非ヘム鉄系のフラビン含有一原子酸素添加酵素 flavin-containing monooxygenase（FMO）が存在している．P450 は上記のように各種の酸化反応（正しくは一原子酸素添加反応）を触媒するが，e）項で示したように塩基性や求核性の高い N，S などの原子の酸化反応効率は低い．逆に FMO はそのような原子の酸化反応を触媒するので，この種の酸化反応において両系は互いに補完する関係にある．NAD(P)H-ミクロソーム電子伝達系は 2 種類のフラビン含有酵素である NADH-シトクロム b_5 レダクターゼ（fp1）と NADPH-シトクロム P450 レダクターゼ（fp2）からなる酸化還元酵素系で，NAD(P)H からの電子を P450 に供給している．

P450 は分子量約 5 万の酸化酵素で，活性部位にヘムを有し，システイン残基と水分子がヘムの鉄原子にリガンドとして配位している．P450 という名称は，このヘムタンパク質をハイドロ

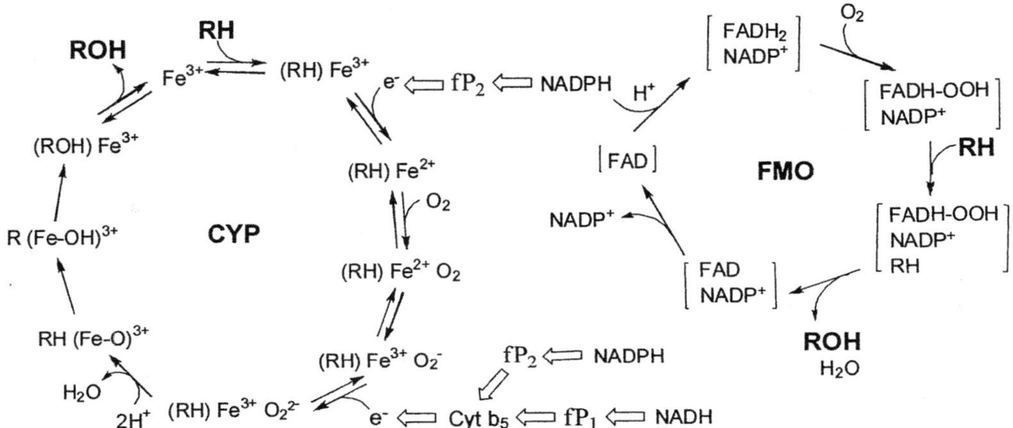

図 6-5　肝ミクロソーム中の 2 種類の一原子酸素添加酵素系による異物の酸化機構
略語）RH；基質，ROH；酸化成績体，Fe^{3+} および Fe^{2+}；P450 の酸化および還元体，fp1；シトクロム b_5 還元酵素，fp2；シトクロム P450 還元酵素，Cytb_5；シトクロム b_5

サルファイトで還元してから一酸化炭素と結合させると，450 nm 付近に極大吸収を示すことに由来する．P450 は微生物から高等動植物まで広く存在し，動物における臓器分布では肝臓を主要発現臓器としてほとんどの臓器の細胞に分布している（赤血球と精子を除く）．肝細胞内分布では主に滑面小胞体，粗面小胞体，核膜，リボソーム，ゴルジ体，ミトコンドリアに分布している．ミトコンドリアの P450 は主に内在性物質の生合成に関与しており，異物代謝において主役を演ずる P450 は主に小胞体の P450 である．多くの分子種が知られており，アミノ酸配列の相同性に基づいた分類がなされている．

P450 による異物の酸化反応は $RH + O_2 + NAD(P)H + H^+ \longrightarrow ROH + H_2O + NAD(P)^+$ で表される．酸化機構は，図 6-5 の酸化型 P450（図の Fe^{3+}）のヘム近傍にある脂溶性の基質結合部位に異物が結合し，NADPH から fp2 を介して 1 電子が渡されて P450 は還元型（Fe^{2+}）となる．次に O_2 と結合して複合体を形成した後，2 電子目が NADPH から fp2 あるいは NADH から fp1 とシトクロム b_5 を介して供給され，反応性の高い複合体となって酸化生成物 ROH と H_2O が生成すると共に，元の酸化型 P450（Fe^{3+}）に戻る．CO は基質・還元型 P450 複合体が O_2 と結合する際に競合し，ヘム鉄と CO の親和性は O_2 のそれよりも数百倍強いため，P450 の酸化反応は CO によって阻害される．また，O_2 分圧が低い部位（肝臓の中心小葉など）では，P450 は酸化反応以外に，ニトロ基などの還元反応（p.15）も触媒する．

FMO による酸化反応も P450 と同様に，NADPH と O_2 が関与する一原子酸素添加反応である．分子量は約 6.0 万で補欠分子族として分子内に FAD を有し，アミノ酸配列の相同性に基づいて 5 分類されている．それらの発現部位および発現量は互いに異なっており，FMO3 は肝臓での主な分子種で発現量も多い．酸化機構（図 6-5）は NADPH が FMO に結合して $FADH_2/NADP^+$ 複合体を形成した後で O_2 が結合し，ハイドロパーオキシ FAD 複合体となる．基質となる異物はこのハイドロパーオキシ部と反応して酸化生成物 ROH となる．

表 6-5 には，異物代謝に関与するヒトの主な P450 分子種の特徴をまとめた．P450 は多くの分子種が知られており，それぞれが基質特異性や基質酸化部位の位置特異性を有している．この分子多様性は，P450 が関与する異物代謝の種差や臓器差などに現れている．ある分子種の P450 に対して複数の異物が基質として競合する場合もあり，代謝における医薬品相互作用の 1 つの要因となっている．P450 の分類および命名法は，CYP（cytochrome P450 の下線部の略）に続く○□△で表記するものである．○の部分には群 family を表すアラビア数字，□部分には亜群 subfamily を示すアルファベットの大文字，△の部分には分子種 gene を示すアラビア数字が入る．アミノ酸配列の相同性が 40 % を超える分子種は群，相同性が 55 % を超える分子種は亜群とされる．

哺乳動物の異物代謝型 CYP 1 ～ 4 群の中で，ヒト肝ミクロソームで発現している主な P450 は，CYP3A4 が全体の約 30 % を占め，その次が CYP2C 亜群，CYP1A2，CYP2E1 などである．CYP3A4 は肝以外に消化管にも多く発現しており，消化管では全 P450 発現量の約 70 % を占めている．異物代謝における寄与率では，CYP3A4 が最も高く，次いで CYP2D6，CYP2C 亜群，CYP1A2 の順である．

異物代謝に関与する P450 は一種の適応酵素 adaptive enzyme であり，基質である異物によって酵素発現量が増加（酵素誘導という）する場合が知られている．表 6-5 に示したように，主

表 6-5 異物代謝に関与するヒトの主な P450 分子種の特徴

P450 名	主な発現部位	基質となる主な異物	その他の特徴
CYP1A1	肺，腎，消化管	ベンゾ[*a*]ピレン等 PAHs	通常は肝臓で発現せず．喫煙や PAHs は誘導剤．遺伝的多型あり．
CYP1A2	肝	芳香族および異項環アミン広く芳香族化合物	エストロゲン代謝に関与．アミンの N-水酸化やアフラトキシンの C-水酸化などを触媒．遺伝的多型あり．
CYP1B1	肝以外組織	PAHs 芳香族および異項環アミン	ダイオキシンで誘導． 発癌性物質の代謝活性化に関与．
CYP2A6	肝，肺，鼻粘膜	アルキルニトロソアミン，アフラトキシン類	ニコチン代謝に関与．遺伝的多型あり． フェノバルビタールなどで誘導．
CYP2B6	肝，消化管，肺	7-エトキシクマリンなど	テストステロン代謝に関与．遺伝的多型あり．フェノバルビタールなどで誘導．
CYP2C8	肝，消化管，肺	リドカイン，トルブタミド	レチノイン酸代謝に関与． フェノバルビタールなどで誘導．
CYP2C9	肝，消化管，肺	ジクロフェナクなど多くの医薬品	主に脂溶性で酸性の低分子量の異物代謝に関与．遺伝的多型あり．フェノバルビタールなどで誘導．
CYP2D6	肝，腎，消化管	コデイン，イミプラミンなど多くの医薬品	多くの薬物代謝に関与．酵素誘導は知られていない．遺伝的多型あり．
CYP2E1	肝，肺，胎盤	エタノール，ジメチルニトロソアミン，トルエン	低分子量で比較的水溶性の異物代謝に関与．エタノールで誘導．遺伝的多型あり．
CYP3A4	肝，消化管，肺	アフラトキシン B_1，他，アセトアミノフェンなど多くの医薬品	ステロイド類や多くの薬物代謝に関与．総 P450 量の約 30 % を占める．西洋オトギリ草などで誘導．遺伝的多型あり．
CYP3A5	消化管，腎	多くの医薬品	3A4 と基質特異性類似．遺伝的多型あり．
CYP3A7	肝（胎児）	CYP3A4 と類似の基質	胎児肝の主分子種で出生後に成人レベルまで低減．

な誘導剤としてはベンゾ[*a*]ピレンや 3-メチルコラントレンなどの多環芳香族炭化水素 polycyclic aromatic hydrocarbon（PAH）や喫煙は CYPIA1 や 1A2 を誘導する．フェノバルビタールは CYP2B および 2C 亜群を，セント・ジョーンズ・ワート（西洋オトギリ草）は CYP3A4 を，飲酒（エタノール）は CYP2E1 を誘導する．PAH による CYP1A1/1A2 の誘導について，核内レセプター（AhR）と PAH の結合物が核内に移行して CYP1A 遺伝子の転写を促進する一連の機序が知られている．他の CYP 分子種の誘導には異なる核内レセプターが関与している．

P450 の阻害に関しては，前述したように P450 代謝において異物の競合が起こる場合，お互いが競合阻害剤の関係となる．異物あるいはその代謝物が P450 と結合することで阻害が起こる例としては，マクロライド系抗生物質やグレープフルーツジュース中の成分（フロクマリン類）などによる CYP3A4 の阻害，アゾール系抗真菌薬による CYP2C9 および CYP3A4 などの阻害が知られている．ピペロニルブトキシド（穀類の防虫剤）は CYP 阻害作用を有し，ピレトリンなどの殺虫剤の効果持続に使用されていた農薬である（現在は失効）．また，嫌酒剤として知られるジスルフィラムはアルデヒド脱水素酵素および CYP2E1 の阻害作用がある．

2）還元 reduction

a）アゾ，アゾキシ，ヒドラゾおよびニトロ，ニトロソ，ヒドロキシルアミノの還元

この還元には還元型シトクロム P450（図 6-5 の $RH \rightarrow RH_2$ を参照）や NADPH-P450 還元酵素などのミクロソーム系酵素と可溶性画分に存在する NAD(P)H-キノン還元酵素（別名，DT-ジアフォラーゼ）などが関与している．P450 による還元は O_2 によって阻害されるので，肝中心小葉部位などの O_2 分圧の低い部位に限定される．ヒドロキシルアミノ体は主に芳香族ニトロおよびアミノ化合物によるメトヘモグロビン血症や発癌などの毒性に関わる重要な代謝物である．第三級アミンの *N*-オキシドから元のアミンへの還元もこの系による．

$$R{-}NO_2 \xrightarrow{2H^+ + 2e^-} R{-}NO \xrightarrow{2H^+ + 2e^-} R{-}NHOH \xrightarrow{2H^+ + 2e^-} R{-}NH_2$$

$$R{-}N(\rightarrow O){=}N{-}R \xrightarrow{2H^+ + 2e^-} R{-}N{=}N{-}R \xrightarrow{2H^+ + 2e^-} R{-}NH{-}NH{-}R \xrightarrow{2H^+ + 2e^-} R{-}NH_2$$

（R−NO と R−NHOH から R−N＝N−R が生成）

b）アルデヒド，ケトン，キノン類の還元

カルボニル還元酵素は肝臓や腎臓の可溶性画分に存在しており，アルデヒドを主に還元するアルデヒド還元酵素とアルデヒドとケトンの両方を還元するケトン還元酵素に分類されている．NADPH を主な電子供与体とし，一般にケトンでは酸化還元平衡は還元体であるアルコール生成側に片寄っている．アルデヒドは対応するカルボン酸への不可逆的酸化経路のほうが優位であるが，催眠薬として使用されていた抱水クロラールは生体内で還元されてアルコール体となる．アルコール脱水素酵素も NADH 依存性のカルボニル還元活性を示し，平衡は還元方向に片寄っている．

ベンゾキノンやナフトキノン類は前述の NAD(P)H-キノン還元酵素（別名 DT-ジアフォラーゼ）で還元される．この酵素は NADH と NADPH を同等に電子供与体とする．

$$CCl_3{-}CH(OH)_2 \longrightarrow CCl_3{-}CH_2OH$$

$$O{=}C_6H_4{=}O \longrightarrow HO{-}C_6H_4{-}OH$$

c）還元的脱ハロゲン化 reductive dehalogenation

ミクロソーム系の電子伝達系および還元型シトクロム P450 が関与する還元的な脱ハロゲン化はラジカル反応機構で進行する．吸入麻酔薬ハロタンや四塩化炭素の例が知られている．いずれの場合でも反応性の高いラジカル中間体が関与するので，O_2 との反応による活性酸素種の生成とも関連して脂質過酸化などを起こしたり，生体内成分と共有結合することで肝障害を起こす．

$$F_3C-CHBrCl \xrightarrow[e^-]{Br^-} F_3C-\dot{C}HCl \xrightarrow[e^-]{F^-} F_2C=CHCl$$

$$CCl_4 \xrightarrow[e^-]{Cl^-} \cdot CCl_3 \xrightarrow[e^-]{Cl^-} :CCl_2$$

3）加水分解 hydrolysis

a）エステル，アミドの加水分解

異物が加水分解を受けるエステルおよびアミド結合は，他にチオエステルやヒドラジド，カルバミン酸エステル，リン酸エステルおよびリン酸アミドなどがある．カルボキシルエステラーゼ carboxylesterase は代表的な加水分解酵素で多くの臓器・組織に分布しているが，肝臓，腎臓，小腸および血漿などで活性が高く，ミクロソーム画分に存在する．基質特異性は一般に低い．数種の分子種が知られているが，活性中心はセリン残基（Ser，Glu，His のトライアド形成）である．血液中にはコリンエステラーゼが存在し，エステル型異物の場合は分布過程でも血液中で加水分解を受けることになる．他に，アルデヒド脱水素酵素やアルコール脱水素酵素，血清アルブミンなどにも加水分解活性が認められている．

$$R-C(=O)-(O, S, NH)-R' \xrightarrow{H_2O} R-C(=O)-OH + R'\text{-}(OH, SH, NH_2)$$

b）エポキシドの加水分解

エポキシド加水分解酵素 epoxide hydratase（epoxide hydrolase）は肝臓で最も活性が高く，他に腎臓や肺など多くの臓器に発現している．主にミクロソーム画分に存在し，活性中心は Asp 残基である．芳香族炭化水素やアルケン類の酸化で生成したエポキシド体を加水分解して，より極性が高い 1,2-ジオール体を生成する．アフラトキシン B_1 由来の親電子性の高いエポキシド体は加水分解されて親電子反応性を失うので，一種の解毒反応である．

$$\text{(aflatoxin } B_1 \text{ epoxide)} \xrightarrow{H_2O} \text{(diol: HO, OH, H, O, O, OCH}_3\text{)}$$

しかし，発癌物質ベンゾ［*a*］ピレンの代謝活性化では，最初に生じたアレンオキシド体が本酵素で加水分解された後，再度 P450 により酸化されて DNA との反応性が高いアルケンオキシド体（7,8-ジオール-9,10-エポキシド体）が生成する代謝活性化機構なので，この場合，エポキシド加水分解酵素は代謝活性化に関与する酵素となる．

カルバマゼピンやスチルベンなど多くの異物のエポキシド体は，加水分解によって極性の高い代謝物となる同時に，抱合反応に関与する水酸基が導入される．また，アレンオキシド体の加水分解物である1,2-ジオール体は，芳香環化による共鳴安定化ゆえに，脱水反応が起きて水酸化体であるフェノール体を与えることも知られている．

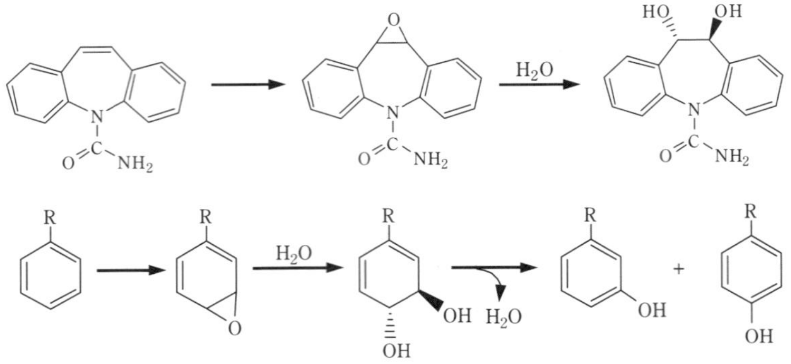

c）硫酸抱合体，グルクロン酸抱合体，グルコース抱合体，グルタチオン抱合体の加水分解

前述したように，排泄型代謝物（抱合体）が胆汁排泄された場合には，腸内細菌が有する各種加水分解酵素によって加水分解されて抱合前の異物およびその代謝物が再生し，その一部は再び小腸から吸収される腸肝循環が起こる．硫酸抱合体にはスルファターゼ，グルクロン酸抱合体にはβ-グルクロニダーゼ，グルコース抱合体にはβ-グルコシダーゼが加水分解に関与する．β-グルクロニダーゼは哺乳動物にもリソソーム局在酵素として存在するが，異物代謝にはほとんど関与していない．

グルタチオン抱合体は排泄前に腎臓でペプチダーゼ類の修飾を受け，最終的にメルカプツール酸となって排泄される．メルカプツール酸の一部はさらにβ-リアーゼで分解される．胆汁排泄されたメルカプツール酸やアミノ酸抱合体は腸内細菌のペプチダーゼによる加水分解を受けて腸肝循環に入る．

B　第Ⅱ相反応（抱合反応）

a）グルクロン酸抱合

グルクロン酸抱合 glucuronic acid conjugation は植物や動物において行われている抱合反応の代表的なものである．UDP-グルクロン酸転移酵素 UDP-glucuronosyltransferase （UGT）は異物や内在性基質（ビリルビン，ステロイド，胆汁酸など）の極性官能基にグルクロン酸を転移させる反応を触媒する酵素で，ミクロソームに局在している．肝臓が主な発現臓器であるが，腎臓，消化管，肺など多くの臓器・組織で発現している．UGT は P450 と同様に分子種が存在し，UGT1 と UGT2 という 2 つの群に分類されている．ヒトでは 17 分子種が知られており，例えば UGT1A1 は内在成分であるビリルビンやα-ナフトールなどの異物のグルクロン酸抱合を触媒し，フェノバルビタールによって酵素誘導される．グルクロン酸抱合体であるグルクロニドの特徴を以下に示す．

① 極性官能基（$-NH_2$，$-OH$，$-SH$，$-CO_2H$）を抱合するため，一般に異物の毒性は低下する．

② グルクロン酸残基は水酸基と pK_a 約 3.5 のカルボキシル基を有し，非常に水溶性である．

③ グルコースからグルクロン酸供与体 UDPGA が供給されるので，抱合反応の中で最も負荷に耐えうる．また，グルコースからグルクロン酸供与体の供給は 1 mol 当たりで ATP 3 mol に相当するエネルギー産生経路である．

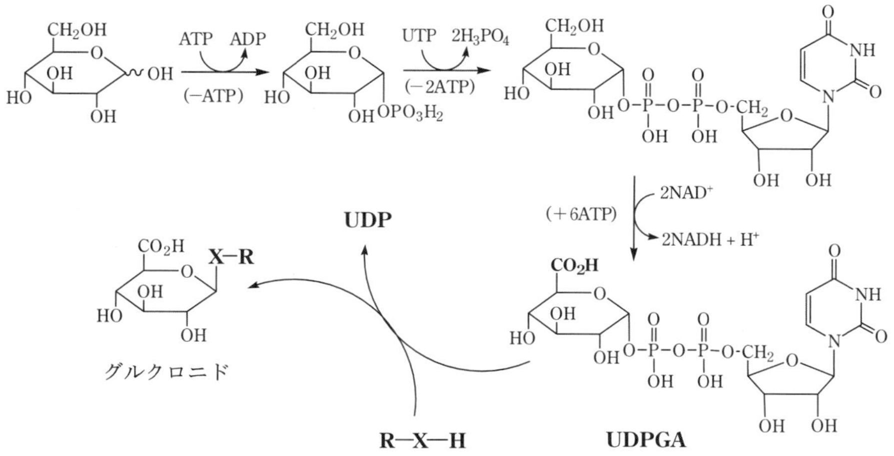

ATP ADP (−ATP)
UTP $2H_3PO_4$ (−2ATP)
$2NAD^+$ (+6ATP) $2NADH + H^+$
UDP
X−R
グルクロニド
R−X−H
UDPGA

UDPGA（uridine diphosphate-α-D-glucosiduronic acid）は α 配位のグリコシド結合を有しており，異物 R-X-H の X による求核反応は S_N2 機構で進行するため，生成するグルクロニドは β 配位となる．グルクロン酸抱合を受ける官能基 X-H には水酸基，チオール基，アミノ基，カルボキシル基および求核性の高い炭素原子を有する置換基が該当する．

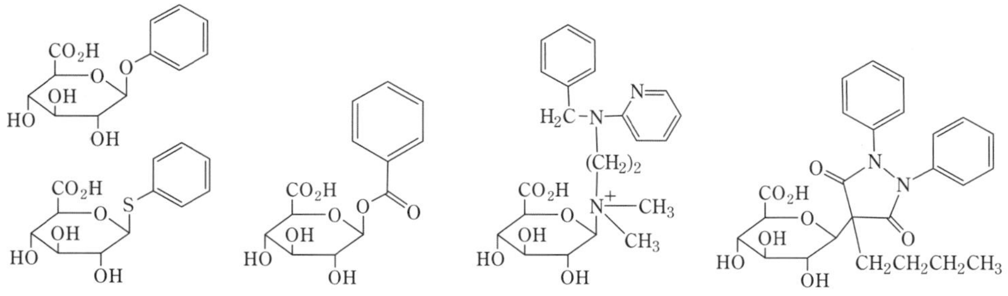

トリペレナミン
グルクロニド

フェニルブタゾン
グルクロニド

グルクロニドの中には，上記の特徴 ① で示した「異物の毒性を低下する」ことに当てはまらない場合が 2 つ知られている．1 つはカルボン酸系異物のグルクロニドである．グリコシド結合がエステル結合なので，エステル型グルクロニドあるいはアシルグルクロニドと呼ばれる．親電子反応性が高いアシルグルクロニドでは，生体内成分との反応によって毒性を発現する場合がある．もう 1 つは芳香族アミノ化合物のヒドロキサム酸体およびヒドロキシルアミノ体のグルクロニドである．ヒドロキサム酸の *O*-グルクロニドおよびその *N*-脱アセチル化体は親電子反応性が高く，発がんとの関連が指摘されている．また，ヒドロキシルアミノ体の *N*-グルクロニドは酸性条件（酸性に片寄った pH の尿など）で親電子活性種を与え，膀胱癌などの原因となる．

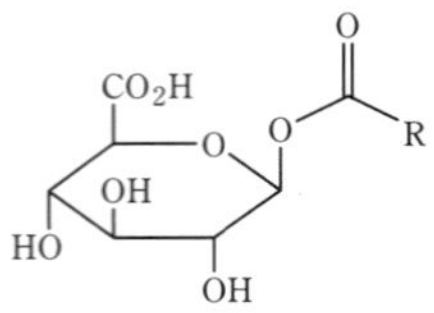

アシルグルクロニド 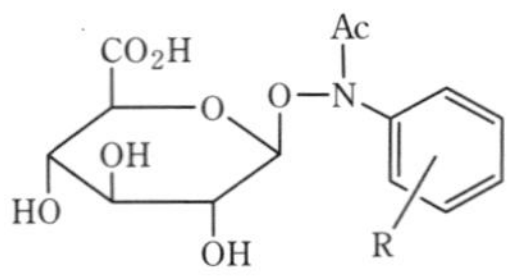　ヒドロキサム酸 *O*-グルクロニド　ヒドロキシルアミン *O*-グルクロニド　ヒドロキシルアミン *N*-グルクロニド

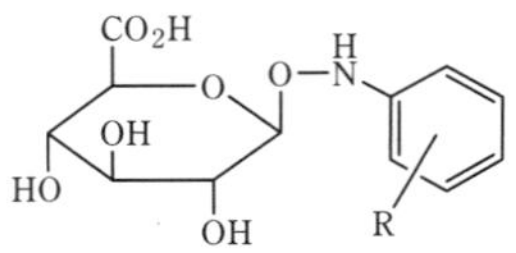

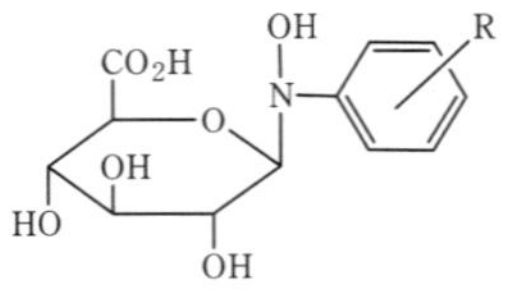

b) グルコース抱合

グルクロン酸抱合と同様，動植物で広く行われている抱合反応であるが，ヒトを含む哺乳動物ではグルクロン酸抱合が主である．グルコース抱合 glucose conjugation ではグルコース供与体は UDPGA の前駆体である UDP-グルコース（UDPG）であり，触媒する酵素はミクロソームに局在する UDP グルコース転移酵素 UDP-glucosyltransferase である．ヒトではバルビタール系異物の代謝物として知られている．

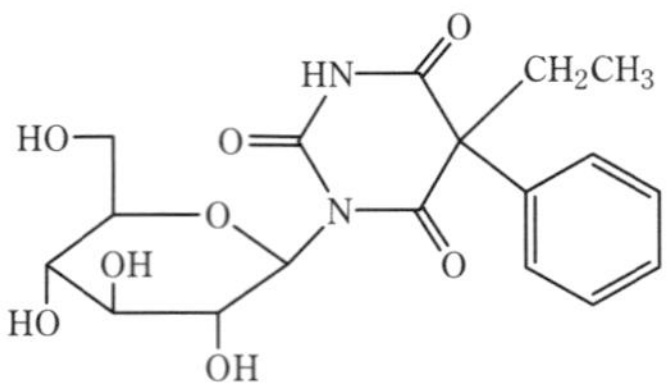

c) 硫酸抱合

硫酸抱合 sulfate conjugation では，グルクロン酸抱合と同様に種々の異物が抱合を受ける．内在性基質にはステロイドホルモンや甲状腺ホルモンなどが知られている．この反応を触媒するのは可溶性画分に存在する硫酸転移酵素 sulfotransferase（SULT）で，分子種（SULT1 および 2 群）が知られている．肝臓が最も活性が高いが，小腸など多くの臓器・組織で発現している．硫酸供与体は活性硫酸と呼ばれる 3′-ホスホアデノシン 5′-ホスホ硫酸 3′-phosphoadenosine 5′-phosphosulfate（PAPS）である．モノエステルである硫酸抱合体は強電解質で，あらゆる pH 領域でイオン化している．

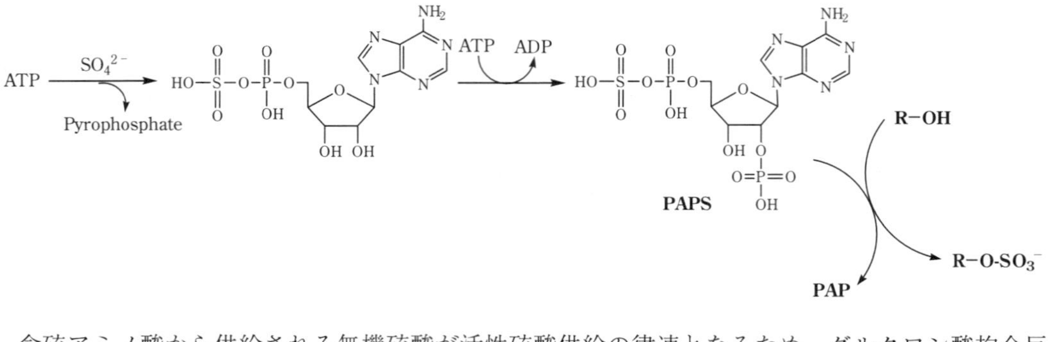

ATP $\xrightarrow{SO_4^{2-}}$ (Pyrophosphate) → (ATP → ADP) → PAPS；R−OH → R−O-SO_3^-，PAPS → PAP

含硫アミノ酸から供給される無機硫酸が活性硫酸供給の律速となるため，グルクロン酸抱合反応に比較すると硫酸抱合は負荷が大きい．そのため，硫酸抱合がグルクロン酸抱合に比較して優位である異物でも，曝露量の増大や長期間での曝露では相対的にグルクロン酸抱合体の割合が増

大する．異物では主にフェノールおよびアルコール類が抱合される．

芳香族アミノ化合物由来のアセトヒドロキサム酸およびヒドロキシルアミノ体の硫酸抱合体は，グルクロン酸抱合体の場合と同様に，発がんとの関連が指摘されている．硫酸抱合されてN-O 結合がヘテロ開裂しやすくなり，その結果，親電子活性種であるニトレニウムイオンが産生しやすくなる．

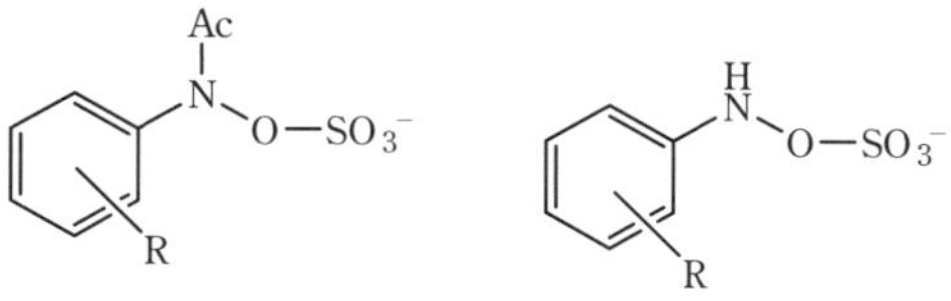

Ac
N
O—SO_3^-
R

H
N
O—SO_3^-
R

d）グルタチオン抱合およびメルカプツール酸

グルタチオン（GSH）はγ-Glu-Cys-Gly で表記される求核性の高いシステイン残基である SH 基を有するトリペプチドである．細胞内では内在性成分の酸化還元反応や活性酸素などのラジカル種の消去などに関与している．GSH は親電子性の高い異物と反応するので，そのような異物から生体を防御する解毒的な役割を担った内在性求核剤である．GSH はベンゾ［*a*］ピレンの究極発癌体や芳香族アミンあるいはヘテロサイクリックアミン（別名，異項環アミン）の究極発癌体に対しても同様にカルボカチオンへの求核攻撃によって，活性代謝物の解毒にも関与している．このような異物と GSH との反応をグルタチオン抱合 glutathione conjugation という．GSH は親電子性が高い異物とは非酵素的にも反応するが，この反応を触媒する酵素が主に可溶性画分に存在し，グルタチオン *S*-転移酵素 gluthatione *S*-transferase（GST）と呼ばれている．GST には分子種が知られており，その中にはペルオキシダーゼやイソメラーゼ活性を有するものやある種の有機アニオン系化合物を特異的に結合する細胞内の結合タンパク質リガンジンとしての作用を示すものがある．以下に GSH 抱合を受ける異物の例を示す．

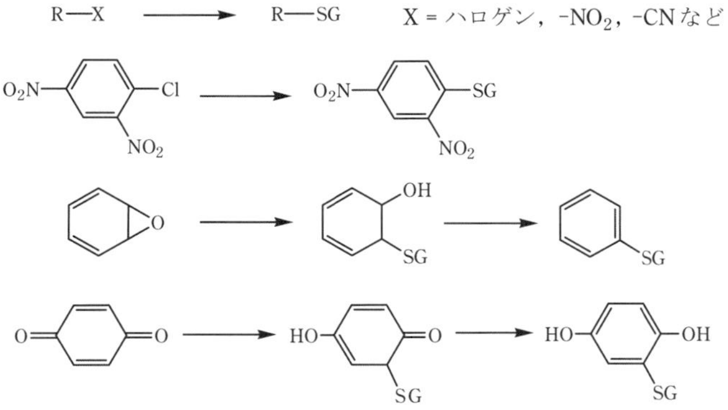

R—X ⟶ R—SG　　X = ハロゲン，$-NO_2$，-CN など

O_2N—〔ベンゼン環〕—Cl（NO_2）⟶ O_2N—〔ベンゼン環〕—SG（NO_2）

O ⟶ OH, SG ⟶ SG

O= =O ⟶ HO— =O, SG ⟶ HO— —OH, SG

分子量の大きい異物のグルタチオン抱合体は肝臓で胆汁中に排泄されるが，尿中には一般にグルタチオン抱合体のまま排泄されることはない．この場合，グルタミン酸が加水分解された後にグリシンが加水分解され，生成するシステイン誘導体のアミノ基がアセチル化されて生成するメルカプツール酸 mercapturic acid（*N*-アセチルシステイン抱合体の別名）となって尿中に排泄される．*N*-アセチル化されることで双性イオン構造を脱し，有機アニオン性化合物となったメルカプツール酸は水溶性が増大しており，排泄に適した構造である．

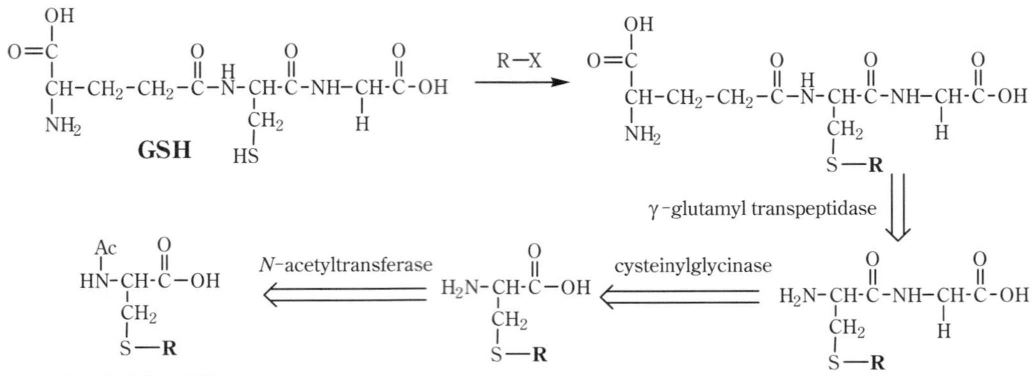

γ-グルタミルトランスペプチダーゼは腎臓で最も活性が高く，近位尿細管刷子縁膜に存在する．この酵素はGSH抱合体のγ-グルタミン酸残基の加水分解活性とγ-グルタミン酸受容体への転移活性の両方を有する．システイニルグリシナーゼも腎臓の細胞膜あるいは可溶性画分に存在している．*N*-アセチル転移酵素は主に肝臓と腎臓に分布するミクロソーム酵素であり，アセチルCoAからアセチル基を転移する．これら3種の酵素活性は腎臓で最も高い．

e）アセチル抱合

アセチル抱合 acetyl conjugation はアミノ基の抱合反応で，アセチルCoAからアセチル基を転移させる*N*-アセチル転移酵素 *N*-acetyltransferase（NAT）が触媒する．異物では主に脂肪族アミン，芳香族アミン，ヒドラジン類およびスルホンアミド類がアセチル化される．芳香族アミンの*N*-水酸化体であるヒドロキシルアミノ体のアセチル抱合は水酸基に起こり，発癌性に関与する親電子反応性の高い*O*-アセチル化体が生成する．また，NATは芳香族アミノ化合物由来のアセトヒドロキサム酸の分子内*N,O*-アセチル転位も触媒し，対応する*O*-アセチル化体を与える．NATは可溶性画分酵素で，ヒトでは基質特異性が異なる2つの分子種が知られている．また，遺伝的多型も知られている．最も活性が高いのは肝臓で，他に脾臓や肺，小腸などにも活性がある．

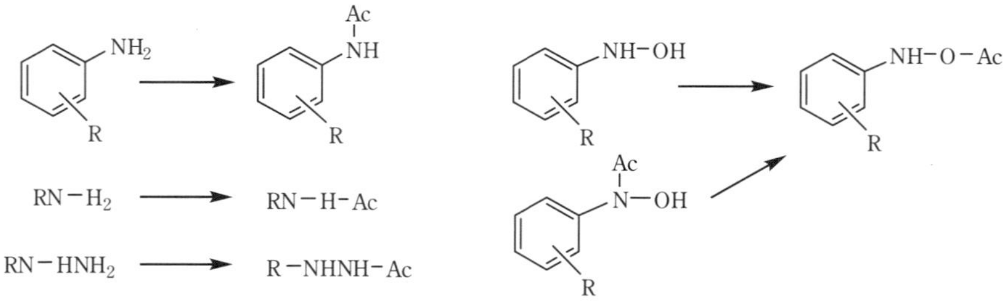

f）アミノ酸抱合 amino acid conjugation

内因性成分である胆汁酸はグリシン，グルタミンあるいはタウリンと結合してアミノ酸抱合体となり排泄される．同様にカルボン酸系異物もミトコンドリア内で以下の3段階の反応を経てアミノ酸抱合体に代謝される．第1段階と第2段階はアシルCoA合成酵素，第3段階はアシル

CoA：アミノ酸 *N*-アシル転移酵素が触媒し，いずれの酵素も主にミトコンドリアのマトリックスに局在している．グルタミン抱合を受けるカルボン酸はフェニル酢酸などの酢酸誘導体であるが，グリシン抱合は安息香酸やフェニル酢酸など広範囲のカルボン酸の抱合に関与する．

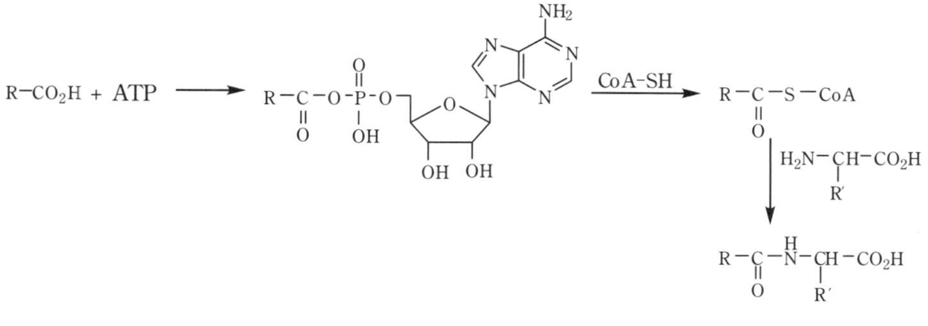

$R-CO_2H$ + ATP → $R-C(=O)-O-P(=O)(OH)-O-$（アデノシン） —CoA-SH→ $R-C(=O)-S-CoA$ —$H_2N-CH(R')-CO_2H$→ $R-C(=O)-NH-CH(R')-CO_2H$

g）メチル抱合 methylation

ATP と Met から生成する *S*-アデノシルメチオニン *S*-adenosylmethionine（SAM）がメチル供与体となり，水酸基，アミノ基，チオール基がメチル化される．カテコール *O*-メチル転移酵素 catechol *O*-methyltransferase（COMT）は内在性成分であるカテコール類および類似化合物のフェノール性水酸基のメチル化を触媒する．*N*-メチル化にはノルエピネフリンやヒスタミンなどの内在性成分やアニリン，アンフェタミンなどが知られている．*S*-メチル化にはチオプリンやチオピリミジンなどを基質とする酵素と広くチオール類を基質とする酵素が知られている．

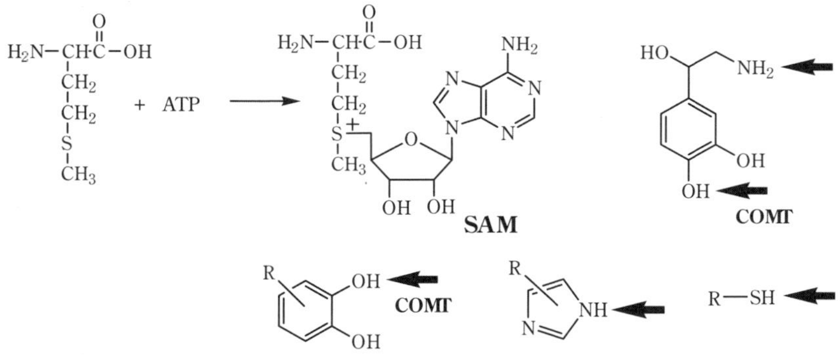

Met + ATP → SAM

COMT

COMT

R—SH

h）チオシアネート抱合 thiocyanate conjugation

青酸配糖体由来あるいは煙草の煙などに含まれる青酸の一部は，ロダネーゼ rhodanese（チオ硫酸硫黄転移酵素）が触媒するチオ硫酸との反応でチオシアネート SCN^- に解毒される．

C 腸内細菌による異物代謝

ヒトの腸内は酸化還元電位が低く，腸の下部にいく程その傾向が強い．異物代謝の主役をなす腸内細菌は嫌気性細菌である．ヒトの平均的菌種数は 500 種，菌数は 100 兆個といわれている．

表 6-4 に示したように，腸内細菌の主な異物代謝は加水分解反応および還元反応である．

6-1-4 排泄 excretion

体内に吸収された異物は，水溶性が高い場合は主に未変化体として，脂溶性の異物は主に代謝物として体外に排泄される．排泄されやすさの指標となるクリアランスから，排泄における主要経路は腎臓経由による尿中排泄と肝臓経由による胆汁中排泄である．その他に消化管から管腔内への直接排泄や，唾液，汗，乳汁，呼気，爪，毛髪などを介した排泄経路が知られている．

尿中および胆汁に排泄される異物は，脂溶性異物の phase Ⅰ代謝物がさらに水溶性の高い phase Ⅱ代謝物となったものである．このような高度に水溶性となった代謝物を排泄する過程を第Ⅲ相過程 phase Ⅲ process ということがあり，細胞の脂質二重層の透過にはトランスポーター介在による能動輸送機構が関与している．

1）尿中排泄

腎蔵には心拍出量の 20 ～ 25 %に当たる血液が流れ込み，尿生成機能の構成単位であるネフロンで糸球体ろ過と尿細管分泌および再吸収が行われる．糸球体ろ過は非選択的で，分子量 5,000 以下程度の物質がろ過される．アルブミンなどとタンパク結合している異物（代謝物も）はろ過されない．糸球体ろ過速度は約 120 mL/min で，腎血流量 1,200 mL/min の 1/10 程度となる．

次に，糸球体でのろ過液が尿細管を通過する過程では，血液とろ過液の間で物質の再吸収と分泌が行われる．尿細管での分泌は主に近位尿細管で行われ，アニオン性やカチオン性異物の排泄に関与する種々のトランスポーターが存在している．ここでは，異物の phase Ⅱ代謝物であるグルクロン酸抱合体，硫酸抱合体およびアミノ酸抱合体などの他に，尿酸などの内因性代謝物が排泄される．尿細管での再吸収では，糸球体ろ過液の水分の 99 %と各種ミネラルやビタミン，糖，アミノ酸などの栄養素が再吸収される．この過程は単純拡散およびトランスポーター関与の担体輸送の両方が関与しており，ろ過された異物も脂溶性や分子量などの条件が適合すれば再吸収されることになる．尿の pH は 5 ～ 8 位の変動幅を示すので，尿細管での再吸収においても，pH-分配仮説が作用する．一般に尿の pH は弱酸性であり，その pH において分子型（非イオン型）比率が高い異物は再吸収されやすい傾向がある．

2）胆汁排泄

胆汁は肝臓の肝実質細胞で生成し，総胆管から十二指腸に分泌される．胆汁中の胆汁酸は，小腸での脂肪の消化を助ける界面活性剤（ミセル形成）として作用する．胆汁は他にコレステロールやビリルビンなどの内因性物質を排泄する役割を担っており，ある種の異物も胆汁排泄される．そのような異物の特徴として分子量閾値があり，ヒトの胆汁排泄では約 500 以上の分子量を有する異物あるいはその代謝物が排泄されやすい．また，胆汁排泄には主に有機アニオン性および有機カチオン性のトランスポーターを介する担体輸送が関与しているので，グルタチオン抱合体，グルクロン酸抱合体，硫酸抱合体などが排泄される．

腸管に排泄された胆汁中の異物由来の抱合体は一般的には糞中に排泄されるが，一部は腸内微生物の各種加水分解酵素によって加水分解され，再び脂溶性となって小腸から再吸収される腸肝循環 enterohepatic circulation を受ける．胆汁酸も腸肝循環を受け，再吸収率は 90 %以上である．

3）その他の排泄経路

唾液中にはある種の薬物が排泄され，単純拡散やトランスポーター関与の担体輸送が知られている．乳汁中への排泄も，唾液中の排泄と同様である．唾液および乳汁はいずれも弱酸性であるので，単純拡散では pH-分配仮説が作用する．呼気中への排泄は肺におけるガス交換を介しており，蒸気圧の高い異物および代謝物が排泄される．重金属や類金属では，毛髪中のタンパク質と結合して排泄される機構が知られている．

なお，乳汁排泄は有機塩素系環境汚染物質や有機鉛金属類などの脂溶性の高い異物を乳汁中に蓄積することになるので，乳児に対する毒作用発現について留意する必要がある．

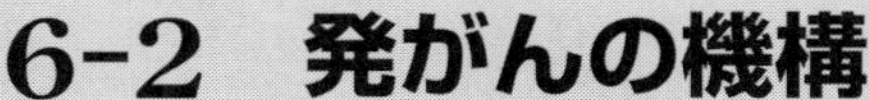

6-2　発がんの機構

C12　環境　（1）化学物質の生体への影響【化学物質による発がん】
到達目標：
1）発がん性物質などの代謝的活性化の機構を列挙し，その反応機構を説明できる．
3）発がんのイニシエーションとプロモーションについて概説できる．
4）代表的ながん遺伝子とがん抑制遺伝子を挙げ，それらの異常とがん化の関連を説明できる．

戦後，医薬品および医療技術の進歩，生活水準の向上などによって，感染症による死亡率は激減し，寿命も延びた．現在，わが国は世界 1 位の長寿国である．その反面，生活習慣病が死亡原因の上位を占めるようになった．そのうち，がんは，1981 年から死因の第 1 位となり，2006 年には死因（新生物として）の 30 %（男 34 %，女 26 %）に至った．そのがんの発生原因はまだ不確定の要素もあるが，80 ～ 90 %が食物，喫煙を主体とする化学物質が原因であり，残りの 10 ～ 20 %がウイルスなどの生物学因子や，紫外線，放射線，不溶性異物などによる物理的因子などによるものと考えられている．

化学因子により引き起こされるがんの最初の報告は，1775 年イギリスの P. Pott による少年時代に煙突清掃に携わった人達の青年期における陰嚢皮膚がん発生との因果関係の発表である．実験がんの最初は，1915 年わが国の山極・市川によるコールタール塗布による家兎耳がん誘発の成功である．純物質による化学発がんの報告は，1930 ～ 1933 年にかけて，イギリスの学者たちにより，コールタールのがん原性主成分のジベンゾアントラセン，ベンゾピレンの分離と，わが国の吉田・佐々木によるタール色素のオルトアミノアゾトルエンによりラットに肝がんをつくらせるという初めての内臓への発がんの成功である．以来，現在まで，人工合成薬品を中心にして

表 6-6　ヒトに対する発がん性の証拠が十分得られている化学因子

化学物質および化学物質群	非ステロイド性エストロゲン類	かみタバコ
アフラトキシン	ステロイド性エストロゲン類	コールタールピッチ
4-アミノビフェニル	エチレンオキシド	コールタール
アリストロキア酸	エトポシド	鉱物油（未処理，中等度処理）
ヒ素およびある種のヒ素化合物	ホルムアルデヒド	中国式塩漬魚
アスベスト（石綿）	メルファラン	頁岩（けつがん）油
アザチオプリン	8-メトキシソラーレン＋UVA	すす
ベンゼン	MOPPおよび他のアルキル化剤を含むがん化学療法	タバコ
ベンジジン	マスタードガス	無煙タバコ
ベンゾ[*a*]ピレン	2-ナフチルアミン	おが屑性じん埃
ベリリウムおよびある種のベリリウム化合物	ニッケル化合物	
ビス(クロロエチル)-2-ナフチルアミン	*N*′-ニトロソノルニコチン	**環境暴露**
ビス(クロロメチル)エーテルおよび工業用クロロメチルメチルエーテル	複合経口避妊薬	アルミニウム製造業
1,3-ブタジエン	連続経口避妊薬	オーラミン製造業
ブスルファン	フェナセチン	靴製造および修理業
カドミウムおよびある種のカドミウム化合物	結晶性シリカ（石英，クリストバル石）	煙突掃除
クロラムブシル	石綿含有タルク	石炭ガス化工程
1-(2-クロロエチル)3-(4-メチルシクロヘキシル)-1-ニトロソウレア	タモキシフェン	コークス製造
6価クロム	2,3,7,8-テトラクロロベンゾ-*p*-ジオキシン（2,3,7,8-TCDD）	家具製造業
シクロスポリンA	チオテパ	ラドン共存赤鉄鋼採鉱業
シクロホスファミド	*o*-トルイジン	タバコ副煙流
ジエチルスチルベストロール	トレオスルファン	鉄および鋼鉄鋳造業
エリオナイト	塩化ビニル	イソプロピルアルコール製造（強酸型）
		マゼンタ製造業
	混合物	塗装業
	アルコール性飲料	ゴム工業
	ビンロウジの実	硫酸ミスト

（IARC Monographs：2009年1月現在）

多くの発がん性物質が見いだされ，意図的に発がん化合物を合成して，発がん機構の研究もなされている．しかし，その完全解明には，これから，長い年月が要求されるであろう．ヒトのがん発生の主原因は化学物質によるものと考えられているが，合成化学物質は日増しに増加し現在6万種類以上が生産されて生活環境中で使用され，毎年1000種類ほどが追加されている．もしこれらが何のチェックなしで放出され続けると，いつの時代かには，ヒトのがん発生に重篤な影響を与えることは明らかである．ヒトに対して発がん性の証拠が十分得られているものを表6-6に示した．

6-2-1　発がん多段階説

がん細胞とは，正常の増殖の仕方の法則に従わないで自律的に増殖する細胞のことで，なかには周辺の組織に浸潤したり，離れた部位に転移する能力ともつものも現れる．正常細胞からがん細胞への変化の過程，すなわち発がん過程は，従来1941年にBeremblumにより提起された二段階として説明されていたが，現在は多段階 multi-step process から成り立つと考えられている．

まず，第一段階は開始剤（因子）（イニシエーター initiator）が標的細胞中の細胞の分化制御にかかわる後述の遺伝子 DNA を化学修飾して，その結果，突然変異細胞を生じるもので，initiation step という．この段階の突然変異細胞は形態学的にもそれほどの変化がなく，かつ増殖性もない．次に，第二段階では，第二の因子である促進剤（プロモーター promoter）が細胞内シグナル伝達と遺伝子発現制御機構に作用して，その細胞の増殖を刺激してがんを形成する．この段階を promotion step といい，この段階で生じた腫瘍は比較的良性である．第三段階として，前段階で生じた変異細胞がさらに化学的因子などの作用により遺伝子の異常が蓄積して悪性度の高いがん細胞になる過程を progression step（進行）という．

アフラトキシンやベンゾ[*a*]ピレンのような発がん性物質は，これらすべての作用を併せもつ（完全発がん物質）．しかし，これらのいずれかの作用に欠ける物質は不完全発がん物質であり，それのみでは発がんを成立させないか，悪性腫瘍には至らない．

プロモーターはイニシエーション後に作用する物質であるから，プロモーターを先に作用させた後でイニシエーターを作用させても発がんは起こらない．このような物質を非変異原性がん原物質 non-genotoxic carcinogen という．強力なプロモーターとして知られているクロトン油に含まれる 12-テトラデカノイルホルボールアセテート（TPA）と ***Streptomyces mediocidicus*** が産生するテレオシジン B は，いずれも細胞膜に存在するレセプターに結合することによってプロテインキナーゼを活性化し細胞内の情報伝達系を促進して，皮膚がんを誘発する．渦鞭毛藻が産生するオカダ酸はプロテインホスファターゼを阻害し，細胞伝達系で機能するリン酸化されたタンパク質の異常蓄積によって，皮膚がんを誘発する．

プロモーターは動物の種に特異的であるばかりでなく，臓器にも特異的である．例えば，食塩は胃がん，アルコール（酒）は食道がん，フェノバルビタールおよび 2,3,7,8-TCDD，DTT，PCB などの有機塩素系化合物は肝がんを，胆汁酸や脂質は大腸がんをプロモーションすることが知られている．また，アスベストは肺がんや悪性中皮腫を誘発する．その発がん機序は不明であるが，喫煙者にがんを高頻度で発生することから，プロモーター作用によるものと考えられている．プロモーターは突然変異を起こしたり，遺伝毒性を示すことはない．発がんプロモーターの活性は 1 つのメカニズムでは説明できないが，一般的には，一時的に細胞分裂を増加させ，アポトーシスを減らし，その結果イニシエーションされた細胞を選択的に増殖させる場合が多い．イニシエーション作用を欠くが，プログレッション作用を有する物質としては，ベンゼン，2,5,2′,5′-テトラクロロビフェニルなどが知られている．その他の非変異原性がん原物質として，腎がん，膀胱がんを誘発するニトリロ三酢酸（$N(CH_2COOH)_3$），長期投与または大量投与により子宮内膜がんを誘発するエストロゲン，およびニッケル，カドミウム，クロムおよびヒ素化合物などの金属塩や無機化合物も発がん性をもつ．

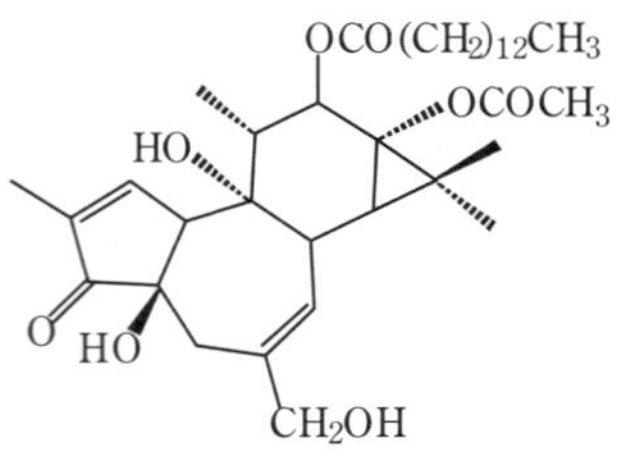

OCO(CH2)12CH3 OCOCH3 HO HO O CH2OH

12-テトラデカノイルホルボールアセテート（TPA）

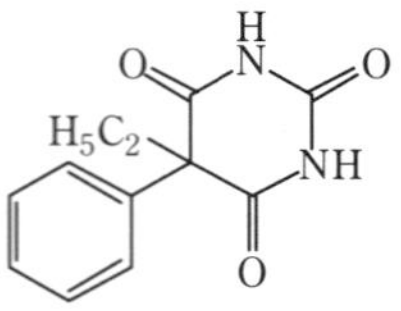

H O N O H5C2 NH O

フェノバルビタール

Cl Cl Cl Cl

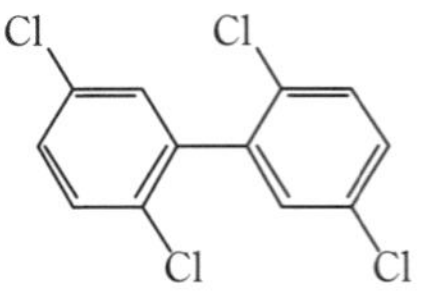

2,5,2′,5′-テトラクロロビフェニル

6-2-2 がん遺伝子とがん抑制遺伝子

近年，発がんの発生に関与する遺伝子として，がん遺伝子とがん抑制遺伝子の存在が明らかにされてきている．

がん遺伝子 oncogene とは，突然変異などによってその遺伝子産物が常に活性化された状態になり，その結果，細胞をがん化させる働きをもつ遺伝子群のことをいう．突然変異を起こす前の正常な遺伝子はがん原遺伝子 proto-oncogene という．細胞ゲノム上のがん遺伝子は細胞性がん遺伝子 cellular oncogene ともいわれ，細胞の増殖と分化の調節に働いている．がん遺伝子が活性化されると細胞増殖のシグナルが過剰かつ異常に伝達され，細胞は無制限に増殖を始めてがん化へと向かう．これまでに100種類ものがん遺伝子が知られている．一方，がん抑制遺伝子はゲノムの安定性，細胞増殖の抑制や，細胞周期の制御，アポトーシスの誘導に関与する遺伝子群で，これらの遺伝子が突然変異などによって機能を失うと，細胞のがん化を引き起こす．ヒトの

表 6-7　代表的ながん遺伝子・がん抑制遺伝子とその遺伝子産物の機能

遺伝子産物の機能	代表的な遺伝子
がん遺伝子	
1）増殖因子	*int-2, hst-1, sis*
2）増殖因子受容体型チロシンキナーゼ	*erbB, erbB-2, kit, fms, ros, sea*
3）細胞質チロシンキナーゼ	*src, yes, lyn, fgr, fps, abl*
4）セリン-トレオニンキナーゼ	*mos, raf, akt, rel*
5）キナーゼ活性をもたない受容体	*mas*
6）GTP 結合タンパク質	H-*ras*, K-*ras*, N-*ras*, *rho*
7）核内タンパク質	*myc, myb, fos, jun, ski, maf, qin*
8）細胞内調節因子	*crk, cbl*
がん抑制遺伝子	
1）転写制御，DNA 修復	*BRCA1, BRCA2*
2）DNA ミスマッチ修復	*hMLH1, hMSH2, hPMS1, hPMS2*
3）細胞周期制御，転写制御	*RB, p53, VHL, p16, WT1*
4）シグナル伝達	*APC, NF1, NF2, PTC*
5）アポトーシス制御	*Bax*
6）プロテインホスファターゼ	*PTEN*
7）細胞接着	*DCC, CDH1*
8）細胞増殖因子·受容体	*RET*

がん組織を解析すると，がん遺伝子およびがん抑制遺伝子の異常が高頻度で検出される．表 6-7 には代表的ながん遺伝子とがん抑制遺伝子，およびその遺伝子産物の機能を示す．

6-2-3 発がん物質の代謝的活性化

発がん物質には分子量的にも，構造的にも共通性はないが，遺伝子傷害性発がん物質の反応活性体（究極発がん物質 ultimate carcinogen）の多くは求電子試薬であるという共通性を有しており，核酸の求核性官能基を化学修飾する．

1）一次発がん物質

化学的な反応性に富み，それ自体代謝活性化されることなしに核酸を修飾してがんを誘発する

表 6-8 一次発がん物質とその反応性

分類と反応性	一次発がん物質
β-ラクトン 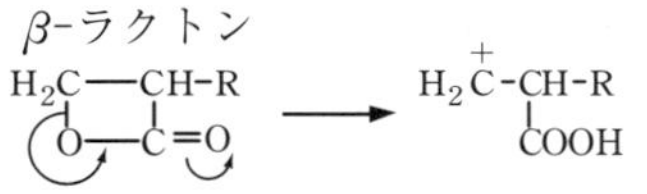 H_2C—CH-R / O—C=O（環）→ $H_2\overset{+}{C}$-CH-R（COOH）	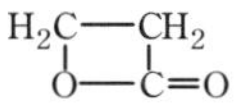 H_2C—CH_2 / O—C=O（環） β-プロピオラクトン
エポキシド 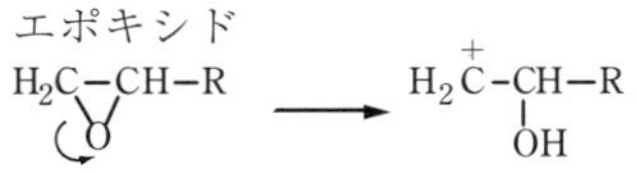 H_2C—CH—R（O 環）→ $H_2\overset{+}{C}$-CH—R（OH）	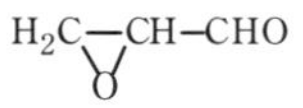 H_2C—CH—CHO（O 環） グリシドアルデヒド 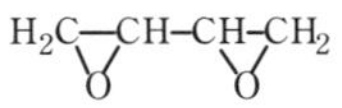 H_2C—CH—CH—CH_2（O 環×2） ジエポキシブタン
アチリジン 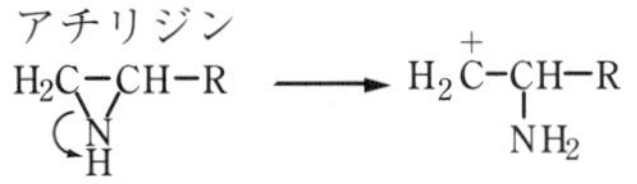 H_2C—CH—R（NH 環）→ $H_2\overset{+}{C}$-CH—R（NH_2）	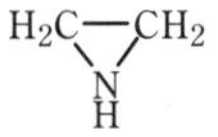 H_2C—CH_2（NH 環） エチレンイミン 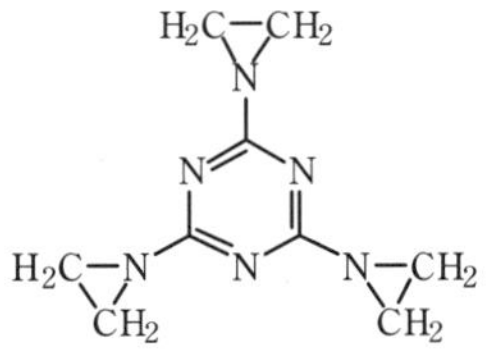 トリエチレンメラミン
硫酸エステル 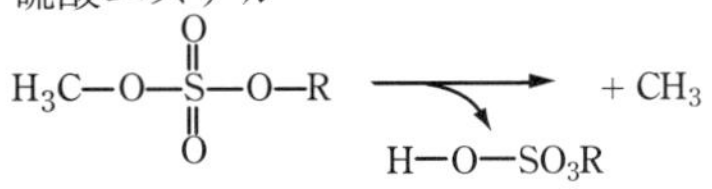 H_3C—O—S(=O)(=O)—O—R → + CH_3 / H—O—SO_3R	$CH_3OSO_2OCH_3$ ジメチル硫酸 $CH_3SO_2OCH_3$ メチルメタンスルホネート
マスタード 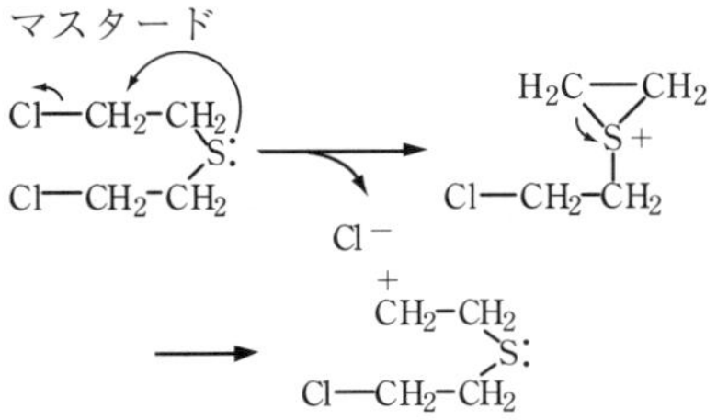 Cl—CH_2—CH_2—S:—CH_2—CH_2—Cl → Cl^- + H_2C—CH_2—S^+（環）—CH_2—CH_2—Cl → $\overset{+}{C}H_2$—CH_2—S:—CH_2—CH_2—Cl	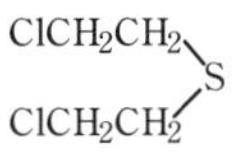 $ClCH_2CH_2$—S—CH_2CH_2Cl イペリット 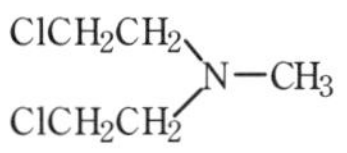 $ClCH_2CH_2$—N(CH_3)—CH_2CH_2Cl ナイトロジェンマスタード
活性ハロゲン化物 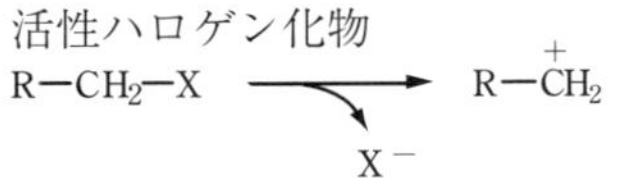 R—CH_2—X → R—$\overset{+}{C}H_2$ + X^-	$C_6H_5CH_2Cl$ 塩化ベンジル $ClCH_2OCH_2Cl$ ビス(クロロメチル)エーテル

ものを一次発がん物質 primary carcinogen という．これらは主として投与部位に発がん性を示すが，ときには遠隔組織にも発がん性を示す．しかし，一次発がん物質は人為的に合成された反応性に富む化学物質であり，特殊な環境下（研究所，化学工場）を除いて，ほとんどヒトの発がん要因とはならないと考えられる．たとえこれらが環境中に放出されても，ヒトに接する前に水や環境中の物質と反応して速やかに消失するからである．

この他の一次発がん物質としては，DNA 二重らせん構造の塩基対間に入り（インターカレーション），二重らせん構造を変えるエチジウムブロミド，キレート結合によって DNA 塩基と複合体を形成する白金錯体，酸化剤として作用して核酸塩基を修飾する過酸化水素などがある．

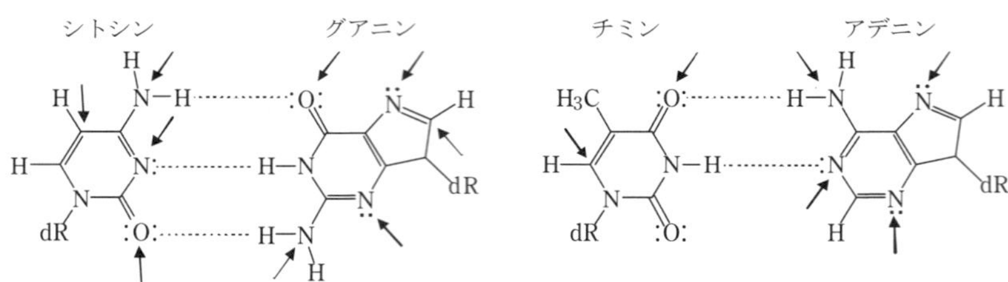

図 6-6　アルキル化剤による DNA 塩基の修飾部位

2）二次発がん物質

それ自体は発がん性を発揮しないが，生体内で代謝されて反応性に富む究極活性体となりがんを誘発するものを二次発がん物質 secondary carcinogen という．これらは原発がん物質 procarcinogen ともいわれ，1 段階の代謝で究極発がん物質になることもあり，数段階の代謝が必要なこともありその場合の中間代謝物は近接発がん物質 proximate carcinogen と呼ばれる．一般に，二次発がん物質は投与部位とは異なった特定の臓器にがんを誘発するが，これは物質の生体内分布，活性化および不活性化酵素の相対比など，代謝によって生成する活性本体の濃度に依存するからである．二次発がん物質は安定で我々の環境中に存在しており，ヒトにおける化学物質による発がんの大部分はこのグループの物質によると考えられている．

二次発がん物質の究極型は大きく分けて，エポキシド型，エステル型，ジアゾアルカン型の 3 種類からなる．proximate 型または ultimate 型への導入の仕方は，加水分解型，還元型，酸化型，抱合型の 4 種類となるが，後者 2 種の形式によるものが多い．酸化型は P450 系によるものである．主な発がん物質とその代謝活性化に係わる P450 分子種を表 6-9 に示す．

表 6-9　発がん物質の活性に関与する主な P450 と重要な発がん物質

CYP1A1	ベンゾ［*a*］ピレン
CYP1A2	2-アセチルアミノフルオレン，アフラトキシン B_1，2-ナフチルアミン，4-アミノビフェニル タンパク質熱分解生成物（Trp-P-1，Glu-P-1，IQ，MeIQ）
CYP1B1	3-メチルコラントレン
CYP2A6	NNK
CYP2E1	ベンゼン，クロロホルム，塩化ビニル，ジメチルニトロソアミン
CYP3A4	アフラトキシン B_1，1-ニトロピレン

a）エポキシドを活性本態とする発がん物質

炭素-炭素二重結合をもつオレフィンや芳香族化合物の多くに発がん性が知られている．これらはいずれもP450により代謝されて生成したエポキシドがアルキル化剤として核酸塩基を修飾する（図6-7）．

塩化ビニル樹脂の原料である塩化ビニルは，ヒトで肝臓血管肉腫を誘発することが確認されている．類似のオレフィン構造をもつ塩化ビニリデン，トリクロロエチレン，アクリロニトリルなどにも発がん性が認められている．

マイコトキシン（カビ毒）であるアフラトキシン類やステリグマトシスチンは強力な肝がん誘発物質であり，これらはいずれもビフラノイド環のエポキシドが活性本態である．

ベンゾ[*a*]ピレンをはじめとする多環芳香族炭化水素はコールタール，タバコの煙などの発がんの原因物質として分離され，多くのものに皮膚がんなどのがん誘発作用が認められている．これらの物質は芳香族エポキシドを経由して，複数の代謝物を生成する．ベンゾ[*a*]ピレンは図6-7に示すように，まずP450によって7,8-エポキシドになり，次いでエポキシド加水分解酵素によって7,8-ジオール体となる．さらにこの7,8-ジオール体が再度P450によってエポキシド化されて生成したジオールエポキシド（湾領域エポキシド）が主要な活性本態であると考えられて

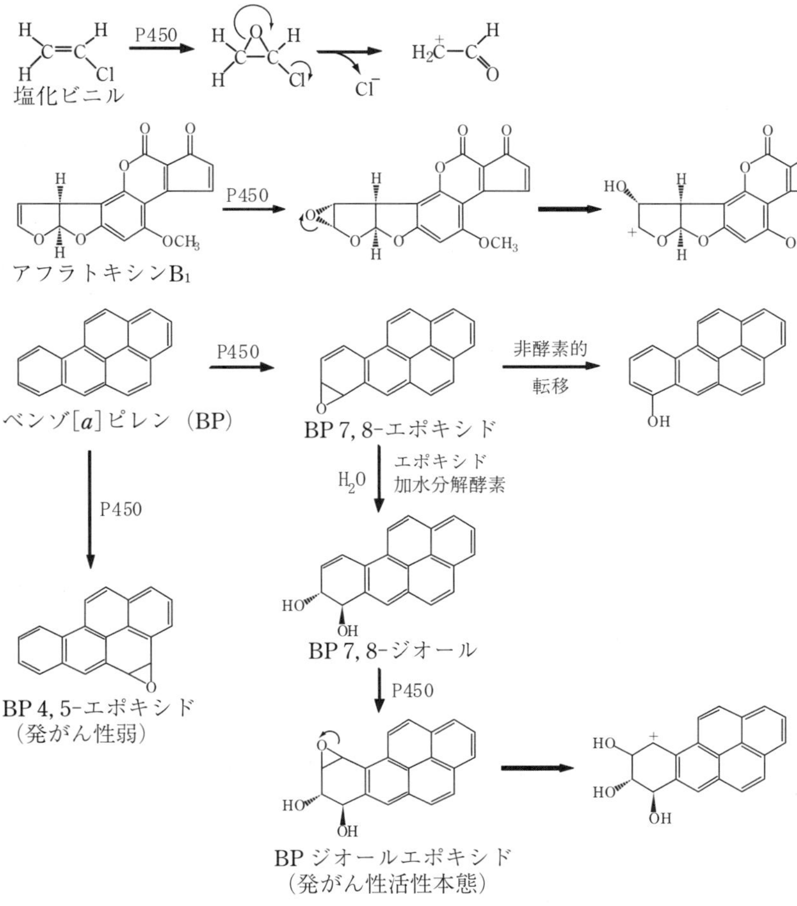

塩化ビニル　P450　Cl^-　$H_2\overset{+}{C}-C(H)=O$

アフラトキシンB_1　P450　OCH_3　HO

ベンゾ[*a*]ピレン（BP）　P450　BP 7, 8-エポキシド　非酵素的転移　OH

H_2O　エポキシド加水分解酵素

P450　BP 4, 5-エポキシド（発がん性弱）

BP 7, 8-ジオール　P450

BP ジオールエポキシド（発がん性活性本態）

図6-7　エポキシドを活性本態とする発がん物質の代謝経路

いる．事実，このような湾領域ジオールエポキシド構造体を生成できない多環芳香族炭化水素は，発がん性がないか，きわめて弱いことが知られている．

b）ベンジルアルコール型代謝物のエステルを活性本態とする発がん物質

香料成分であるサフロールは弱いながらも発がん性を示す．サフロールはP450によってアリル基のエポキシドの他，ベンジル位が水酸化され，さらにその酢酸エステルや硫酸エステルとなって発がん性を示す（図6-8）．ベンズ［*a*］アントラセンの発がん性は弱いが，その7位と12位にメチル基を導入した7,12-ジメチルベンズ［*a*］アントラセンは乳腺，卵巣など臓器特異的にがんを誘発する．活性本態はベンゾ［*a*］ピレンと同様に3,4-エポキシドが加水分解され，さらにエポキシ化された3,4-ジオール-1,2-エポキシドの他，P450によるメチル基の水酸化され，さらにスルホトランスフェラーゼにより硫酸抱合反応を受けて生成した活性な硫酸エステルも活性本

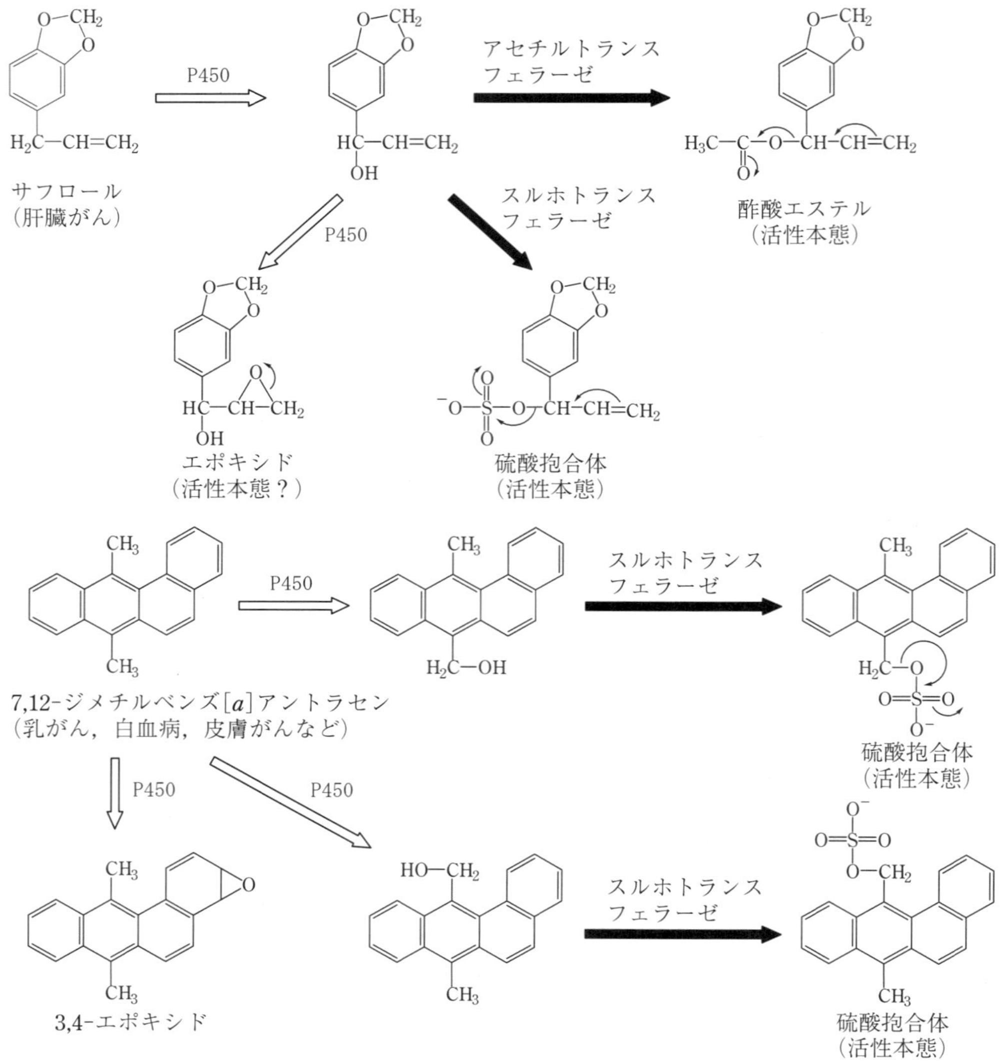

サフロール
（肝臓がん）
P450
アセチルトランス
フェラーゼ
酢酸エステル
（活性本態）
P450
スルホトランス
フェラーゼ
エポキシド
（活性本態？）
硫酸抱合体
（活性本態）

7,12-ジメチルベンズ[*a*]アントラセン
（乳がん，白血病，皮膚がんなど）
P450
スルホトランス
フェラーゼ
硫酸抱合体
（活性本態）
P450
P450
3,4-エポキシド
スルホトランス
フェラーゼ
硫酸抱合体
（活性本態）

図6-8　ベンジルアルコール型代謝物のエステルを活性本態とする発がん物質の代謝経路

態であると考えられている（図 6-8）．同様のメチル基導入による発がん性の増強は，クリセンやアントラセンなどの多環芳香族炭化水素においても認められる．

c）ヒドロキシルアミンのエステルを活性本態とする発がん物質

芳香族アミン類は P450 などの酸化酵素により *N*-水酸化反応を受けて芳香族ヒドロキシルア

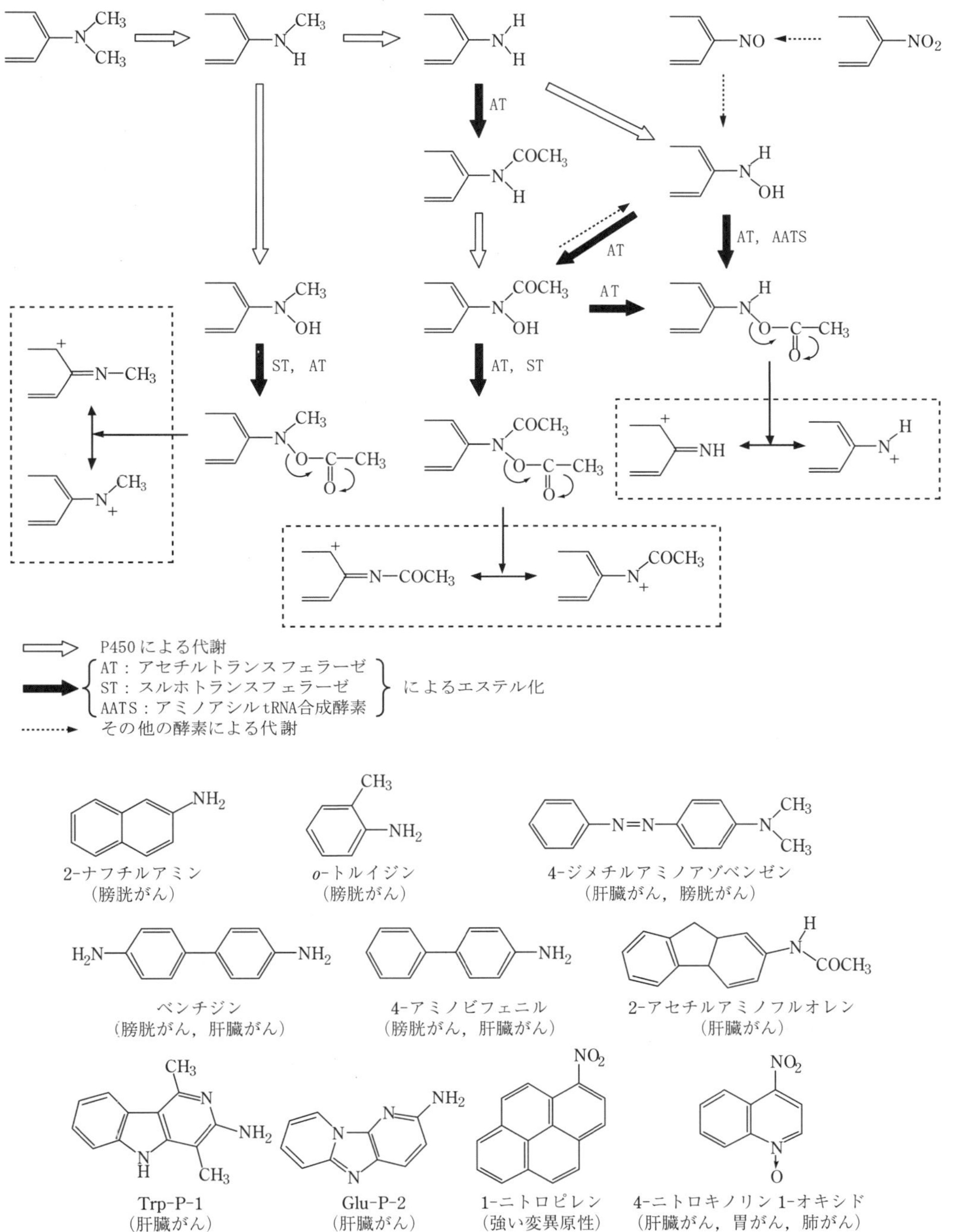

図 6-9　ヒドロキシルアミンのエステルを活性本態とする発がん物質と代謝経路

ミンになり，これがさらにアセチル化反応，硫酸抱合反応などの抱合反応によって活性なエステルを生成して発がん性を示す．図6-9には，アセチル化を例に活性化経路を示す．また，芳香族ニトロ類もDT-ジアホラーゼ，NADPH-シトクロームP450リダクターゼやキサンチンオキシダーゼによってニトロソ体を経由してヒドロキシルアミンに還元され，同様に活性なエステルを生成する．これらのいずれのエステル残基も脱離基として働き，ニトレニウムイオンおよびカルボカチオンが生成し，これがDNA塩基を修飾する．

2-ナフチルアミン，ベンチジン，4-アミノビフェニル，*o*-トルイジンなどはこれを扱う染色工場労働者に多発した膀胱がんや肝臓がんの原因物質であることが明らかにされている．これらの化合物の*N*-OH体の生成にはP450以外にもプロスタグランジンH合成酵素（PHS）も関与しており，本酵素が膀胱上皮細胞に高い活性を示すことから，膀胱がんの誘発との関連性が考えられている．発がん研究で古くから用いられている2-アセチルアミノフルオレンや2-アミノフルオレンもP450により代謝されて*N*-OH体となる．

アゾ色素の一種である4-ジメチルアミノアゾベンゼン（バターイエロー）は肝がん，膀胱がん，皮膚がんを誘発する．これはP450により代謝されて*N*-OH体となる．また，腸内細菌でアゾ基が還元されて*o*-トルイジンやナフチルアミンなどの発がん性芳香族アミン類を生成するアゾ化合物は経口摂取により発がん性を示す．

食品の加熱により生成するTrp-P-1，Trp-P-2，Glu-P-1，Glu-P-2，IQ，MeIQなどのヘテロサイクリックアミン類もP450により酸化されて*N*-OH体を生成し，さらにエステル化されたものが活性本態となって肝臓をはじめ種々の臓器にがんを誘発する．これらの*N*-OH体の活性化にはアセチル化反応や，タンパク質合成に関与しているセリンやプロリンなどのアミノアシル-tRNA合成酵素がエステル生成反応に関与している．

一方，発がん研究で多用されている4-ニトロキノリン-1-オキシドはDT-ジアホラーゼによってニトロ基がヒドロキシルアミンに還元された後，酢酸エステルまたはアミノ酸エステルとなってDNA塩基を修飾し，肝がん，胃がん，肺がん，舌がんなどを誘発する．また，ディーゼルエンジン排気ガス中などに検出されるニトロピレンやジニトロピレンなどはDT-ジアホラーゼ，キサンチンオキシダーゼなどによってヒドロキシルアミンに還元され，酢酸エステルまたはアミノ酸エステルへと活性化される．

d）アルキルジアゾヒドロキシドを活性本態とする発がん物質

N-ニトロソジアルキルアミンはタバコの煙成分中に存在し，また食品中のジアルキルアミンと亜硝酸が胃酸性条件下の反応によって生成する．*N*-ニトロソジアルキルアミンはP450によりアルキル鎖のα位が水酸化された後，非酵素的に脱アルキル化されて生成した不安定なアルキルジアゾヒドロキシドがアルキルカチオンとなりDNAを修飾する（図6-10）．

ソテツの実に含まれる発がん性物質サイカシンの活性本態もアルキルジアゾヒドロキシドである．サイカシンを経口的に摂取すると腸内細菌のβ-グルコシダーゼによって加水分解され，メチルアゾキシメタノールを生成する．さらにこれは非酵素的に分解し，メチルジアゾヒドロキシドとなり肝臓，腎臓，腸管に腫瘍を誘発する（図6-10）．

一方，*N*-ニトロソ化合物のうち，*N*-アルキル-*N*-ニトロソ尿素，*N*-アルキル-*N*-ニトロソウ

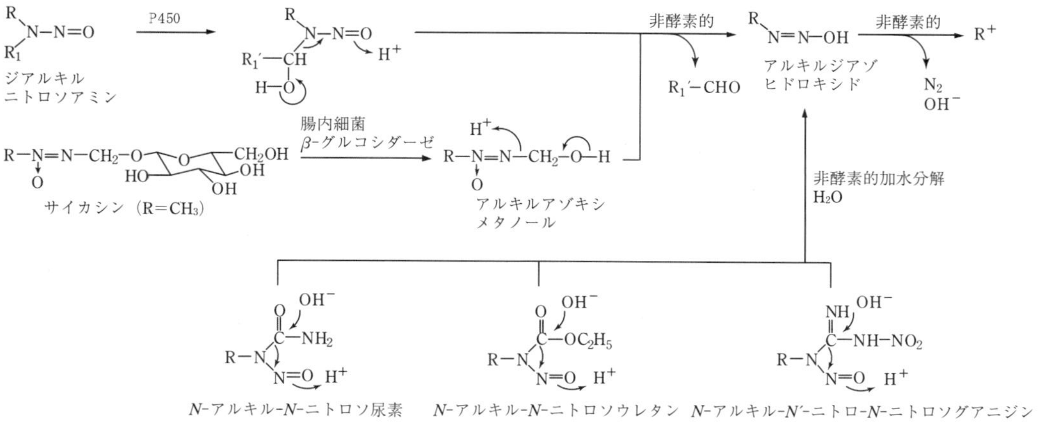

図 6-10　アルキルジアゾヒドロキシドを活性本態とする発がん物質と活性化経路

レタン，*N*-アルキル-*N*′-ニトロ-*N*-ニトロソグアニジンは非酵素的な加水分解によって生成するアルキルジアゾヒドロキシドが発がんの活性本態である（図 6-10）．

e）その他の発がん物質

キク科植物に含まれるピロリジンアルカロイドは肝がんを誘発するが，これはピロリジン環が酸化的代謝反応によってピロール誘導体となると環外のエステル残基が脱離基として働き DNA を修飾する（図 6-11）．

ワラビに含まれるプタキロシドは腸管の弱アルカリ性条件で非酵素的に加水分解され，図 6-11 に示すような活性本態を生成する．

肝がんを誘発する 1,2-ジブロモエタンなどの α, β-ジハロアロカンはグルタチオン抱合体へと

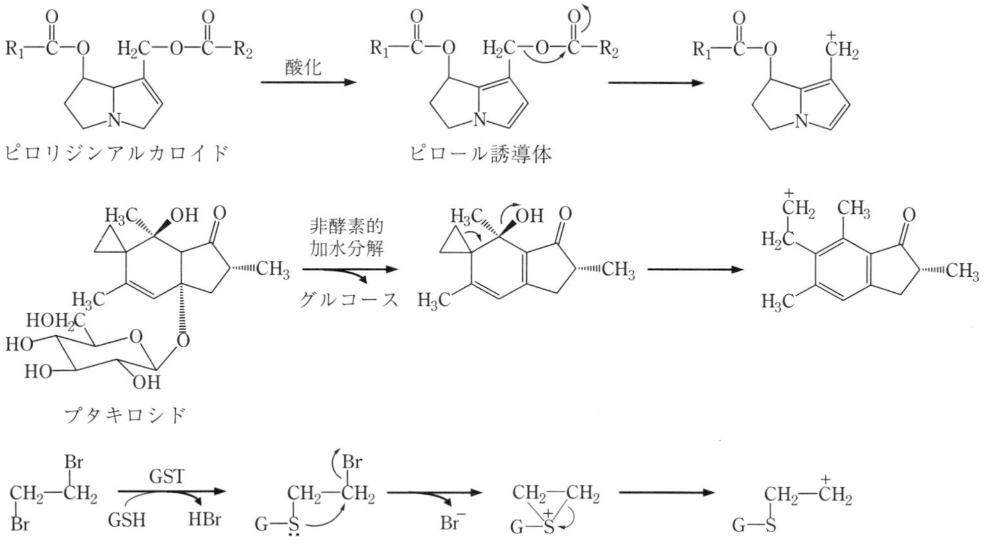

図 6-11　その他の発がん物質の活性化

GSH：グルタチオン，GST：グルタチオン *S*-トランスフェラーゼ

変換される．この抱合体は β 位のハロゲン原子が脱離基として働いてサイアレニウムイオンとなり，これが DNA を修飾する（図 6-11）．一般に，グルタチオン抱合体への変換は代謝的不活性反応として重要であるが，グルタチオン抱合体が反応活性体へと変換される一例である．

6-3　化学物質の毒性と試験法

C12　環境　（1）化学物質の生体への影響【化学物質による発がん】
到達目標：
2）変異原性試験（Ames 試験など）の原理を説明し，実施できる．（知識・技能）
C12　環境　（1）化学物質の生体への影響【化学物質の毒性】
到達目標：
1）化学物質の毒性を評価するための主な試験法を列挙し，概説できる．
2）肝臓，腎臓，神経などに特異的に毒性を示す主な化学物質を列挙できる．
3）重金属，農薬，PCB，ダイオキシンなどの代表的な有害化学物質の急性毒性，慢性毒性の特徴について説明できる．
4）重金属や活性酸素による障害を防ぐための生体防御因子について具体例を挙げて説明できる．
8）環境ホルモン（内分泌攪乱化学物質）が人の健康に及ぼす影響を説明し，その予防策を提案する．（態度）

化学物質の生体に対する作用は，医薬品のように生体にとって好ましい作用だけではない．我々の身の回りには医薬品に加え，食品添加物，農薬，化学工業薬品，環境汚染物質など膨大な数の合成化学物質が存在しているが，これらの多くは人や多くの野生生物への影響を意図して製造されたものではないため，このような化学物質が生体に作用した場合には悪影響（毒性作用）を引き起こす可能性が考えられる．また医薬品のように疾病治療上の薬効を期待して製造された化学物質でさえ，常用量を超えて投与された場合には副作用（毒性作用）を誘発することはもちろんのこと，常用量投与される場合においてさえ，時と場合によっては作用機序の不明な毒性が誘発されることもある．したがって，このような化学物質の毒性評価法（試験法）やその作用機構を正しく理解することは，化学物質の毒性を理解する上できわめて重要である．

6-3-1　毒性の種類と標的器官

多くの化学物質は多器官障害を示すことから，各器官・臓器の細胞レベルにおける毒性の作用機構については共通点が存在する．化学物質の細胞毒性においては，それぞれ特定の細胞小器官あるいはそれ以外の細胞構成成分に影響を与える．その毒性発現には化学物質そのものまたはその活性代謝物が生体構成成分と直接反応する場合と，化学物質によって生じた活性酸素やフリー

表 6-10　化学物質の毒性発現における標的臓器とその作用

臓器	症状・作用	化学物質	その他の特徴
肝臓	脂肪肝	エチオニン，四塩化炭素	障害の指標： ・アラニンアミノトランスフェラーゼ（ALT） ・アスパラギン酸アミノトランスフェラーゼ（AST） ・血漿ビリルビン
	肝細胞障害	アセトアミノフェン，コカイン，トリニトロトルエン，フロセミド，PCB，トリクロロエチレン，テトラクロロエチレン，四塩化炭素	
	胆汁分泌阻害	クロルプロマジン，リファンピシン，リトコール酸，α-ナフトイソシアン酸	
	脈管系障害	モノクロタリン，塩化ビニルモノマー	
	肝腫瘍	アフラトキシン B_1，ジエチルスチルベストロール，バターイエロー（DAB），ジメチルニトロソアミン	
	ペルオキシソーム異常増殖	クロフィブラート，フタル酸エステル類	
腎臓	腎臓障害	スルホンアミド，エチレングリコール，フロセミド，セファロリジン，アスピリン，ゲンタマイシン，フェナセチン，アセトアミノフェン，アムホテリシン，シクロスポリン，四塩化炭素，二硫化炭素，クロロホルム，重金属（カドミウム，水銀，鉛）	障害の指標： ・尿中 γ-グルタミルトランスフェラーゼ（γGTP） ・*N*-アセチルグルコサミニダーゼ ・血中尿素窒素（BUN）
肺	肺障害	刺激性ガス（Cl_2，NH_3，SO_2，NO_2），ニッケルカルボニル，アスベスト，ホスゲン，二酸化ケイ素，メチルイソシアネート，テトラクロロエチレン，パラコート	特に障害の指標はない
神経系	神経系障害	ヒ素化合物，二硫化炭素，一酸化炭素，四塩化炭素，青酸塩，エチルアルコール，四アルキル鉛，鉛，鉄，マンガン，水銀化合物，メチルアルコール，*n*-ブチルケトン，ヘキサン，スチレン，トリクロロエチレン，イソニアジド，有機リン剤，カルバメート剤，ニコチン	
皮膚	皮膚障害	有機塩素系化合物，強アルカリ，強酸，塩化ビニルモノマー，PCB，クロム，ヒ素	
眼	眼障害	クロロキン，キノホルム，メチルアルコール，2,4-ジニトロフェノール，ナフタレン，二硫化炭素	
耳	聴覚障害	ゲンタマイシン，ストレプトマイシン，二硫化炭素	
骨	骨障害	黄リン，カドミウム，フッ化水素，塩化ビニルモノマー	
歯	歯牙障害	二酸化硫黄，二酸化窒素，塩素，フッ化水素	
血液	再生不良性貧血	ベンゼン，クロラムフェニコール	
	その他の貧血（メトヘモグロビン貧血，溶血性貧血など）	芳香族アミン（アニリンなど），芳香族ニトロ化合物（ニトロベンゼンなど），フェニルヒドラジン，鉛	

ラジカルといった反応性に富んだ分子種によるタンパク質や脂質などの変質による場合がある．生体構成成分と直接反応する場合の反応は，可逆反応と不可逆反応に大別できる．可逆反応は，イオン結合，水素結合，ファンデルワールス力などに基づく細胞のレセプターや酵素の結合部位との反応であり，毒作用は一過性であることが多い．不可逆反応は，化学物質またはその活性代謝物がタンパク質や核酸などの生体成分と共有結合を形成する場合で，毒作用は持続性で細胞にネクローシス（壊死）やアポトーシスを誘導したり，癌の誘発の原因（6-2節を参照）になったりする．

一方で化学物質の中には，特定の器官に対して特徴的な毒性を示すものも存在する．基本的に化学物質の毒性の強さはその物質の生体内濃度に依存するため，その毒性発現部位は曝露経路にも依存するが，化学物質が吸収された際の毒性発現部位は，物質固有の生物活性に由来する場合や，物質固有の体内動態に由来する場合，また化学物質に対する組織側の感受性に由来する場合などさまざまな要因に依存している．このように化学物質が毒性を与える特定の器官を標的器官 target organ という．化学物質はこの標的器官に作用することで，神経系，肝臓，腎臓，呼吸器系，循環器系，血液系，内分泌系，免疫系，胎児など，さまざまな器官に対し特徴的な毒性を誘発する．標的器官があると思われる主な例について表6-10にまとめた．

6-3-2　毒性発現に関わる要因

化学物質の毒性発現には，化学物質自体の物理化学的な性質や前項で述べた器官特異性などに加え，化学物質の影響を受ける生体側の生物学的要因や生体がおかれている環境的要因が大きく関わってくる．

A　生物学的要因

実験動物に対して化学物質の毒性評価を行った場合には，その毒性発現には種差，性差，日（年）齢差，系統差，個体差などの生物学的要因が存在することが知られている．人においても人種間における差や，年齢差，個体差などが認められる．このような差が生じる原因にはいくつかの原因が考えられるが，その中で最も重要なものの一つとして異物代謝系の差があげられる．例えば種差はアンフェタミンの代謝において認められる．アンフェタミンは水酸化や脱アミノ化される位置が動物種によって異なるため，これが毒性発現にも影響していると考えられる．性差は多少の差が見られる場合が存在するものの，ほとんどの動物種においてその差は比較的小さいため，化学物質の毒性に関してはさほど考慮する必要はない．しかしながらラットにおいては，異物代謝系に大きな性差が存在することが知られている．特に第一相反応では雄のほうが雌よりも代謝が早いが，これは CYP 分子種の CYP2C11 や CYP3A などが雄に多く存在することに起因している．例えばラットに 2 mg/kg 体重の硫酸ストキリニーネを投与すると雄は1匹も死なないが，雌では代謝が遅く血中濃度が顕著に上昇するためすべて死亡することが知られている．したがって性差は，ラットを用いた毒性試験を行う際に考慮しなければならない重要な生物学的要因である．日（年）齢差については，一般的に新生児期は成人と比較して毒性影響も現れやすくなる．これは新生児期の異物代謝系が未発達で，それだけ化学物質が体内に蓄積されやすいことに起因すると考えられる．またCYP分子種には加齢とともに異物代謝活性が低下するものもあるため，化学物質によっては高齢者で毒性影響が現れやすくなる場合もある．これ以外にも人においては，異物代謝活性が低下するような病態時には化学物質に対する毒性影響が現れやすくなるため，健康状態も重要な生物学的要因となる．

一方で異物代謝系以外の要因による毒性発現の違いも存在する．例えば最も毒性の強いダイオキシン類である2,3,7,8-tetrachlorodibenzo-*p*-dioxin（TCDD）の毒性は，経口投与の際の半数致死量（LD_{50}）値は低感受性のハムスターと高感受性のモルモットで約580～8400倍の差がある．またマウスと人を比較した際にも，人のほうが低感受性であると考えられているが，これらはダイオキシン類の毒性発現の引き金となるアリル炭化水素受容体（ダイオキシン受容体ともいう：AhR）に対する親和性の差が一因であると考えられている．

B　環境的要因

人を含めて動物が化学物質による毒性を発現する場合は，生体がおかれている環境によっても大きく変動する．寒冷ストレス下においては薬物代謝酵素活性が上昇することが報告されているが，野生生物に対する化学物質の毒性はこのような気温が大きな変動要因になる可能性が考えられる．気温以外にも，拘束などのストレスが化学物質の毒性を強めることが知られている．アンフェタミンなどの中枢興奮作用を有する薬物では，動物を分離して飼育する場合よりも集団で飼育する場合のほうが毒性が強く現れるといった，いわゆる群毒性が認められる．一方，人においては食習慣，嗜好，生活様式などの日常生活環境がその変動要因となる可能性がある．例えば，一部のカルシウム拮抗剤の服用時にグレープフルーツジュースを飲むと，血圧降下作用が増強されて副作用の発現が高くなることがある．これはグレープフルーツの果肉に含まれるフラノクマリン類が，小腸細胞内のCYP3A4の活性を阻害することに起因する．すなわち通常は小腸から吸収される際にある程度の代謝を受けるはずの薬物が，フラノクマリン類によってCYP3A4の活性が阻害され薬物が代謝を受けずにそのまま吸収されるために，たとえ常用量の薬物の飲用であっても毒性影響が現れるものと考えられる．またこれ以外にも，ビタミン類やタンパク質，ミネラルなどの摂取状態もが異物代謝系に影響を与えることが報告されていることから，食習慣や栄養状態が化学物質の毒性発現にもある程度関わっていると考えられる．

6-3-3　化学物質の毒性試験

化学物質は用途によって医薬品，食品添加物，農薬，一般化学物質など多種に分類できる．特に医薬品に関しては，その毒性を予見し安全性を確立することは，薬害の未然防止のために不可欠な重要問題である．このため医薬品の安全性評価は，化学物質の毒性試験法において最も発達してきており，また最も厳しい基準となっている．医薬品は人を対象として用いられるが，化学物質を人に直接投与して試験することはできないため，毒性を評価する際には特定の動物，動物培養細胞および微生物等が用いられている．また厚生労働省から「医薬品毒性試験ガイドライン」

が示されており，動物を用いた試験から得られたデータの信頼性を高めるために，試験実施上の遵守事項（GLP：good laboratory practice）が定められている．GLP は各国で異なっており，国際的整合性（ハーモナイゼーション）が図られている．医薬品以外の化学物質の毒性試験法についても特殊な例を除けばおおむね医薬品の場合と類似していることから，ここでは医薬品の毒性試験法である一般毒性試験法と特殊毒性試験法について記述する．なお衛生薬学領域においては，「化学物質の審査及び製造等の規制に関する法律」（化審法）において規定されているように，野生生物も対象とした化学物質の毒性試験法も重要であるが，これに関しては 6-4 節を参照されたい．

A　一般毒性試験

一般毒性試験には，実験動物に被験物質を単回投与しておおよその毒性を評価する急性毒性試験と，短期間または長期間被検物質を反復投与して毒性を評価する反復毒性試験がある．これらの試験では共に，試験期間中の動物の一般状態，体重，摂餌・摂水量などの観察，血液や尿などの生化学的検査，臓器の剖検や病理組織学的検査などを行う．動物は一般にマウス，ラット，ウサギ，イヌなどが用いられる．

1）急性毒性試験

最初に実施される試験で，2 種の雌雄の哺乳動物に被検物質を単回投与（経口，静脈内または腹腔内投与）し，その後 14 日間までの観察に基づき評価される．わが国の医薬品の場合には，実験動物としてげっ歯類とウサギを除く非げっ歯類が使用される．

かつては多数の動物を使って正確な LD_{50} を求めていたが，現在ではおよその値を求めればよいとされている．ここでは用量に対する毒性の変化を把握することが目的で，得られた知見は後述の試験の投与計画に役立つとともに，人の急性中毒症の対応への有益な情報となる．

2）反復投与試験

被検物質を 2 種類の哺乳動物に連続投与し，その毒性を用量および時間経過との関連で把握する．この試験は，人が長期にわたり化学物質に曝露された場合に発生する障害を予測するとともに，無毒性量を求めることを目的とするもので，従来の亜急性毒性試験と慢性試験を含んでいる．14 ～ 28 日，90 日あるいは 6 か月，9 か月の毎日反復投与を行うことで，確実な毒性発現量を含む容量を設定する．医薬品の場合には，実験動物として 1 種類はげっ歯類，もう 1 種類はウサギを除く非げっ歯類の中から選ぶものとし，農薬の場合にはラットとイヌが用いられる．

B　特殊毒性試験

1）生殖・発生毒性試験

被検物質による雄や雌の生殖機能，受胎，妊娠の維持，出産，授乳などに対する影響，次世代の胎児期死亡と発育遅滞および奇形発生などの胎児発生に対する影響，出産後の成長や発達に対する影響を知るために行われる．生殖・発生毒性試験では動物の種や系統によって著しく異なる結果が出る場合があるので，動物の種や系統の選定には十分注意すべきである．毒性試験において種と系統に注意が払われる契機となったのはサリドマイド禍である．当時，その薬の承認を得るためにラットとウサギが実験動物として用いられたが，両動物とも催奇形性は認められなかった．しかし，事件後にサルと別の系のウサギを用いて再検査したところ，両方の動物で人と同様の催奇形性が認められた．

2）変異原性試験

変異原性 mutagenicity とは突然変異誘発作用のことで，細菌から高等動物の細胞において高頻度に遺伝形質の変化を起こさせる性質であり，これは DNA の損傷に基づく．このような変異原性を有する化学物質は，人の生殖細胞に起こる子孫の遺伝子欠陥ならびに体細胞に起こる癌化のイニシエーションに影響することから，変異原性の有無を調べることは遺伝子の傷害に基づく疾病の予測に役立つ．以下に代表的な 3 種類の試験法を概説する．

a）細菌を用いる復帰突然変異試験

細菌を用いる方法は，他の方法に比べ操作が容易であり，安価で，さらに短時間で行うことのできる利点があるため，一次スクリーニング法として汎用されている．とりわけサルモネラ属のネズミチフス菌 *Salmonella typhimurium* の変異株（TA1535，TA1537，TA98，TA100）を用いるエームス試験 Ames test がよく用いられる．この方法は，試料（化学物質）が変異株であるヒスチジン要求性株（His^-，ヒスチジン合成不可能）をヒスチジン非要求性株（His^+，ヒスチジン合成可能）に復帰させるかどうかを試験することにより，その化学物質の変異原性を調べる方法である．

エームス試験の他に，トリプトファンの要求性の変化（$Trp^- \rightarrow Trp^+$）を指標とした大腸菌を用いる方法がある．

多くの変異原性物質は，生体内で代謝活性化を受けてはじめて変異原活性を示すが，細菌には活性がほとんどないので，これらの試験では，被検物質のみによる試験と代謝活性系（S - 9 mix：肝ホモジネートの 9000 × g 遠心上清と NADPH 生成系の混合液）を添加した試験

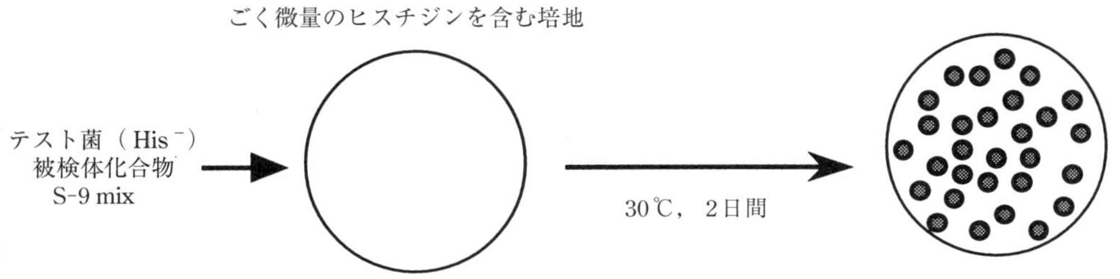

図 6-12　エームス試験法の概略

の 2 つを行う．

b）哺乳類培養細胞を用いる染色体異常試験

この試験は，被検物質が遺伝子の担い手である染色体を傷つけることにより起こる染色体の変化（異数性，倍数性）と形態の変化を調べる *in vitro* の試験である．材料としては，人のリンパ球，胎児組織や株化培養細胞，骨髄細胞，生殖細胞，腹水癌細胞などが用いられている．わが国で主に使用されているのはチャイニーズハムスターの細胞株であり，S-9mix なども併用して試験を行う．

c）げっ歯類を用いる小核試験

前記試験は *in vitro* で行うため，被検物質が骨髄中に達して作用するか否かを知ることはできない．本試験では，げっ歯類（通常，成熟雄マウスを用いる）に被検物質を投与し，24 時間後屠殺して大腿骨の骨髄中の幼若赤血球に形成される小核の発現を調べる．

3）癌原性試験

癌原性試験は食品添加物，残留農薬，医薬品，一般化学物質などの安全性評価の 1 つとして重要なものである．変異原性試験で陽性となったものは，必ずしも動物に癌を発生させるとは限らず，また逆に BHA のように動物に発癌性を示しても変異原性をほとんど示さないものもある．発癌は長い期間と多段階の過程が必要であり，スクリーニング的な変異原性試験では限界がある．癌原性試験は，毒性試験の中で最も費用と長期間を要するものであるので，すべての化学物質について調べることは不可能である．そのため選択基準として，医薬品の場合は，癌原性が予測される化学物質に属する医薬品と臨床的に長期間（6 か月以上）投与されると推定される医薬品について癌原性試験を行うことを義務づけている．

わが国の医薬品非臨床試験ガイドラインでは既知の発癌物質に対する感受性を考慮に入れて，2 種の雌雄両性の動物を使用することが必要とされている．また各 50 匹以上が望ましいとされており，投与期間はほぼ動物の一生涯である．

4）その他の試験

局所刺激性試験，依存性試験，アレルギー性試験，皮膚光感作性試験およびトキシコキネティクス試験などがある．

6-3-4　代表的な有害化学物質・汚染物質の毒性および曝露指標

A　金属化合物

金属（類金属を含む）は地殻の構成成分であるので，食品，飲料水，吸気中に微量に存在することは当然である．しかし，人の活動によって，生物圏内でそれらの濃度の変動が起こる．また金属類やアスベストによる急性中毒および慢性中毒の問題は，産業衛生の面からも重要である．ここでは健康に被害を与える金属類やアスベストについて概説する．

1）カドミウム

カドミウム cadmium は亜鉛鉱石に含まれて（亜鉛 100 に対してカドミウム 1 の割合）おり，わが国では亜鉛鉱山における採鉱および精錬によって環境汚染が起こることが多い．またカドミウムは，鉄や銅のメッキ，黄色顔料，塩化ビニル安定剤などに用いられており用途は広い．カドミウムの生体への主な侵入経路としては，経口と経気道摂取がある．経口的に摂取されたカドミウムの消化管からの吸収は摂取量の数％程度である．しかし米や海草類を初めとする植物性食品はカドミウムを比較的多く含むことから，特に米を主食としているわれわれ日本人にとっては消化管からの吸収も軽視はできない．四大公害の 1 つであるイタイイタイ病は，カドミウムに汚染した米を摂取したことが原因であるとされている（4-4-2 項，5-7-1 項参照）．現在，安全基準としてカドミウムの玄米中の濃度は 1 ppm 未満（精白米では 0.9 ppm 未満），また飲料水中のカドミウム含有量も 0.01 mg/L 以下と定められている．一方でカドミウムを含有する微粒子（粉塵またはヒューム）を吸入した場合には，肺に沈着する割合はその粒子径に左右されるといわれており，吸収率は 10 ～ 40 ％程度である．経気道摂取で最も典型的な例の 1 つに喫煙があげられるが，タバコ 1 本当たりに含まれる 1 ～ 2 mg のカドミウムのうち 10 ～ 20 ％が吸入される．

カドミウムは侵入した部位から血中に移行するが，その後は主として肝臓と腎臓に蓄積される．蓄積状態は曝露状態により異なることが知られており，急性曝露の場合には肝臓のほうが腎臓よりも蓄積量が高くなるが，慢性毒性の場合には腎臓のほうが肝臓よりも高くなる．これらの臓器に蓄積しているカドミウムの 50 ～ 70 ％はメタロチオネインと呼ばれる分子量約 6,000 の低分子タンパク質と結合した形で存在する．メタロチオネインと結合したカドミウムは組織障害性を示さないが，メタロチオネイン量を上回る多量のカドミウムが吸収された場合には障害が現れる．メタロチオネインは構成アミノ酸の約 1/3 がシステインで，芳香族アミノ酸を含まないため 280 nm のタンパク質の特異吸収を示さない．また構造中の SH 基はすべて遊離型であり，1 分子中に 7 つの金属分子を捕捉することができる．このタンパク質はカドミウム以外にも，亜鉛，銅，水銀などと結合して無毒化したり，活性酸素種に対しても防御的に働くとともに，これらの重金属や酸化的ストレスによりその産生が誘導される．その一方でカドミウムは蓄積性がきわめて高く，生物学的半減期はヒトで 20 ～ 50 年と推定されているが，この蓄積性にもメタロチオネインが関与していると考えられている．

排泄経路として毛髪や爪などを経由する量はわずかであり，主経路は糞便と尿である．経口投与によるカドミウムの慢性中毒では腎臓障害が顕著で，尿中に β_2-ミクログロブリンやビタミン A 結合タンパク質などの低分子タンパク質，アミノ酸，糖が排泄される．近位尿細管が著しく障害されるが，腎糸球体におけるろ過能はそれほど影響を受けず，尿細管の再吸収能の低下が腎障害の本体であると考えられている．

2）水　銀

水銀は金属水銀（単体水銀：Hg^0），無機水銀化合物（Hg^+，Hg^{2+}）および有機水銀化合物

（アリル型，アルキル型）に大別される．金属水銀および水銀化合物はともに蒸気圧が高いため，地球内部から火山活動，脱ガスや岩石の風化により地表面と気圏に放出され，最終的に海洋に移行する地球化学的サイクル上にある．そのようなサイクル上においては，一般的に，通常の大気中や飲料水中の水銀レベルは非常に低く重要な曝露源とはならないが，微生物によるメチル化は毒性学的に重要な自然反応の1つである．無機水銀は，メタン細菌によりビタミン B_{12} の補酵素型であるメチルコバラミンからメチル基を供与されてメチル水銀に変換される．メチル水銀は一度産生されると食物連鎖に入り，プランクトンや草食魚，そして最終的には肉食魚に至る．特にマグロなど大型魚で高い濃度のメチル水銀が見いだされる．セレン化合物はメチル水銀の毒性を軽減することが知られているが，マグロ中に高濃度のメチル水銀が存在するにもかかわらず毒性が認められないのは，体中にセレンが豊富に存在しているためであると考えられている．

水銀はその吸収や毒性も化学形によって著しく異なる．金属水銀は経口的に摂取しても，消化管より吸収されず，毒性は認められない．しかし，金属水銀の蒸気を吸入すると肺胞よりエンドサイトーシス機構で効率よく吸収され，体内でカタラーゼなどの作用により大部分が Hg^{2+} に酸化される．また，金属水銀は無機水銀と異なり血液-脳関門を通過するため，脳内で無機水銀に転換され長期にわたり手指の震えなどの中枢神経障害を与える．

Hg^{2+} の消化管からの吸収率は一般的に数％と低い．吸収された Hg^{2+} は腎臓に高い割合で蓄積するため，急性，慢性毒性ともに主に腎臓障害が現れる．特に近位尿細管の上皮細胞が強く障害を受けるが，ここに Hg^{2+} が蓄積しやすいためといわれる．慢性毒性では糸球体にも自己免疫性の障害が認められることもある．カドミウムと同様に腎臓ではメタロチオネインと結合した状態で存在しており，メタロチオネインが毒性軽減や蓄積性に関与している．主な排泄経路は尿中と糞便中で，ほとんどそのままの形で排泄される．

有機水銀化合物はアリル型とアルキル型でその毒性が大きく異なる．アリル水銀化合物（フェニル酢酸水銀など）の消化管からの吸収率は50％程度と比較的容易に吸収されるが，体内で分解されやすく，無機水銀に類似した体内挙動および毒性を示す．一方で低級アルキル水銀は脂溶性で消化管よりほぼ完全に吸収され，肝臓や腎臓に分布する．特にメチル水銀は水俣病の原因物質（4-4-2項，5-7-1項参照）で，血液-脳関門を容易に通過するため脳内にも移行しやすい．急性および慢性中毒で四肢末端の知覚異常，歩行障害，めまい，言語障害，難聴，視野狭窄（ハンター・ラッセル症候群と呼ばれる）を起こす．また，胎盤も通過するため胎児性水俣病を発症させる．メチル水銀は，主にグルタチオンや含硫アミノ酸と結合した形で胆汁中に排泄されるが，これは腸管で再吸収されやすく腸管循環を繰り返すため体外への排泄速度は遅い．毛髪にも蓄積されやすいことから，毛髪中の濃度が曝露指標として用いられている．

3）鉛

鉛はどこにでもある有害金属で，あらゆる環境中や生物系で検出される．無機鉛の経口摂取による吸収率は5～10％程度であるが，経気道摂取の場合は30～40％である．ヒトの生物学的半減期は約10年といわれており，一般に鉛の排泄速度は遅い．そのため，数mgの無機鉛を継続して数週間摂取すると蓄積して容易に慢性中毒を発現する．人体への鉛の主要侵入経路は飲食物と吸気によるものであり，体内に蓄積する鉛の約90％は骨に沈着するほか，肝臓，腎臓を初

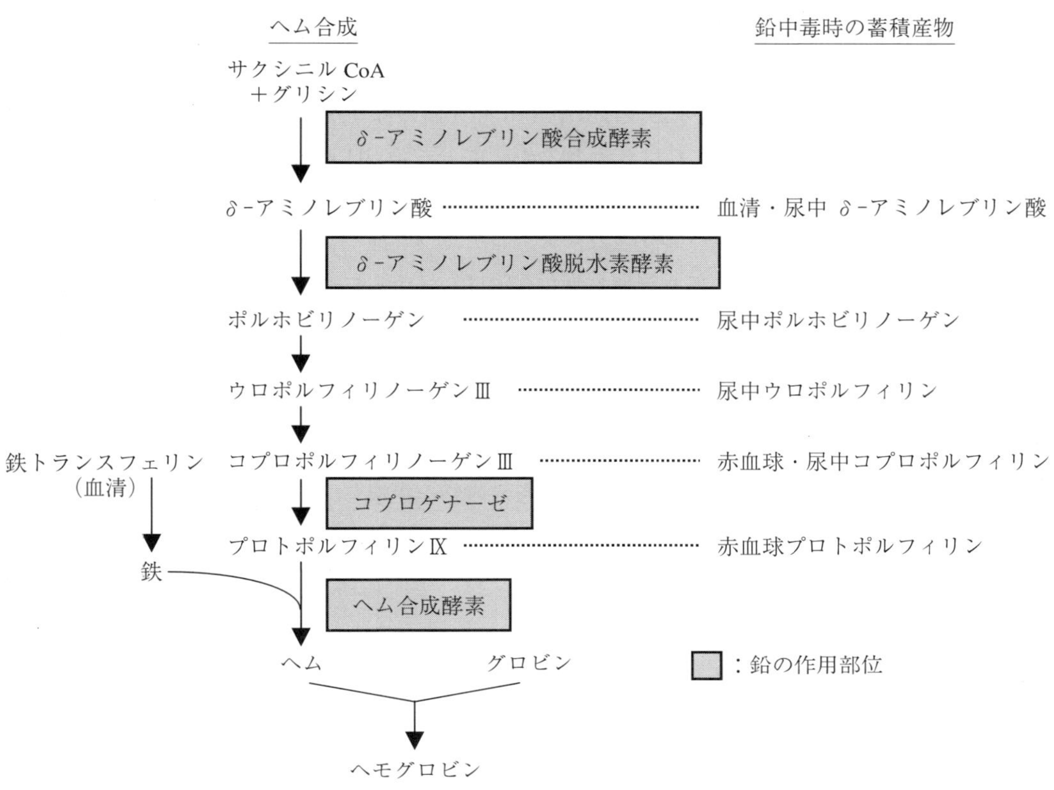

図 6-13　鉛の造血系に対する作用

めとして全身に微量分布する．血中では大部分が赤血球と結合しており，血漿中濃度は低い．消化管を経由しての排泄も認められるが，主に尿中に排泄されるため，血中鉛量と同じく尿中鉛量も暴露指標として用いられる．鉛中毒の初期には貧血がみられることが多く，ついで消化器症状（便秘，鉛仙痛），神経症状（末梢神経炎，鉛脳症），および腎機能障害が発現する．

鉛中毒時の最も一般的な毒性は貧血であるが，これは血色素ヘモグロビンの生合成が阻害されることに起因する．造血系において鉛は，特にδ-アミノレブリン酸脱水酵素（ALAD）とヘム合成酵素に対する阻害作用が強い．またそれ以外にも，δ-アミノレブリン酸合成酵素やコプロゲナーゼの酵素活性も阻害することが知られている．その結果，ヘモグロビンの合成が減少し貧血が発症する．このとき，血中および尿中にはδ-アミノレブリン酸とコプロポルフィリンの濃度が上昇するため，これらは鉛中毒のマーカーとして利用される．

一方，有機鉛化合物である四エチル鉛（特定毒物）は過去においてアンチノック剤としてガソリンに添加されていたが，これは経皮および経気道的に吸収され，脂溶性が高いため容易に血液-脳関門を通過し，中枢神経系に障害を与える．

4）ヒ　素

ヒ素は金属と非金属の中間的元素で類金属と呼ばれる．ヒ素化合物は昔から強い毒性をもつことが知られ，他殺や自殺の原因物質となったが，その一方で医薬品，防腐剤，殺鼠剤，農薬などとしても用いられてきた．

自然界ではAs^{3+}とAs^{5+}が硫化物，金属ヒ化物，酸化物として広く分布しているが，重要な化合物は三酸化ヒ素（3価，無水亜ヒ酸As_2O_3）と五酸化ヒ素（5価，無水ヒ酸As_2O_5）および有機ヒ素化合物である．無機ヒ素の毒性は5価よりも3価のほうが強く，3価のLD_{50}はAs^{5+}の1/10以下と推定されている．これは3価ヒ素が標的分子のSH基と強く結合することにより，多くの機能を阻害することで強い毒性を発揮するものと考えられる．その一方で無機ヒ素は，環境中で土壌中の微生物によりメチル化され，メチルアルソン酸やジメチルアルシン酸となることが知られている．哺乳類においても無機ヒ素化合物は，メチルコバラミンを用いたメチル化反応を受け，モノメチル体，ジメチル体，トリメチル体へと変換される．陸上生物と比較して海産生物では多量のヒ素を含有するものが多いが，海藻類であるヒジキ，ワカメ，コンブにはジメチルヒ素とアルセノ糖化合物が，またエビやカニなどの甲殻類や魚類ではアルセノベタインなどの有機ヒ素化合物として存在している．これらの有機ヒ素化合物は無機ヒ素化合物と比較して毒性は非常に弱いため，これらの有機ヒ素化合物を含む海産物を摂取しても通常は中毒症状が起こらないとされている．したがって自然界における有機ヒ素の生成は，ヒ素化合物の解毒過程であると考えられる．

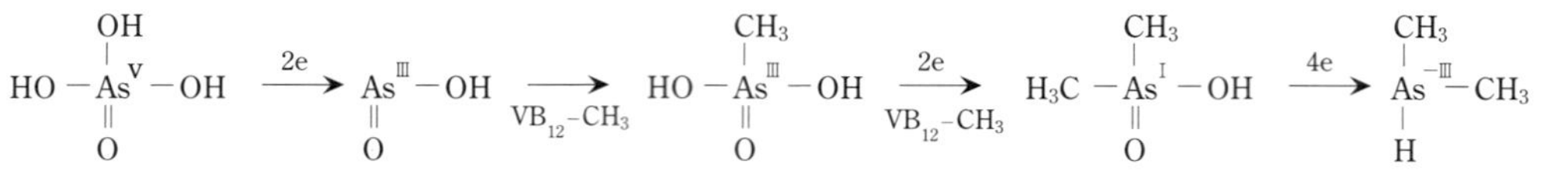

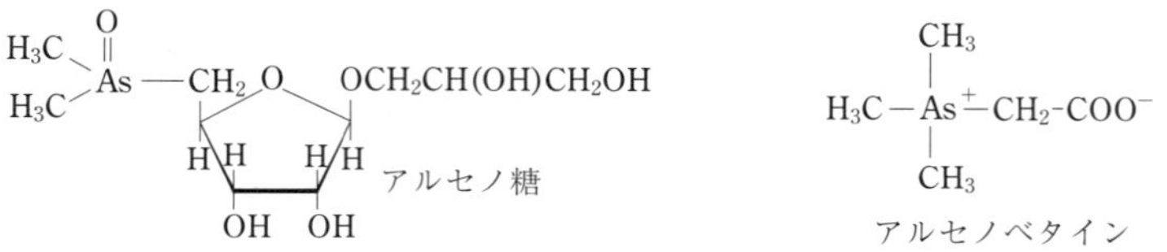

$$(HO)_3As^{V}{=}O \xrightarrow{2e} O{=}As^{III}{-}OH \xrightarrow[VB_{12}-CH_3]{} HO{-}As^{III}(CH_3)(=O){-}OH \xrightarrow[VB_{12}-CH_3]{2e} H_3C{-}As^{I}(CH_3)(=O){-}OH \xrightarrow{4e} (CH_3)_2As^{-III}{-}H$$

ヒ酸　　亜ヒ酸　　メチルアルソン酸　　ジメチルアルシン酸　　ジメチルアルシン

$(H_3C)_2As(=O){-}CH_2$–（リボース環：H, H, H, H, OH, OH）–$OCH_2CH(OH)CH_2OH$　アルセノ糖

$(H_3C)_3As^{+}{-}CH_2{-}COO^{-}$　アルセノベタイン

無機ヒ素は，経口，経気道，経皮的に吸収され，その大部分が未変化体または有機ヒ素化合物の形で尿中に排泄される．また一部が糞中や毛髪，脱落皮膚を介して排泄される．生体内に吸収されたヒ素は，主として肝臓，腎臓，肺，消化管壁，脾臓などに分布するが，爪や毛髪にも顕著に蓄積することから，爪や毛髪中の濃度はヒ素汚染や慢性曝露の指標として用いられる．

無機ヒ素が経口摂取された場合には，急性毒性として胃痛，嘔吐，コレラ様下痢などの消化器障害，腎障害などを引き起こし，死に至ることがある．また慢性中毒では，爪や毛髪の萎縮欠損のほか，皮膚の色素沈着，角質化，黒皮症といった皮膚症状を引き起こし，症状が重篤化した場合には皮膚癌を誘発する．経気道，経皮的に摂取された場合には，上記道粘膜の炎症や感作性皮膚炎を起こし，肺癌や皮膚癌に至ることもある．

5）クロム

クロムは一般的に地殻に豊富に存在する元素で2価から6価まで酸化体をとるが，生物学的に重要なのは3価と6価のクロム化合物である．特に3価クロムは生体にとって糖代謝や脂質代謝に関わる必須金属である．クロム不足により糖尿病を発生するため，クロムは耐性因子とも呼ばれる．毒性は6価クロムのほうが3価よりも高く，金属クロムは生物学的に不活性であると考えられている．クロムは経口，経気道および経皮吸収されるが，消化管からの吸収率は数%である．6 価クロムは 3 価のものよりも経気道および経皮的に吸収されやすく，接触部位で炎症や潰瘍，鼻中隔穿孔，アレルギー性皮膚炎，喘息，肺癌を起こす．

6）セレン

セレンは生体必須元素で，肝機能や筋代謝に関与し，その欠乏により肝障害や筋ジストロフィーが発症する．またグルタチオンペルオキシダーゼには，セレノシステインとしてセレンが含まれている．

セレンの毒性は化合物により異なり，セレン化水素は粘膜刺激作用により気管支炎や肺水腫を，二酸化セレンは爪の着色，消化管の腐食，脳および肺水腫を起こす．またセレン化合物は発癌性，突然変異原性，染色体異常誘発性を示す一方，組織や膜脂質に対する抗酸化作用や種々の発癌物質に対して発癌抑制作用があるとされる．無機水銀，メチル水銀およびカドミウムの毒性に拮抗作用を示すことも知られている．

7）有機スズ化合物

トリブチルスズ（TBT）化合物やトリフェニルスズ（TPT）化合物などの有機スズ化合物は，藻類や軟体動物などへの強力な殺傷力を有することから，これらの生物の不着防止を目的に船底塗料や漁網防汚剤などに積極的に用いられてきた．しかしながら，これらの有機スズ化合物は水環境中での残留性が高く，また水棲生物への影響が大きいことから現在では使用が厳しく制限されており，ビス（トリブチルスズ）オキシド（TBTO）は化審法の第一種特定化学物質に，またそれ以外の TBT 化合物 13 物質と TPT 化合物 7 物質は第二種特定化学物質に指定されている．TBT や TPT などの化合物を哺乳動物に曝露した際には，免疫毒性や脂質代謝などに影響が認められるが，最も特徴的な毒性としては一部の巻貝類に対する生殖毒性がある．これらの有機スズ化合物は，海水中の濃度が 1 ng/L という極低濃度でも雌の巻貝類を雄化する作用を示す．またこのことから内分泌撹乱化学物質としての疑いがもたれている．これらの有機スズ化合物はエストロゲン受容体やアンドロゲン受容体には作用しないことから，アンドロゲンからエストロゲンを合成する構成であるアロマターゼ酵素の活性を阻害することで雄化を引き起こすと想定されていたが，最近，ビタミン A の代謝物であるレチノイン酸の受容体（レチノイド X 受容体：RXR）のリガンドとして作用することが明らかとなり，現在では巻貝類の雄化も RXR を介して引き起こされると考えられている．

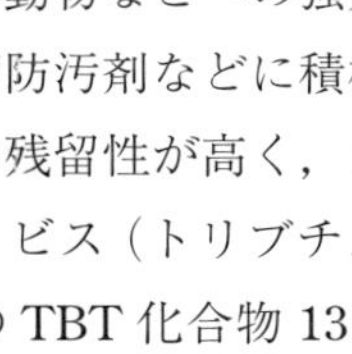

$Sn^{+}Cl^{-}$

塩化トリフェニルスズ

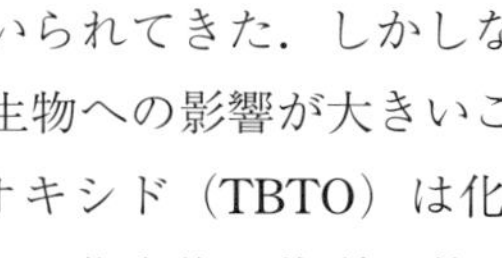

C_4H_9　C_4H_9
$C_4H_9-Sn-O-Sn-C_4H_9$
C_4H_9　C_4H_9

ビス（トリブチルスズ）オキシド
（TBTO）

C_4H_9
$C_4H_9-Sn^{+}Cl^{-}$
C_4H_9

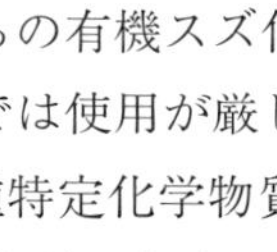

塩化トリブチルスズ

8）マンガン

マンガンは屑鉄と混合してフェロマンガン（製鋼用脱酸剤）を製造するのに用いられる．二酸化マンガンは乾電池，ハイポ液，カラーフィルムの着色剤，マッチや花火の乾燥剤などに，塩化マンガンは塗料乾燥剤，染色，医薬，乾電池などに，また過マンガン酸カリウムは酸化剤（防腐剤，殺菌剤，漂白剤，脱臭剤），除鉄剤などに用いられる．マンガンは生体にとって必須元素であるが，粉塵またはヒュームを長期間吸入すると，パーキンソン病のような特有な中枢神経症状（マスク様顔つき，突進症状，小書症，発語不明，鶏歩症など），四肢のふるえ，下肢のだるさ，頭痛，発汗などが起こる．また，気管支炎や肺炎も発生する．

B　農　薬

日本で登録されている農薬のうち人畜に毒性が強いもの，および近年食品への汚染による健康被害が問題となった農薬について，主なものをいくつか概説する．

1）有機リン系殺虫剤

有機リン剤は第二次世界大戦後，農業用殺虫剤として大量に使用されるようになった．初期に開発されたパラチオンやTEPPは昆虫だけでなく人を含む哺乳類に対しても強い毒性を示すものであったが，その後，昆虫には強毒性を示すが，哺乳類に対しては毒性の低い選択毒性を有するマラチオン（マラソン），フェニトロチオン（スミチオン），ジクロルボス（DDVP），ダイアノジン，EPN，フェントエート（パプチオン）などの有機リン剤が開発され，広く使用されている．有機リン剤の毒性は，シナプスや筋接合部のアセチルコリンエステラーゼ（AChE）の阻害作用に基づくが，神経ガスとして軍事目的に開発された毒性の高いサリンやタブンも有機リン剤と類似した構造をもつ化合物である．

有機リン剤は一般的に有機溶媒には溶けるが，水には難溶である．またアルカリに不安定で，加水分解されやすい性質を有している．有機リン剤はチオン型とオクソン型に大別できる．チオン型はそのままでは不活性で，体内でシトクロムP-450による酸化的脱硫化を受けて活性型のオクソン型となり毒性を示す．有機リン剤によるAChE阻害は，エステル分解部位であるセリン残基の水酸基に有機リン酸部位が結合することにより起こる．その結果，AChは加水分解されなくなり，AChの異常蓄積を引き起こす（図6-14）．異常蓄積したAChはコリン作動性神経を過剰に刺激し，腹痛，縮瞳，呼吸困難などのムスカリン様副交感神経症状，けいれん，筋麻痺などのニコチン様筋症状などを引き起こす．重篤な場合には呼吸不全によって死亡する．

図6-15にはパラチオン（特定毒物，使用禁止）を例として有機リン剤の代謝経路を示した．パラチオンは，シトクロムP450により酸化的脱硫化を受け，生じた不安定なsulfine体が二方向に分解する．1つはsulfine体がoxathiaphosphirane体を経由して，硫黄とパラオクソンとなる．もう1つの分解経路はsulfine体の加水分解で，無毒代謝物である*p*-ニトロフェノールとジエチルリン酸およびジエチルチオリン酸が生成する．一般に有機リン剤の中毒症状は曝露後2～3時間以内で現れるが，通常は急速に代謝排泄されるので，生体蓄積性は見られない．

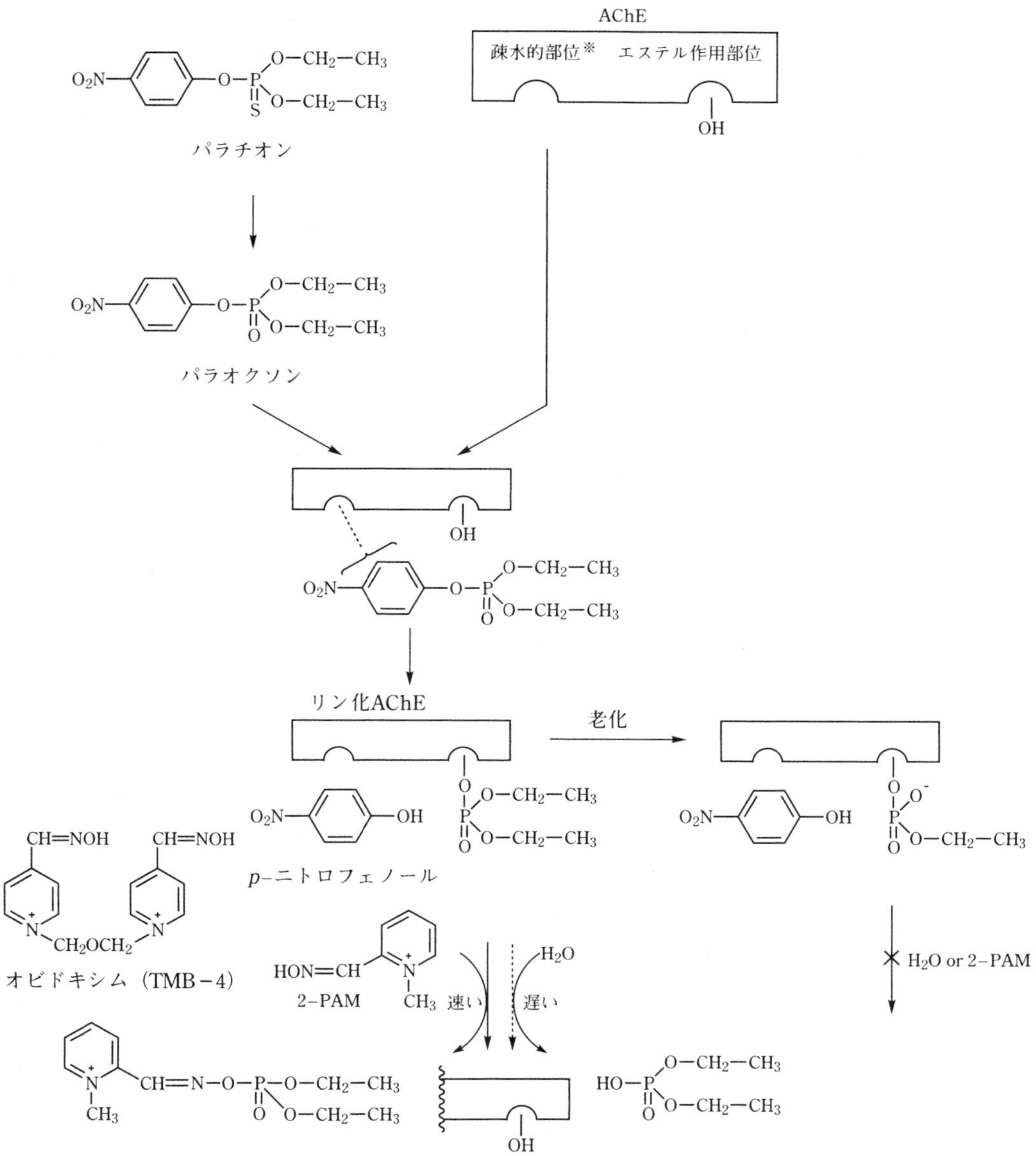

図 6-14　パラチオンによるアセチルコリンエステラーゼ（AChE）の阻害と解毒剤による回復機構

※　この部位はアニオン性部位 anionic site といわれていたが，現在では親油性の高い部位とみなされている．

（O'Brien, R. D.（1971）Drug Design（Ariëns, E. J. ed.），Vol. 2, p. 161）

表 6-11　主な有機リン剤の構造とその特徴

一般名	構造式	特徴および特記事項
パラチオン	$(H_5C_2O)_2P(=S)-O-C_6H_4-NO_2$	P450 によってオクソン型（パラオクソン）に代謝活性化されることで毒性を発現する．曝露すると血中と尿中に *p*-ニトロフェノールが現れる．特定毒物に指定，使用禁止．
メチルパラチオン	$(H_3CO)_2P(=S)-O-C_6H_4-NO_2$	P450 によってオクソン型（パラオクソン）に代謝活性化されることで毒性を発現する．特定毒物に指定，使用禁止．
TEPP	$(H_5C_2O)_2P(=O)-O-P(=O)(OC_2H_5)_2$	特定毒物に指定，使用禁止．
ジクロルボス（DDVP）	$(H_5C_2O)_2P(=S)-O-CH=CCl_2$	オクソン型の農薬であるため，代謝活性化を受けなくとも，AChE 阻害作用を示す．劇物に指定．
ダイアジノン	$(H_5C_2O)_2P(=S)-O-C_4HN_2(CH_3)-CH(CH_3)_2$	劇物に指定．
フェニトロチオン	$(H_3CO)_2P(=S)-O-C_6H_3(CH_3)-NO_2$	カ，ハエ，ゴキブリに効果あり，哺乳類に対する毒性は低い．オクソン型（フェニトロオクソン）に代謝活性化されることで毒性発現，曝露すると血中と尿中に *p*-ニトロ-*m*-クレゾールが現れる．毒物・劇物の指定は受けていない．
マラチオン	$(H_3CO)_2P(=S)-S-CH(COOC_2H_5)CH_2COOC_2H_5$	昆虫内の P450 によってオクソン型（マラオクソン）に変換されるが，哺乳類の体内ではカルボキシエステラーゼにより速やかに分解されるので毒性は低い．毒物・劇物の指定は受けていない．
メタミドホス	$(H_3CO)(H_3CS)P(=O)-NH_2$	日本では毒物・劇物の指定は受けていない．日本で使用されているアセフェートの微量代謝物でもある．

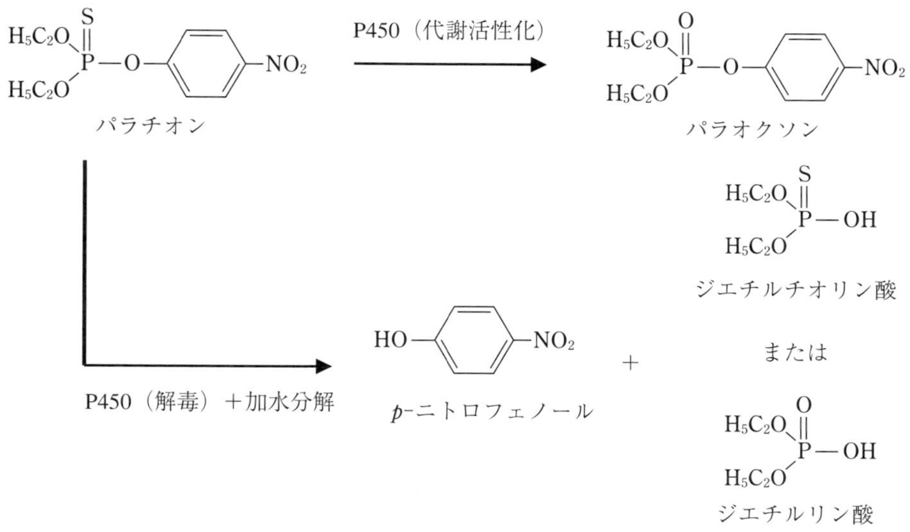

図 6-15　パラチオンのシトクロム P450 による代謝

有機リン剤による AChE 阻害は可逆的であるが，パラチオンのような強毒性のものは再賦括化までに 2 〜 3 週間を要する．一方で，フェニトロチオンやマラチオンのような低毒性のものの場合には酵素活性の回復が早い．これは AChE のセリン残基の水酸基に結合する有機リン酸の離脱のしやすさに関係している．したがって原因療法としては，2-PAM または TBM-4 を投与して，有機リン酸と AChE のリン酸エステル結合部位を加水分解することで再賦活化を行う．しかし有機リン化合物と AChE との結合においては，ヒスチジン残基のイミダゾール基と強固な結合を形成する“老化 aging”と呼ばれる現象があり，“老化”が起こった場合には脱リン酸化が困難になるため 2-PAM または TBM-4 が無効になる場合がある．急性中毒の治療には対症療法としてアトロピンを投与する．

日本では農薬としての使用は認められていないが，最近，メタミドホスが混入した輸入加工食品による食中毒が問題となった．

2）有機リン系除草剤

農業，非農業用を問わず広く使用されている．有機リン系の除草剤に分類されるグリホサートは，植物の茎葉から吸収され，葉緑体においてフェニルアラニンとトリプトファンの合成酵素を阻害して植物全体を枯らせる非選択型の除草剤である．植物ではこれらの必須アミノ酸の合成が阻害されるため致命的であるが，人にはこれらの合成酵素が存在しないため毒性は低い．グリホシネートはグルタミン酸の合成を阻害する非選択型の除草剤である．グルタミンはグルタミン酸とアンモニアから合成されるので，この酵素が阻害されると植物体内にアンモニアが蓄積するため植物は枯れてしまう．海外では，これらの農薬に耐性をもたせた遺伝子組換えの農作物（トウモロコシ，大豆，綿など）と組み合わせて広く使用されている．

$$\left[HO-\overset{O}{\overset{\|}{C}}-CH_2-NH-CH_2-\overset{O}{\overset{\|}{\underset{OH}{\underset{|}{P}}}}-OH \right] NH_2-CH\begin{matrix} CH_3 \\ CH_3 \end{matrix}$$

グリホサート

3）カルバメート系殺虫剤

カルバメート剤は有機リン剤と同様，AChE を阻害して殺虫作用あるいは毒性を示す．また有機リン剤と同様に，AChE のエステル分解部位であるセリン残基の水酸基に結合することにより AChE の活性を阻害するが，多くの有機リン剤のような代謝を受けなくとも AChE を阻害する．

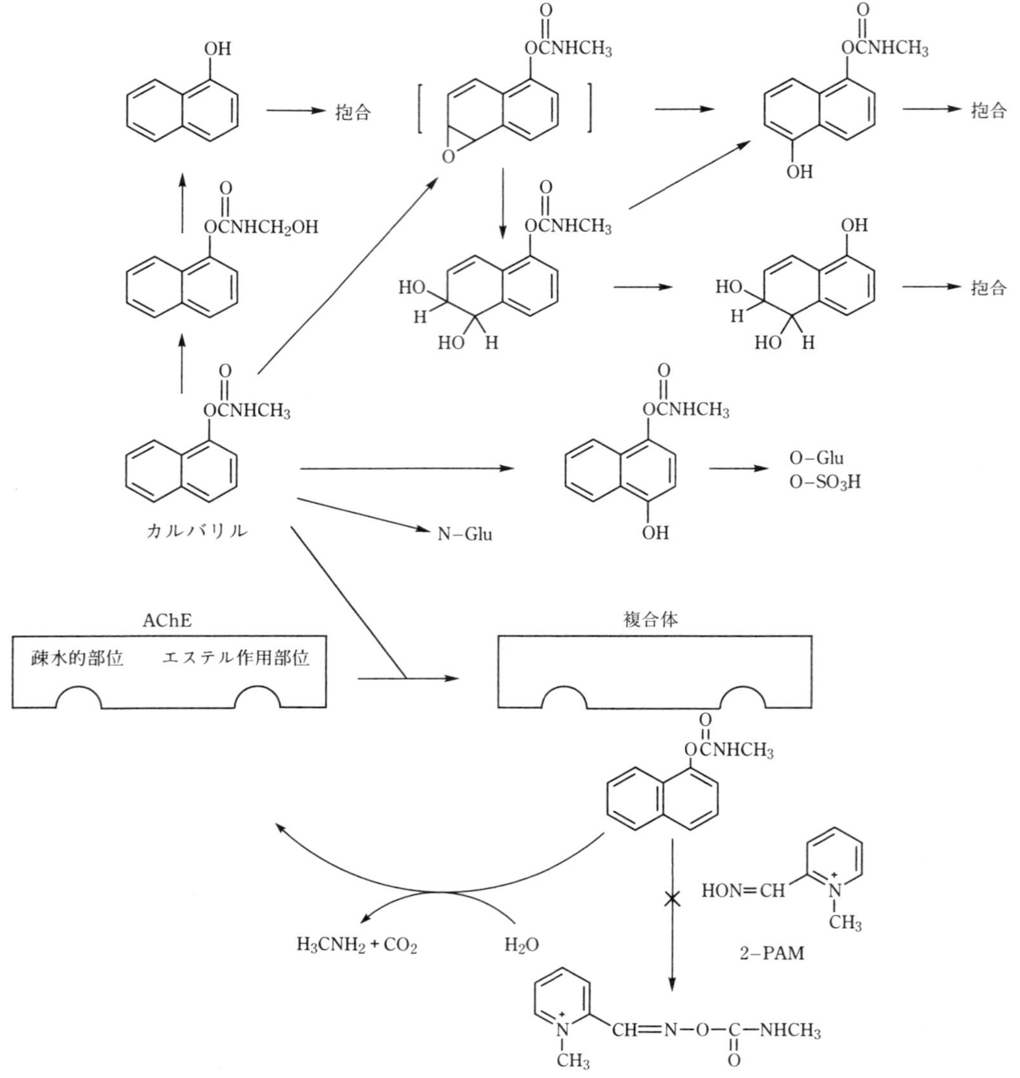

図 6-16　カルバリルの毒化機構と代謝

カルバメート剤による AChE 阻害は，AChE のセリン残基の水酸基がカルバモイル化（カルバミン酸エステル結合を形成）することにより起こる（図 6-16）．したがって，カルバメート剤中毒の治療においては，多くの場合 2-PAM は無効であることから，アトロピンの投与が対症療法として行われる．また 2-PAM はかえって毒性を強めることもあるので注意が必要である．しかしカルバミン酸の結合部位からの離脱は，有機リン酸と比較すると速いため AChE の活性の回復も速く，中毒例は比較的に少ない．

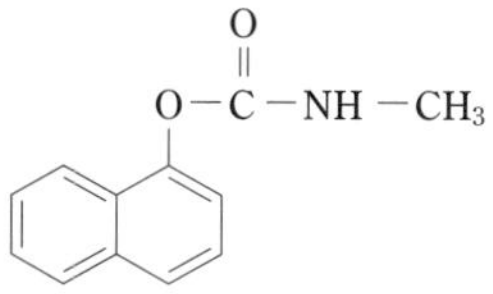

カルバリル 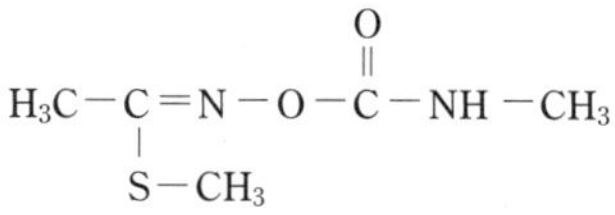　　メソミル 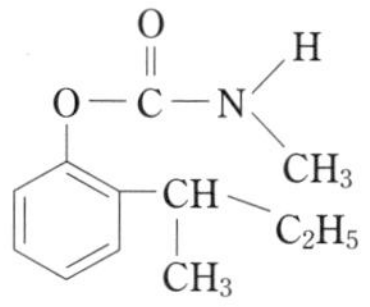　　フェノブカルブ（BPMC）

4）カルバメート系除草剤

非ホルモン系除草剤で，タンパク合成系を阻害する．ベンチオカルブ（チオベンカルブ）は水田用除草剤として用いられる．また海外では，ジャガイモの収穫後に発芽防止目的でクロロプロファム（IPC）を使用している．

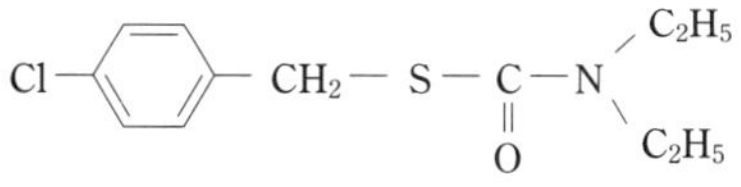

ベンチオカルブ 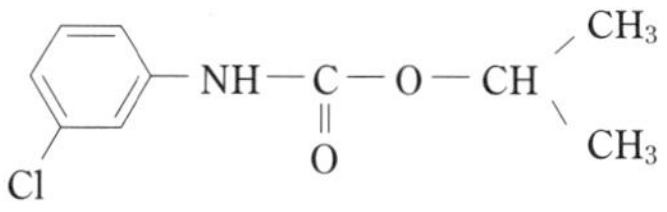　　クロロプロファム（IPC）

5）有機塩素系殺虫剤

有機塩素系殺虫剤は優れた殺虫効果を有し，ドリン剤を除いて哺乳類に対する急性毒性が比較的弱いため，農薬や防疫の目的で大量に使用された歴史がある．しかしながら，有機塩素系殺虫剤はいずれも難分解性であり，脂溶性が高いため食物連鎖を介して生物濃縮されやすく，また，生物体でも代謝されにくく脂肪組織に長期にわたり蓄積する．したがって，慢性毒性が問題になり，先進国では 1970 年代にいずれも使用禁止になった．

a）DDT（dichlorodiphenyltrichloroethane）

DDT はマラリアの撲滅や農業生産に大きな貢献をした．DDT は神経系の毒であり，特に末梢神経系である知覚神経の脱分極による持続興奮をもたらす．大量摂取しても催吐作用が強いため人の死亡例は報告されていない．LD_{50}（ラット）は 250 mg/kg と安全域は大きく，皮膚からも吸収されにくい．

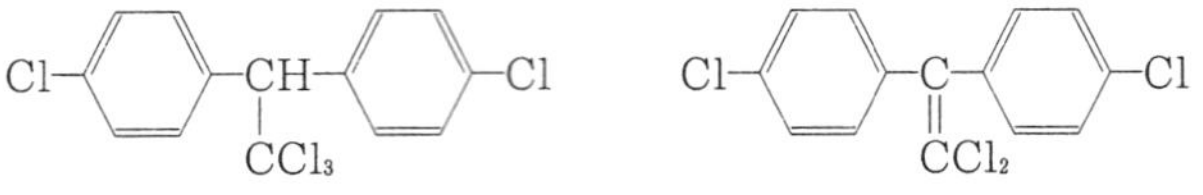

DDT　DDE

DDTは脂溶性が高く食物連鎖を介してきわめて生物濃縮されやすく，体内ではゆっくりと脱塩化水素反応を受けてDDEに代謝される．DDTとDDEはどちらも薬物代謝酵素を誘導する傾向が強い．最近，DDTおよびDDEは内分泌撹乱作用が疑われている．

わが国では1971年よりDDTの使用が禁止され，第一種特定化学物質に指定されている．食品中のDDTは減少傾向にあるが，PCBやBHCと同じく母乳中のDDT濃度の低下は緩慢である．わが国の食品中に検出されるDDTは環境に残存するDDTに加え，発展途上国で今でも使用されているDDTの移行によるものと考えられる．

b) BHC（benzene hexachloride）

BHCはベンゼンに塩素を付加させたもので，化学構造からもベンゼンではなく，かつ，日本で許可されたことはないが，別の殺菌剤であるHCB（hexachlorobenezene）と混同しやすいことから，ヘキサクロロシクロヘキサン hexachlorocyclohexane（HCH）と表示するのが妥当である．HCHには9種の立体異性体が可能であるが，このうち7種の異性体が確認されている．最も殺虫力の強いのはγ体であり，その純度を高めたものはリンデン（99％）と呼ばれ汎用された．HCHはDDT系殺虫剤と同様に神経系の毒であるが，その作用は異性体により異なり，α-およびγ-異性体は痙攣毒として作用するが，β-およびδ-異性体は中枢神経抑制物質として作用する．

異性体のうち，特に殺虫作用を示さないβ-異性体は塩素がすべてエクアトリアルの立体配置であるため，安定で環境中に長期にわたり残留する．また生体内においてもγ-異性体は蓄積性が低いが，β-異性体は代謝も非常に遅く，脂肪組織に蓄積される．HCHは水田の害虫に有効なことから，わが国では安価な混合物が大量に使用されたため，その後β-異性体による土壌汚染が深刻となった．

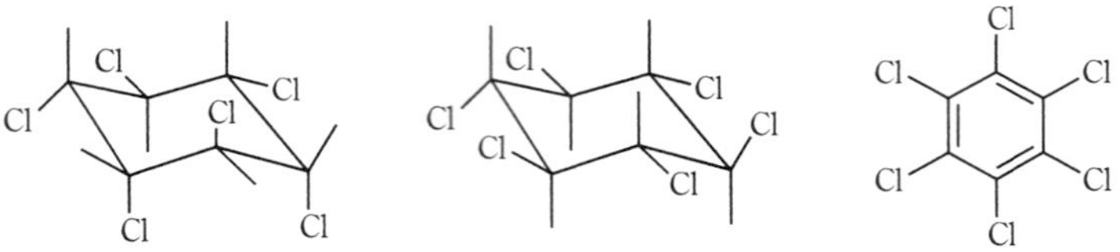

γ-HCH　β-HCH　HCB

c) 塩素化環状ジエン類

DDTやHCHに引き続き，より強力で広範に適用できる殺虫剤が探求され，ドリン剤と総称されるアルドリン，ディルドリン，エンドリン（ディルドリンの立体異性体）が開発された．また同系列の殺虫剤にクロルデン，ヘプタクロルもある．これらはいずれも高度に塩素化された炭化水素であり，ジエン縮合により合成されることから環状ジエン殺虫剤と呼ばれた．すべて第一種特定化学物質に指定されており，既に使用が禁止されている．DDT系の殺虫剤と同様に神経毒性を有するが，中枢神経系への影響が強く現れる．ドリン剤はエポキシ化されたほうが強い毒性を示す傾向にあり，神経毒性作用はアルドリン＜ディルドリン＜エンドリンの順に強くなる．わが国においては，エンドリンによる人身事故が多発した．

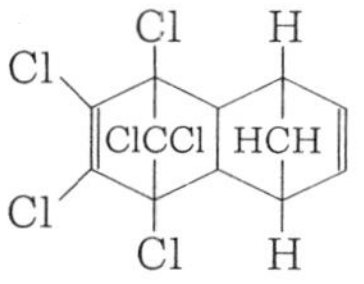

アルドリン 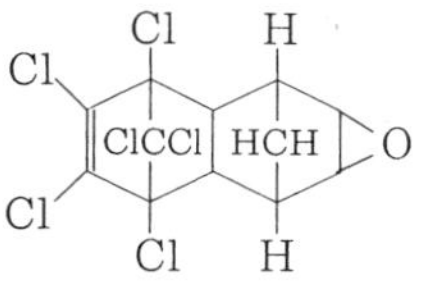　ディルドリン 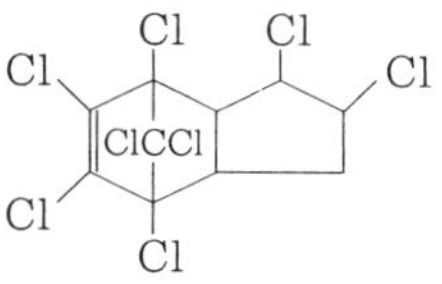　クロルデン 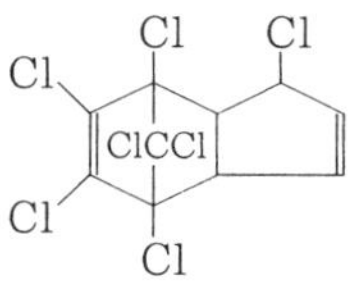　ヘプタクロル

6）有機塩素系除草剤

a）ペンタクロロフェノール（PCP）

1955 年に殺菌剤として登録され，その後水田の除草剤などに使用された．また防腐剤，シロアリ駆除剤などとしても使用されたが，ダイオキシン類が不純物として混入していたため，現在では一部使用禁止となっている．PCP は容易に皮膚から吸収されるため，これが最も一般的な摂取経路であると思われる．高濃度の曝露により，著しい体温上昇や脱水症状，嘔吐，頻脈などの症状を示し，早期に昏睡状態に陥ったのち死亡する．細胞レベルでは，酸化的リン酸化反応の脱共役剤として作用し，ミトコンドリアでの ATP 産生を阻害して毒性を示す．

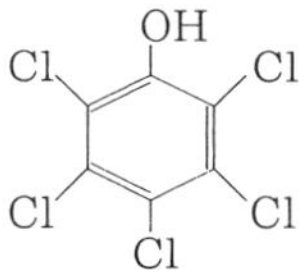

b）2,4,5-T，2,4-D

2,4,5-T（2,4,5-trichlorophenoxyacetic acid）および 2,4-D（2,4-dichlorophenoxyacetic acid）はフェノキシ酢酸系の強力な成長ホルモン系除草剤で，広葉雑草を選択的に枯死させる．これらの農薬はいずれも被抱合基を有し，蓄積性が低いが，2,4,5-T はその合成過程でダイオキシン類を副生成物として生じることが問題となった．2,4-D は登録農薬であるが，2,4,5-T は使用禁止となっている．

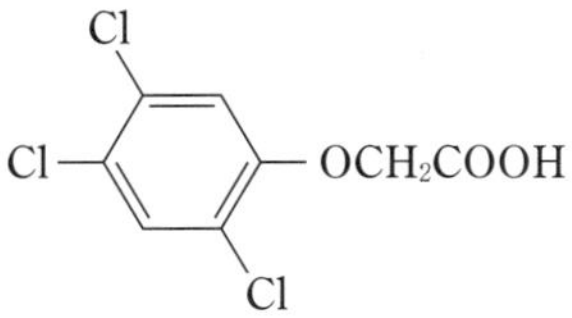

2,4,5-トリクロロフェノキシ酢酸（2,4,5-T） 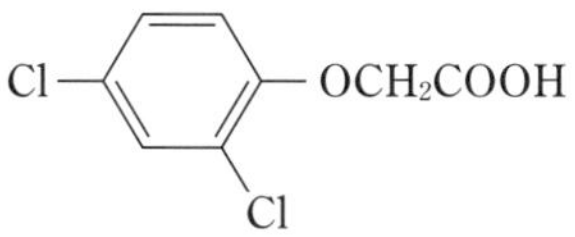　2,4-ジクロロフェノキシ酢酸（2,4-D）

7）その他の農薬

a）パラコート，ジクワット

パラコートとジクワットはジピリジリウム系の光合成阻害型の非選択的除草剤である．パラコ

ートは人に対する毒性が強い．その毒性は，一電子還元により生じるパラコートラジカルが酸素と反応して活性酸素を生成し，これが組織を傷害することによる．多量を経口摂取した場合は嘔吐，下痢を伴い，ショック状態になり死亡する．しかし，この時期を過ぎても，1～2日後に腎，肝障害が現れ，特徴的症状として肺障害による呼吸困難を起こし死に至る．中毒症状を緩和もしくは解毒する有効な治療法はなく，致死率は高い．農薬中毒事故はパラコートによるものが最も多いが，最近では毒性の低いジクワットとの合剤が用いられるようになったため中毒事故は減少している．アルカリ条件下で$Na_2S_2O_4$（ハイドロサルファイト）を加えると緑～青色を呈することから，この反応を検出することで分析が可能である．

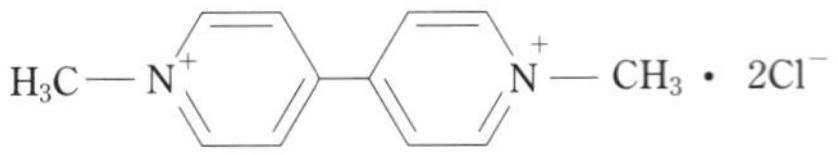

H_3C—N^+…N^+—CH_3 · $2Cl^-$

パラコート

· $2Br^-$

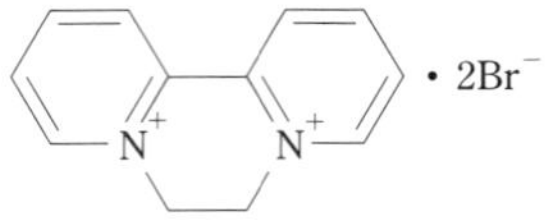

ジクワット

b）有機フッ素系農薬

モノフルオロ酢酸アミド（CH_2FCONH_2）は，かつて，かんきつ類など浸透性殺虫剤として使用されていたが，現在は農薬の登録からは外れている．モノフルオロ酢酸ナトリウム（$CH_2FCOONa$）は，即効性の殺鼠剤として使用されているが，人に対する毒性も強く特定毒物に指定されている．これらの毒性は，モノフルオロ酢酸がTCA回路の酢酸と同様に代謝されてモノフルオロクエン酸となり，これがアコニターゼを阻害することによりTCA回路が止まり，エネルギー産生が低下することによる．このような生体における生合成反応は致死合成 lethal synthesis と呼ばれる．嘔吐，胃部疼痛，痙攣などの症状が見られ，重症化すると昏睡状態に陥り死亡する．

C　ダイオキシン類，PCB

1）ポリ塩化ビフェニル polychlorinated biphenyl（PCB）

ポリ塩化ビフェニルはビフェニルの水素が塩素で置換したものの総称で，化学安定性，不燃性，耐熱性，高絶縁性，粘着性などすぐれた物性を有するため，トランスやコンデンサーの絶縁油，熱媒体，潤滑油，塗料，印刷インキ，感圧複写紙などに広く使用された工業薬品である．PCBには1塩化物から10塩化物までの同族体があり，10塩化物を除いて各同族体には異性体の存在が可能で，理論上その総数は209種となる（図4-25参照）．しかし，実際には2～6塩化物の異性体として約100種が検出確認されているにすぎない．通常，PCBは多種の塩化物の複雑な混合物であり，置換した塩素の数と位置により物理的性状が異なるため代謝・排泄などの生体内挙動や毒性も異なる．塩素数の多いものほど難分解性で，動物体内に蓄積しやすい．中毒症状としては，痤瘡様皮疹などの皮膚疾患，目やにの増加などの眼部の症状，および肝障害が見られる．中毒の治療法は，胃洗浄，下剤によるPCBの除去と抗痙攣薬や鎮静薬などの対処療法が行われ

る．

3, 4, 3′, 4′位に4～7個，および5または5′位に1～2個のClをもつものはコプラナーPCBと呼ばれ，ダイオキシン類（後述）に分類される．

2）ダイオキシン類

ポリ塩化ジベンゾパラジオキシン（PCDD，同族体75種類のうち7種類が毒性評価対象）とポリ塩化ジベンゾフラン（PCDF，同族体135種類のうち10種類が毒性評価対象）（図4-26参照），および先述のコプラナーPCB（12種類が毒性評価対象）をダイオキシン類対策特別措置法でダイオキシン類と定義している．PCDDやPCDFは非意図的産物であり，塩化ビニルなどの有機塩素系化合物の焼却により生じるが，800℃以上で燃焼させることより生成を防ぐことができる．

ダイオキシン類が生体内に取り込まれた場合には，化学反応性が乏しいために肝臓等で代謝酵素等による代謝を受けにくく，また脂溶性が高いために脂肪組織に蓄積しやすい．これらの化合物のうち最も毒性が強いと考えられている2,3,7,8-TCDDについては，その生体内分布や半減期がよく調べられており，人では半減期が7～9年と長く，きわめて残留性が高い．また一般的にダイオキシン類に曝露すると肝臓に数種のCYP450が誘導されるが，実験動物に高用量の2,3,7,8-TCDDを投与した場合には，その一種であるCYP1A2が2,3,7,8-TCDDと強く結合し，2,3,7,8-TCDDを肝臓に蓄積させることが知られている．

またダイオキシン類は，塩素数や置換位置の違いによってその毒性が大きく異なる．急性毒性は2,3,7,8-TCDDが最も強く，次が2,3,7,8-TCDFである．ダイオキシン類は実験動物では急性毒性として胸腺萎縮や肝の肥大も起こし，慢性毒性としては発癌性，免疫毒性，催奇形性などを示す．ダイオキシン類は，AhRのリガンドとして作用することでAhRの転写を活性化するが，AhRを欠損したマウスにダイオキシン類を投与すると種々の毒性が軽減されることから，ダイオキシン類の毒性発現には主にAhRが関与していると考えられている．2,3,7,8-TCDDはダイオキシン類の中でAhRに対する親和性が最も強いとされている．この他にも内分泌攪乱作用が疑われている．

D その他の有害化合物

1）アスベスト

アスベストとは天然に存在する繊維性鉱物の総称である．アスベストは，耐熱性，保温性，耐吸湿性，絶縁性等に優れているため，保温や吸音，耐火のための建材として幅広く用いられてきたが，現在は製造，使用等が禁止されている．アスベストの曝露経路は，製造に関わる職業的要因以外にも，取扱い施設周辺の近隣曝露，また大気汚染等による曝露が問題となっている．これはアスベストが綿糸状の物質であることから，飛散することにより吸引してしまうことに起因する．このような性質から，アスベストは労働安全衛生法，大気汚染防止法，石綿障害予防規制，廃棄物の処理及び清掃に関する法律で厳しく規制されており，飛散防止や廃棄処理のための規定が細かく定められている．

アスベストは化学的に不活性で，酸にもアルカリにも安定であるが，細胞毒性を示す．その毒性は繊維の長さに依存すると考えられている．人体に曝露した際には，石綿肺（アスベスト肺），肺癌，悪性中皮腫などを引き起こすが，これらの症状にも繊維の長さや直径が関わっている．アスベストは変異原性試験こそ陰性であるが，肺のマクロファージによる繊維の取込みに起因する炎症反応を引き起こし，それに付随して発癌のイニシエーションやプロモーションを引き起こしているものと考えられている．

2）シアンおよびシアン化合物

シアンおよびその誘導体は燻蒸剤として使用される．またシアン化カリウムやシアン化ナトリウムなどは，工業的にメッキや金属の精錬，鉱石からの貴金属の抽出などに用いられている．植物中には青梅やライマメなどにシアン配糖体が含まれ，生体内で加水分解等の分解を受けると青酸を生成し，中毒を起こすことが知られている．

青酸化合物を経口的に摂取すると胃内でシアン化水素が遊離し，胃粘膜から急速に吸収される．シアン化水素ガス（青酸ガス）の場合には，肺または一部は皮膚から吸収される．シアンイオンは細胞内のミトコンドリアの電子伝達系のシトクロム c オキシダーゼの3価鉄と親和性が高いため，これに結合しこの酵素の活性を阻害することで細胞内の呼吸を停止させる．急性毒性としては，生体内に侵入してから数分以内に，頭痛，耳鳴り，嘔吐，昏睡，心悸亢進，失神などを経て死亡する．死亡直前には窒息性痙攣が見られる．慢性毒性では，めまい，頭痛，食欲不振，体重減少，神経衰弱様の精神障害が見られる．

シアンイオンは，肝臓や腎臓に存在するロダネーゼによって毒性が1/500のチオシアンイオンに代謝されて排泄される．中毒時の処置としては，亜硝酸アミルの吸入または亜硝酸ナトリウムの静脈内投与，次いでチオ硫酸ナトリウムの静脈内投与を行う．これは亜硝酸によってヘモグロビンをシアンに親和性の高いメトヘモグロビンに変換すると，呼吸酵素と競合してシアノヘモグロビンとなって毒性を軽減する．さらにチオ硫酸イオンを供給すると，ロダネーゼによるチオシアンイオンへの変換が促進される．またこれとは別に，ヒドロキソコバラミンはシアンと結合し，シアノコバラミンとなって解毒効果を示す．

検出法としては，予試験として酒石酸酸性下で発生するガス中にシアン化水素があると，発生するオゾンがグアヤク試薬（グアヤク脂エタノール溶液にろ紙片を浸し，風乾後，硫酸銅溶液で潤したもの）を青色に変化させる反応（シェーンバイン法）が用いられる．定量法としては，シアン存在下で淡紅色～青色に呈するピリジン-ピラゾロン法が用いられる．

3）芳香族ニトロ，アミノ化合物および関連化合物

ベンゼンなどの芳香環ニトロまたはアミノ基が1つ以上置換した化合物を，それぞれ芳香族ニトロ，アミノ化合物と呼ぶ．これらの化合物にハロゲン，アルキル基が導入されたものや，アゾ，アゾキシ，ヒドラゾ基を有するものを含めると，この種の化合物の種類は膨大な数となる．これらの化合物は，あらゆる化学工業に使用されるので，生産量および使用量が多い．芳香族ニトロ化合物とアミノ化合物の毒性は比較的類似しており，メトヘモグロビン血症や赤血球の変性・破

壊による貧血などの血液毒性，発癌，皮膚障害および肝臓と神経系への障害作用である．

4）プラスチック原料

合成樹脂は加熱により軟化して自由に型を成形できるのでプラスチックといわれる．これには，加熱により軟化して冷却により固まる熱可塑性樹脂と，プラスチックという本来の名称にはそぐわないが，成形容器に原料を入れて加熱縮合により樹脂化させると再度加熱しても軟化しない熱硬化性樹脂に大別できる．樹脂そのものは溶解しないので毒性はないが，縮合反応が不十分な場合，原料すなわちモノマーや低縮合物が残存し，これらが使用中に溶出することで，衛生上の問題を起こす．塩化ビニルモノマーは人にまれな癌である肝血管肉腫を発生させる．スチレンは，皮膚や粘膜の刺激作用と中枢神経系の麻酔作用がある．アクリロニトリルは肺癌，大腸癌などの癌を発生させることがある．熱硬化性樹脂の場合はホルムアルデヒドとフェノールが衛生上問題となる．ホルムアルデヒドは強力な細胞毒で，少量でも皮膚障害を起こす．フェノールは細胞毒であり，消化器系粘膜の炎症のほか中枢神経系も侵す．

5）有機溶剤

a）塩素化炭化水素

不燃性ないし難燃性のため，広く化学工業界で使用されている．共通した毒性は神経系に対する作用であり，また肝，腎に対する障害作用も示す．これらの毒性は塩素化度が高くなるほど強くなる．クロロホルムは人でも癌の発生が報告されており，テトラクロロエチレンおよびトリクロロエチレンは実験動物において癌の発生が認められている．四塩化炭素は肝障害を起こし，急性中毒では肝不全および腎不全，慢性中毒では肝硬変を発生させる．最近では肝癌の発生も疑われている．エチレン系列の塩素化物の共通した代謝物はトリクロロ酢酸である．

b）芳香族炭化水素

溶剤としては単環のベンゼンおよびその誘導体（トルエン，キシレン，エチルベンゼン）が主なものである．共通した毒性は急性の場合，中枢神経系の抑制である．慢性毒性は化合物の種類によって著しく異なる．ベンゼンは骨髄の造血幹細胞に障害を与え，慢性中毒では再生不良性貧血や白血病を起こす．また，これらの溶剤は酩酊作用があり，依存症を起こす．シンナー（トルエンが主成分）遊びはその例である．

c）その他の溶剤

n-ヘキサンの慢性中毒では四肢末端の知覚低下に始まって筋力低下，筋萎縮に至る多発性神経炎が発生する．二硫化炭素は有機溶媒の中で毒性の高いものの1つで，慢性中毒では神経障害がよく知られており，その他多発性神経炎や血管障害を発生させる．

E　曝露指標

現在，産業衛生上で有害な重金属類，ガスおよび有機性物質についての曝露の程度を知る指標，

表 6-12　重金属類およびガスの毒性と曝露指標

化学物質	毒　性	曝露評価の指標
無機鉛	低色素性貧血 伸筋麻痺 腹部仙痛 歯肉の鉛縁 鉛脳症 腎障害	δ-アミノレブリン酸脱水酵素↓ （最も早期の所見） 好塩基斑点赤血球 尿中コプロポルフィリン↑ 血中鉛↑ 血液比重↓ ヘモグロビン量↓
四アルキル鉛	精神障害 （せん妄→けいれん→死亡）	δ-アミノレブリン酸脱水酵素↓ 血中・尿中アルキル鉛↑
金属水銀	企図振戦 歯肉炎・口内炎 精神過敏症	尿中水銀 血中水銀
アルキル水銀	Hunter-Russell 症候群 ・求心性視野狭窄 ・小脳性失調症 ・知覚障害	毛髪中水銀 血中水銀
カドミウム	肺気腫 腎障害 骨軟化症 腎障害	尿中低分子タンパク質 （β_2-ミクログロブリン） 尿中低分子タンパク質
クロム	鼻中隔穿孔 皮膚潰瘍	尿中クロム
ヒ　素	ヒ素疹（皮膚） 多発性神経炎	血中・尿中ヒ素 毛髪中ヒ素
マンガン	Parkinson 症候群 難治性肺炎	血中マンガン
ベリリウム	ベリリオーシス （全身性肉芽腫症） 肺線維症	胸部 X 線 生検
一酸化炭素	けいれん 昏睡	血中一酸化炭素ヘモグロビン
フッ化物	肺水腫 斑状歯	血中フッ素
青　酸	シトクロムオキシダーゼ阻害	血中シアン

表 6-13　有機性物質の毒性と曝露指標

化学物質	毒　性	曝露評価の指標
ベンゼン	再生不良性貧血	尿中フェノール，呼気ベンゼン
トルエン	脳波異常	尿中馬尿酸
キシレン	脳波異常	尿中メチル馬尿酸
トリクロロエチレン	心筋麻痺（急性）	尿中トリクロロ酢酸
	肝障害，多発性神経炎（慢性）	総三塩化物
テトラクロロエチレン	肝障害	尿中トリクロロ酢酸
		総三塩化物
1,1,1-トリクロロエタン	肝障害	尿中トリクロロ酢酸
n-ヘキサン	多発性神経炎	尿中 2,5-ヘキサンジオン
アニリン	メトヘモグロビン血症	尿中アミノフェノール
ニトロベンゼン	メトヘモグロビン血症	尿中アミノフェノール
		尿中ニトロフェノール
有機リン剤	神経障害	血漿コリンエステラーゼ

すなわち曝露指標を表 6-12 および表 6-13 に示した．

6-3-5　内分泌撹乱化学物質 endocrine disrupting chemicals (EDCs)

環境中に放出された化学物質に，ホルモン類似作用あるいは抗ホルモン作用を有するものが乱されており，これらは内分泌撹乱化学物質と称されている．内分泌撹乱化学物質の定義は，ヨーロッパとアメリカで若干異なるものの，生体の内分泌系等の機能に変化を与え，それによって個体やその子孫に有害な影響を引き起こす外因性化学物質とされている．化学物質の試験の方向性としては，エストロゲン，アンドロゲンおよび甲状腺ホルモンの類似作用やそれらの拮抗作用について検討が行われてきており，生殖系（内分泌系），神経系，免疫系などへの異常が想定されている．

内分泌撹乱作用が疑われている化学物質は，ダイオキシン，DDT，PCB などの有機塩素系化合物，有機スズ化合物，プラスチック可塑剤のフタル酸エステル，ポリカーボネート樹脂やエポキシ樹脂の原料であるビスフェノール A，非イオン性界面活性剤 APE（*p*-ノニルフェノールポリエトキシレート）の分解生成物である *p*-ノニフェノールなど約 70 種類である．内分泌撹乱作用は合成化学物質ばかりでなく植物成分でも疑われており，豆類に含まれるゲニステインなどでもエストロゲン作用が見出されている．

現時点では，内分泌撹乱化学物質の人への影響については結論が出ていない．しかし，内分泌撹乱化学物質は世代を越えた問題としてとらえるべきであり，検索方法の確立，胎児・新生児への影響，内分泌撹乱化学物質の相互作用の有無，作用メカニズムの解明などを進める必要がある．

6-4　化学物質の安全性評価と規制

C12　環境　(1) 化学物質の生体への影響【化学物質の毒性】
到達目標：
5) 毒性試験の結果を評価するのに必要な量-反応関係，閾値，無毒性量（NOAEL）などについて概説できる．
6) 化学物質の安全摂取量（1日許容摂取量など）について説明できる．
7) 有害化学物質による人体影響を防ぐための法的規制（化審法など）を説明できる．

環境中や食品中に含まれるすべての化学物質は，少なからず毒性を有する．したがって，化学物質によるヒトの健康被害や生態系への悪影響を防ぐために，化学物質の安全性を評価する必要がある．

6-4-1　量-反応関係

化学物質が毒性を発現する際に最も重要なのは曝露量（用量）である．用量と毒性発現との関係について，個人としてみた場合を**量-影響関係** dose-effect relationship といい，集団として把握した場合を**量-反応関係** dose-response relationship という．量-反応関係を明らかにすることは，その反応（毒性）が被験物質に起因していることを確認するうえで重要であり，安全性の評価に不可欠である．

実験動物を用いた慢性毒性試験において，化学物質の量-反応関係は図6-17に示すように3種類に大別される．Aは化学物質による発癌性を示したもので，発癌作用が確率に依存するため閾値（生体影響を示す最小量を閾値という）がない．Bは発癌以外の有害作用を示す化学物質に

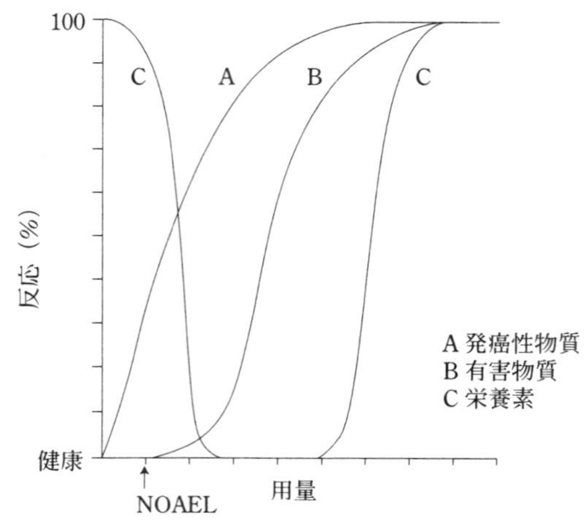

図6-17　化学物質の量-反応関係

よる反応曲線であり，用量を低くしていくと，ある用量以下では毒性（有害作用）がまったく認められなくなる．このように毒性（有害作用）が認められない最大量を**無毒性量（最大無有害作用量）**no observed adverse effect level（**NOAEL**）という．なお，医薬品のように効果を期待する場合は，生体影響が認められない最大量を**最大無作用量（最大無影響量）**no observed effect level（**NOEL**）という．C は必須栄養素による反応曲線であり，用量が少なくても（欠乏症）多くても（過剰症），毒性（有害作用）が認められる．

6-4-2 化学物質の安全性評価

ヒトに対する化学物質の安全性評価として，**1 日許容摂取量（ADI）**，**耐容 1 日摂取量（TDI）**，**実質安全量（VSD）**などがある．食品添加物や残留農薬などに適用される**1 日許容摂取量** acceptable daily intake（**ADI**）は，「ヒトが一生涯を通して毎日摂取しても有害作用が認められないと推定される 1 日当たりの摂取量」と定義されており，次式により求められる．

ADI（mg/kg 体重/day）= NOAEL × 1/100

動物実験から得られた NOAEL または NOEL に**安全係数** 1/100 をかけて，ヒト体重 1 kg 当たり 1 日に摂取する化学物質の mg 数で表す．安全係数 1/100 は，一般に実験動物とヒトの種差を考慮して 1/10，ヒトの個体差を考慮して 1/10 が用いられる．ただし，NOAEL や NOEL が判然としない場合は 1/200 ～ 1/1000 の安全係数が用いられる．また，ヒトに対する用途がない環境有害物質には，**耐容 1 日摂取量** tolerable daily intake（**TDI**）が用いられる．TDI も ADI と同様にして算出される．なお，安全係数の代わりに**不確実係数**が用いられる．

一方，発癌などの有害作用を示す化学物質については，閾値がなく NOAEL が存在しないため，ADI あるいは TDI を算出することができない．このような発癌物質に対しては ADI の代わりに**実質安全量** virtually safe dose（**VSD**）が用いられる．VSD は，「一生涯摂取し続けたとしても危険度がある限られた確率以下にとどまる量」と定義されており，**生涯危険率**に 10^{-6}（10^{-8} ～ 10^{-5}）が用いられている．

6-4-3 化学物質の法的規制

化学物質によるヒトへの影響や生態系への影響を防ぐために，用途別に法律や制度によって使

表 6-14　法律と用途別化学物質の関係

法	用　途
食品衛生法	食品，添加物，容器包装，おもちゃ，洗浄剤
覚せい剤取締法	覚せい剤
麻薬及び向精神薬取締法	麻薬および向精神薬
薬事法	医薬品，医薬部外品，化粧品，医療用具
農薬取締法	農薬
肥料取締法	普通肥料
飼料の安全性の確保及び品質の改善に関する法律	飼料および飼料添加物

用等が規制されている（表 6-14）．例えば，食品添加物は食品衛生法により規制されており，使用基準や使用対象食品は ADI を基に決定されている．

6-4-4 化学物質の審査及び製造等の規制に関する法律（化審法）

ポリ塩化ビフェニル（PCB）による環境汚染問題などを契機として，1973 年に「**化学物質の審査及び製造等の規制に関する法律**」（**化審法**）が制定された．難分解性を有し，かつ，蓄積性とヒトへの長期毒性のおそれがある化学物質の製造・輸入を規制した．1986 年には，トリクロロエチレンなどの地下水汚染問題に対応するために一部改正された．新たな工業用化学物質の有害性を事前に審査し，難分解性で，ヒトへの長期毒性を有する化学物質について，その有害性の程度に応じた製造・輸入などの規制が行われた．2003 年 5 月には，化学物質による生活環境動植物への影響を踏まえ，一部改正が行われ，2004 年 4 月から施行された．難分解性を有し，かつ，蓄積性とヒトへの長期毒性のおそれがある新規化学物質の製造または輸入に際し，製造・輸入者からの届出に基づき事前に審査して（① 分解性，② 蓄積性，③ ヒトへの長期毒性，④ 生態毒性），製造・輸入・使用について必要な規制が行われた．

さらに，2009 年 5 月には，既存化学物質も含めた包括的管理制度の導入，流通過程における適切な化学物質管理の実施，および国際的動向を踏まえた審査・規制体系の合理化等，一部を改正する法律が公布され，第一段階改正が 2010 年 4 月，第二段階改正が 2011 年 4 月に施行された．主な改正点は以下のとおりである．

1）既存化学物質も含めた包括的管理制度の導入
- 既存化学物質を含むすべての化学物質について，一定数量（1 トン）以上の製造・輸入を行った事業者に対して，毎年度その数量等を届け出る義務を課す．
- 上記届出の内容や有害性に係る既知見等を踏まえ，優先的に安全性評価を行う必要がある化学物質を「**優先評価化学物質**」に指定する．（「優先評価化学物質」の新設に伴い，「第二種監視化学物質」と「第三種監視化学物質」を廃止する．）
- 必要に応じて，優先評価化学物質の製造・輸入事業者に有害性情報の提出を求めるとともに，取扱事業者にも使用用途の報告を求める．
- 優先評価化学物質に係る情報収集および安全性評価を段階的に進めた結果，ヒトまたは動植物への悪影響が懸念される物質については，「特定化学物質」として製造・使用規制等の対象とする．
- これまで規制の対象としていた「環境中で分解しにくい化学物質」に加え，「**環境中で分解しやすい化学物質**」についても対象とする．

2）流通過程における適切な化学物質管理の実施
- 特定化学物質および当該物質が使用された製品による環境汚染を防止するため，取扱事業者に対して，一定の取扱基準の遵守を求めるとともに，取引に際して必要な表示を行う義務を課す．

3）国際的動向を踏まえた審査・規制体系の合理化
- ストックホルム条約の規制対象となる物質について，条約で許容される例外的使用を厳格な

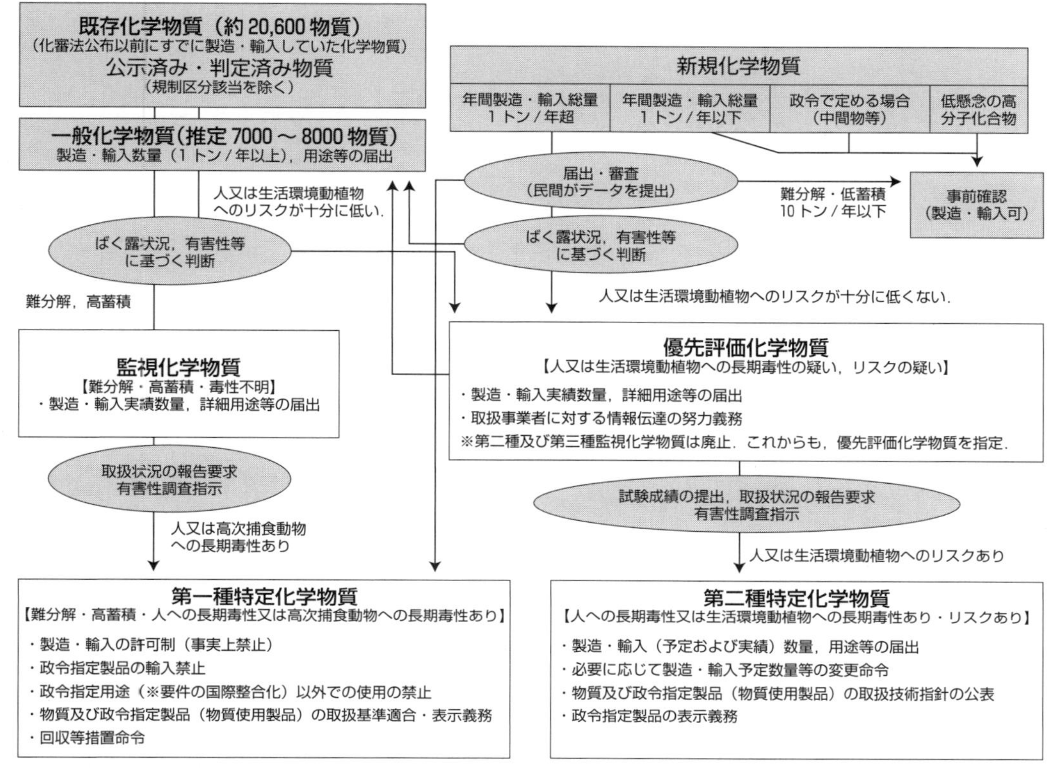

既存化学物質（約 20,600 物質）
（化審法公布以前にすでに製造・輸入していた化学物質）
公示済み・判定済み物質
（規制区分該当を除く）
一般化学物質（推定 7000 ～ 8000 物質）
製造・輸入数量（1 トン / 年以上），用途等の届出
人又は生活環境動植物
へのリスクが十分に低い.
ばく露状況，有害性等
に基づく判断
難分解，高蓄積
監視化学物質
【難分解・高蓄積・毒性不明】
・製造・輸入実績数量，詳細用途等の届出
取扱状況の報告要求
有害性調査指示
人又は高次捕食動物
への長期毒性あり
新規化学物質
年間製造・輸入総量
1 トン / 年超
年間製造・輸入総量
1 トン / 年以下
政令で定める場合
（中間物等）
低懸念の高
分子化合物
届出・審査
（民間がデータを提出）
難分解・低蓄積
10 トン / 年以下
事前確認
（製造・輸入可）
ばく露状況，有害性等
に基づく判断
人又は生活環境動植物へのリスクが十分に低くない.
優先評価化学物質
【人又は生活環境動植物への長期毒性の疑い，リスクの疑い】
・製造・輸入実績数量，詳細用途等の届出
・取扱事業者に対する情報伝達の努力義務
※第二種及び第三種監視化学物質は廃止．これからも，優先評価化学物質を指定.
試験成績の提出，取扱状況の報告要求
有害性調査指示
人又は生活環境動植物へのリスクあり
第一種特定化学物質
【難分解・高蓄積・人への長期毒性又は高次捕食動物への長期毒性あり】
・製造・輸入の許可制（事実上禁止）
・政令指定製品の輸入禁止
・政令指定用途（※要件の国際整合化）以外での使用の禁止
・物質及び政令指定製品（物質使用製品）の取扱基準適合・表示義務
・回収等措置命令
第二種特定化学物質
【人への長期毒性又は生活環境動植物への長期毒性あり・リスクあり】
・製造・輸入（予定および実績）数量，用途等の届出
・必要に応じて製造・輸入予定数量等の変更命令
・物質及び政令指定製品（物質使用製品）の取扱技術指針の公表
・政令指定製品の表示義務

図 6-18　改正化審法における審査・規制制度の概要

管理の下で認めるため第一種特定化学物質に係る規制の見直しを行う等，規制の国際整合化を行う.

化審法による規制区分と規制の内容は以下のとおりである.

① 第一種特定化学物質

対象：難分解性（自然界での化学的変化による生成物を含む），高蓄積性，ヒトへの長期毒性または高次捕食動物への毒性を有するおそれのある化学物質.

規制：・製造・輸入の許可制（事実上禁止）.
・特定の用途（ヒトまたは生活環境動植物への被害が生ずるおそれがない用途）以外での使用の禁止.
・物質および使用製品の取扱事業者に対する技術上基準適合義務・表示義務.

② 第二種特定化学物質

対象：既に環境中に蓄積しており，難分解性（自然界での化学的変化による生成物を含む），ヒトまたは生活環境動植物への毒性を有するおそれのある化学物質.

規制：・製造・輸入予定/実績数量等の届出.
・必要に応じて，製造・輸入予定数量等の変更命令.

表 6-15　化審法による規制化学物質

項　目	名　称
第一種特定化学物質 (28 物質)	1. ポリ塩化ビフェニル 2. ポリ塩化ナフタレン（塩素数が3以上） 3. ヘキサクロロベンゼン 4. アルドリン 5. ディルドリン 6. エンドリン 7. DDT 8. クロルデン類 9. ビス（トリブチルスズ）＝オキシド 10. *N, N′*-ジトリル-パラ-フェニレンジアミン, *N*-トリル-*N′*-キシリル-パラ-フェニレンジアミンまたは *N, N′*-ジキシリル-パラ-フェニレンジアミン 11. 2,4,6-トリ-ターシャリ-ブチルフェノール 12. ポリクロロ-2,2-ジメチル-3-メチリデンビシクロ [2.2.1] ヘプタン（別名：トキサフェン） 13. ドデカクロロ（ペンタシクロ [$5.3.0.0^{2,6},0^{3,9},0^{4,8}$] デカン）(別名：マイレックス) 14. 2,2,2-トリクロロ-1,1-ビス (4-クロロフェニル) エタノール（別名：ケルセンまたはジコホル） 15. ヘキサクロロブタ-1,3-ジエン 他 13 物質
第二種特定化学物質 (23 物質)	1. トリクロロエチレン 2. テトラクロロエチレン 3. 四塩化炭素 4. トリフェニルスズ＝ *N, N*-ジメチルジチオカルバマート 5. トリフェニルスズ＝フルオリド 6. トリフェニルスズ＝アセタート 7. トリフェニルスズ＝クロリド 8. トリフェニルスズ＝ヒドロキシド 9. トリフェニルスズ脂肪酸塩（脂肪酸の炭素数が，9, 10 または 11 のものに限る.） 10. トリフェニルスズ＝クロロアセタート 11. トリブチルスズ＝メタクリラート 12. ビス（トリブチルスズ）＝フマラート 13. トリブチルスズ＝フルオリド 他 10 物質
監視化学物質 (38 物質)	1. 酸化水銀（II） 2. 1-*tert*-ブチル-3,5-ジメチル-2,4,6-トリニトロベンゼン 3. シクロドデカ-1,5,9-トリエン 4. シクロドデカン 5. 1,2,5,6,9,10-ヘキサブロモシクロドデカン 6. 1,1-ビス (*tert*-ブチルジオキシ)-3,3,5-トリメチルシクロヘキサン 7. テトラフェニルスズ 8. 1,3,5-トリブロモ-2-(2,3-ジブロモ-2-メチルプロポキシ) ベンゼン 9. *O*-(2,4-ジクロロフェニル)＝*O*-エチル＝フェニルホスホノチオアート 10. 1,3,5-トリ-*tert*-ブチルベンゼン 他 28 物質

（2010 年 12 月現在）

・物質および使用製品の取扱事業者に対する技術上の指針遵守・表示義務.

③ 監視化学物質（旧第一種監視化学物質）

対象：難分解性，高蓄積性を有する化学物質.

規制：・製造・輸入実績数量，用途等の届出.

・保有する有害性情報の報告の努力義務.

・取扱事業者に対する情報伝達の努力義務.

④ 優先評価化学物質

対象：難分解性でない物質を含めて，被害のおそれのある環境残留性やヒトまたは生活環境動植物への毒性が十分に低いと認められない化学物質.

規制：・製造・輸入実績数量，用途等の届出.

・保有する有害性情報の報告の努力義務.

・取扱事業者に対する情報伝達の努力義務.

⑤ 一般化学物質

対象：既存化学物質名簿に記載されている化学物質.

規制：・製造・輸入実績数量等の届出.

化審法により規制を受ける化学物質については表 6-15 に示した.

化審法における試験項目の概要は次のとおりである.

① 分解性の判定

・微生物を用いた分解度試験

・活性汚泥を用いた分解度試験

② 蓄積性の判定

・魚類（コイやヒメダカなど）を用いた濃縮度試験

・ 1-オクタノール/水分配係数試験

③ 長期毒性の判定

・げっ歯類を用いる 28 日間または 90 日間反復投与毒性試験

・変異原性試験（細菌を用いる復帰突然変異試験，ほ乳培養細胞を用いる 染色体異常試験，マウスリンフォーマ TK 試験）

・癌原性試験

④ 生態毒性の判定

・藻類生長阻害試験

・ミジンコ急性遊走阻害試験

・魚類急性毒性試験

・鳥類の繁殖に及ぼす影響に関する試験

6-5　薬毒物中毒と薬毒物検出法

C2　化学物質の分析　(3) 分析技術の臨床応用【薬毒物の分析】
到達目標：
2) 代表的な中毒原因物質（乱用物質を含む）のスクリーニング法を列挙し，説明できる.
3) 代表的な中毒原因物質を分析できる.（技能）
C12　環境　(1) 化学物質の生体への影響【化学物質による中毒と処置】
到達目標：
1) 代表的な中毒原因物質の解毒処置法を説明できる.

6-5-1　薬毒物による中毒

わが国での薬毒物中毒事故死は，1975年に一酸化炭素中毒死が農薬を抜いてトップを占めて以来，以下睡眠薬，青酸塩，シンナーの順になっており，悪用・誤用される農薬，薬物の種類も年代とともに変わる傾向にある．一酸化炭素中毒死の内訳をみてみると，自動車排気ガスが最も多く，火災によるもの，不完全燃焼によるもの，都市ガス，その他不明の順になっており，火災によるものがここ10年間で急増し，自動車排気ガスに接近している．また農薬では，1971年の《農薬取締法》大改正までは有機リン剤のパラチオン，エンドリンが最も多く誤用・悪用されていたが，1975年頃からは除草剤パラコートの中毒が急増した．パラコート中毒死はジクワットとの複合製剤に変えてからは減少の傾向にはあるが，現在でも農薬中毒死の第1位となっている．

第3位の薬物による中毒死は一酸化炭素，農薬に比べると割合はかなり少なくなるが，その中で催眠・鎮静剤が8割以上を占めている．その他の薬物としては覚せい剤，筋弛緩剤による中毒死となっている．催眠・鎮静剤では，最近はブロムワレリル尿素系が減少し，バルビツール酸系，ベンゾジアゼピン系を用いたものが増加傾向にあり，それらを複数同時に用いて中毒死する例が約80％にも達している．

6-5-2　薬毒物の化学的分類

薬毒物の系統的検索を目的とする化学的性質ならびに抽出分離の方法による分類.

1）揮発性薬毒物

酒石酸酸性での水蒸気蒸留により留出する薬毒物.
黄リン，青酸，二硫化炭素，揮発性ハロゲン化合物（クロロホルム，トリクロロエチレン，ヨードホルムなど)，アルコール類（メタノール，エタノールなど)，アルデヒド類（ホルムアルデヒド，抱水クロラールなど)，フェノール類（石炭酸，クレゾールなど)，ニトロ化合物（ニトロベンゼン，クロルピクリンなど)，揮発油，炭化水素（ベンゼン，石油など)．なお，ニコチン，アンフェタミン，ペチジンなどはアルカリ性で水蒸気蒸留されるので，揮発性薬毒物に入れる場合もある．

2）不揮発性薬毒物

有機溶媒で抽出されてくる薬毒物で，合成医薬品，麻薬，覚せい剤，アルカロイド，配糖体，苦味質，有機性農薬など，裁判化学で取り扱われる大部分のものが含まれる．分離は，第一段階抽出法として，検体（臓器，消化管内容物，糞便など）から薬毒物を抽出する優れた方法として従来から用いられているエタノール法（スタス-オット法，Stas-Otto）にて効率的に粗抽出物を得，第二段階としてエーテル，クロロホルムなどの有機溶媒を用い，液性を変化させることにより系統的に抽出分離することができる．図 6-19 に従来のスタス-オット法第二段階をさらに細分化した抽出分離図を示した．

なお画分 A，B および C はスタス-オット法第 1 族，画分 D は第 2 族，画分 E は第 3 族，画分 F は第 4 族にそれぞれ該当する．

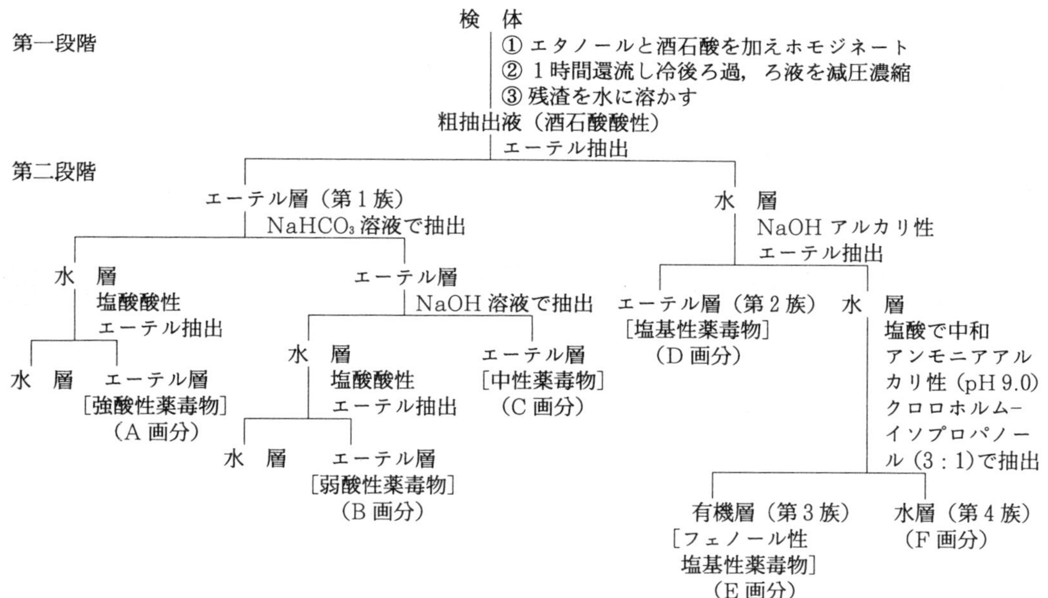

図 6-19　不揮発性有機薬毒物の系統的分離抽出法

a）酸性および中性薬毒物（酒石酸酸性下，エーテル抽出されるもの）

① 強酸性物質（A 画分）：サリチル酸，アセチルサリチル酸など．

② 弱酸性物質（B 画分）：バルビツール酸系催眠剤，パラニトロフェノールなど．

③ 中性物質（C 画分）：カルバメート系薬物，アセトアニリド，フェナセチン，有機性農薬（有機リン製剤，有機塩素剤）など．

b）塩基性薬毒物（水酸化アルカリ性でエーテル抽出されるもの；D画分）

一般アルカロイド類（ストリキニーネ，キニーネ，アトロピン，スコポラミン，コカイン，テバイン・パパベリン，ノスカピンなど），覚せい剤（アンフェタミン，メタンフェタミン），解熱鎮痛薬（アンチピリン，アミノピリン），局所麻酔剤（プロカイン）など．

c）モルヒネ画分（E画分）

水層を希塩酸で中和した後アンモニアアルカリ性（pH 9.0）*1 とし，クロロホルム-イソプロパノール（3：1）で抽出されるもの．モルヒネ，アポモルヒネ．

d）水溶液中に残存するもの（F画分）

ソラニン，ナルセイン，第4級アンモニウム塩（パラコート，ジクワットなど）．

3）金属毒

有機物を分解（壊機あるいは灰化）後試験する．ヒ素，水銀，アンチモン，クロム，カドミウム，鉛，銅，亜鉛，錫など．

4）有害ガス

一酸化炭素，硫化水素など．

5）酸，アルカリ類

鉱酸類（塩酸，硫酸，硝酸），強アルカリ類（水酸化ナトリウム，水酸化カリウム），塩素酸塩，過マンガン酸塩など．

6-5-3　化学物質の体外排出および解毒法

毒薬物を経口にて摂取した時は，a）嘔吐させる，b）胃洗浄する，c）下剤・活性炭（吸着）などを投与するなどして，薬物をまず体外に排出させ，次いで，もし薬物の特定が可能であれば，

＊1　(A)　⇄ pKa$_1$ 7.9 ⇄　(B)　⇄ pKa$_2$ 9.9 ⇄　(C)

(A): HO, O, HO, $\overset{H}{N^+}$–CH_3　(B): HO, O, HO, N–CH_3　(C): $^-$O, O, HO, N–CH_3

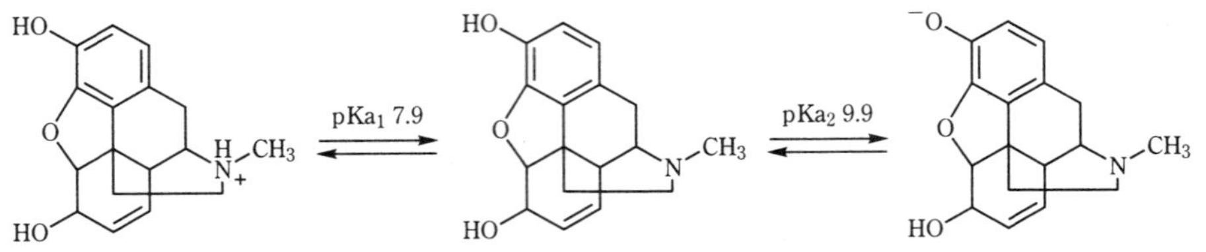

$$\frac{7.9+9.9}{2}=8.9$$

pH 8.9 において，約80%が（B）の構造をとる．

対応する解毒剤の投与を行う．

1）薬毒物の体外排除

a）催　吐

胃の中を空にするため，咽頭または舌の奥を指で刺激する．または，食塩水，牛乳，水を飲ませる，吐剤等を用いるなどして嘔吐させる．ただし，酸・アルカリなどの腐食性薬品の時は食道，胃の糜爛，石油類，昏睡の時は気道への侵入による肺炎等の危険性のため行わない．

b）胃洗浄

嘔吐が不十分な時はチューブで胃内容物を吸い出す.嘔吐と比べて効率よく毒物を除去できる．洗浄液には，微温湯，中和剤，酸化剤，沈殿剤，お茶などがあり，毒物により選択する．また，活性炭を投与して毒物を吸着させ，洗浄液とともに吸い出すと効率よく除去できる．ただし，強アルカリ性，フェノールのような腐食性毒物の時は，胃壁を傷つけないように注意してチューブを挿入する．

c）毒物の吸収を遅らせる

牛乳,タンパクの投与.

d）下剤の投与

胃洗浄後，小腸用下剤（硫酸マグネシウム，酸化マグネシウム，人工カルルス塩など）を投与し，胃を通過した毒物を速やかに体外に排除する．

e）毒物の排泄促進

毒物を尿として排出するために十分な水分の補給と，利尿剤の投与を行う（腎機能が正常な時）．また，アニリン，ニトロベンゼン，一酸化炭素などの血液毒には瀉血（同時に輸血を行う）する．

f）ガス状毒物中毒

新鮮な空気中へ移動し，安静にし，保温する．場合により，人口呼吸，酸素吸入などの処置をする．

（1）シアン：直ちに亜硝酸アミルガスの吸入．
（2）塩素：アルコールの吸入．
（3）臭素：薄いアンモニア水をかがせる．
（4）ホスゲン：酸素吸入．
（5）アンモニア：酸素吸入．

2）解毒法と解毒剤

生体内で特異的に拮抗したり，キレート体を生成したりして，毒物を不活化する薬剤を解毒剤という．

a）強　酸

(1) 呑み込んだ時：酸化マグネシウムの乳濁液，水酸化アルミニウムのゲル，牛乳，鶏卵など．催吐，胃洗浄は禁忌．

(2) 皮膚に付着した時：できるだけ早く拭き取った後，15分間流水で洗い，炭酸水素ナトリウムの希薄溶液で中和，次いで水洗する．

b）強アルカリ

(1) 呑み込んだ時：速やかに希薄食酢（食酢1：水4），オレンジジュース，牛乳，水などを飲ませる．

(2) 皮膚に付着した時：皮膚のヌルヌルが取れるまで流水で洗う．後に，希釈した食酢などで中和する．

c）青酸化合物

(1) 亜硝酸アミルの吸入，亜硝酸ナトリウムの静注：ヘモグルビンをメトヘモグロビンに酸化変換し，血液中のシアンイオン（CN^-）を捕捉してシアノヘモグロビンとし，シトクロームオキシダーゼ酵素阻害を軽減させて無毒化する．

(2) チオ硫酸ナトリウムの静注：硫黄転移酵素ロダネーゼ rhodanese により，CN^-をチオシアネート（SCN^-）に変換，無毒化する．

(3) ヒドロキソコバラミン（OH-B_{12}）の投与：CN^-をシアノコバラミン（CN-B_{12}）とし，無毒化．

d）メタノール

50％エタノールの投与：アルコール脱水素酵素への親和性が高く，競合的に働き，ホルムアルデヒド，ギ酸の生成を遅らせたり，阻害したりする．胃洗浄のほか，1％炭酸水素ナトリウム溶液を尿がアルカリ性になるまで大量に投与．

e）重金属

(1) ジメルカプロール（BAL）の投与：重金属-SH 酵素結合に対して競合的に結合するキレート剤であり，As，Hg，Cu，Pb などを無毒化する．

(2) ペニシラミンの投与：Hg，As，Cu，Cr，Cd などを無毒化する．

(3) エデト酸カルシウム二ナトリウムの投与：Pb，Zn とキレートを生成して排泄を促進する．Hg や As 中毒には無効．

(4) デフェロキサミンの投与：Fe イオンとキレートをつくり，体外排泄を促進する．

f）農　薬

(1) 有機リン系：プラリドキシム（2-pridine aldoxime methiodide，2-PAM）の静注とアトロ

ピンの併用：2-PAM は，コリンエステラーゼ-リン酸エステル結合化合物からリン酸エステルを解離し，コリンエステラーゼ酵素を活性化する．アトロピンは副交感神経に作用して抗コリン作動神経作用を示す．

(2) カルバメート系農薬：アトロピンの対症療法；コリンエステラーゼとのエステル結合は弱くて加水分解されやすい．2-PAM を使用すると，逆に症状の悪化を招くので使用しないほうが好ましい．

(3) 有機塩素系：コレスチラミン；複合体を生成して排泄を促進する．

g) モルヒネ

ナロキソンの投与：オピオイド受容体との親和性が高く，麻薬拮抗薬としてアヘン類による毒性，特に呼吸抑制の治療などに用いられる．

h) アセトアミノフェン

N-アセチルシステイン，メチオニンの投与：グルタチオン抱合のための前駆体として働く．

i) ベンゾジアゼピン誘導体

フルマゼニルの投与：ベンゾジアゼピン受容体拮抗薬として，過鎮静や呼吸抑制の解除に用いられる．

j) アニリン，ニトロベンゼン

メチレンブルーの投与：3 価ヘム鉄（メトヘモグロビン血症）を還元して酸素結合能力を回復させる．

6-5-4 予試験

本試験立案のためのヒントを得るために，本試験に先立って薬毒物の存否の予知およびおおよその見当をつけるために行う簡単な試験のことで，注意深い予試験によって薬毒物の検索はより容易になる．

1) シェーレル Scherer 法による黄リンの予試験

酒石酸酸性の試料溶液を入れた三角フラスコの口に，10 %酢酸鉛溶液および 2 %硝酸銀溶液で湿らせたろ紙それぞれをコルク栓を用いて懸垂し加温した時，硝酸銀試験紙のみが黒変した時（Ag および Ag_3P の生成）は黄リンの存在が疑われる．硫化水素共存の時は両試験紙とも黒変するので，硫酸カドミウムを添加した後で再度試験を行う．

$$P_4 + 6H_2O \longrightarrow 3H_3PO_2 + PH_3$$

$$H_3PO_2 + 2H_2O + 4AgNO_3 \longrightarrow 4HNO_3 + H_3PO_4 + 4Ag$$

$$PH_3 + 3AgNO_3 \longrightarrow 3HNO_3 + PAg_3$$

2）シェーンバイン Schönbein または Schönbein-Pagenstecher 法による青酸の予試験

酒石酸酸性でガス化した青酸がグアヤク試験紙を青変させる．この反応は青酸と試験紙上で硫酸銅とが反応して発生したオゾンが，グアヤク脂を酸化して青色を呈することに基づく．

$$12HCN + 3H_2O + 9CuSO_4 \longrightarrow 9H_2SO_4 + 3Cu_2(CN)_2 + 3Cu(CN)_2 + O_3$$

3）ラインシュ Reinsch 法によるヒ素，アンチモン，水銀，ビスマスの予試験

塩酸酸性にした試料によく磨いた銅片を加え加温する．銅片の表面に灰～黒色の被覆物を生じた時は上記金属のいずれかが存在する．表面を紙などで擦った時，Hg の場合は銀白色に，As, Sb，Bi では黒色となる．

$$Hg^{2+} + Cu^0 \longrightarrow Hg + Cu^{2+}$$

$$2As^{3+} + 11Cu^0 \longrightarrow Cu_5As_2 + 6Cu^+$$

4）一酸化炭素

血液中の一酸化炭素ヘモグロビン（CO-Hb）のスペクトル測定．

試料血液をアンモニア水で希釈しその色調を正常血と比較した時，ピンク色であれば CO-Hb の存在を示す．また両者にハイドロサルファイト（$Na_2S_2O_4$）を加えた時，正常血（540 nm と 576 nm に極大値をもつ）は還元ヘモグロビンとなり 1 ピークの吸収曲線（極大値 555 nm）に変わるが，一酸化炭素中毒時の吸収スペクトルのパターンは変わらない（538 nm と 568 nm に極大値（図 6-20））．

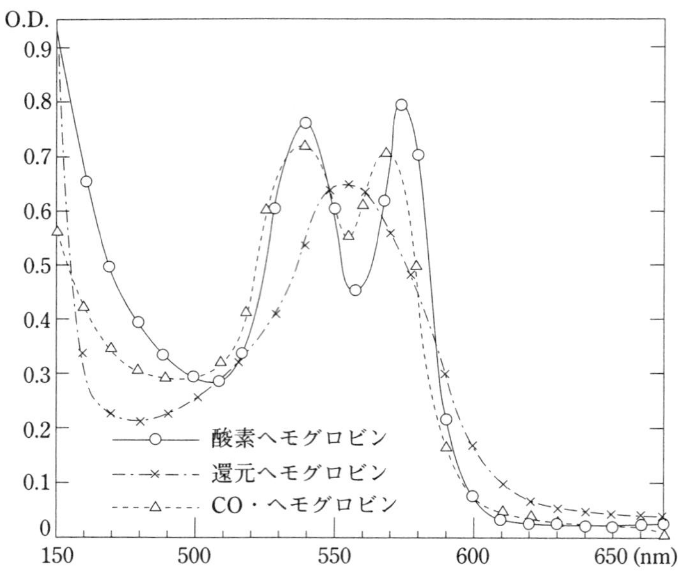

図 6-20　ヘモグロビン誘導体の吸収スペクトル

（薬毒物化学試験法と注解，p.63，南山堂より）

5）アルコールおよびアルデヒド

ウィドマークフラスコあるいは微量拡散装置を利用して，尿または血液中から揮発したアルコール類などが 10 %重クロム酸・硫酸混液（1 mL）に吸収され，液の色がオレンジ色から緑色に，その含有する程度によって反応時間が変化する反応に基づいている．

150 mg%以上　10 秒以内に変色
75 mg%以上　45 秒以内に変色

6-5-5 薬毒物一般分析法

A 主な呈色反応

ある種の化合物群や，官能基に対しての特異反応を利用して薬毒物を分類し，定性，定量する．

1）ジアゾカップリング反応

芳香族第 1 級アミンあるいは還元，加水分解により第 1 級アミンとなる薬毒物は，塩酸酸性下で亜硝酸ナトリウムと反応させてジアゾニウム塩とし，過剰の亜硝酸をスルファミン酸で分解後，*N*-(1-ナフチル）エチレンジアミンを加えると，アゾ色素を生成して赤～赤紫色に呈色する．例：プロカイン，ベンゾジアゼピン系催眠剤．

$$R\text{-}C_6H_4\text{-}NH_2 + NaNO_2 + HCl \longrightarrow R\text{-}C_6H_4\text{-}N{=}N\text{-}Cl + NaOH + H_2O$$

ジアゾニウム塩

$$R\text{-}C_6H_4\text{-}N{=}N\text{-}Cl + C_{10}H_7\text{-}NHCH_2CH_2NH_2 \longrightarrow NH_2CH_2CH_2HN\text{-}C_{10}H_6\text{-}N{=}N\text{-}C_6H_4\text{-}R$$

N-(1-ナフチル)エチレンジアミン

アゾ色素

2）バルビツール酸誘導体に特異な反応

硫酸銅およびピリジン・クロロホルム混液を加えて振り混ぜると，銅キレートを生成しクロロホルム層は紫色，水層は青色を呈する．なお硝酸コバルトとアルカリでも青～紫色を呈する．

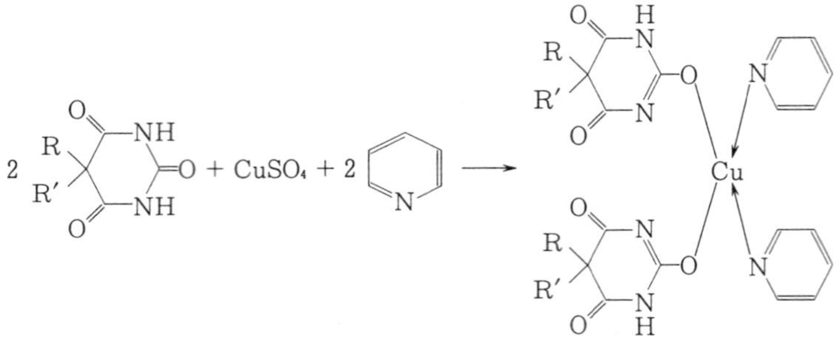

3）フェノール性水酸基の反応

① 塩化第二鉄反応：試料の塩酸酸性溶液に5％ $FeCl_3$ 溶液を加えると紫色を呈する．

② ベルリン青反応：フェリシアン化カリウムと $FeCl_3$ を加えると，フェノール性OHの還元力でフェロシアン化カリウムとなり，$FeCl_3$ と反応してフェロシアン化第二鉄（ベルリン青）の青色を呈する．例：モルヒネ，石炭酸．

$$K_3[Fe(CN)_6] \xrightarrow{\text{還元}} K_4[Fe(CN)_6]$$

フェリシアン化カリウム　フェロシアン化カリウム

$$3[Fe(CN)_6]^{4-} + 4Fe^{3+} \longrightarrow Fe_4[Fe(CN)_6]_3$$

フェロシアンイオン　フェロシアン第二鉄（ベルリン青）

4）ムレキシド murexide 反応

試料に10％過酸化水素試液および塩酸を加えて蒸発乾固すると，残渣は黄赤色を呈する（アマリン酸生成）．これに10％アンモニア水を加えると紫紅色を呈する（ムレキソイン生成）．キサンチン骨格を有するカフェイン，テオフィリン，テオブロミン，尿酸なども同様の呈色をする．

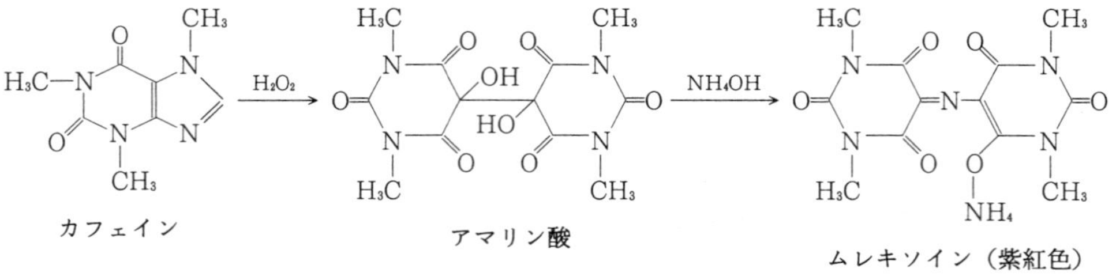

カフェイン　$\xrightarrow{H_2O_2}$　アマリン酸　$\xrightarrow{NH_4OH}$　ムレキソイン（紫紅色）

5）バイルシュタイン Beilstein 反応

銅線をあらかじめブンゼンバーナーの炎中で赤くなるまで加熱し（酸化銅皮膜生成），冷後試料を付着させ無色の炎中に入れると，ハロゲン存在の時はハロゲン化銅の緑色の炎を呈する．例：Br，Cl化合物，フッ素は無反応．

6）ヒドロキサム酸鉄反応

アセチル基の反応であり，アルカリ性でヒドロキシアミンと反応してヒドロキサム酸となり，次いで $FeCl_3$ を加えると，鉄キレートを生成し黄～黄褐色を呈する．例：アセチルコリン，ヘロイン．

$$\underset{\text{エステル}}{RCOOR'} + NH_2OH \longrightarrow R{-}C{\overset{\diagup NHOH}{\underset{\diagdown\!\!\diagdown O}{}}} + R'OH$$

$$R{-}C{\overset{\diagup NHOH}{\underset{\diagdown\!\!\diagdown O}{}}} + Fe^{3+} \longrightarrow \underset{\text{ヒドロキサム酸鉄}}{R{-}C{\overset{\diagup NH-O}{\underset{\diagdown\!\!\diagdown O\cdots\cdots Fe/3}{}}}}$$

7）アルカロイド，第3級アミンの反応

アルカロイド沈殿反応にはタンニン酸試薬，ワグナー試薬，マイヤー試薬などが1～10 μg 程度の検出感度で，また呈色反応にはエルドマン試薬，フリョーデ試薬，マンデリン試薬，マルキス試薬などが用いられ，それぞれのアルカロイドにより異なった色を呈する．主要アルカロイドの呈色を表6-16に示す．ドラーゲンドルフ試薬は3級アミンと反応して橙黄色を呈し，主に薄層クロマトグラフィー（TLC）での発色試薬として広く用いられている．

表6-16　アルカロイド類の呈色

	マルキス	フリョーデ	マンデリン	エルドマン	メッケ	カロ	塩素水・アンモニア	ビタリ
モルヒネ	青紫－青	青紫－緑	褐　緑	黄　褐	緑－茶褐	茶緑	黄・赤褐	－
コデイン	青紫－青	緑－青	緑	黄　褐	緑	黄茶	黄・赤褐	－
ストリキニーネ	－	－	紫－赤	－	－	－	－	青紫-茶褐
キニーネ	－	－	（青-紫-赤）	－	－	黄	－	－
アトロピン	茶　橙	－	－	－	－	汚緑褐	－・緑	－
プロカイン	－	－	赤	－	－	－	－	青　紫
エフェドリン	茶　褐	－	赤	－	－	黒緑-褐	黄・橙褐	－
ニコチン	－	－	赤	－	－	－	－	－
コカイン	－	－	－	－	－	－	－	－
カフェイン	－	－	－	－	－	－	－	－

－　：色調のゆるやかな変化
・　：初めの試薬のみによる色調・次の試薬を加えた場合の色調
（　）：水浴上に加熱した場合
（日本薬学会編（1992）毒薬物化学試験法と注解，p.207，南山堂）

B　クロマトグラフィー

裁判化学で取り扱われる試料は，きわめて少ないとか，混合物または生体組織からの抽出物で

あったりとかの複雑な場合が多い．クロマトグラフィーはこれら試料中から吸着あるいは分配によって迅速に特定成分を分離，同定，定量するための有効な手段であり，各種クロマトグラフィーが汎用されている．固定相と試料および移動相を適切に組み合わせることによって，より簡便・迅速に分離可能な薄層クロマトグラフィー thin-layer chromatography（TLC），高感度検出器を備えたガスクロマトグラフィー gas chromatography（GC），熱に不安定など GC で測定できない化合物でも迅速に再現性よく分析可能な高速液体クロマトグラフィー high performance liquid chromatography（HPLC）などがある．また最近は原子吸光法，質量分析法，核磁気共鳴法，発光分光分析法，イオンクロマトグラフィー，免疫測定法など新しい分析機器や分析法が導入された結果，高感度，高精度の分析が可能となってきている．

6-5-6 揮発性薬毒物

水蒸気蒸留した留液について個々の定性試験を試みる．有機系ではガスクロマトグラフィー分析が有利であり，特にキャピラリーカラムは微量で感度よく検出できる利点がある．

なお，揮発性，不揮発性薬毒物の定性，定量試験に日常的に用いられているクロマトグラフィーについて，特に TLC 法，GC 法および HPLC 法（カラムの種類，測定条件，保持時間，TLC では R_f 値）などの詳細については裁判化学の参考書を参照されたい．

1）黄リン（P_4）

猫いらずは猛毒である黄リンを約 8 %含んでおり，殺鼠剤として多用されていたが，現在は使用されていない．

［中毒作用］ 黄リンは脂肪，胆汁に溶解し，腸管から，または蒸気として肺から吸収され，血中に入って各組織の新陳代謝を阻害し，その部位の激しい変成をきたす．黄リンを嚥下した場合，胃部の灼熱感ならびに疼痛，激しい嘔吐，下痢など，さらに重症の場合はけいれん，虚脱状態となり数時間内に死亡する．

［試験法］

①シェーレル Scherer 法による予試験：予試験の項参照．

②ミッチェルリッヒ Mitscherlich 法：黄リンを含む試料を暗所で水蒸気蒸留した時，黄リンを含む水蒸気は空気と接触して特異なリン光を発する．この反応はきわめて鋭敏であるが，フェノール，クロロホルム，硫化水素などの共存下では反応が妨害される．

2）青酸（HCN）および青酸塩

遊離青酸（HCN）は殺鼠剤として倉庫，船舶の燻蒸に，青酸塩（KCN，NaCN）はメッキ，写真，金属製品加工，有機ニトリル化合物の合成に多量使用されている．さらに毒性が青酸の 1/1000 位といわれる青酸錯塩［フェリシアン化カリウム $K_3Fe(CN)_6$，フェロシアン化カリウム $K_4Fe(CN)_6$］などがある．また，食中毒原因物質として食品衛生上問題となる青酸配糖体（青梅中のアミグダリン，五色豆やビルマ豆中のリナマリンなど）は腸内で加水分解を受けて青酸を生成し毒性を示す．その他アクリル繊維，タバコの燃焼時にも微量発生する．

［中毒作用］ 青酸塩を多量に経口摂取した時の致死量は0.15～0.3 g/ヒトといわれており，胃酸により遊離した青酸は直ちに胃粘膜より吸収される．その結果，細胞内ミトコンドリア電子伝達系酵素であるシトクロムオキシダーゼが失活し，無酸素状態を招いて細胞呼吸を停止させ瞬間的に死に至る．中毒の応急処置としては速やかに亜硝酸アミル吸入または亜硝酸ナトリウム，次いでチオ硫酸ナトリウムの静脈注射を行い，生成したメトヘモグロビンがHCNと反応してシアノヘモグロビンとなり，HCNによる呼吸酵素への阻害を少しでも軽減させることによる．チオ硫酸ナトリウムはロダン合成酵素 rhodanese の存在でシアン（CN^-）をロダン（SCN^-）にして無毒化する．またヒドロキシコバラミンを用いてCN^-をシアノコバラミンに変換して解毒する方法もある．

［試験法］ 予試験①は試料そのままを用いるが，確認試験②～④は通気法あるいは蒸留法によって分離して得た水酸化アルカリ吸収液の一部を試験溶液として用いる．

①シェーンバイン Schönbein 法による予試験：予試験の項2）を参照．

②ロダン反応：アルカリ性試験溶液に黄色硫化アンモニウムを加え，水浴上で蒸発乾固，少量の水を加えて撹拌後希塩酸酸性として加熱，析出した硫黄をろ去し，ろ液に塩化第二鉄溶液を加えると血赤色を呈する．

$$NaCN + (NH_4)_2S_2 \longrightarrow NaSCN + (NH_4)_2S$$

$$3NaSCN + FeCl_3 \longrightarrow Fe(SCN)_3 + 3NaCl$$

③ベルリン青反応：アルカリ性試験溶液に硫酸第一鉄溶液，次に塩化第二鉄溶液を加えて塩酸酸性にするとベルリンブルーの青色を呈する．

$$6KCN + FeSO_4 \longrightarrow \underset{\text{フェロシアン化カリウム}}{K_4Fe(CN)_6} + K_2SO_4$$

$$3K_4Fe(CN)_6 + 4FeCl_3 \longrightarrow \underset{\text{ベルリン青}}{Fe_4[Fe(CN)_6]_3} + 12KCl$$

④ピリジン・ピラゾロン反応：中性とした試験溶液にクロラミンT溶液を加えた後，ピリジン・ピラゾロン試液［1-フェニル-3-メチル-5-ピラゾロン水溶液と触媒のビス（1-フェニル-3-メチル-5-ピラゾロン）ピリジン溶液を混和する］を加えて放置すると淡紅色から青色に変化する．

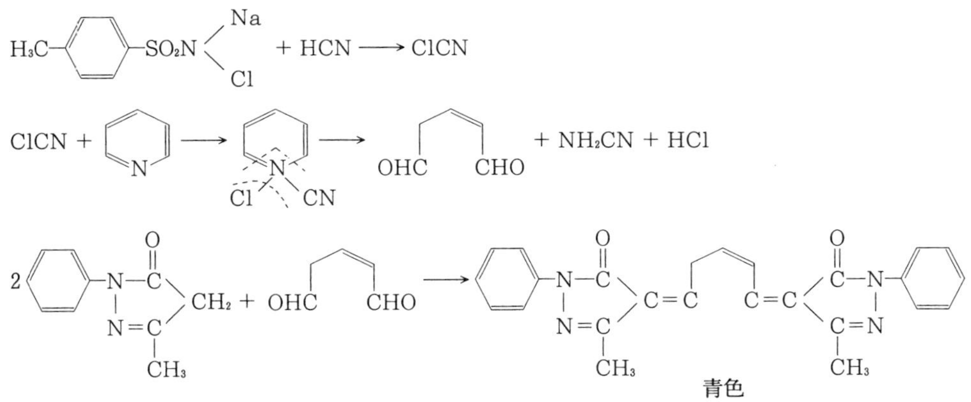

$$H_3C-C_6H_4-SO_2N(Na)(Cl) + HCN \longrightarrow ClCN$$

$$ClCN + \text{ピリジン} \longrightarrow \text{(N-Cl, N-CN付加体)} \longrightarrow OHC-CH=CH-CH_2-CHO + NH_2CN + HCl$$

$$2\ \text{(1-フェニル-3-メチル-5-ピラゾロン)} + OHC-CH=CH-CH_2-CHO \longrightarrow \underset{\text{青色}}{\text{ビス(ピラゾロン)ポリメチン色素}}$$

3）メタノール（CH_3OH）

溶剤として工業的に広く使用されている．過去にエタノールの代用あるいは誤飲により中毒が多発したことがあるが，自殺，他殺の目的で使われることはまれである．果実酒には微量のメタノールが含有されている．

［中毒作用］ 1価アルコールは一般に炭素数の増大とともに毒性が高まると考えられるが，メタノールは排泄が非常に遅く，麻酔作用が弱いにもかかわらず毒性は非常に強い．毒作用は代謝産物であるホルムアルデヒドとギ酸によるとされており，特にホルムアルデヒドは網膜組織に損傷を与え，視覚障害，失明の原因物質とされる．

［試験法］ メタノールの試験は酸化してホルムアルデヒドとして検出する．

a）試験溶液の調製　試料を蒸留（または水蒸気蒸留）して得た留液につき，まずホルムアルデヒドの有無をリミニ Rimini 反応によって確かめ，もし存在する場合には，液性をアルカリ性として硝酸銀で酸化してギ酸とし，再蒸留すればメタノールのみが留出する．次に留液中メタノールをリン酸酸性下過マンガン酸カリウムで酸化してホルムアルデヒドとし，過剰の酸化剤は亜硫酸ナトリウムで分解後，これを蒸留した留液を試験溶液とする．

b）定性試験　①リミニ反応：留液にフェニルヒドラジン溶液ニトロプルシドナトリウム溶液を加えて混和後，水酸化ナトリウム溶液を加えると青～藍色を呈する．

② クロモトロプ酸法：留液にクロモトロプ酸ナトリウム溶液，次いで濃硫酸を加えて加熱すると赤紫色を呈する．

c）定量試験　上記クロモトロプ酸法のほか，フクシン亜硫酸法，アセチルアセトン法およびAHMT 法などがある．

d）ガスクロマトグラフィー　検出器は水素炎イオン化型検出器（FID）を使用．メタノールが直接定性，定量でき，高感度で前処理も簡便な利点がある．

e）ギ酸の証明　メタノール中毒の場合，約1週間近く尿中からギ酸が検出されるので，血中および尿中ギ酸をメチルエステルに誘導化して GC で検出する．

4）エタノール（C_2H_5OH）

エタノールは唯一の低毒性アルコールであり，自由に入手できる「お酒」は我々に最も親しまれているアルコール飲料の一種である．しかし，「一気飲み」などの大量摂取による急性中毒，酩酊犯罪，飲酒運転による交通事故，さらに「キッチンドリンカー」といわれる女性あるいは若年層によるアルコール依存症患者の増加傾向が大きな社会問題となっている．裁判化学では起きた事件，事故が酒気帯び状態であったか否か，また酩酊の程度はどうであったかの判定のために，血液，尿あるいは呼気中からエタノールの検出を行い，事件解決に役立てている．

［中毒作用］ 急性中毒では中枢神経系の抑制麻痺が起こり酩酊状態となる．その程度は飲酒量よりも血中エタノール濃度に依存するといわれる．慢性中毒では耐性とともに依存性も現れ，肝臓，膵臓，さらに精神の障害なども多くなる．

［試験法］

a）定性試験　① ヨードホルム反応：試験溶液を水酸化アルカリ性とし，ヨウ素溶液を加えて加温すると黄色結晶性沈殿を生じ，ヨードホルム臭を発する．アセトン，アセトアルデヒドも陽性となる．メタノールとの区別に用いられる．その他，② 塩化ベンゾイルによる反応（ベルセロット Berthelot 反応；アセトンと区別ができる），③ キサントゲン酸反応などがある．

b）血液中エタノールの定量　① 酵素法：エタノールは補酵素 NAD^+ 存在下，アルコール脱水素酵素により酸化されてアセトアルデヒドとなり，このときエタノールに対応した NAD^+ の還元成績体 NADH ＋ H^+ を生成するので，340 nm における NADH ＋ H^+ の吸光度を測定してエタノール量を求める．

② ウィドマーク Widmark 法：ウィドマークエタノール定量用フラスコを用い，50 ～ 60 ℃に加温して揮発したエタノールを一定量の重クロム酸カリウム-硫酸混液に吸収して酸化する．冷後ヨウ化カリウム溶液を加えると，残存する重クロム酸カリウムに対応するヨウ素が析出してくるので，これをチオ硫酸ナトリウムで滴定する．空試験を行い，酸化に要した重クロム酸カリウムの量からエタノール量を求める．

c）検知管法による呼気中エタノールの定量　主に酒気帯び運転取締りの際，風船に採取した被検者の呼気中エタノール量を簡便，迅速に測定する方法であり，測長法と比色法がある．測長法ではセライト（珪藻土）に三酸化クロム・硫酸混液を吸着させた検知剤を用いており，エタノール蒸気により還元されて桃色から青色に変化した長さを測定する．一方，比色法はシリカゲルに重クロム酸カリウム・硫酸混液を吸着させ，これに呼気を導入したとき検知剤の色調がエタノール量に応じて橙黄→緑黄→緑→青緑色に変化する度合いを目視で標準色と比較するものである．測長法のほうがより精度が高いため，最近はこれが多く用いられている．なお呼気 2 L 中のエタノール量は血液 1 mL 中のエタノール量にほぼ一致するといわれる．

d）ガスクロマトグラフィー　検出器は水素炎イオン化型検出器（FID）を使用，内部標準物質としてイソプロピルアルコールを用い，試験溶液の直接導入または気化平衡法で試料を採取，導入する．操作が簡便で定性，定量試験に高感度測定が可能である．

5）ベンゼンおよびトルエン

ベンゼンは工業用溶剤として広く用いられていたが，毒性が強いので現在は容易に代謝され，毒性の低いトルエンが主として用いられている．

［中毒作用］高濃度のベンゼン蒸気を吸入すると興奮，酩酊状態から昏睡，次いで呼吸麻痺を起こして死に至る．慢性中毒症状の特徴は，再生不良性貧血などの造血器障害，肝臓肥大，脂肪沈着，神経系の障害などである．ベンゼンは白血病を誘発する．トルエンはベンゼンと類似中毒作用を示すが，毒性は低い．

ベンゼンは生体内で水酸化を受けるが，トルエンはメチル基が安息香酸まで酸化され，さらにグリシン抱合し，馬尿酸として尿中に排泄される．

ベンゼン → フェノール [OH(G, S)] → カテコール [OH(G, S), OH]

トルエン [CH_3] → 安息香酸 [COOH] —H_2NCH_2COOH→ 馬尿酸 [$CONHCH_2COOH$]

[試験法] ガスクロマトグラフィー：検出器は水素炎イオン化型検出器（FID）を使用．標準物質と保持時間を比較して同定．

6）シンナー

工業用希釈溶剤として用いられ，組成は一定していないが，トルエンを主成分として，アルコール類，アセトン，酢酸エステル類などを含む．

[中毒作用] 興奮，幻覚，麻酔作用を有する．蒸気を大量に吸入すると局所刺激作用により，くしゃみ，せき，次いで中枢神経が抑制されて麻酔作用が現れ，さらに心拍の乱れ，気管のけいれんが起こり，血圧が急激に低下して窒息死する．シンナーの連用は成長や性現象あるいはストレスにも変調をきたしたりする．一部の青少年の間でシンナー遊びに使われて大きな社会問題になっている．

[試験法] ガスクロマトグラフィー：検出器は水素炎イオン化型検出器（FID）を使用．標準物質と保持時間を比較して同定．

6-5-7 不揮発性薬毒物

A 睡眠薬

中枢神経系の機能を低下させて睡眠を誘導，持続する．単独あるいは他剤との併用により催眠効果のほか，鎮痛，鎮静，麻酔および抗けいれんの目的でも広く用いられている．しかし多量を反復使用すれば耐性，依存が形成されやすく，自殺や誤用による事故も多発している．

1）バルビツール酸系催眠薬

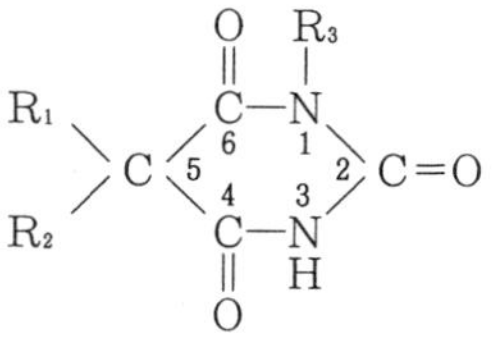

R_1	R_2	R_3	
C_2H_5-	C_2H_5-	H	1）バルビタール
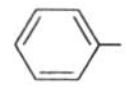 フェニル基	C_2H_5-	H	2）フェノバルビタール
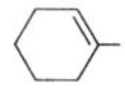 シクロヘキセニル基	C_2H_5-	CH_3-	3）シクロバルビタール
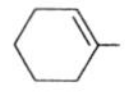 シクロヘキセニル基	CH_3-	CH_3-	4）ヘキソバルビタール

［**中毒作用**］中枢神経系，特に大脳皮質を抑制して睡眠を誘導する作用は催眠薬の中で最も強く，多量服用により昏睡，チアノーゼ，体温低下，運動失調，循環器および呼吸器障害などを起こす．連用により耐性を生じやすく，また習慣性や依存性も形成されやすい．慢性中毒では幻覚，狂騒発作を起こすこともある．

バルビタールは生体内代謝を受けにくく，24時間で約90％が未変化体のまま尿中に排泄される．フェノバルビタールはバルビタール同様長時間型に属し，その主代謝物はヒトではフェニル基4位水酸化体とその抱合体であり，約40％は未変化体としてともに尿中に排泄される．催眠作用は2～3倍強いが,耐性を生じやすいので抗てんかん薬として用いられることのほうが多い．シクロバルビタールは中間型に属し,フェノバルビタールに比して代謝されやすく毒性も少ない．ヘキソバルビタールは即効性で就眠効果が強く，静脈麻酔薬としても用いられる．ともに未変化体は少なく，主代謝物はシクロヘキセン環3位の酸化体として尿中に排泄される．

［**試験法**］バルビツール酸類は，酒石酸酸性溶液から有機溶媒（エーテルまたはクロロホルム）によって抽出され，系統的分離抽出法（図6.19）ではB画分に分離される（以降，各画分のみで表示．なおスタス-オット法では第1族に該当）．

① 水酸化アルカリ分解：試料の10％水酸化ナトリウム溶液を煮沸するとアンモニアガスを発生し，湿らせたリトマス紙を青変させる．

② 銅・ピリジン試薬による呈色：試料のピリジン/クロロホルム（1：9）混液に，1％硫酸銅溶液を加えて振り混ぜるとクロロホルム層は紫色を，水層は青色を呈する．なおチオバルビツール酸類では，クロロホルム層は紫→褐→暗緑色，水層は青→緑色となる．

③ 硝酸コバルト試薬による呈色：試料に1％硝酸コバルト・エタノール溶液および1％水酸化カリウム・エタノール溶液を加えると青～紫色を呈する．チオバルビツール酸類は緑色を呈する．

2）ブロムワレリル尿素（非バルビツール酸系催眠薬）

$$(H_3C)_2CH-CH(Br)-CO-NH-CO-NH_2$$

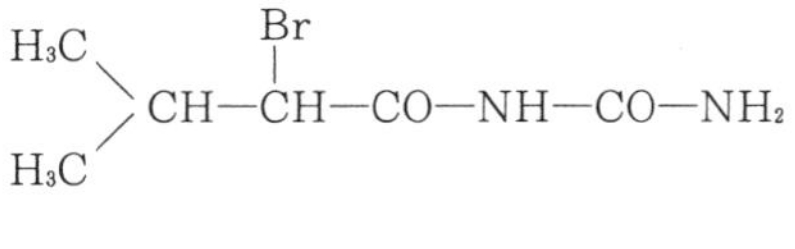

［**中毒作用**］覚醒後の不快感がほとんどなく，副作用も少ない中間型の催眠薬として古くから使用されているが，依存性が形成されやすい欠点がある．尿中に未変化体は検出されず，主代謝物

として脱ブロム化された3-メチルブチリル尿素およびその抱合体として排泄される．

[試験法] 系統的分離抽出法ではC画分に分離される．

① バイルシュタイン反応：緑色炎（予試験の項参照）．

② 水酸化アルカリ分解：試料の10％水酸化ナトリウム溶液を加熱するとアンモニアガスを発生し，湿らせた赤色リトマス紙を青変させる．この液を硝酸酸性とし，0.1 mol/L 硝酸銀溶液を加えると臭化銀の黄白色沈殿を生じる．

③ アンモニアアルカリによる反応：28％アンモニア水中で1時間還流すると2-イミノ-5-イソプロピル-4-オキサゾリジノンの白色結晶性沈殿を生じる（融点216～217℃）．

④ 酸による分解：5％塩酸と煮沸するとイソ吉草酸の悪臭を発する．

⑤ ガスクロマトグラフィー：検出器は電子捕獲型検出器（ECD）を使用．標準物質と保持時間を比較して同定．

B　精神安定薬

トランキライザーとして知られている薬物で，精神分裂症，躁病など種々の精神病の治療に用いられる抗精神病薬と，不安や緊張の除去あるいは緩和に使用される抗不安薬とがある．近年，誤用による死亡，自殺，服用した後の交通事故および服用させた後の殺害などの事例が多発していて問題となっている．

1）ベンゾジアゼピン誘導体

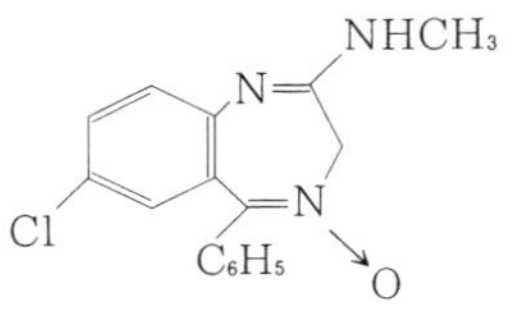

NHCH₃ N N Cl C_6H_5 O

クロルジアゼポキシド

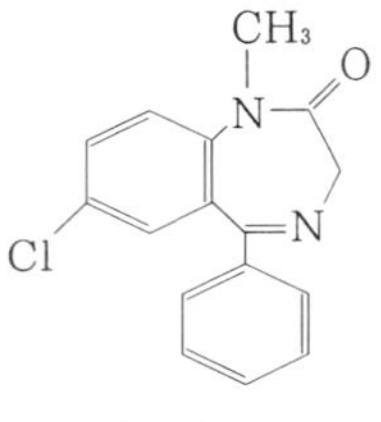

CH_3 N O N Cl

ジアゼパム

H N O OH N Cl

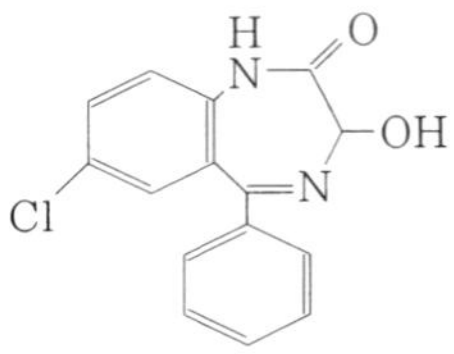

オキサゼパム

クロルジアゼポキシド，ジアゼパム，オキサゼパムなどベンゾジアゼピン系抗不安薬の多くは「麻薬及び向精神薬取締法」で向精神薬に指定されている．これらは間脳視床下部に作用し，抗不安薬として以外に鎮静薬，催眠薬，麻酔前投与薬などにも使用される．

クロルジアゼポキシドの主代謝物は2位メチルアミノ基が脱離した後開環したものおよびその抱合体であり，尿中に排泄される．ジアゼパムは*N*-脱メチル体，さらに水酸化されたオキサゼパムおよびグルクロン酸抱合体として尿中に排泄される．

[試験法] 系統的分離抽出法ではD画分に分離される．

① バイルシュタイン反応：緑～青緑色炎（予試験の項参照）．

② ブラットン-マーシャル反応（芳香族第1級アミンの反応）：試料の10％塩酸溶液を10分間加熱して開環し，生成した芳香族1級アミンをジアゾ化する．過剰の亜硝酸ナトリウムをスルファニル酸アンモニウムで分解後，1％ *N*-(1-ナフチル) エチレンジアミン塩酸塩溶液を加えると10～15分後赤紫色を呈する．

③ ガスクロマトグラフィー：検出器は電子捕獲型検出器（ECD）を使用．標準物質と保持時間を比較して同定．

2）クロルプロマジン（フェノチアジン誘導体）

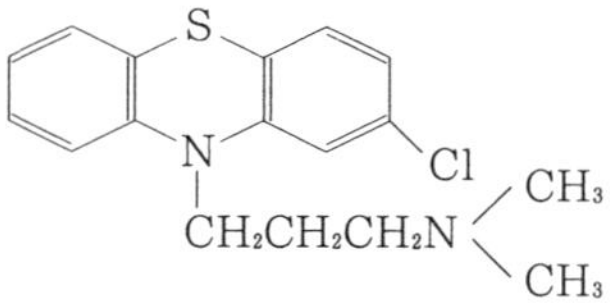

$$\text{(phenothiazine ring: S, N, Cl)} \quad N\text{–}CH_2CH_2CH_2N(CH_3)_2$$

鎮静，催眠作用をもち，副作用としてパーキンソン様症状，嘔吐，心悸亢進，黄疸，白血球減少などがみられる．代謝は遅く，7-ヒドロキシ体とそのグルクロン酸および硫酸抱合体が主代謝物として尿中に排泄されるほか，多種類が確認されているが未変化体はきわめて少ない．

［試験法］ 系統的分離抽出法ではD画分に分離される．

① バイルシュタイン反応：緑色炎．

② マルキス試薬による呈色：紫色を呈する．

③ 塩化第二鉄試薬との反応：赤色を呈する．

C 局所麻酔薬

意識や反射機能に影響を与えることなく適用した部位の知覚神経末梢に直接作用し，局所の知覚，特に痛覚を麻痺させる．

1）プロカイン

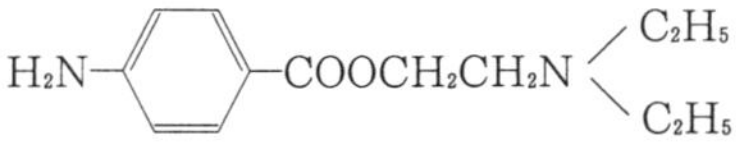

$$H_2N\text{–}C_6H_4\text{–}COOCH_2CH_2N(C_2H_5)_2$$

毒性はコカインの1/6～1/10と低く，刺激も少ない．粘膜浸透性は弱いので，鼻，目などの表面麻酔には不適である．血漿や肝臓中のエステラーゼにより速やかに加水分解されて生じた*p*-アミノ安息香酸は，さらにグリシン抱合およびグルクロン酸抱合を受けて尿中に排泄される．

［試験法］ 系統的分離抽出法ではD画分に分離される．

① ジアゾカップリング法：試料の塩酸溶液を亜硝酸ナトリウムでジアゾ化後，β-ナフトールの水酸化ナトリウム溶液を加えると，赤色または赤色の沈殿を生じる．

② 過マンガン酸カリウム試液との反応：試料水溶液に希硫酸と過マンガン酸カリウム試液を加えると紫色は直ちに消える（コカインは紫色の結晶性沈殿を生じる）．

D アルカロイド

植物に含まれる含窒素塩基化合物で，通常微量でヒト，動物に顕著な生理作用を示し，強い毒性を現すものが多い．そのため，医薬品として使用されているものの多くは劇薬，毒薬に指定されており，取扱いに注意が必要である．アルカロイドの多くは水酸化アルカリ性でエーテルまたはクロロホルムにより抽出され（D画分），スタス-オット法では第2族に分類される．またアルカロイドの一般検出法として，沈殿反応や呈色反応が予備試験的に利用されている（アルカロイドの呈色反応，表6.16参照）．なお，エフェドリンは覚せい剤の原料として覚せい剤の項に，コカイン，モルヒネは麻薬の項に記した．

1）カフェイン

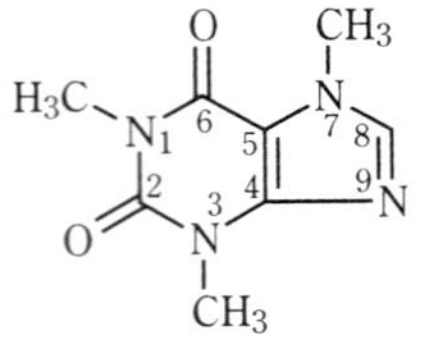

カフェインはコーヒーや茶に含まれており，消化管から速やかに吸収されて諸器官に興奮作用を現し，特に大脳皮質の刺激（眠気を除去），心筋収縮力の増強（強心作用），横紋筋の疲労回復，腎臓血流量の増強（利尿作用）など顕著に作用する．代謝は脱メチル化の後8位が酸化され尿酸誘導体として尿中に排泄される．

［試験法］ カフェインの塩基性はきわめて弱く，酒石酸酸性でクロロホルムまたは大量のエーテルで抽出される．

① タンニン酸試液によりタンニン酸カフェインの白色沈殿を生じ，過剰の試液で溶ける．

② ムレキシドmurexide反応：薬毒物一般分析法6-5-5 Ⓐ4）を参照．

2）アトロピン

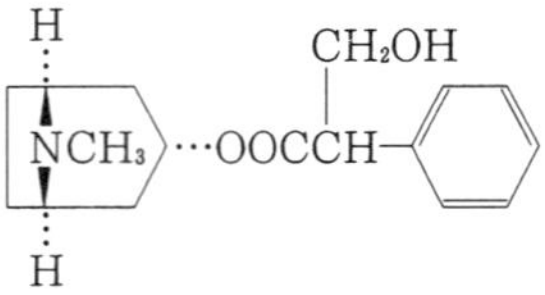

チョウセンアサガオ（葉，種子），ハシリドコロ（根茎），ヨウシュチョウセンアサガオ（葉，種子），ベラドンナ（葉，根）に存在し，これらの誤食による中毒が多発している．アトロピンは，植物中ではl型で存在するヒヨスチアミンが乾燥，熱処理などによりラセミ化（*dl*型）したものである．

［中毒作用］ アトロピンは副交感神経末梢を麻痺させて瞳孔散大，分泌抑制による口内の乾き，嚥下困難を，また中枢神経には最初興奮的に，次いで麻痺的に作用し，重篤な場合には脈拍亢進，狂騒，幻覚を生じ，全身麻痺，昏睡状態となり死亡することもある．アトロピンの致死量は70～80 mgであり，スコポラミン中毒もアトロピン中毒と類似している．腸管から速やかに吸収され，24時間以内に大部分が尿中に排泄され，そのうち50％は未変化体で，トロピン酸がわずか2％検出されるのみである．

［試験法］ 系統的分離抽出法ではD画分に分離される．

① ビタリーVitali反応：試料を発煙硝酸と混和し蒸発乾固して得た類黄色残渣に，冷後10％水酸化カリウム-エタノール溶液で湿らすと鮮やかな紫色を呈し，のち赤色となる．

② ステーンスマSteensma反応：試料にβ-ジメチルアミノベンズアルデヒド試液1滴を加え

て弱く加熱すると赤色を呈する.

3) キニーネ

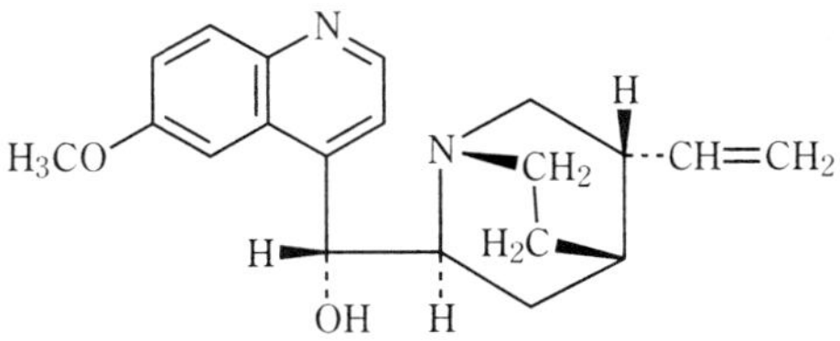

アカネ科 *Cinchona* 属植物の樹皮（キナ皮）に含まれており，苦みが強く，中枢神経系に作用して，めまい，頭痛，耳なり，意識混濁を起こす．塩酸塩，硫酸塩の形でマラリア治療薬，解熱薬として用いられるが，日本でのマラリア患者発生はきわめてまれである．

[試験法] 系統的分離抽出法ではD画分に分離される．

① タレイオキン Thalleioquine 反応：試料水溶液に飽和塩素溶液を加え，直ちに28 %アンモニア水を加えてアルカリ性にすると緑色を呈し，塩酸で中和すると藍色となり，塩酸酸性にすると紫～赤色に変化する．

② エリスロキニン Erythroquinine 反応：試料の希酸性水溶液に臭素試液，フェロシアン化カリウム液および10 %アンモニア水を加えると赤色を呈する．この赤色はクロロホルムに転溶する．

4) アコニチン

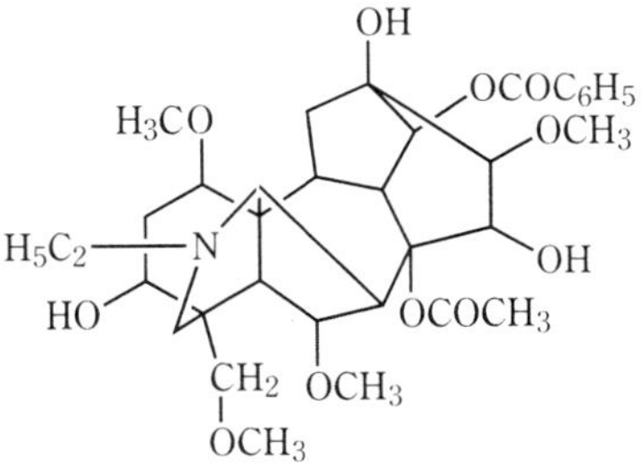

ヤマトリカブト *Acinitium japonicum* などの根の部分に多く含まれるジテルペンアルカロイドの一種で，乾燥した根はブシ（附子），ウズ（烏頭）と称し，神経痛その他漢方薬として利用されている．しかし，その毒は矢毒として用いられたこともあるほど猛毒で，ヒトの致死量は3～4 mgと推定され，誤用による事故，自殺や他殺に使われたこともある．これらの中毒はアコニチン単独によるのではなく，含有される種々のアコニットアルカロイドの総合的な作用である．

経口摂取すると口内灼熱感，流涎，嘔吐，さらに末梢神経麻痺，呼吸および心臓麻痺で死亡する．

[試験法] 系統的分離抽出法ではD画分に分離される．

① 味覚試験：極微量を舌端につけると激しい灼熱感，麻痺感を覚える．

② 呈色試験：標品との薄層クロマトグラフィーにおける発色剤としてドラーゲンドルフ試薬およびアルカロイド沈殿試薬との反応は陽性となる．

5）ニコチン

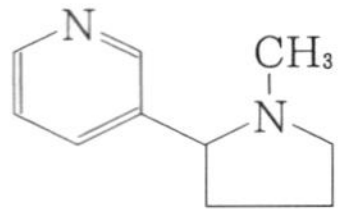

ナス科のタバコの葉に0.5～6％含まれ，1本の紙巻きタバコには16～24 mgのニコチンが含まれ，喫煙によってその3～4 mgが吸収される．ニコチンの毒性は強く，消化管，呼吸器，皮膚から容易に吸収され，中毒もきわめて速く発現する点では青酸に匹敵するといえる．まず口腔内，咽頭の灼熱感，唾液分泌多過，頭痛，めまい，次いで四肢が冷たく，嘔吐，呼吸困難となる．

重症の場合は意識不明から，けいれん，呼吸および心臓麻痺で死に至る．ニコチンの致死量は40 mg程度といわれる．硫酸塩の形で農業用殺虫剤として用いられている．

体内ではピロリジン環5位が酸化されてコチニンになり，さらに一部はピロリジン環の開裂，*N*-脱メチル化を受ける．

［試験法］ 系統的分離抽出法ではD画分に分離される．またニコチンはアルカリ性で容易に水蒸気蒸留される．

① メルツェル Melzer 反応：試料のエタノール溶液にエピクロルヒドリンを加えて加熱すると赤色を呈する．

② *p*-ジメチルアミノベンズアルデヒドとの反応：*p*-ジメチルアミノベンズアルデヒドを濃塩酸に溶解した試薬を時計皿にとり，これに試料の水溶液を加えると，接触面は紫紅色を呈し，徐々に一面に広がる．

E　麻薬およびその関連化合物

麻薬は連用により強い精神的，身体的依存性を生じて断ちがたくなり，その濫用の結果生じた耽溺性禁断症状などにより，個人のみならず社会的にも害悪を及ぼす危険性があるため，「麻薬及び向精神薬取締法」，「あへん法」により厳しく取り締まられている．

1）アヘン

アヘンはケシ科 *Papaveraceae* の植物，ケシ *Papaver somniferum* L. & *P. setigerum* De Gandole の未熟な果殻（ケシ坊主）に浅く切り傷を入れ，これから出る乳汁を乾燥固化したものおよび加工したものであり，モルヒネを主成分としてコデイン，テバイン，パパベリン，ノスカピンなど20種以上のアルカロイドが含まれている．アヘンは「あへん法」により一般麻薬とは区別されており，試料がアヘンか，抽出されたアヘンアルカロイドかを化学的に確認するには，主成分であるモルヒネと他のアルカロイドとして特にノスカピンおよびアヘンに特有の成分であるメコン酸の検出が必要である．

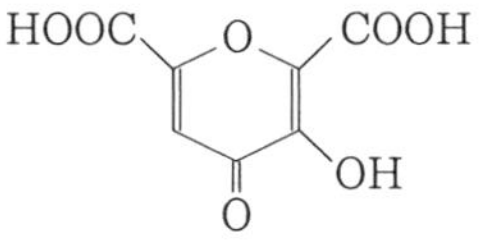

メコン酸

メコン酸の確認試験：試料に水と希硫酸を加え加温，ろ過して得た浸出液をエーテルで抽出，次いでエーテルを留去して得た残渣の水溶液に希硫酸および 1 %塩化第二鉄溶液を加えると血赤色を呈する．

2）モルヒネ

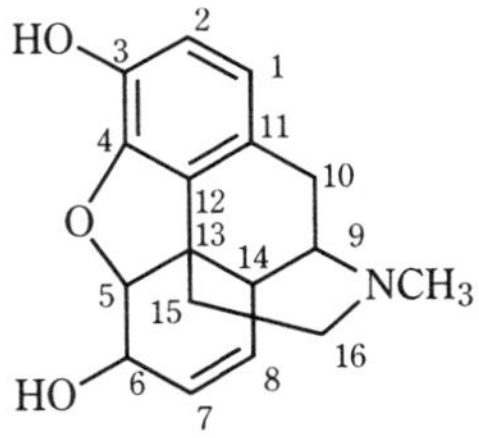

中枢神経に作用して強力な鎮痛作用とともに呼吸抑制作用を示す．大量摂取による重症の場合は瞳孔が縮小し，呼吸が緩慢またはチェーン-ストークス Cheyne-Stokes 型になり，昏睡，チアノーゼを起こし，呼吸停止により死亡する．慢性中毒では中枢神経が障害を受け，記憶力減退や知能活動および理性の低下，不眠，不安，食欲不振などの症状がみられる．この状態でモルヒネを断つと，流汗，頭痛，あくび，抑うつまたは興奮状態，凶暴性の発揮など，肉体的苦痛を伴った禁断症状が起こる．

ヒトでの代謝物は 24 時間以内に投与量の約 90 %が尿中に排泄され，そのうち未変化体は約 10 %，65 ～ 70 %が抱合体で，その大部分が 3 位グルクロニドである．モルヒネより数倍鎮痛作用が強い 6 位グルクロニドも少量排泄される．他に *N*-脱メチル体（ノルモルヒネ），モルヒノン，3 位硫酸抱合体などがある．

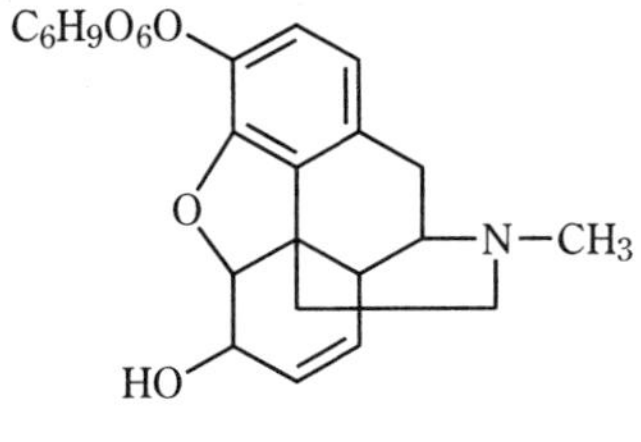

モルヒネ-3-グルクロニド 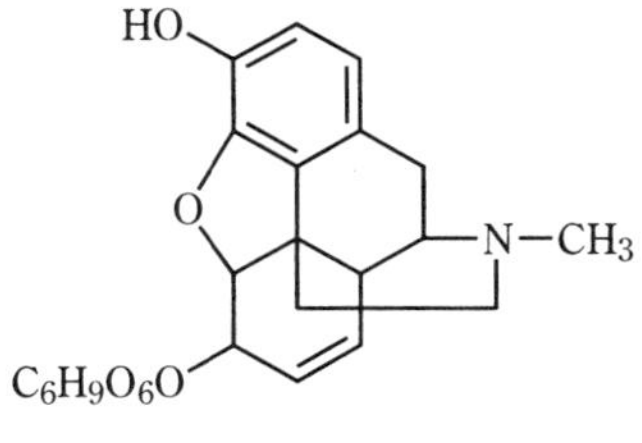　モルヒネ-6-グルクロニド 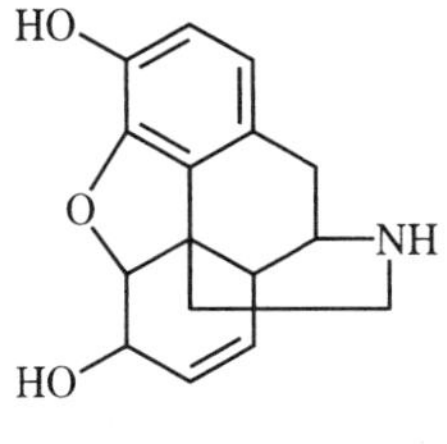　ノルモルヒネ

［試験法］ 系統的分離抽出法では E 画分に分離される．なお尿からモルヒネを検出するには塩酸（終濃度約 15 %になるように）と少量の酸性亜硫酸ナトリウムを加えて加熱し，抱合体を加水分解して遊離モルヒネとして抽出後確認試験を行う．

① アルカロイド呈色反応：表 6.16 参照．

② ベルリン青 Berline blue 反応：薬毒物一般分析法 6-5-5 Ａ 3）参照．この反応でヘロインは緑色を呈し，放置すると次第に青色を帯びる．

3）コデイン

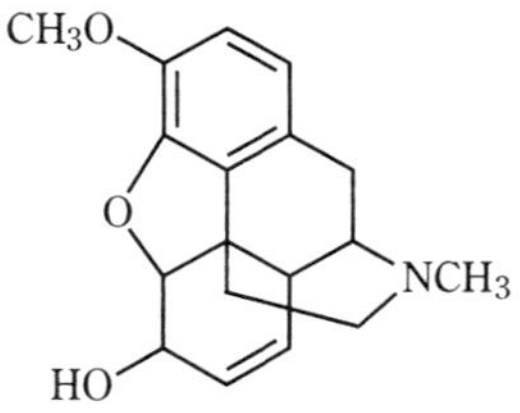

鎮痛，鎮静，呼吸抑制作用はモルヒネと比べてきわめて弱く，毒性も低いが，鎮咳作用は強く，そのリン酸塩が鎮咳剤として用いられている．ヒトでの代謝は30～40 %がコデイン-6-グルクロニド，4～13 %がモルヒネ，7～9 %が*N*-脱メチル体（ノルコデイン）として尿中に排泄される．

［試験法］ 系統的分離抽出法ではD画分に分離される．

① アルカロイド呈色反応：表6.16参照．

② 塩化第二鉄反応：試料を硫酸に溶かし1 %塩化第二鉄溶液を加え，水浴中で加温すると青色を呈し，硝酸1滴を加えると赤色に変わる（この反応はモルヒネ，ヘロインでも同様に呈色する）．

4）ジアセチルモルヒネ

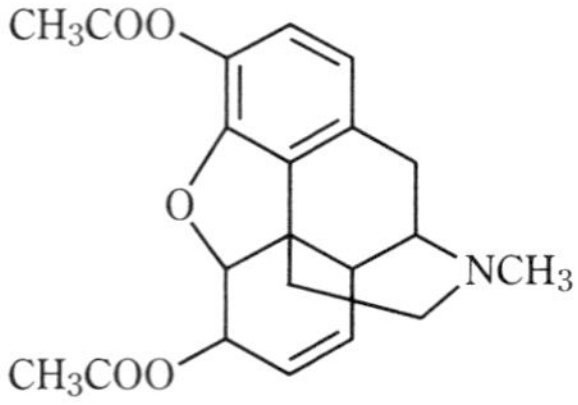

モルヒネから部分合成されたもので，鎮静薬として市販名「ヘロイン」で用いられていたが，不正使用や麻薬犯罪が多発したため，現在はその製造，使用がともに禁止され，厳重に監視されている化合物である．作用はモルヒネに似ているが，連用による依存の形成は格段に速い．鎮痛作用はモルヒネより弱いが，呼吸抑制，鎮咳作用および毒性は強い．摂取量の約80 %は24時間で尿中に排泄され，大部分はモルヒネ-3-グルクロニドであり，モルヒネは5～7 %，未変化体はごくわずかである．

［試験法］ 系統的分離抽出法ではD画分に分離される．

① アルカロイド呈色反応：マルキス試薬，フリョーデ試薬，メッケ試薬でモルヒネと同様の呈色をする．

② ヒドロキサム酸鉄反応：薬毒物一般分析法6-5-5 Ⓐ 6）参照．

5）コカイン

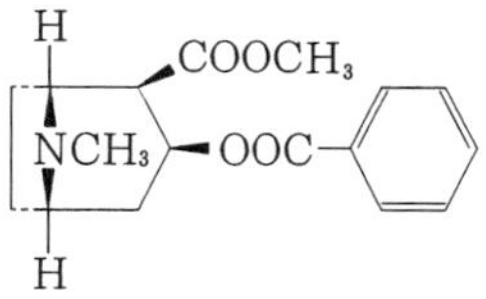

コカインはコカ科 *Erythroxylaceae* の植物，コカノキ *Erythroxylon coca* Lamarck およびその近縁種のコカ葉の主アルカロイドで，局所麻酔作用，中枢神経興奮作用を有し，陶酔感，精神的高揚感，疲れを忘れさせるなど精神的，肉体的に活力が増大した感を与え，性欲の亢進とともに強い精神的依存性を生じるが，モルヒネと異なり肉体的依存性はない．慢性中毒では空腹感が消失するため体力を消耗して激しく痩せる．また不眠，消化器障害，性欲亢進，幻覚，精神障害が現れる．

コカインは体内では速やかに代謝され，尿中への未変化体の排泄は少量である．

［試験法］ 系統的分離抽出法ではＤ画分に分離される．

①試料にマルキス試薬を加えて 10 分間加熱後，暗所で紫外線を照射すると橙黄色の蛍光を発する．

②試料の塩酸塩溶液に 1 ％過マンガン酸カリウム溶液を加えると紫色の結晶性沈殿を生じる．

③試料の塩酸塩溶液に塩化第二鉄溶液を加えると黄色を呈し，加温すると赤色となる．

6）合成麻薬

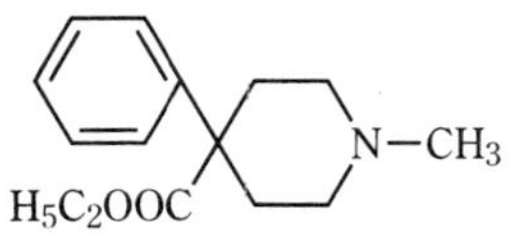

ペチジン 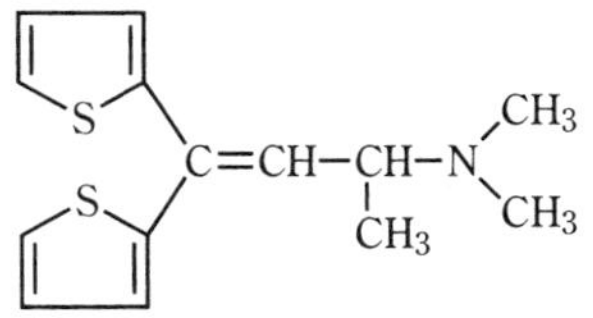　　ジメチルサイアムブテン 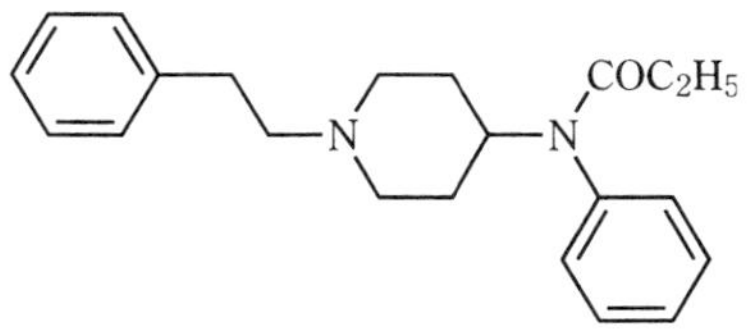　　フェンタニル

鎮痛，鎮静を目的として開発された医薬品で，薬理作用，習慣性などがモルヒネと類似しており，ペチジン，ジメチルサイアムブテン，フェンタニルなど多数が知られている．

7）リゼルギン酸ジエチルアミド（LSD）

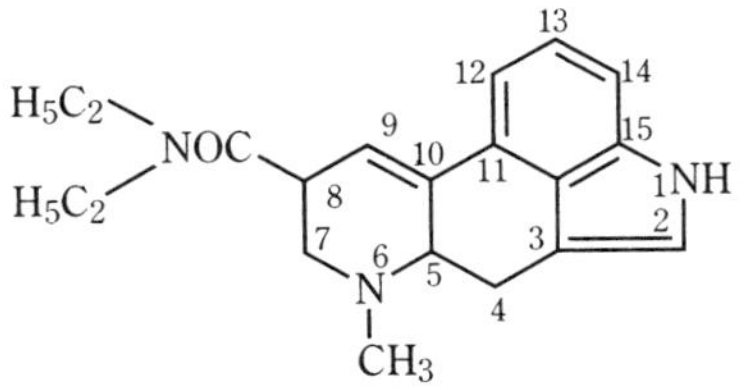

LSD は 1943 年，ホフマンにより麦角 *Claviceps purpurea* のアルカロイドの加水分解物リゼルギン酸から部分合成された幻覚剤で，その強力な幻覚作用も彼によって発見された．25～75 μg の微量摂取で，物が特異な色彩でゆがんで見えたりの幻視のほか，時間および空間の感覚異常，陶酔感，恐怖感および抑圧感からの解放，妄想などの症状が 8～12 時間続く．連用により耐性

の発現，精神的依存性の形成がみられる．

LSDは代謝されやすく，13-および14-ヒドロキシ-LSD，これらヒドロキシ体のグルクロニド，2-オキソ-LSD，*N*-脱エチル-LSDなどが尿，糞中に排泄されるが，未変化体は検出されない．

［試験法］ 系統的分離抽出法ではD画分に分離される．

① マルキス試薬で灰色を呈する．

② 薄層クロマトグラフィーで展開後，紫外線（365 nm）を照射すると青白色の蛍光を発する．

このスポットに*p*-ジメチルアミノベンズアルデヒド試薬（エールリッヒ試薬）を噴霧すると青色を，ドラーゲンドルフ試薬では橙色を呈する．

8）大　麻

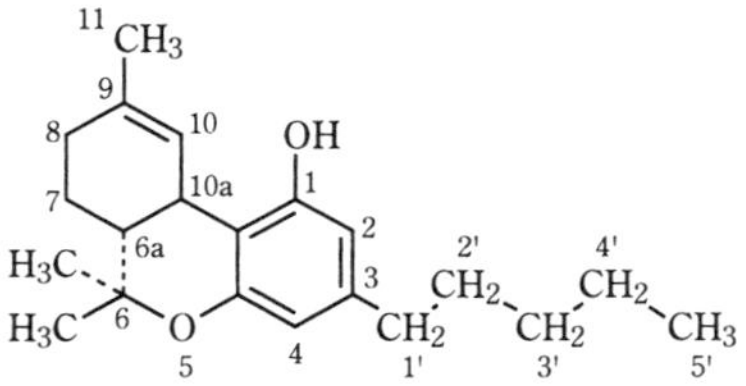

テトラヒドロカンナビノール（Δ^9-THC） 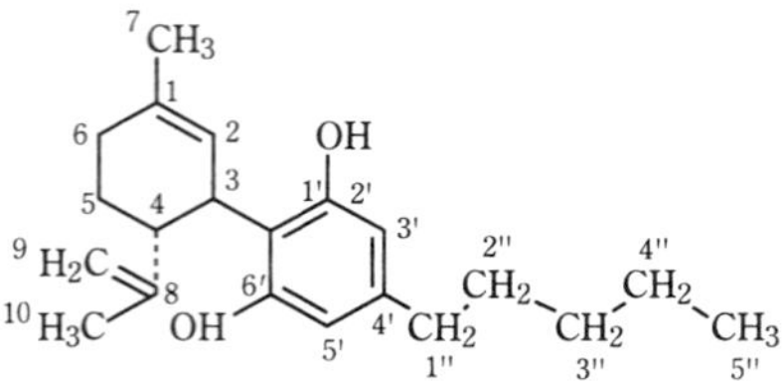　カンナビジオール（CBD） 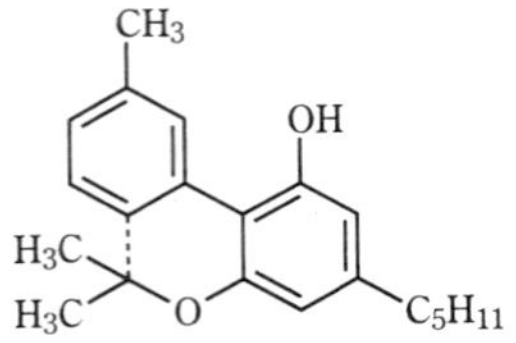　カンナビノール（CBN）

大麻とは，クワ科 *Moraceae* の大麻草（アサ *Cannabis sativa* L.またはインドアサ *C. sativa* L. var. *indica* Lamarck）およびその製品をいい，「大麻取締法」で厳しく取り締まられている．ただし，アサの成熟した茎と種子は有効成分含量が少ないので除外される．葉を乾燥したものをマリファナ，樹脂はハシッシュといい，主に喫煙により用いられ，約50 μg程度で発現，LSDに以た精神異常が起こり，視覚や聴覚の異常，あるいは時間や空間の感覚異常，摂取量が多くなると陶酔感，多幸感，幻覚，強い眠気を引き起こし，さらに情緒不安定となり，一種の錯乱状態となる．耐性，身体的依存性はなく，精神的依存性はあっても弱いといわれているが，常用者が断薬したとしても，後日使用時の異常症状が突然現れるフラッシュバック現象の発生もしばしば起こっている．主なカンナビノイド3成分のうち，幻覚作用はテトラヒドロカンナビノール（Δ^9-THC）が最も強く，カンナビジオール（CBD）がこれに次ぎ，カンナビノール（CBN）は毒性のみが強い．

Δ^9-THCは体内で容易に代謝されて，Δ^9-THCより20倍近く作用活性の強い11-ヒドロキシ-Δ^9-THC，さらに11-オキソ体を経て11-カルボン酸となり，尿および糞中に排泄される．

［試験法］ 大麻のメタノール抽出エキスについて薄層クロマトグラフィーを行い，ジアゾ化スルファニル酸試薬を噴霧すると，THCは鮮黄色，CBDは淡黄色，CBNは黄色を呈する．またR_f値を標品と比較して同定する．

F 覚せい剤およびその原料

1）メタンフェタミン（フェニルメチルアミノプロパン）

$C_6H_5-CH_2-CH(NH-CH_3)-CH_3$

メタンフェタミンは「覚せい剤取締法」でアンフェタミンおよびエフェドリンなどの覚せい剤原料ともども厳しく取り締まられているにもかかわらず，密輸入，不正所持，乱用などが最も多い薬物である．覚せいアミンは中枢神経を興奮させ，眠気や疲労感を除去して爽快感，幸福感を与え，思考力・判断力，一時的な作業意欲を増進させる．しかし，連用により習慣性や耽溺性を生じ，慢性中毒になると注意力散漫，体重減少，さらに進行すると被害妄想や精神錯乱などの精神異常を引き起こしたり，また，その強烈な精神的依存性のために，薬物を入手するためには手段を選ばなくなり，その結果，重大な犯罪を犯したりする．ヒトでの代謝は 50 %が未変化体で，残りは *N*-脱メチル化体（フェニルアミノプロパン），*p*-水酸化体として尿中に排泄される．

メタンフェタミン $C_6H_5-CH_2-CH(NH-CH_3)-CH_3$ → アンフェタミン $C_6H_5-CH_2-CH(NH_2)-CH_3$ → ノルエフェドリン $C_6H_5-CH(OH)-CH(NH_2)-CH_3$

メタンフェタミン → *p*-ヒドロキシメタンフェタミン $HO-C_6H_4-CH_2-CH(NH-CH_3)-CH_3$ → *p*-ヒドロキシアンフェタミン $HO-C_6H_4-CH_2-CH(NH_2)-CH_3$

アンフェタミン → *p*-ヒドロキシアンフェタミン

アンフェタミン → ベンジルメチルケトン $C_6H_5-CH_2-C(=O)-CH_3$ → 安息香酸 C_6H_5-COOH → 馬尿酸 $C_6H_5-C(=O)-NH-CH_2COOH$

ノルエフェドリン → *p*-ヒドロキシノルエフェドリン $HO-C_6H_4-CH(OH)-CH(NH_2)-CH_3$

[試験法] 系統的分離抽出法では D 画分に分離される．

①マルキス試薬を加えると，橙赤→汚褐→汚緑色となる．アンフェタミンも同様に呈色する．

②ドラーゲンドルフ反応：試料にドラーゲンドルフ試薬を加え，加熱すると褐色を呈する．

③シモン Simon 反応（脂肪族 2 級アミンの反応）：試料に 20 %炭酸ナトリウム溶液，50 %アセトアルデヒド-エタノール溶液を加え，さらに 1 %ニトロプルシドナトリウム溶液を加えると青～青藍色を呈する．②と③は 1 級アミンであるアンフェタミンは陰性である．

2）アンフェタミン（フェニルアミノプロパン）

$$C_6H_5-CH_2-CH(NH_2)-CH_3$$

メタンフェタミンと同様の薬理作用，毒作用を有し，強い耐性と精神的依存性を発現する．ヒトでの代謝は24時間で，30％の未変化体と脱アミノ化体であるベンジルメチルケトンから安息香酸を経てさらに馬尿酸として21％が尿中に排泄される．

3）エフェドリン

$$C_6H_5-CH(OH)-CH(NH-CH_3)-CH_3$$

1892年，長井によりマオウから発見されたアルカロイドであり，1924年Schmidtらにより喘息薬として開発された．覚せい剤取締法でいう覚せい剤原料とは，エフェドリンのほか，メチルエフェドリン，クロロエフェドリン，クロロメチルエフェドリン，ジメチルプロパミン，フェニル酢酸，フェニルアセトン，フェニルアセトニトリルの8種類である．

ヒトへの経口投与では，24時間以内にその約75％が未変化体として，10％がノルエフェドリンとして尿中に排泄される．

［試験法］ 系統的分離抽出法ではD画分に分離される．

① アルカロイド呈色反応：表6.16参照．

② 長井反応：試料水溶液に硫酸銅試液および水酸化ナトリウム溶液を加えると青紫色を呈し，エーテルを加えて振り混ぜて放置すると，エーテル層は赤紫色，水層は青色となる．

③ シュミットSchmidt反応：試料を水酸化ナトリウムでアルカリ性とした後，過マンガン酸カリウム試液を加えて加熱すると，ベンズアルデヒドの匂いを発し，発生するガス（メチルアミン）は潤した赤色リトマス紙を青変する．

G　農　薬

〔6-3-4 Ⓑ参照〕

1）有機リン系農薬

［試験法］

a）農薬の検出　試料のアセトニトリル抽出液に飽和食塩水を加えてヘキサンで抽出，ヘキサンを脱水後濃縮して試験溶液とする．

① 薄層クロマトグラフィー：シリカゲル層で展開後，紫外線照射，ヨウ素蒸気，塩化パラジウム試液などの各種発色剤の噴霧により生じたスポットのR_f値を標準品と比較同定する．

② ガスクロマトグラフィー：カラムに，OV-17，DB-5系などを用い，検出器はPとSに高感度な炎光光度型（FPD），PとNに高感度な熱イオン放射型（FTD）またはハロゲン化合物に

は電子捕獲型（ECD）検出器を使用することにより 0.1 ～ 1.0 ng 程度検出可能.

b）コリンエステラーゼ活性試験　有機リン剤中毒時に低下する血中コリンエステラーゼ活性を測定して中毒の判定を行う.

①ヘストリンHestrin 変法：血清に一定量のアセチルコリン（基質）を加えると，コリンエステラーゼに対応する基質は酢酸とコリンに加水分解されるので，残存する基質に塩酸ヒドロキシルアミンと塩化第二鉄を加えてアセチルヒドロキサム酸鉄とし，その時発色した黄色（中毒時は褐色）を 540 nm で吸光度測定する．判定はコリンエステラーゼ活性阻害度で表し，健康人は大（0.6 以上）となり，中毒時は小（0.3 ～ 0.5）となる.

その他として，②加水分解時に生成する酢酸の pH を測定する pH 法，③基質にアセチルチオコリンを用いる DTNB 法がある.

2）カルバメート系農薬

有機リン剤に代わるものとして繁用されており，殺虫剤（カルバリル，BPMC など）のほかに殺菌剤，除草剤として用いられているものもある．カルバメート剤は生体内で代謝活性化されることなしに，酵素のセリン残基をカルバモイル化して阻害作用を発現する酵素毒であり，その作用は有機リン剤より弱い．カルバモイル体の加水分解は有機リン酸エステル体と比べると格段に速く，したがって回復も速い．中毒時はアトロピンによる対症療法が有効であり，2-PAM の使用はかえって症状を重くする場合があるので使用しない.

3）有機塩素系農薬

［試験法］試験溶液の調製は有機リン系農薬の場合と同様に行う.

①バイルシュタイン反応：緑色炎（6-5-5 Ⓐ 5）参照）.

②薄層クロマトグラフィー：シリカゲル層で展開後，紫外線照射，ヨウ素蒸気，オルトトリジン試薬などの発色試薬を噴霧する.

③ガスクロマトグラフィー：カラムに OV-17，DB-5 など，検出器には電子捕獲検出器（ECD）を用いる.

4）アルキルジピリジニウム塩系農薬

非選択接触型除草剤としてパラコート，ジクワットなどが用いられており，その急速な需要に伴い中毒死亡事故も急増している．特にパラコートでは誤用，誤飲，自殺および他殺による中毒死が一酸化炭素中毒死に次いで多く，農薬の中では毎年第 1 位を占めている．1979 年以降の製剤には，パラコートによる中毒事故軽減の目的で，催吐剤，臭気剤および青色色素の添加などの処置がなされ，1986 年からは，これに毒性が低いジクワット（パラコートの約 1/7）を加えた混合製剤とした中毒死亡事故防止対策がとられている.

パラコート経口摂取により，嘔吐，下痢，腹痛のほか，消化管粘膜の炎症，びらんによる疼痛を起こす．3 ～ 7 日後無尿，黄疸などの腎臓，肝臓障害，さらに肺出血，肺浮腫，肺線維症状などの肺機能障害を起こし死亡する．致死率は 70 ～ 80 % と高い.

［試験法］試料（尿）を水酸化ナトリウムアルカリ性とし，ハイドロサルファイトナトリウム

（$Na_2S_2O_4$）を加えて振とうするとパラコートが存在するときは，青～緑色を呈する．

参考図書

1）日本薬学会編（1992）薬毒物化学試験法と注解，第4版，南山堂
2）吉村編（1992）裁判化学，第2版，南山堂
3）濱田，黒岩編（1996）裁判化学，南江堂
4）菅野，福井編（1992）薬毒物の衛生科学，第5版，廣川書店
5）化学同人編（1993）実験を安全に行うために，新版，化学同人

付　表

付表 3-1　基準体位（基準身長，基準体重）[1]，基礎代謝基準値および基礎代謝量

性　別	男　性				女　性[2]			
年齢（歳）	基準身長（cm）	基準体重（kg）	基礎代謝基準値（kcal/kg 体重/日）	基礎代謝量（kcal/日）	基準身長（cm）	基準体重（kg）	基礎代謝基準値（kcal/kg 体重/日）	基礎代謝量（kcal/日）
0 ～ 5（月）	61.5	6.4	—	—	60.0	5.9	—	—
6 ～ 11（月）	71.5	8.8	—	—	69.9	8.2	—	—
6 ～ 8（月）	69.7	8.5	—	—	68.1	7.8	—	—
9 ～ 11（月）	73.2	9.1	—	—	71.6	8.5	—	—
1 ～ 2（歳）	85.0	11.7	61.0	710	84.0	11.0	59.7	660
3 ～ 5（歳）	103.4	16.2	54.8	890	103.2	16.2	52.2	850
6 ～ 7（歳）	120.0	22.0	44.3	980	118.6	22.0	41.9	920
8 ～ 9（歳）	130.0	27.5	40.8	1,120	130.2	27.2	38.3	1,040
10 ～ 11（歳）	142.9	35.5	37.4	1,330	141.4	34.5	34.8	1,200
12 ～ 14（歳）	159.6	48.0	31.0	1,490	155.0	46.0	29.6	1,360
15 ～ 17（歳）	170.0	58.4	27.0	1,580	157.0	50.6	25.3	1,280
18 ～ 29（歳）	171.4	63.0	24.0	1,510	158.0	50.6	22.1	1,120
30 ～ 49（歳）	170.5	68.5	22.3	1,530	158.0	53.0	21.7	1,150
50 ～ 69（歳）	165.7	65.0	21.5	1,400	153.0	53.6	20.7	1,110
70 以上（歳）	161.0	59.7	21.5	1,280	147.5	49.0	20.7	1,010

[1] 1 歳以上は平成 17 年および 18 年国民健康・栄養調査における当該年齢階級における中央値（17 歳以下は各年齢の加重が等しくなるように調整），1 歳未満は平成 12 年度乳幼児身体発育調査の身長および体重発育パーセンタイル曲線の当該の月齢における中央値を用いた．
[2] 妊婦を除く．

付表 3-2　エネルギーの食事摂取基準：推定エネルギー必要量（kcal/日）[1]

性　別	男　性			女　性		
年　齢（歳）	身体活動レベル			身体活動レベル		
	Ⅰ	Ⅱ	Ⅲ	Ⅰ	Ⅱ	Ⅲ
0 ～ 5（月）	—	550	—	—	500	—
6 ～ 8（月）	—	650	—	—	600	—
9 ～ 11（月）	—	700	—	—	650	—
1 ～ 2（歳）	—	1,000	—	—	900	—
3 ～ 5（歳）	—	1,300	—	—	1,250	—
6 ～ 7（歳）	1,350	1,550	1,700	1,250	1,450	1,650
8 ～ 9（歳）	1,600	1,800	2,050	1,500	1,700	1,900
10 ～ 11（歳）	1,950	2,250	2,500	1,750	2,000	2,250
12 ～ 14（歳）	2,200	2,500	2,750	2,000	2,250	2,550
15 ～ 17（歳）	2,450	2,750	3,100	2,000	2,250	2,500
18 ～ 29（歳）	2,250	2,650	3,000	1,700	1,950	2,250
30 ～ 49（歳）	2,300	2,650	3,050	1,750	2,000	2,300
50 ～ 69（歳）	2,100	2,450	2,800	1,650	1,950	2,200
70 以上（歳）[2]	1,850	2,200	2,500	1,450	1,700	2,000
妊婦（付加量）初期				＋ 50	＋ 50	＋ 50
中期				＋ 250	＋ 250	＋ 250
末期				＋ 450	＋ 450	＋ 450
授乳婦（付加量）				＋ 350	＋ 350	＋ 350

[1] 成人では，推定エネルギー必要量＝基礎代謝量（kcal/日）×身体活動レベルとして算定した．18 ～ 69 歳では身体活動レベルはそれぞれⅠ＝ 1.50，Ⅱ＝ 1.75，Ⅲ＝ 2.00 としたが，70 歳以上では，それぞれⅠ＝ 1.45，Ⅱ＝ 1.70，Ⅲ＝ 1.95 とした．

[2] 主として，70 ～ 75 歳ならびに自由な生活を営んでいる対象者に基づく報告から算定した．

付表 3-3 タンパク質の食事摂取基準（g/日）

性別	男性			女性		
年齢（歳）	推定平均必要量	推奨量	目安量	推定平均必要量	推奨量	目安量
0～5（月）	—	—	10	—	—	10
6～8（月）	—	—	15	—	—	15
9～11（月）	—	—	25	—	—	25
1～2（歳）	15	20	—	15	20	—
3～5（歳）	20	25	—	20	25	—
6～7（歳）	25	30	—	25	30	—
8～9（歳）	30	40	—	30	40	—
10～11（歳）	40	45	—	35	45	—
12～14（歳）	45	60	—	45	55	—
15～17（歳）	50	60	—	45	55	—
18～29（歳）	50	60	—	40	50	—
30～49（歳）	50	60	—	40	50	—
50～69（歳）	50	60	—	40	50	—
70以上（歳）	50	60	—	40	50	—
妊婦（付加量）初期				＋0	＋0	—
中期				＋5	＋5	—
末期				＋20	＋25	—
授乳婦（付加量）				＋15	＋20	—

付表 3-4 脂質および飽和脂肪酸の食事摂取基準（%エネルギー）

	脂質の総エネルギーに占める割合 脂肪エネルギー比率（%エネルギー）				飽和脂肪酸 （%エネルギー）	
性別	男性		女性		男性	女性
年齢（歳）	目安量	目標量（範囲）	目安量	目標量（範囲）	目標量（範囲）	目標量（範囲）
0～5（月）	50	—	50	—	—	—
6～11（月）	40	—	40	—	—	—
1～2（歳）	—	20以上30未満	—	20以上30未満	—	—
3～5（歳）	—	20以上30未満	—	20以上30未満	—	—
6～7（歳）	—	20以上30未満	—	20以上30未満	—	—
8～9（歳）	—	20以上30未満	—	20以上30未満	—	—
10～11（歳）	—	20以上30未満	—	20以上30未満	—	—
12～14（歳）	—	20以上30未満	—	20以上30未満	—	—
15～17（歳）	—	20以上30未満	—	20以上30未満	—	—
18～29（歳）	—	20以上30未満	—	20以上30未満	4.5以上7.0未満	4.5以上7.0未満
30～49（歳）	—	20以上25未満	—	20以上25未満	4.5以上7.0未満	4.5以上7.0未満
50～69（歳）	—	20以上25未満	—	20以上25未満	4.5以上7.0未満	4.5以上7.0未満
70以上（歳）		20以上25未満	—	20以上25未満	4.5以上7.0未満	4.5以上7.0未満
妊婦（付加量）			—	—		—
授乳婦（付加量）			—	—		—

付表 3-5 n-6 系脂肪酸，n-3 系脂肪酸およびコレステロールの食事摂取基準

	n-6 系脂肪酸				n-3 系脂肪酸				コレステロール	
性別	男性		女性		男性		女性		男性	女性
年齢（歳）	目安量（g/日）	目標量（%エネルギー）	目安量（g/日）	目標量（%エネルギー）	目安量（g/日）	目標量[1]（g/日）	目安量（g/日）	目標量[1]（g/日）	目標量（mg/日）	目標量（mg/日）
0～5（月）	4	—	4	—	0.9	—	0.9	—	—	—
6～11（月）	5	—	5	—	0.9	—	0.9	—	—	—
1～2（歳）	5	—	5	—	0.9	—	0.9	—	—	—
3～5（歳）	7	—	6	—	1.2	—	1.2	—	—	—
6～7（歳）	8	—	7	—	1.6	—	1.3	—	—	—
8～9（歳）	9	—	8	—	1.7	—	1.5	—	—	—
10～11（歳）	10	—	9	—	1.8	—	1.7	—	—	—
12～14（歳）	11	—	10	—	2.1	—	2.1	—	—	—
15～17（歳）	13	—	11	—	2.5	—	2.1	—	—	—
18～29（歳）	11	10 未満	9	10 未満	—	2.1 以上	—	1.8 以上	750 未満	600 未満
30～49（歳）	10	10 未満	9	10 未満	—	2.2 以上	—	1.8 以上	750 未満	600 未満
50～69（歳）	10	10 未満	8	10 未満	—	2.4 以上	—	2.1 以上	750 未満	600 未満
70 以上（歳）	8	10 未満	7	10 未満	—	2.2 以上	—	1.8 以上	750 未満	600 未満
妊婦（付加量）			＋1	—			1.9	—		—
授乳婦（付加量）			＋0	—			1.7	—		—

[1] 目標量では，EPA および DHA を 1 g/日以上摂取することが望ましい．

付表 3-6　炭水化物および食物繊維の食事摂取基準

	炭水化物[1]（%エネルギー）		食物繊維（g/日）	
性　別	男　性	女　性	男　性	女　性
年齢（歳）	目標量（範囲）	目標量（範囲）	目標量	目標量
0～5（月）	—	—	—	—
6～11（月）	—	—	—	—
1～2（歳）	50 以上 70 未満	50 以上 70 未満	—	—
3～5（歳）	50 以上 70 未満	50 以上 70 未満	—	—
6～7（歳）	50 以上 70 未満	50 以上 70 未満	—	—
8～9（歳）	50 以上 70 未満	50 以上 70 未満	—	—
10～11（歳）	50 以上 70 未満	50 以上 70 未満	—	—
12～14（歳）	50 以上 70 未満	50 以上 70 未満	—	—
15～17（歳）	50 以上 70 未満	50 以上 70 未満	—	—
18～29（歳）	50 以上 70 未満	50 以上 70 未満	19 以上	17 以上
30～49（歳）	50 以上 70 未満	50 以上 70 未満	19 以上	17 以上
50～69（歳）	50 以上 70 未満	50 以上 70 未満	19 以上	17 以上
70 以上（歳）	50 以上 70 未満	50 以上 70 未満	19 以上	17 以上
妊婦（付加量）		—		—
授乳婦（付加量）		—		—

[1]アルコールに由来するエネルギーを含む.

付表 3-7　ビタミン A の食事摂取基準（μg RE/日）[1]

性　別	男性				女性			
年　齢（歳）	推定平均必要量[2]	推奨量[2]	目安量[3]	耐容上限量[3]	推定平均必要量[2]	推奨量[2]	目安量[3]	耐容上限量[3]
0 ～ 5（月）	—	—	300	600	—	—	300	600
6 ～ 11（月）	—	—	400	600	—	—	400	600
1 ～ 2（歳）	300	400	—	600	250	350	—	600
3 ～ 5（歳）	300	450	—	700	300	450	—	700
6 ～ 7（歳）	300	450	—	900	300	400	—	900
8 ～ 9（歳）	350	500	—	1,200	350	500	—	1,200
10 ～ 11（歳）	450	600	—	1,500	400	550	—	1,500
12 ～ 14（歳）	550	750	—	2,000	500	700	—	2,000
15 ～ 17（歳）	650	900	—	2,500	450	650	—	2,500
18 ～ 29（歳）	600	850	—	2,700	450	650	—	2,700
30 ～ 49（歳）	600	850	—	2,700	500	700	—	2,700
50 ～ 69（歳）	600	850	—	2,700	500	700	—	2,700
70 以上（歳）	550	800	—	2,700	450	650	—	2,700
妊婦（付加量）初期					＋0	＋0	—	—
中期					＋0	＋0	—	—
末期					＋60	＋80	—	—
授乳婦（付加量）					＋300	＋450	—	—

[1] レチノール当量 μg RE
　＝レチノール（μg）＋ β-カロテン（μg）× 1/12 ＋ α-カロテン（μg）× 1/24
　＋ β-クリプトキサンチン（μg）× 1/24 ＋その他のプロビタミン A カロテノイド（μg）× 1/24

[2] プロビタミン A カロテノイドを含む．

[3] プロビタミン A カロテノイドを含まない．

付表 3-8 ビタミン D，E および K の食事摂取基準

	ビタミン D（μg/日）				ビタミン E[2]（mg/日）				ビタミン K（μg/日）	
性別	男性		女性		男性		女性		男性	女性
年齢（歳）	目安量	耐容上限量	目安量	耐容上限量	目安量	耐容上限量	目安量	耐容上限量	目安量	目安量
0 ～ 5（月）	2.5(5.0)[1]	25	2.5(5.0)[1]	25	3.0	—	3.0	—	4	4
6 ～ 11（月）	5.0(5.0)[1]	25	5.0(5.0)[1]	25	3.5	—	3.5	—	7	7
1 ～ 2（歳）	2.5	25	2.5	25	3.5	150	3.5	150	25	25
3 ～ 5（歳）	2.5	30	2.5	30	4.5	200	4.5	200	30	30
6 ～ 7（歳）	2.5	30	2.5	30	5.0	300	5.0	300	40	40
8 ～ 9（歳）	3.0	35	3.0	35	6.0	350	5.5	350	45	45
10 ～ 11（歳）	3.5	35	3.5	35	6.5	450	6.0	450	55	55
12 ～ 14（歳）	3.5	45	3.5	45	7.0	600	7.0	600	70	65
15 ～ 17（歳）	4.5	50	4.5	50	8.0	750	7.0	650	80	60
18 ～ 29（歳）	5.5	50	5.5	50	7.0	800	6.5	650	75	60
30 ～ 49（歳）	5.5	50	5.5	50	7.0	900	6.5	700	75	65
50 ～ 69（歳）	5.5	50	5.5	50	7.0	850	6.5	700	75	65
70 以上（歳）	5.5	50	5.5	50	7.0	750	6.5	650	75	65
妊婦（付加量）			＋ 1.5	—			＋ 0.0	—		＋ 0
授乳婦（付加量）			＋ 2.5	—			＋ 3.0	—		＋ 0

[1] 適度な日照を受ける環境にある乳児の目安量．（ ）内は，日照を受ける機会が少ない乳児の目安量．
[2] α-トコフェロールについて算定した．α-トコフェロール以外のビタミン E は含んでいない．

付表 3-9 ビタミン B_1 の食事摂取基準（mg/日）[1]

性別	男性			女性		
年齢（歳）	推定平均必要量	推奨量	目安量	推定平均必要量	推奨量	目安量
0 ～ 5（月）	—	—	0.1	—	—	0.1
6 ～ 11（月）	—	—	0.3	—	—	0.3
1 ～ 2（歳）	0.5	0.5	—	0.4	0.5	—
3 ～ 5（歳）	0.6	0.7	—	0.6	0.7	—
6 ～ 7（歳）	0.7	0.8	—	0.7	0.8	—
8 ～ 9（歳）	0.8	1.0	—	0.8	1.0	—
10 ～ 11（歳）	1.0	1.2	—	0.9	1.1	—
12 ～ 14（歳）	1.1	1.4	—	1.0	1.2	—
15 ～ 17（歳）	1.2	1.5	—	1.0	1.2	—
18 ～ 29（歳）	1.2	1.4	—	0.9	1.1	—
30 ～ 49（歳）	1.2	1.4	—	0.9	1.1	—
50 ～ 69（歳）	1.1	1.3	—	0.9	1.1	—
70 以上（歳）	1.0	1.2	—	0.8	0.9	—
妊婦（付加量）初期				＋ 0.0	＋ 0.0	—
中期				＋ 0.1	＋ 0.1	—
末期				＋ 0.2	＋ 0.2	—
授乳婦（付加量）				＋ 0.2	＋ 0.2	—

[1] 身体活動レベル II の推定エネルギー必要量を用いて算定した．

付表 3-10　ビタミン B_2 の食事摂取基準（mg/日）[1]

性　別	男　性			女　性		
年　齢（歳）	推定平均必要量	推奨量	目安量	推定平均必要量	推奨量	目安量
0～　5（月）	—	—	0.3	—	—	0.3
6～11（月）	—	—	0.4	—	—	0.4
1～　2（歳）	0.5	0.6	—	0.5	0.5	—
3～　5（歳）	0.7	0.8	—	0.6	0.8	—
6～　7（歳）	0.8	0.9	—	0.7	0.9	—
8～　9（歳）	0.9	1.1	—	0.9	1.0	—
10～11（歳）	1.1	1.4	—	1.0	1.2	—
12～14（歳）	1.3	1.5	—	1.1	1.4	—
15～17（歳）	1.4	1.7	—	1.1	1.4	—
18～29（歳）	1.3	1.6	—	1.0	1.2	—
30～49（歳）	1.3	1.6	—	1.0	1.2	—
50～69（歳）	1.2	1.5	—	1.0	1.2	—
70以上（歳）	1.1	1.3	—	0.9	1.0	—
妊婦（付加量）初期				＋0.0	＋0.0	—
中期				＋0.1	＋0.2	—
末期				＋0.2	＋0.3	—
授乳婦（付加量）				＋0.3	＋0.4	—

[1] 身体活動レベルⅡの推定エネルギー必要量を用いて算定した.

付表 3-11　ナイアシンの食事摂取基準（mg NE/日）[1]

性　別	男　性				女　性			
年　齢（歳）	推定平均必要量	推奨量	目安量	耐容上限量[2]	推定平均必要量	推奨量	目安量	耐容上限量[2]
0～　5（月）[3]	—	—	2	—	—	—	2	—
6～11（月）	—	—	3	—	—	—	3	—
1～　2（歳）	5	6	—	60（15）	4	5	—	60（15）
3～　5（歳）	6	7	—	80（20）	6	7	—	80（20）
6～　7（歳）	7	9	—	100（30）	7	8	—	100（30）
8～　9（歳）	9	10	—	150（35）	8	10	—	150（35）
10～11（歳）	11	13	—	200（45）	10	12	—	150（45）
12～14（歳）	12	14	—	250（60）	11	13	—	250（60）
15～17（歳）	13	16	—	300（70）	11	13	—	250（65）
18～29（歳）	13	15	—	300（80）	9	11	—	250（65）
30～49（歳）	13	15	—	350（85）	10	12	—	250（65）
50～69（歳）	12	14	—	350（80）	9	11	—	250（65）
70以上（歳）	11	13	—	300（75）	8	10	—	250（60）
妊婦（付加量）					＋0	＋0	—	—
授乳婦（付加量）					＋3	＋3	—	—

[1] NE＝ナイアシン当量＝ナイアシン＋1/60トリプトファン.
身体活動レベルⅡの推定エネルギー必要量を用いて算定した.
[2] 耐容上限量はニコチンアミドのmg量,（　）内はニコチン酸のmg量. 基準体重を用いて算定した.
[3] 単位はmg/日.

付表 3-12 ビタミン B_6 の食事摂取基準（mg/日）[1]

性 別	男 性				女 性			
年 齢（歳）	推定平均必要量	推奨量	目安量	耐容上限量[2]	推定平均必要量	推奨量	目安量	耐容上限量[2]
0 ～ 5（月）	—	—	0.2	—	—	—	0.2	—
6 ～ 11（月）	—	—	0.3	—	—	—	0.3	—
1 ～ 2（歳）	0.4	0.5	—	10	0.4	0.5	—	10
3 ～ 5（歳）	0.5	0.6	—	15	0.5	0.6	—	15
6 ～ 7（歳）	0.7	0.8	—	20	0.6	0.7	—	20
8 ～ 9（歳）	0.8	0.9	—	25	0.8	0.9	—	25
10 ～ 11（歳）	0.9	1.0	—	30	0.9	1.0	—	30
12 ～ 14（歳）	1.0	1.3	—	40	1.0	1.3	—	40
15 ～ 17（歳）	1.1	1.4	—	50	1.0	1.3	—	45
18 ～ 29（歳）	1.1	1.4	—	55	1.0	1.1	—	45
30 ～ 49（歳）	1.1	1.4	—	60	1.0	1.1	—	45
50 ～ 69（歳）	1.1	1.4	—	55	1.0	1.1	—	45
70 以上（歳）	1.1	1.4	—	50	1.0	1.1	—	40
妊婦（付加量）					＋ 0.7	＋ 0.8	—	—
授乳婦（付加量）					＋ 0.3	＋ 0.3	—	—

[1] タンパク質食事摂取基準の推奨量を用いて算出した（妊婦・授乳婦の付加量は除く）.
[2] 食事性ビタミン B_6 の量ではなく，ピリドキシンとしての量である.

付表 3-13 ビタミン B_{12} の食事摂取基準（μg/日）

性 別	男 性			女 性		
年 齢（歳）	推定平均必要量	推奨量	目安量	推定平均必要量	推奨量	目安量
0 ～ 5（月）	—	—	0.4	—	—	0.4
6 ～ 11（月）	—	—	0.6	—	—	0.6
1 ～ 2（歳）	0.8	0.9	—	0.8	0.9	—
3 ～ 5（歳）	0.9	1.1	—	0.9	1.1	—
6 ～ 7（歳）	1.1	1.4	—	1.1	1.4	—
8 ～ 9（歳）	1.3	1.6	—	1.3	1.6	—
10 ～ 11（歳）	1.6	1.9	—	1.6	1.9	—
12 ～ 14（歳）	2.0	2.4	—	2.0	2.4	—
15 ～ 17（歳）	2.0	2.4	—	2.0	2.4	—
18 ～ 29（歳）	2.0	2.4	—	2.0	2.4	—
30 ～ 49（歳）	2.0	2.4	—	2.0	2.4	—
50 ～ 69（歳）	2.0	2.4	—	2.0	2.4	—
70 以上（歳）	2.0	2.4	—	2.0	2.4	—
妊婦（付加量）				＋ 0.3	＋ 0.4	—
授乳婦（付加量）				＋ 0.7	＋ 0.8	—

付表 3-14 葉酸の食事摂取基準（μg/日）[1]

性別	男性				女性			
年齢（歳）	推定平均必要量	推奨量	目安量	耐容上限量[2]	推定平均必要量	推奨量	目安量	耐容上限量[2]
0 ～ 5（月）	—	—	40	—	—	—	40	—
6 ～ 11（月）	—	—	65	—	—	—	65	—
1 ～ 2（歳）	80	100	—	300	80	100	—	300
3 ～ 5（歳）	90	110	—	400	90	110	—	400
6 ～ 7（歳）	110	140	—	600	110	140	—	600
8 ～ 9（歳）	130	160	—	700	130	160	—	700
10 ～ 11（歳）	160	190	—	900	160	190	—	900
12 ～ 14（歳）	200	240	—	1,200	200	240	—	1,200
15 ～ 17（歳）	200	240	—	1,300	200	240	—	1,300
18 ～ 29（歳）	200	240	—	1,300	200	240	—	1,300
30 ～ 49（歳）	200	240	—	1,400	200	240	—	1,400
50 ～ 69（歳）	200	240	—	1,400	200	240	—	1,400
70 以上（歳）	200	240	—	1,300	200	240	—	1,300
妊婦（付加量）					＋200	＋240	—	—
授乳婦（付加量）					＋80	＋100	—	—

[1] 妊娠を計画している女性，または，妊娠の可能性がある女性は，神経管閉鎖障害のリスクの低減のために，付加的に 400 μg/日のプテロイルモノグルタミン酸の摂取が望まれる．

[2] 耐容上限量は，プテロイルグルタミン酸の量として算定した．

付表 3-15　パントテン酸，ビオチンおよびビタミン C の食事摂取基準

	パントテン酸 mg/日		ビオチン μg/日		ビタミン C mg/日					
性　別	男 性	女 性	男 性	女 性	男 性			女 性		
年　齢（歳）	目安量	目安量	目安量	目安量	推定平均必要量	推奨量	目安量	推定平均必要量	推奨量	目安量
0 ～ 5（月）	4	4	4	4	—	—	40	—	—	40
6 ～ 11（月）	5	5	10	10	—	—	40	—	—	40
1 ～ 2（歳）	3	3	20	20	35	40	—	35	40	—
3 ～ 5（歳）	4	4	25	25	40	45	—	40	45	—
6 ～ 7（歳）	5	5	30	30	45	55	—	45	55	—
8 ～ 9（歳）	6	5	35	35	55	65	—	55	65	—
10 ～ 11（歳）	7	6	40	40	65	80	—	65	80	—
12 ～ 14（歳）	7	6	50	50	85	100	—	85	100	—
15 ～ 17（歳）	7	5	50	50	85	100	—	85	100	—
18 ～ 29（歳）	5	5	50	50	85	100	—	85	100	—
30 ～ 49（歳）	5	5	50	50	85	100	—	85	100	—
50 ～ 69（歳）	6	5	50	50	85	100	—	85	100	—
70 以上（歳）	6	5	50	50	85	100	—	85	100	—
妊婦（付加量）		＋1		＋2				＋10	＋10	—
授乳婦（付加量）		＋1		＋5				＋40	＋50	—

付表 3-16　ナトリウムの食事摂取基準（mg/日，括弧内は食塩相当量［g/日］）

性　別	男　性			女　性		
年　齢（歳）	推定平均必要量	目安量	目標量	推定平均必要量	目安量	目標量
0 ～ 5（月）	—	100（0.3）	—	—	100（0.3）	—
6 ～ 11（月）	—	600（1.5）	—	—	600（1.5）	—
1 ～ 2（歳）	—	—	（4.0 未満）	—	—	（4.0 未満）
3 ～ 5（歳）	—	—	（5.0 未満）	—	—	（5.0 未満）
6 ～ 7（歳）	—	—	（6.0 未満）	—	—	（6.0 未満）
8 ～ 9（歳）	—	—	（7.0 未満）	—	—	（7.0 未満）
10 ～ 11（歳）	—	—	（8.0 未満）	—	—	（7.5 未満）
12 ～ 14（歳）	—	—	（9.0 未満）	—	—	（7.5 未満）
15 ～ 17（歳）	—	—	（9.0 未満）	—	—	（7.5 未満）
18 ～ 29（歳）	600（1.5）	—	（9.0 未満）	600（1.5）	—	（7.5 未満）
30 ～ 49（歳）	600（1.5）	—	（9.0 未満）	600（1.5）	—	（7.5 未満）
50 ～ 69（歳）	600（1.5）	—	（9.0 未満）	600（1.5）	—	（7.5 未満）
70 以上（歳）	600（1.5）	—	（9.0 未満）	600（1.5）	—	（7.5 未満）
妊婦（付加量）				—	—	—
授乳婦（付加量）				—	—	—

付表 3-17　カリウムおよびカルシウムの食事摂取基準（mg/日）

	カリウム				カルシウム							
性　別	男　性		女　性		男　性				女　性			
年　齢（歳）	目安量[1]	目標量[2]	目安量[1]	目標量[2]	推定平均必要量	推奨量	目安量	耐容上限量	推定平均必要量	推奨量	目安量	耐容上限量
0～5（月）	400	—	400	—	—	—	200	—	—	—	200	—
6～11（月）	700	—	700	—	—	—	250	—	—	—	250	—
1～2（歳）	900	—	800	—	350	400	—	—	350	400	—	—
3～5（歳）	1,000	—	1,000	—	500	600	—	—	450	550	—	—
6～7（歳）	1,300	—	1,200	—	500	600	—	—	450	550	—	—
8～9（歳）	1,500	—	1,400	—	550	650	—	—	600	750	—	—
10～11（歳）	1,900	—	1,700	—	600	700	—	—	600	700	—	—
12～14（歳）	2,300	—	2,100	—	800	1,000	—	—	650	800	—	—
15～17（歳）	2,700	—	2,000	—	650	800	—	—	550	650	—	—
18～29（歳）	2,500	2,800	2,000	2,700	650	800	—	2,300	550	650	—	2,300
30～49（歳）	2,500	2,900	2,000	2,800	550	650	—	2,300	550	650	—	2,300
50～69（歳）	2,500	3,000	2,000	3,000	600	700	—	2,300	550	650	—	2,300
70以上（歳）	2,500	3,000	2,000	2,900	600	700	—	2,300	550	600	—	2,300
妊婦（付加量）			＋0	—					＋0	＋0	—	—
授乳婦（付加量）			＋400	—					＋0	＋0	—	—

[1] 体内のカリウム平衡を維持するために適正と考えられる値と現在の日本人の摂取量を考慮して目安量として設定した.
[2] 高血圧の一次予防を積極的に進める観点から設定した.

付表 3-18　マグネシウムの食事摂取基準（mg/日）

性別	男性				女性			
年齢（歳）	推定平均必要量	推奨量	目安量	耐容上限量[1]	推定平均必要量	推奨量	目安量	耐容上限量[1]
0～5（月）	—	—	20	—	—	—	20	—
6～11（月）	—	—	60	—	—	—	60	—
1～2（歳）	60	70	—	—	60	70	—	—
3～5（歳）	80	100	—	—	80	100	—	—
6～7（歳）	110	130	—	—	110	130	—	—
8～9（歳）	140	170	—	—	140	160	—	—
10～11（歳）	180	210	—	—	170	210	—	—
12～14（歳）	240	290	—	—	230	280	—	—
15～17（歳）	290	350	—	—	250	300	—	—
18～29（歳）	280	340	—	—	230	270	—	—
30～49（歳）	310	370	—	—	240	290	—	—
50～69（歳）	290	350	—	—	240	290	—	—
70 以上（歳）	270	320	—	—	220	260	—	—
妊婦（付加量）					＋30	＋40	—	—
授乳婦（付加量）					＋0	＋0	—	—

[1] 通常の食品からの摂取の場合，耐容上限量は設定しない．通常の食品以外からの摂取の耐容上限量は，成人の場合 350 mg/日，小児では 5 mg/kg 体重/日とする．

付表 3-19　リンの食事摂取基準（mg/日）

性別	男性				女性			
年齢（歳）	推定平均必要量	推奨量	目安量	耐容上限量	推定平均必要量	推奨量	目安量	耐容上限量
0～5（月）	—	—	120	—	—	—	120	—
6～11（月）	—	—	260	—	—	—	260	—
1～2（歳）	—	—	600	—	—	—	600	—
3～5（歳）	—	—	800	—	—	—	700	—
6～7（歳）	—	—	900	—	—	—	900	—
8～9（歳）	—	—	1,100	—	—	—	1,000	—
10～11（歳）	—	—	1,200	—	—	—	1,100	—
12～14（歳）	—	—	1,200	—	—	—	1,100	—
15～17（歳）	—	—	1,200	—	—	—	1,000	—
18～29（歳）	—	—	1,000	3,000	—	—	900	3,000
30～49（歳）	—	—	1,000	3,000	—	—	900	3,000
50～69（歳）	—	—	1,000	3,000	—	—	900	3,000
70 以上（歳）	—	—	1,000	3,000	—	—	900	3,000
妊婦（付加量）					—	—	＋0	—
授乳婦（付加量）					—	—	＋0	—

付表 3-20　鉄の食事摂取基準（mg/日）[1]

性別	男性				女性					
					月経なし		月経あり			
年齢（歳）	推定平均必要量	推奨量	目安量	耐容上限量	推定平均必要量	推奨量	推定平均必要量	推奨量	目安量	耐容上限量
0～5（月）	—	—	0.5	—	—	—	—	—	0.5	—
6～11（月）	3.5	5.0	—	—	3.5	4.5	—	—	—	—
1～2（歳）	3.0	4.0	—	25	3.0	4.5	—	—	—	20
3～5（歳）	4.0	5.5	—	25	4.0	5.5	—	—	—	25
6～7（歳）	4.5	6.5	—	30	4.5	6.5	—	—	—	30
8～9（歳）	6.0	8.5	—	35	5.5	8.0	—	—	—	35
10～11（歳）	7.0	10.0	—	35	6.5	9.5	9.5	13.5	—	35
12～14（歳）	8.0	11.0	—	50	7.0	10.0	10.0	14.0	—	45
15～17（歳）	8.0	9.5	—	45	5.5	7.0	8.5	10.5	—	40
18～29（歳）	6.0	7.0	—	50	5.0	6.0	8.5	10.5	—	40
30～49（歳）	6.5	7.5	—	55	5.5	6.5	9.0	11.0	—	40
50～69（歳）	6.0	7.5	—	50	5.5	6.5	9.0	11.0	—	45
70以上（歳）	6.0	7.0	—	50	5.0	6.0	—	—	—	40
妊婦（付加量）初期					＋2.0	＋2.5	—	—	—	—
中期・末期					＋12.5	＋15.0	—	—	—	—
授乳婦（付加量）					＋2.0	＋2.5	—	—	—	—

[1] 過多月経（月経出血量が80 mL/回以上）の人を除外して策定した．

付表 3-21　亜鉛の食事摂取基準（mg/日）

性　　別	男　性				女　性			
年　齢（歳）	推定平均必要量	推奨量	目安量	耐容上限量	推定平均必要量	推奨量	目安量	耐容上限量
0～ 5（月）	—	—	2	—	—	—	2	—
6～11（月）	—	—	3	—	—	—	3	—
1～ 2（歳）	4	5	—	—	4	5	—	—
3～ 5（歳）	5	6	—	—	5	6	—	—
6～ 7（歳）	6	7	—	—	6	7	—	—
8～ 9（歳）	7	8	—	—	7	8	—	—
10～11（歳）	8	10	—	—	8	10	—	—
12～14（歳）	9	11	—	—	8	9	—	—
15～17（歳）	11	13	—	—	7	9	—	—
18～29（歳）	10	12	—	40	7	9	—	35
30～49（歳）	10	12	—	45	8	9	—	35
50～69（歳）	10	12	—	45	8	9	—	35
70 以上（歳）	9	11	—	40	7	9	—	30
妊婦（付加量）					＋1	＋2	—	—
授乳婦（付加量）					＋3	＋3	—	—

付表 3-22　銅の食事摂取基準（mg/日）

性　　別	男　性				女　性			
年　齢（歳）	推定平均必要量	推奨量	目安量	耐容上限量	推定平均必要量	推奨量	目安量	耐容上限量
0～ 5（月）	—	—	0.3	—	—	—	0.3	—
6～11（月）	—	—	0.3	—	—	—	0.3	—
1～ 2（歳）	0.2	0.3	—	—	0.2	0.3	—	—
3～ 5（歳）	0.3	0.3	—	—	0.3	0.3	—	—
6～ 7（歳）	0.3	0.4	—	—	0.3	0.4	—	—
8～ 9（歳）	0.4	0.5	—	—	0.4	0.5	—	—
10～11（歳）	0.5	0.6	—	—	0.5	0.6	—	—
12～14（歳）	0.6	0.8	—	—	0.6	0.8	—	—
15～17（歳）	0.7	0.9	—	—	0.6	0.7	—	—
18～29（歳）	0.7	0.9	—	10	0.6	0.7	—	10
30～49（歳）	0.7	0.9	—	10	0.6	0.7	—	10
50～69（歳）	0.7	0.9	—	10	0.6	0.7	—	10
70 以上（歳）	0.6	0.8	—	10	0.5	0.7	—	10
妊婦（付加量）					＋0.1	＋0.1	—	—
授乳婦（付加量）					＋0.5	＋0.6	—	—

付表 3-23　マンガンの食事摂取基準（mg/日）

性　別	男　性		女　性	
年　齢（歳）	目安量	耐容上限量	目安量	耐容上限量
0 ～ 5（月）	0.01	—	0.01	—
6 ～ 11（月）	0.5	—	0.5	—
1 ～ 2（歳）	1.5	—	1.5	—
3 ～ 5（歳）	1.5	—	1.5	—
6 ～ 7（歳）	2.0	—	2.0	—
8 ～ 9（歳）	2.5	—	2.5	—
10 ～ 11（歳）	3.0	—	3.0	—
12 ～ 14（歳）	4.0	—	3.5	—
15 ～ 17（歳）	4.5	—	3.5	—
18 ～ 29（歳）	4.0	11	3.5	11
30 ～ 49（歳）	4.0	11	3.5	11
50 ～ 69（歳）	4.0	11	3.5	11
70 以上（歳）	4.0	11	3.5	11
妊婦（付加量）			＋ 0	—
授乳婦（付加量）			＋ 0	—

付表 3-24　クロムおよびモリブデンの食事摂取基準（μg/日）

	クロム[1]						モリブデン							
性別	男性			女性			男性				女性			
年齢（歳）	推定平均必要量	推奨量	目安量	推定平均必要量	推奨量	目安量	推定平均必要量	推奨量	目安量	耐容上限量	推定平均必要量	推奨量	目安量	耐容上限量
0～5（月）	—	—	0.8	—	—	0.8	—	—	2	—	—	—	2	—
6～11（月）	—	—	1.0	—	—	1.0	—	—	3	—	—	—	3	—
1～2（歳）	—	—	—	—	—	—	—	—	—	—	—	—	—	—
3～5（歳）	—	—	—	—	—	—	—	—	—	—	—	—	—	—
6～7（歳）	—	—	—	—	—	—	—	—	—	—	—	—	—	—
8～9（歳）	—	—	—	—	—	—	—	—	—	—	—	—	—	—
10～11（歳）	—	—	—	—	—	—	—	—	—	—	—	—	—	—
12～14（歳）	—	—	—	—	—	—	—	—	—	—	—	—	—	—
15～17（歳）	—	—	—	—	—	—	—	—	—	—	—	—	—	—
18～29（歳）	35	40	—	25	30	—	20	25	—	550	20	20	—	450
30～49（歳）	35	40	—	25	30	—	25	30	—	600	20	25	—	500
50～69（歳）	30	40	—	25	30	—	20	25	—	600	20	25	—	500
70以上（歳）	30	35	—	20	25	—	20	25	—	550	20	20	—	450
妊婦（付加量）				—	—	—					—	—	—	—
授乳婦（付加量）				—	—	—					＋3	＋3	—	—

[1]身体活動エネルギーⅡの推定エネルギー必要量を用いて算定した．

付表 3-25　ヨウ素の食事摂取基準（μg/日）

性　別	男　性				女　性			
年　齢（歳）	推定平均必要量	推奨量	目安量	耐容上限量	推定平均必要量	推奨量	目安量	耐容上限量
0 ～ 5（月）	—	—	100	250	—	—	100	250
6 ～ 11（月）	—	—	130	250	—	—	130	250
1 ～ 2（歳）	35	50	—	250	35	50	—	250
3 ～ 5（歳）	45	60	—	350	45	60	—	350
6 ～ 7（歳）	55	75	—	500	55	75	—	500
8 ～ 9（歳）	65	90	—	500	65	90	—	500
10 ～ 11（歳）	75	110	—	500	75	110	—	500
12 ～ 14（歳）	95	130	—	1,300	95	130	—	1,300
15 ～ 17（歳）	100	140	—	2,100	100	140	—	2,100
18 ～ 29（歳）	95	130	—	2,200	95	130	—	2,200
30 ～ 49（歳）	95	130	—	2,200	95	130	—	2,200
50 ～ 69（歳）	95	130	—	2,200	95	130	—	2,200
70 以上（歳）	95	130	—	2,200	95	130	—	2,200
妊婦（付加量）					＋ 75	＋ 110	—	—
授乳婦（付加量）					＋ 100	＋ 140	—	—

付表 3-26　セレンの食事摂取基準（μg/日）

性　別	男　性				女　性			
年　齢（歳）	推定平均必要量	推奨量	目安量	耐容上限量	推定平均必要量	推奨量	目安量	耐容上限量
0 ～ 5（月）	—	—	15	—	—	—	15	—
6 ～ 11（月）	—	—	15	—	—	—	15	—
1 ～ 2（歳）	10	10	—	50	10	10	—	50
3 ～ 5（歳）	10	15	—	70	10	15	—	70
6 ～ 7（歳）	15	15	—	100	15	15	—	100
8 ～ 9（歳）	15	20	—	120	15	20	—	120
10 ～ 11（歳）	20	25	—	160	20	20	—	150
12 ～ 14（歳）	25	30	—	210	20	25	—	200
15 ～ 17（歳）	25	35	—	260	20	25	—	220
18 ～ 29（歳）	25	30	—	280	20	25	—	220
30 ～ 49（歳）	25	30	—	300	20	25	—	230
50 ～ 69（歳）	25	30	—	280	20	25	—	230
70 以上（歳）	25	30	—	260	20	25	—	210
妊婦（付加量）					＋ 5	＋ 5	—	—
授乳婦（付加量）					＋ 15	＋ 20	—	—

付表 4-1 平成 20 年原因食品別食中毒発生状況

原因食品		総 数		
		事件数	患者数	死者数
総数		1,369	24,303	4
魚介類	総数	106	925	3
	貝類	35	236	—
	ふぐ	40	56	3
	その他	31	633	—
魚介類加工品	総数	15	194	—
	魚肉練り製品	2	16	—
	その他	13	178	—
肉類およびその加工品		96	1,410	—
卵類およびその加工品		10	339	—
乳類およびその加工品		—	—	—
穀類およびその加工品		23	259	—
野菜およびその加工品	総数	87	500	—
	豆類	1	36	—
	きのこ類	64	189	—
	その他	22	275	—
菓子類		9	726	—
複合調理食品		103	3,646	—
その他	総数	531	13,764	1
	食品特定	18	326	—
	食事特定	513	13,438	1
不明		389	2,540	—

付表 4-2　年次別原因物質別食中毒発生状況

年次 物質別	昭和50年		平成2年		10年		15年		20年	
	事件数	発生率(%)	事件数	発生率(%)	事件数	発生率(%)	事件数	発生率(%)	事件数	発生率(%)
総　数	1,783	100	926	100	3,010	100	1,585	100	1,369	100
細菌（総数）	1,059	59.4	673	72.7	2,620	87.0	1,110	70.0	778	56.8
サルモネラ属菌	73	4.1	129	13.9	757	25.1	350	22.1	99	7.2
ブドウ球菌	275	15.4	110	11.9	85	2.8	59	3.7	58	4.2
ボツリヌス菌	1	0.1	0	0.0	1	0.0	0	0.0	0	0.0
腸炎ビブリオ	667	37.4	358	38.7	839	27.9	108	6.8	17	1.2
病原大腸菌	22	1.2	19	2.1	285	9.5	47	3.0	29	2.1
腸管出血性大腸炎					16	0.5	12	0.8	17	1.2
その他の病原大腸菌					269	8.9	35	2.2	12	0.9
ウエルシュ菌			24	2.6	39	1.3	34	2.1	34	2.5
セレウス菌			11	1.2	20	0.7	12	0.8	21	1.5
エルシニア・エンテロコリチカ			0	0.0	1	0.0	0	0.0	0	0.0
カンピロバクター・ジェジュニ/コリ			19	2.1	553	18.4	491	31.0	509	37.2
ナグビブリオ			0	0.0	1	0.0	2	0.1	1	0.1
コレラ菌							0	0.0	3	0.2
赤痢菌							1	0.1	3	0.2
チフス菌							0	0.0	0	0.0
パラチフスA菌							0	0.0	0	0.0
その他細菌	21	1.2	3	0.3	39	1.3	6	0.4	4	0.3
ノロウイルス					123	4.1	278	25.0	303	22.1
その他のウイルス					0	0.0	4	0.4	1	0.1
化学物質	7	0.4	6	0.6	14	0.5	8	0.5	27	2.0
自然毒（総数）	130	7.3	107	11.6	147	4.9	112	7.1	152	11.1
植物性自然毒	79	4.4	67	7.2	114	3.8	66	4.2	91	6.6
動物性自然毒	51	2.9	40	4.3	33	1.1	46	2.9	61	4.5
その他					1	0.0	1	0.1	17	1.2
不明	587	32.9	140	15.1	105	3.5	72	4.5	91	6.6

付表 4-3 器具若しくは容器包装又はこれらの原材料の材質別規格

平成 19 年 10 月 30 日改正

原材料	種類			溶出試験 試験項目	浸出用液	浸出条件	規格 カドミウム	規格 鉛
ガラス製の器具又は容器包装	液体を満たせないもの又は深さ 2.5 cm 未満				4 %酢酸	常温（暗所），24 時間	0.7 μg/cm² 以下	8 μg/cm² 以下
	液体を満たしたとき深さ 2.5cm 以上	加熱調理用器具					0.05 μg/mL 以下	0.5 μg/mL 以下
		加熱調理用器具以外のもの	容量 600 mL 未満				0.5 μg/mL 以下	1.5 μg/mL 以下
			容量 600 mL 以上 3 L 未満				0.25 μg/mL 以下	0.75 μg/mL 以下
			容量 3 L 以上				0.25 μg/mL 以下	0.5 μg/mL 以下
陶磁器製の器具又は容器包装	液体を満たせないもの又は深さ 2.5 cm 未満				4 %酢酸	常温（暗所），24 時間	0.7 μg/cm² 以下	8 μg/cm² 以下
	液体を満たしたとき深さ 2.5 cm 以上	加熱調理用器具					0.05 μg/mL 以下	0.5 μg/mL 以下
		加熱調理用器具以外のもの	容量 1.1 L 未満				0.5 μg/mL 以下	2 μg/mL 以下
			容量 1.1 L 以上 3 L 未満				0.25 μg/mL 以下	1 μg/mL 以下
			容量 3 L 以上				0.25 μg/mL 以下	0.5 μg/mL 以下
ホウロウ引きの器具又は容器包装	液体を満たせないもの又は深さ 2.5 cm 未満	加熱調理用器具			4 %酢酸	常温（暗所），24 時間	0.5 μg/cm² 以下	1 μg/cm² 以下
		加熱調理用器具以外のもの					0.7 μg/cm² 以下	8 μg/cm² 以下
	液体を満たしたとき深さ 2.5cm 以上	容量が 3 L 未満のもの	加熱調理用器具				0.07 μg/mL 以下	0.4 μg/mL 以下
			加熱調理用器具以外のもの				0.07 μg/mL 以下	0.8 μg/mL 以下
		容量 3 L 以上のもの					0.5 μg/cm² 以下	1 μg/cm² 以下
食品用金属缶（乾燥した食品を内容物とするものを除く）	pH5 を超える食品			ヒ素	水	60 ℃，30 分	0.2 μg/mL 以下（As_2O_3 として）	
				カドミウム			0.1 μg/mL 以下	
				鉛			0.4 μg/mL 以下	
	pH5 以下の食品			ヒ素	0.5 %クエン酸	60 ℃，30 分	0.2 μg/mL 以下（As_2O_3 として）	
				カドミウム			0.1 μg/mL 以下	
				鉛			0.4 μg/mL 以下	
	使用温度が 100 ℃を超える場合			ヒ素	水	95 ℃，30 分	0.2 μg/mL 以下	
				カドミウム			0.1 μg/mL 以下	
				鉛			0.4 μg/mL 以下	
	合成樹脂で塗装されたもの			塩化ビニル	エタノール	5℃以下，24 時間	0.05 μg/mL 以下	
				エピクロルヒドリン	ペンタン	25 ℃，1 時間	0.5 μg/mL 以下	
				フェノール	水	60 ℃，30 分	5 μg/mL 以下	
				ホルムアルデヒド			不検出	
			pH5 を超える食品	蒸発残留物	水	60 ℃，30 分	30 μg/mL 以下	
			pH5 以下の食品	蒸発残留物	4 %酢酸		30 μ g/mL 以下	
		使用温度が 100 ℃を超える場合	pH5 を超える食品	フェノール	水	95 ℃，30 分	5 μg/mL 以下	
				ホルムアルデヒド			不検出	
				蒸発残留物			30 μg/mL 以下	
		酒類		蒸発残留物	20 %エタノール	60 ℃，30 分	30 μg/mL 以下	
		油脂及び油脂性食品		蒸発残留物	ヘプタン	25 ℃，1 時間	30 μg/mL 以下	

個別試験

平成18年3月改正

原材料	種類		溶出試験				材質試験	
			試験項目	浸出用液	浸出条件	規格	試験項目	規格
合成樹脂一般 *1)			重金属	4%酢酸	60℃，30分	1 μg/mL以下	カドミウム	100 μg/cm^2 以下
			$KMnO_4$ 消費量	水	60℃，30分	10 μg/mL以下		
	使用温度が100℃を超える場合		重金属	4%酢酸	95℃，30分	1 μg/mL以下	鉛	100 μg/cm^2 以下
			$KMnO_4$ 消費量	水	95℃，30分	10 μg/mL以下		
フェノール樹脂，メラミン樹脂及びユリア樹脂		pH5を超えるもの	フェノール	水	60℃，30分	5 μg/mL以下		
			ホルムアルデヒド			不検出		
			蒸発残留物			30 μg/mL以下		
		油脂及び油脂性食品	蒸発残留物	ヘプタン	25℃，1時間			
		酒類		20%エタノール	60℃，30分	30 μg/mL以下		
		pH5以下		4%酢酸	60℃，30分			
	使用温度が100℃を超える場合	pH5を超えるもの	フェノール	水	95℃，30分	5 μg/mL以下		
			ホルムアルデヒド			不検出		
			蒸発残留物			30 μg/mL以下		
		pH5以下	蒸発残留物	4%酢酸	95℃，30分	30 μg/mL以下		
ホルムアルデヒドを製造原料とするもの		pH5を超えるもの	ホルムアルデヒド	水	60℃，30分	不検出		
			蒸発残留物			30 μg/mL以下		
		油脂及び油脂性食品	蒸発残留物	ヘプタン	25℃，1時間			
		酒類		20%エタノール	60℃，30分	30 μg/mL以下		
		pH5以下		4%酢酸	60℃，30分			
	使用温度が100℃を超える場合	pH5を超えるもの	ホルムアルデヒド	水	95℃，30分	不検出		
			蒸発残留物			30 μg/mL以下		
		pH5以下	蒸発残留物	4%酢酸	95℃，30分	30 μg/mL以下		
ポリ塩化ビニル		pH5を超えるもの	蒸発残留物	水	60℃，30分	30 μg/mL以下	ジブチルスズ化合物	50 μg/g以下
		油脂及び油脂性食品		ヘプタン	25℃，1時間	150 μg/mL以下		
		酒類		20%エタノール	60℃，30分	30 μg/mL以下		
		pH5以下		4%酢酸	60℃，30分	30 μg/mL以下	クレゾールリン酸エステル	1000 μg/g以下
	使用温度が100℃を超える場合	pH5を超えるもの	蒸発残留物	水	95℃，30分	30 μg/mL以下		
		pH5以下		4%酢酸	95℃，30分		塩化ビニル	1 μg/g以下
ポリエチレン及びポリプロピレン		pH5を超えるもの	蒸発残留物	水	60℃，30分	30 μg/mL以下		
		油脂及び油脂性食品		ヘプタン	25℃，1時間	30 μg/mL以下*2)		
		酒類		20%エタノール	60℃，30分	30 μg/mL以下		
		pH5以下		4%酢酸	60℃，30分			
	使用温度が100℃を超える場合	pH5を超えるもの	蒸発残留物	水	95℃，30分			
		pH5以下		4%酢酸	95℃，30分			
ポリスチレン		pH5を超えるもの	蒸発残留物	水	60℃，30分	30 μg/mL以下		
		油脂及び油脂性食品		ヘプタン	25℃，1時間	240 μg/mL以下		
		酒類		20%エタノール	60℃，30分	30 μg/mL以下	揮発性物質*3)	5000 μg/g以下
		pH5以下		4%酢酸	60℃，30分	30 μg/mL以下		
	使用温度が100℃を超える場合	pH5を超えるもの	蒸発残留物	水	95℃，30分	30 μg/mL以下		
		pH5以下		4%酢酸	95℃，30分			

個別試験（つづき）

原材料	種類		溶出試験				材質試験	
			試験項目	浸出用液	浸出条件	規格	試験項目	規格
発泡ポリスチレン（熱湯を用いるものに限る）		pH5を超えるもの	蒸発残留物	水	60℃，30分	30 μg/mL以下		
		油脂及び油脂性食品		ヘプタン	25℃，1時間	240 μg/mL以下	揮発性物質*3)	2000 μg/g以下
		酒類		20％エタノール	60℃，30分	30 μg/mL以下	スチレン	1000 μg/g以下
		pH5以下		4％酢酸	60℃，30分		エチルベンゼン	1000 μg/g以下
	使用温度が100℃を超える場合	pH5を超えるもの	蒸発残留物	水	95℃，30分	30 μg/mL以下		
		pH5以下		4％酢酸	95℃，30分			
ポリ塩化ビニリデン		pH5を超えるもの	蒸発残留物	水	60℃，30分	30 μg/mL以下	バリウム	100 μg/g以下
		油脂及び油脂性食品		ヘプタン	25℃，1時間		塩化ビリニデン	6 μg/g以下
		酒類		20％エタノール	60℃，30分			
		pH5以下		4％酢酸	60℃，30分			
	使用温度が100℃を超える場合	pH5を超えるもの	蒸発残留物	水	95℃，30分	30 μg/mL以下		
		pH5以下		4％酢酸	95℃，30分			
ポリエチレンテレフタレート		pH5を超えるもの	アンチモン	4％酢酸	60℃，30分	0.05 μg/mL以下		
			ゲルマニウム			0.1 μg/mL以下		
			蒸発残留物	水	60℃，30分	30 μg/mL以下		
		油脂及び油脂性食品	蒸発残留物	ヘプタン	25℃，1時間	30 μg/mL以下		
		酒類		20％エタノール	60℃，30分			
		pH5以下		4％酢酸	60℃，30分			
	使用温度が100℃を超える場合	pH5を超えるもの	アンチモン	4％酢酸	95℃，30分	0.05 μg/mL以下		
			ゲルマニウム			0.1 μg/mL以下		
			蒸発残留物	水	95℃，30分	30 μg/mL以下		
		pH5以下	蒸発残留物	4％酢酸	95℃，30分	30 μg/mL以下		
ポリメタクリル酸メチル		pH5を超えるもの	メタクリル酸メチル	20％エタノール	60℃，30分	15 μg/mL以下		
			蒸発残留物	水	60℃，30分	30 μg/mL以下		
		油脂及び油脂性食品	蒸発残留物	ヘプタン	25℃，1時間	30 μg/mL以下		
		酒類		20％エタノール	60℃，30分			
		pH5以下		4％酢酸	60℃，30分			
	使用温度が100℃を超える場合	pH5を超えるもの	蒸発残留物	水	95℃，30分			
		pH5以下		4％酢酸	95℃，30分			
ナイロン		pH5を超えるもの	カプロラクタム	20％エタノール	60℃，30分	15 μg/mL以下		
			蒸発残留物	水	60℃，30分	30 μg/mL以下		
		油脂及び油脂性食品	蒸発残留物	ヘプタン	25℃，1時間	30 μg/mL以下		
		酒類		20％エタノール	60℃，30分			
		pH5以下		4％酢酸	60℃，30分			
	使用温度が100℃を超える場合	pH5を超えるもの	蒸発残留物	水	95℃，30分			
		pH5以下		4％酢酸	95℃，30分			
ポリメチルペンテン		pH5を超えるもの	蒸発残留物	水	60℃，30分	30 μg/mL以下		
		油脂及び油脂性食品		ヘプタン	25℃，1時間	120 μg/mL以下		
		酒類		20％エタノール	60℃，30分	30 μg/mL以下		
		pH5以下		4％酢酸	60℃，30分	30 μg/mL以下		
	使用温度が100℃を超える場合	pH5を超えるもの	蒸発残留物	水	95℃，30分	30 μg/mL以下		
		pH5以下		4％酢酸	95℃，30分			

個別試験（つづき）

原材料	種類		溶出試験				材質試験	
			試験項目	浸出用液	浸出条件	規格	試験項目	規格
ポリカーボネート		pH5を超えるもの	ビスフェノールA*4)	水	60℃，30分	2.5 μg/mL以下	ビスフェノールA*4)	500 μg/g以下
		油脂及び油脂性食品		ヘプタン	25℃，1時間			
		酒類		20%エタノール	60℃，30分			
		pH5以下		4%酢酸	60℃，30分		ジフェニルカーボネート	500 μg/g以下
		pH5を超えるもの	蒸発残留物	水	60℃，30分	30 μg/mL以下	アミン類*5)	1 μg/g以下
		油脂及び油脂性食品		ヘプタン	25℃，1時間	30 μg/mL以下		
		酒類		20%エタノール	60℃，30分			
		pH5以下		4%酢酸	60℃，30分			
	使用温度が100℃を超える場合	pH5を超えるもの	蒸発残留物	水	95℃，30分			
		pH5以下		4%酢酸	95℃，30分			
ポリビニルアルコール		pH5を超えるもの	蒸発残留物	水	60℃，30分	30 μg/mL以下		
		油脂及び油脂性食品		ヘプタン	25℃，1時間			
		酒類		20%エタノール	60℃，30分			
		pH5以下		4%酢酸	60℃，30分			
	使用温度が100℃を超える場合	pH5を超えるもの	蒸発残留物	水	95℃，30分			
		pH5以下		4%酢酸	95℃，30分			
ポリ乳酸*6)		pH5を超えるもの	総乳酸	水	60℃，30分	30 μg/mL以下		
			蒸発残留物					
		油脂及び油脂性食品	蒸発残留物	ヘプタン	25℃，1時間			
		酒類		20%エタノール	60℃，30分			
		pH5以下		4%酢酸	60℃，30分			
	使用温度が100℃を超える場合	pH5を超えるもの	総乳酸	水	95℃，30分			
			蒸発残留物					
		pH5以下	蒸発残留物	4%酢酸	95℃，30分			
ゴム製の器具（ほ乳器具を除く）・容器包装		pH5を超える食品の容器包装及び器具	フェノール	水*7)	60℃，30分	5 μg/mL以下	カドミウム	100 μg/g以下
			ホルムアルデヒド			不検出		
			亜鉛	4%酢酸*7)	60℃，30分	15 μg/mL以下		
			重金属			1 μg/mL以下（鉛として）		
			蒸発残留物	水*7)	60℃，30分	60 μg/mL以下		
		pH5以下	蒸発残留物	4%酢酸*7)	60℃，30分	60 μg/mL以下	鉛	100 μg/g以下
		酒類・油脂脂肪性食品の容器包装	蒸発残留物	20%エタノール	60℃，30分			
	使用温度が100℃を超える場合	pH5を超える食品の容器包装及び器具	フェノール	水*7)	95℃，30分	5 μg/mL以下	2-メルカプトイミダゾリン*8)	不検出
			ホルムアルデヒド			不検出		
			亜鉛	4%酢酸*7)	95℃，30分	15 μg/mL以下		
			重金属			1 μg/mL以下（鉛として）		
			蒸発残留物	水*7)	95℃，30分	60 μg/mL以下		
		pH5以下	蒸発残留物	4%酢酸*7)	95℃，30分	60 μg/mL以下		
		酒類・油脂脂肪性食品の容器包装	蒸発残留物	20%エタノール	60℃，30分	60 μg/mL以下		

個別試験（つづき）

原材料	種類	溶出試験				材質試験	
		試験項目	浸出用液	浸出条件	規格	試験項目	規格
ゴム製ほ乳器具		フェノール	水*9)	40℃，24時間	5 μg/mL 以下	カドミウム 鉛	100 μg/g 以下 100 μg/g 以下
		ホルムアルデヒド			不検出		
		亜鉛			1 μg/mL 以下		
		重金属			40 μg/mL 以下		
		蒸発残留物	4 %酢酸	40℃，24時間	1μg/mL以下(鉛として)		

*1) フェノール樹脂，メラミン樹脂及びユリア樹脂を除く．
*2) 使用温度が 100 ℃以下の試料は 150
*3) スチレン，トルエン，エチルベンゼン，イソプロピルベンゼン及び *n*-プロピルベンゼンの合計
*4) フェノール及び *p*-*t*-ブチルフェノールを含む．
*5) トリエチルアミン及びトリブチルアミン
*6) 平成 20 年 1 月 30 日以前に製造又は輸入されたものについては，なお従前の例によることができる．
*7) 1 cm^2 当たり 2 mL の浸出用液
*8) 塩素系ゴムについて行う．
*9) 溶出条件：1 g 当たり 20 mL の浸出用液で浸出し，試験溶液とする．

付表 5-1　水道基準に関する省令

水道により供給される水は，次の左欄に掲げる事項につき，厚生労働大臣が定める方法によって行う検査において，同表の右欄に掲げる基準に適合するものでなければならない．

1	一般細菌	1 ml の検水で形成される集落数が 100 以下であること．
2	大腸菌	検出されないこと．
3	カドミウム及びその化合物	カドミウムの量に関して 0.01 mg/l 以下であること．
4	水銀及びその化合物	水銀の量に関して，0.0005 mg/l 以下であること．
5	セレン及びその化合物	セレンの量に関して，0.01 mg/l 以下であること．
6	鉛及びその化合物	鉛の量に関して，0.01 mg/l 以下であること．
7	ヒ素及びその化合物	ヒ素の量に関して，0.01 mg/l 以下であること．
8	六価クロム化合物	六価クロムの量に関して 0.05 mg/l 以下であること．
9	シアン化物イオン及び塩化シアン	シアンの量に関して，0.01 mg/l 以下であること．
10	硝酸態窒素及び亜硝酸態窒素	10 mg/l 以下であること．
11	フッ素及びその化合物	フッ素の量に関して，0.8 mg/l 以下であること．
12	ホウ素及びその化合物	ホウ素の量に関して，1.0 mg/l 以下であること．
13	四塩化炭素	0.002 mg/l 以下であること．
14	1,4-ジオキサン	0.05 mg/l 以下であること．
15	シス-1,2-ジクロロエチレン及びトランス-1,2-ジクロロエチレン	0.04 mg/l 以下であること．
16	ジクロロメタン	0.02 mg/l 以下であること．
17	テトラクロロエチレン	0.01 mg/l 以下であること．
18	トリクロロエチレン	0.03 mg/l 以下であること．
19	ベンゼン	0.01 mg/l 以下であること．
20	塩素酸	0.6 mg/l 以下であること．
21	クロロ酢酸	0.02 mg/l 以下であること．
22	クロロホルム	0.06 mg/l 以下であること．
23	ジクロロ酢酸	0.04 mg/l 以下であること．
24	ジブロモクロロメタン	0.1 mg/l 以下であること．
25	臭素酸	0.01 mg/l 以下であること．
26	総トリハロメタン（クロロホルム　ジブロモクロロメタン，ブロモジクロロメタン及びブロモホルムのそれぞれの濃度の総和）	0.1 mg/l 以下であること．
27	トリクロロ酢酸	0.2 mg/l 以下であること．
28	ブロモジクロロメタン	0.03 mg/l 以下であること．
29	ブロモホルム	0.09 mg/l 以下であること．
30	ホルムアルデヒド	0.08 mg/l 以下であること．
31	亜鉛及びその化合物	亜鉛の量に関して，1.0 mg/l 以下であること．
32	アルミニウム及びその化合物	アルミニウムの量に関して，0.2 mg/l 以下であること．
33	鉄及びその化合物	鉄の量に関して，0.3 mg/l 以下であること．
34	銅及びその化合物	銅の量に関して，1.0 mg/l 以下であること．
35	ナトリウム及びその化合物	ナトリウムの量に関して，200 mg/l 以下であること．
36	マンガン及びその化合物	マンガンの量に関して，0.05 mg/l 以下であること．
37	塩化物イオン	200 mg/l 以下であること．

付表 5-1　水道基準に関する省令（つづき）

38	カルシウム，マグネシウム等（硬度）	300 mg/*l* 以下であること．
39	蒸発残留物	500 mg/*l* 以下であること．
40	陰イオン界面活性剤	0.2 mg/*l* 以下であること．
41	(4*S*,4*aS*,8*aR*) オクタヒドロ 4,8*a*-ジメチルナフタレン-4*a*(2H)-オール（別名ジェオスミン）	0.00001 mg/*l* 以下であること．
42	1,2,7,7-テトラメチルビシクロ［2.2.1］ヘプタン-2-オール（別名 2-メチルイソボルネオール）	0.00001 mg/*l* 以下であること．
43	非イオン界面活性剤	0.02 mg/*l* 以下であること．
44	フェノール類	フェノールの量に換算して，0.005 mg/*l* 以下であること．
45	有機物（全有機炭素(TOC)の量）	3 mg/*l* 以下であること．
46	pH 量	5.8 以上 8.6 以下であること．
47	味	異常でないこと．
48	臭気	異常でないこと．
49	色度	5 度以下であること．
50	濁度	2 度以下であること．

（平成 21 年 4 月 1 日改正）

付表 5-2　水質管理目標設定項目

番号	項　目	目標値
1	アンチモン	0.015 mg/l 以下
2	ウラン	0.002 mg/l 以下（P）
3	ニッケル	0.01 mg/l 以下（P）
4	亜硝酸性窒素	0.05 mg/l 以下（P）
5	1,2-ジクロロエタン	0.004 mg/l 以下
6	削除	削除
7	1,1,2-トリクロロエタン	0.006 mg/l 以下
8	トルエン	0.2 mg/l 以下
9	フタル酸ジ(2-エチルヘキシル)	0.1 mg/l 以下
10	亜塩素酸	0.6 mg/l 以下
11	削除	削除
12	二酸化塩素	0.6 mg/l 以下
13	ジクロロアセトニトリル	0.04 mg/l 以下（P）
14	抱水クロラール	0.03 mg/l 以下（P）
15	農薬類	1 mg/l 以下
16	残留塩素	1 mg/l 以下
17	硬度（Ca，Mg）	10～100 mg/l
18	マンガン	0.01 mg/l 以下
19	遊離炭酸	20 mg/l 以下
20	1,1,1-トリクロロエタン	0.3 mg/l 以下
21	メチル-*t*-ブチルエーテル（MTBE）	0.02 mg/l 以下
22	有機物質（$KMnO_4$）	3 mg/l 以下
23	臭気強度（TON）	3 以下
24	蒸発残留物	30～200 mg/l
25	濁度	1 度
26	pH	7.5
27	腐食性（ランゲリア指数）	マイナス 1 ～ 0
28	従属栄養細菌（HPC）	2000 CFU/ml 以下（P）
29	1,1-ジクロロエチレン	0.1 mg/l 以下
30	アルミニウム及びその化合物	0.1 mg/l 以下

P；暫定値　　（平成 21 年 4 月 1 日改正）

付表 5-3　農薬類の対象農薬リスト

番　号	農薬名	用　途	目標値（mg/l）
1	チウラム	殺菌剤	0.02
2	シマジン（CAT）	除草剤	0.003
3	チオベンカルブ	除草剤	0.02
4	1,3-ジクロロプロペン（D-D）	土壌薫蒸剤	0.002
5	イソキサチオン	殺虫剤	0.008
6	ダイアジノン	殺虫剤	0.005
7	フェニトロチオン（MEP）	殺虫剤	0.003
8	イソプロチオラン（IPT）	殺菌剤，殺虫剤	0.04
9	クロロタロニル（TPN）	殺菌剤	0.05
10	プロピザミド	除草剤	0.05
11	ジクロルボス（DDVP）	殺虫剤	0.008
12	フェノブカルブ（BPMC）	殺虫剤	0.03
13	クロルニトロフェン（CNP）：失効農薬	除草剤	0.0001
14	CNP-アミノ体	―	―
15	イプロベンホス（IBP）	殺菌剤	0.008
16	EPN	殺虫剤	0.006
17	ベンタゾン：失効農薬	除草剤	0.2
18	カルボフラン（カルボスルファン代謝物）	殺虫剤	0.005
19	2,4-ジクロロフェノキシ酢酸（2,4-D）	除草剤	0.03
20	トリクロピル	除草剤	0.006
21	アセフェート	殺虫剤	0.08
22	イソフェンホス	殺虫剤	0.001
23	クロルピリホス	殺虫剤	0.03
24	トリクロルホン（DEP）	殺虫剤	0.03
25	ピリダフェンチオン	殺虫剤	0.002
26	イプロジオン	殺菌剤	0.3
27	エトリジアゾール（エクロメゾール）	殺菌剤	0.004
28	オキシン銅	殺菌剤	0.04
29	キャプタン	殺菌剤	0.3
30	クロロネブ	殺菌剤	0.05
31	トルクロホスメチル	殺菌剤	0.2
32	フルトラニル	殺菌剤	0.2
33	ペンシクロン	殺菌剤	0.04
34	メタラキシル	殺菌剤	0.05
35	メプロニル	殺菌剤	0.1
36	アシュラム	除草剤	0.2
37	ジチオピル	除草剤	0.008
38	テルブカルブ（MBPMC）：失効農薬	除草剤	0.02
39	ナプロパミド	除草剤	0.03
40	ピリブチカルブ	除草剤	0.02
41	ブタミホス	除草剤	0.01
42	ベンスリド（SAP）：失効農薬	除草剤	0.1
43	ベンフルラリン（ベスロジン）	除草剤	0.08
44	ペンディメタリン	除草剤	0.1
45	メコプロップ（MCPP）	除草剤	0.005
46	メチルダイムロン：失効農薬	除草剤	0.03
47	アラクロール	除草剤	0.01
48	カルバリル（NAC）	殺虫剤	0.05
49	エディフェンホス（エジフェンホス，EDDP）	殺菌剤	0.006
50	ピロキロン	殺菌剤	0.04
51	フサライド	殺菌剤	0.1

付表 5-3　農薬類の対象農薬リスト（つづき）

番　号	農薬名	用　途	目標値（mg/l）
52	メフェナセット	除草剤	0.009
53	プレチラクロール	除草剤	0.04
54	イソプロカルブ（MIPC）	殺虫剤	0.01
55	チオファネートメチル	殺菌剤	0.3
56	テニルクロール	除草剤	0.2
57	メチダチオン（DMTP）	殺虫剤	0.004
58	カルプロパミド	殺菌剤	0.04
59	ブロモブチド	除草剤	0.04
60	モリネート	除草剤	0.005
61	プロシミド	殺菌剤	0.09
62	アニロホス	除草剤	0.003
63	アトラジン	除草剤	0.01
64	ダラポン	除草剤	0.08
65	ジクロベニル（DBN）	除草剤	0.01
66	ジメトエート	殺虫剤	0.05
67	ジクワット	除草剤	0.005
68	ジウロン（DCMU）	除草剤	0.02
69	エンドスルファン（エンドスルフェート，ベンゾエピン）	殺虫剤	0.01
70	エトフェンプロックス	殺虫剤	0.08
71	フェンチオン（MPP）	殺虫剤	0.001
72	グリホサート	除草剤	2
73	マラソン（マラチオン）	殺虫剤	0.05
74	メソミル	殺虫剤	0.03
75	ベノミル	殺菌剤	0.02
76	ベンフラカルブ	殺虫剤	0.04
77	シメトリン	除草剤	0.03
78	ジメピペレート：失効農薬	除草剤	0.003
79	フェニトエート（PAP）	殺虫剤	0.004
80	ブプロフェジン	殺虫剤	0.02
81	エチルチオメトン	殺虫剤	0.004
82	プロベナゾール	殺菌剤	0.05
83	エスプロカルブ	除草剤	0.01
84	ダイムロン	除草剤	0.8
85	ビフェノックス：失効農薬	除草剤	0.2
86	ベンスルフロンメチル	除草剤	0.4
87	トリシクラゾール	殺菌剤	0.08
88	ピペロホス：失効農薬	除草剤	0.0009
89	ジメタメトリン	除草剤	0.02
90	アゾキシストロビン	殺菌剤	0.5
91	イミノクタジン酢酸塩	殺菌剤	0.006
92	ホセチル	殺菌剤	2
93	ポリカーバメート	殺菌剤	0.03
94	ハロスルフロンメチル	除草剤	0.3
95	フラザスルフロン	除草剤	0.03
96	チオジカルブ	殺虫剤	0.08
97	プロピコナゾール	殺菌剤	0.05
98	シデュロン	除草剤	0.3
99	ピリプロキシフェン	殺虫剤	0.2
100	トリフルラリン	除草剤	0.06
101	カフェンストロール	除草剤	0.008
102	フィプロニル	殺虫剤	0.0005

付表 5-4　水質汚濁に係る環境基準　生活環境の保全に関する環境基準

(1) 河川（湖沼を除く）

①

類　型	利用目的の適応性	基　準　値				
		水素イオン濃度（pH）	生物化学的酸素要求量（BOD）	浮遊物質量（SS）	溶存酸素量（DO）	大腸菌群数（MPN/100 ml）
AA	水道 1 級，自然環境保全およびA以下の欄に掲げるもの	6.5 以上 8.5 以下	1 mg/l 以下	25 mg/l 以下	7.5 mg/l 以上	50 以下
A	水道 2 級，水産 1 級，水浴およびB以下の欄に掲げるもの	6.5 以上 8.5 以下	2 mg/l 以下	25 mg/l 以下	7.5 mg/l 以上	1000 以下
B	水道 3 級，水産 2 級およびC以下の欄に掲げるもの	6.5 以上 8.5 以下	3 mg/l 以下	25 mg/l 以下	5 mg/l 以上	5000 以下
C	水産 3 級，工業用水 1 級およびD以下の欄に掲げるもの	6.5 以上 8.5 以下	5 mg/l 以下	50 mg/l 以下	5 mg/l 以上	−
D	工業用水 2 級，農業用水およびEの欄に掲げるもの	6.0 以上 8.5 以下	8 mg/l 以下	100 mg/l 以下	2 mg/l 以上	−
E	工業用水 3 級，環境保全	6.0 以上 8.5 以下	10 mg/l 以下	ごみなどの浮遊が認められないこと	2 mg/l 以上	−

（備考）1. 基準値は，日間平均値とする（湖沼，海域もこれに準ずる）.
2. 農業用利水点については，水素イオン濃度 6.0 以上 7.5 以下，溶存酸素量 5 mg/l 以上とする（湖沼もこれに準ずる）.

注）1. 自然環境保全：自然探勝などの環境保全.
2. 水道 1 級：ろ過などによる簡易な浄水操作を行うもの.
〃 2 級：沈殿ろ過などによる通常の浄水操作を行うもの.
〃 3 級：前処理などを伴う高度の浄水操作を行うもの.
3. 水産 1 級：ヤマメ，イワナなど貧腐水性水域の水産生物用および水産 2 級，3 級の水産生物用.
〃 2 級：サケ科魚類およびアユなど貧腐水性水域の水産生物用および水産 3 級の水産生物用.
〃 3 級：コイ，フナなど β-中腐水性水域の水産生物用.
4. 工業用水 1 級：沈殿などによる通常の浄水操作を行うもの.
〃 2 級：薬品注入などによる高度の浄水操作を行うもの.
〃 3 級：特殊の浄水操作を行うもの.
5. 環境保全：国民の日常生活（沿岸の遊歩などを含む）において不快感を感じない限度.

②

項目 類型	水生生物の生息状況の適応性	基準値
		全亜鉛
生物 A	イワナ，サケマス等比較的低温域を好む水生生物およびこれらの餌生物が生息する水域	0.03 mg/l 以下
生物 特A	生物Aの水域のうち，生物Aの欄に掲げる水生生物の産卵場（繁殖場）または幼稚仔の生育場として特に保全が必要な水域	0.03 mg/l 以下
生物 B	コイ，フナ等比較的高温域を好む水生生物およびこれらの餌生物が生息する水域	0.03 mg/l 以下
生物 特B	生物Bの水域のうち，生物Bの欄に掲げる水生生物の産卵場（繁殖場）または幼稚仔の生育場として特に保全が必要な水域	0.03 mg/l 以下

(2) 湖沼（天然湖沼および貯水量1000 m^3 以上の人工湖）

①

類型	利用目的の適応性	基準値				
		水素イオン濃度（pH）	化学的酸素要求量（COD）	浮遊物質量（SS）	溶存酸素量（DO）	大腸菌群数（MPN/100 m*l*）
AA	水道1級，水産1級，自然環境保全およびA以下の欄に掲げるもの	6.5以上 8.5以下	1 mg/*l* 以下	1 mg/*l* 以下	7.5 mg/*l* 以上	50以下
A	水道2，3級，水産2級，水浴およびB以下の欄に掲げるもの	6.5以上 8.5以下	3 mg/*l* 以下	5 mg/*l* 以下	7.5 mg/*l* 以上	1000以下
B	水産3級，工業用水1級，農業用水およびCの欄に掲げるもの	6.5以上 8.5以下	5 mg/*l* 以下	15 mg/*l* 以下	5 mg/*l* 以上	−
C	工業用水2級，環境保全	6.0以上 8.5以下	8 mg/*l* 以下	ごみなどの浮遊が認められないこと	2 mg/*l* 以上	−

（備考）1. 水産1級，2級，3級については，当分の間，浮遊物質量の項目の基準値は適用しない.

注）1. 自然環境保全：自然探勝などの環境保全.

2. 水道1級：ろ過などによる簡易な浄水操作を行うもの.
　〃 2級，3級：沈殿ろ過などによる通常の浄水操作または前処理などを伴う高度の浄水操作を行うもの.

3. 水産1級：ヒメマスなど貧栄養湖型の水域の水産生物用および水産，2級，3級の水産生物用.
　〃 2級：サケ科魚類およびアユなど貧栄養湖型の水域の水産生物用および水産3級の水産生物用.
　〃 3級：コイ，フナなど富栄養湖型の水域の水産生物用.

4. 工業用水1級： 沈殿などによる通常の浄水操作を行うもの.
　〃 2級： 薬品注入などによる高度の浄水操作または特殊の浄水操作を行うもの.

5. 環境保全：国民の日常生活（沿岸の遊歩などを含む）において不快感を感じない限度.

②

類型	利用目的の適応性	基準値	
		全窒素	全リン
I	自然環境保護およびII以下の欄に掲げるもの	0.1 mg/*l* 以下	0.005 mg/*l* 以下
II	水道1, 2, 3級（特殊なものを除く），水産1種，水浴およびIII以下の欄に掲げるもの	0.2 mg/*l* 以下	0.01 mg/*l* 以下
III	水道3級（特殊なもの）およびIV以下の欄に掲げるもの	0.4 mg/*l* 以下	0.03 mg/*l* 以下
IV	水産2種およびVの欄に掲げるもの	0.6 mg/*l* 以下	0.05 mg/*l* 以下
V	水産3種，工業用水，農業用水，環境保全	1 mg/*l* 以下	0.1 mg/*l* 以下

（備考）1. 基準値は年間平均値とする.
2. 水域の類型指定は，湖沼植物プランクトンの著しい増殖を生じるおそれのある湖沼について行うものとし，全窒素の項目の基準値は，全窒素が湖沼植物プランクトンの増殖の要因となる湖沼について適用する.
3. 農業用水については，全リンの項目の基準値は適用しない.

注）1. 自然環境保全：自然探勝などの環境保全.

2. 水道1級：ろ過などによる簡易な浄水操作を行うもの.
　〃 2級：沈殿ろ過などによる通常の浄水操作を行うもの.
　〃 3級：前処理などを伴う高度の浄水操作を行うもの（「特殊なもの」とは，臭気物質の除去が可能な特殊な浄水操作を行うものをいう）.

3. 水産1種：サケ科魚類およびアユなど貧栄養湖型の水域の水産生物用および水産2種，3種の水産生物用.
　〃 2種：ワカサギなどの貧栄養湖型の水域の水産生物用および水産3種の水産生物用.
　〃 3種：コイ，フナなどの水産生物用.

4. 環境保全：国民の日常生活（沿岸の遊歩などを含む）において不快感を感じない限度.

③

項目 類型	水生生物の生息状況の適応性	基準値
		全亜鉛
生物 A	イワナ，サケマス等比較的低温域を好む水生生物およびこれらの餌生物が生息する水域	0.03 mg/*l* 以下
生物 特A	生物Aの水域のうち，生物Aの欄に掲げる水生生物の産卵場（繁殖場）または幼稚仔の生育場として特に保全が必要な水域	0.03 mg/*l* 以下
生物 B	コイ，フナ等比較的高温域を好む水生生物およびこれらの餌生物が生息する水域	0.03 mg/*l* 以下
生物 特B	生物Bの水域のうち，生物Bの欄に掲げる水生生物の産卵場（繁殖場）または幼稚仔の生育場として特に保全が必要な水域	0.03 mg/*l* 以下

(3) 海域

①

類 型	利用目的の適応性	基 準 値				
		水素イオン濃度（pH）	化学的酸素要求量（COD）*	溶存酸素量（DO）	大腸菌群数（MPN/100 m*l*）	*n*-ヘキサン抽出物（油分など）
A	水産1級，水浴，自然環境保全およびB以下の欄に掲げるもの	7.8 以上 8.3 以下	2 mg/*l* 以下	7.5 mg/*l* 以上	1000 以下	検出されないこと
B	水産2級，工業用水およびCの欄に掲げるもの	7.8 以上 8.3 以下	3 mg/*l* 以下	5 mg/*l* 以上	―	検出されないこと
C	環境保全	7.0 以上 8.3 以下	8 mg/*l* 以下	2 mg/*l* 以上	―	―

（備考）水産1級のうち，生食用原料カキの養殖の利水点については，大腸菌群数 70MPN/100 m*l* 以下とする.

注）1. 自然環境保全：自然探勝などの環境保全.

2. 水産1級：マダイ，ブリ，ワカメなどの水産生物用および水産2級の水産生物用.

〃 2級：ボラ，ノリなどの水産生物用.

3. 環境保全：国民の日常生活（沿岸の遊歩などを含む）において不快感を感じない限度.

*：B類型の工業用水および水産2級のうちノリ養殖の利水点における測定方法はアルカリ性法.

②

類 型	利 用 目 的 の 適 応 性	基 準 値	
		全 窒 素	全 リ ン
I	自然環境保護およびII以下の欄に掲げるもの（水産2種，3種を除く）	0.2 mg/*l* 以下	0.005 mg/*l* 以下
II	水産1種，水浴およびIII以下の欄に掲げるもの（水産2種，3種を除く）	0.3 mg/*l* 以下	0.01 mg/*l* 以下
III	水産2種およびIVの欄に掲げるもの（水産3種を除く）	0.6 mg/*l* 以下	0.03 mg/*l* 以下
IV	水産3種，工業用水，生物生息環境保全	1 mg/*l* 以下	0.05 mg/*l* 以下

（備考）1. 基準値は年間平均値とする.

2. 水域類型の指定は，海洋植物プランクトンの著しい増殖を生ずるおそれがある海域について行うものとする.

注）1. 自然環境保全：自然探勝などの環境保全.

2. 水産1種：底生魚介類を含め多様な水産生物がバランスよく，かつ，安定して漁獲される.

〃 2種：一部の底生魚介類を除き，魚類を中心とした水産生物が多獲される.

〃 3種：汚濁に強い特定の水産生物が主に漁獲される.

3. 生物生息環境保全：年間をとおして底生生物が生息できる限度.

③

項目 類型	水生生物の生息状況の適応性	基準値
		全亜鉛
生物 A	水生生物の生息する水域	0.02 mg/*l* 以下
生物 特A	生物Aの水域のうち，水生生物の産卵場（繁殖場）または幼稚仔の生育場として特に保全が必要な水域	0.01 mg/*l* 以下

付表 5-5 人の健康の保護に関する環境基準と排水基準（健康項目）

項 目	環境基準値	排出基準値
カドミウム	0.01 mg/L 以下	0.1 mg/L 以下
全シアン	検出されないこと	1 mg/L 以下
有機リン化合物*2		1 mg/L 以下*2
鉛	0.01 mg/L 以下	0.1 mg/L 以下
六価クロム	0.05 mg/L 以下	0.5 mg/L 以下
ヒ素	0.01 mg/L 以下	0.1 mg/L 以下
総水銀	0.0005 mg/L 以下	0.005 mg/L 以下
アルキル水銀	検出されないこと	検出されないこと
PCB	検出されないこと	0.003 mg/L 以下
ジクロロメタン	0.02 mg/L 以下	0.2 mg/L 以下
四塩化炭素	0.002 mg/L 以下	0.02 mg/L 以下
1,2-ジクロロエタン	0.004 mg/L 以下	0.04 mg/L 以下
1,1-ジクロロエチレン	0.02 mg/L 以下	0.2 mg/L 以下
シス-1,2-ジクロロエチレン	0.04 mg/L 以下	0.4 mg/L 以下
1,1,1-トリクロロエタン	1 mg/L 似下	0.1 mg/L 以下
1,1,2-トリクロロエタン	0.005 mg/L 以下	0.05 mg/L 以下
トリクロロエチレン	0.03 mg/L 以下	0.3 mg/L 以下
テトラクロロエチレン	0.01 mg/L 以下	0.1 mg/L 以下
1,3-ジクロロプロペン	0.002 mg/L 以下	0.2 mg/L 以下
チウラム	0.006 mg/L 以下	0.06 mg/L 以下
シマジン	0.003 mg/L 以下	0.03 mg/L 以下
チオベンカルブ	0.02 mg/L 以下	0.2 mg/L 以下
ベンゼン	0.01 mg/L 以下	0.1 mg/L 以下
セレン	0.01 mg/L 以下	0.1 mg/L 以下
硝酸性窒素および亜硝酸性窒素	10 mg/L 以下	100 mg/L 以下
ふっ素	0.8 mg/L 以下*1	8 mg/L （15 mg/L*3） 以下
ほう素	1 mg/L *1	10 mg/L （230 mg/L*3） 以下

環境基準値は年間平均値とする．ただし，全シアンに係る基準値については，最高値とする．

*1 ふっ素およびほう素の環境基準値は海域について適用しない．

*2 排水基準項目「有機リン化合物」は，パラチオン，メチルパラチオン，メチルジメトンおよびEPN に限る．

*3 海域のみに適用．

付表 5-6　生活環境に係る排水基準（生活環境項目）

項　目	許容限度	項　目	許容限度
pH	海域以外 5.8 ～ 8.6 海域 5.0 ～ 9.0	銅 亜鉛	3 mg/L 5 mg/L
BOD	100 mg/L（日間平均 120）	溶解性鉄	10 mg/L
COD	160 mg/L（日間平均 120）	溶解性マンガン	10 mg/L
SS	200 mg/L（日間平均 150）	クロム	2 mg/L
n-ヘキサン抽出物質		フッ素	15 mg/L
鉱油脂類	5 mg/L	大腸菌群数	日間平均 3,000/cm^3
動植物油脂類	30 mg/L	窒素*	120 mg/L（日間平均 60）
フェノール類	5 mg/L	リン*	16 mg/L（日間平均 8）

* 植物プランクトンの著しい増殖をもたらすおそれがあるとして，環境大臣が定める湖沼・海域に流入する排水に限って適用する．

付表 5-7　地下浸透基準（1989 年告示）
「水質汚濁防止法」第 12 条第 3 項：特定地下浸透水の浸透の制限

項　目	基 準 値
1. カドミウムおよびその化合物	0.001 mg/*l*
2. シアン化合物	0.1 mg/*l*
3. 有機リン化合物	0.1 mg/*l*
4. 鉛およびその化合物	0.005 mg/*l*
5. 6 価クロム化合物	0.04 mg/*l*
6. ヒ素およびその化合物	0.005 mg/*l*
7. 水銀およびアルキル水銀その他の水銀化合物	0.0005 mg/*l*
8. PCB	0.0005 mg/*l*
9. ジクロロメタン	0.002 mg/*l*
10. 四塩化炭素	0.0002 mg/*l*
11. 1,2-ジクロロエタン	0.0004 mg/*l*
12. 1,1-ジクロロエチレン	0.002 mg/*l*
13. シス-1,2-ジクロロエチレン	0.004 mg/*l*
14. 1,1,1-トリクロロエタン	0.0005 mg/*l*
15. 1,1,2-トリクロロエタン	0.0006 mg/*l*
16. トリクロロエチレン	0.002 mg/*l*
17. テトラクロロエチレン	0.0005 mg/*l*
18. 1,3-ジクロロプロペン	0.0002 mg/*l*
19. チウラム	0.0006 mg/*l*
20. シマジン	0.0003 mg/*l*
21. チオベンカルブ	0.002 mg/*l*
22. ベンゼン	0.001 mg/*l*
23. セレンおよびその化合物	0.002 mg/*l*

付表 5-8　地下水の浄化基準（水質汚濁防止法）　1996 年制定

「水質汚濁防止法」第 14 条第 3 項：地下水の水質の浄化に係る措置命令等
都道府県知事は汚染原因者である当該事業設置者に対し浄化措置を命ずる

有害物質の種類（施行令第 2 条）	基準値（施行規則別表）
1. カドミウムおよびその化合物	0.01 mg/l 以下
2. シアン化合物	検出されないこと
3. 有機リン化合物（パラチオン，メチルパラチオン，メチルジメトンおよび EPN に限る）	検出されないこと
4. 鉛およびその化合物	0.01 mg/l 以下
5. 6 価クロム化合物	0.05 mg/l 以下
6. ヒ素およびその化合物	0.01 mg/l 以下
7. 水銀およびアルキル水銀	0.0005 mg/l 以下
その他の水銀化合物	
8. アルキル水銀化合物	検出されないこと
9. PCB	検出されないこと
10. ジクロロメタン	0.02 mg/l 以下
11. 四塩化炭素	0.02 mg/l 以下
12. 1,2-ジクロロエタン	0.004 mg/l 以下
13. 1,1-ジクロロエチレン	0.02 mg/l 以下
14. シス-1,2-ジクロロエチレン	0.04 mg/l 以下
15. 1,1,1-トリクロロエタン	1 mg/l 以下
16. 1,1,2-トリクロロエタン	0.006 mg/l 以下
17. トリクロロエチレン	0.03 mg/l 以下
18. テトラクロロエチレン	0.01 mg/l 以下
19. 1,3-ジクロロプロペン	0.002 mg/l 以下
20. チウラム	0.006 mg/l 以下
21. シマジン	0.003 mg/l 以下
22. チオベンカルブ	0.02 mg/l 以下
23. ベンゼン	0.01 mg/l 以下
24. セレンおよびその化合物	0.01 mg/l 以下

備考：1. 基準値は年平均値とする．ただし，シアン化合物に係る基準値については最高値とする．
　　　2.「検出されないこと」とは，測定方法の定量限界値を下回ることをいう．

付表 5-9　大気汚染に係る環境基準

1　大気汚染に係る環境基準

(平成 8 年('96)10月改正)

物　質	二酸化硫黄	一酸化炭素	浮遊粒子状物質	二酸化窒素	光化学オキシダント
環境上の条件	1 時間値の 1 日平均値が0.04ppm以下であり，かつ，1 時間値が0.1ppm以下であること	1 時間値の 1 日平均値が10ppm以下であり，かつ，1 時間値が 8 時間平均値の20ppm以下であること	1時間値の1日平均値が0.10mg／m³以下であり，かつ，1 時間値が0.20mg／m³以下であること	1 時間値の 1 日平均値が0.04ppm から0.06ppmまでのゾーン内またはそれ以下であること	1 時間値が0.06ppm以下であること

備考　1．環境基準は，工業専用地域，車道その他一般公衆が通常生活していない地域または場所については，適用しない。
2．浮遊粒子状物質とは，大気中に浮遊する粒子状物質であって，その粒径が10ミクロン以下のものをいう。
3．二酸化窒素については 1 時間値の 1 日平均値が0.04ppmから0.06ppmまでのゾーン内にある地域にあっては，原則として，このゾーン内において，現状程度の水準を維持し，またはこれを大きく上回ることとならないよう努めるものとする。
4．光化学オキシダントとは，オゾン，パーオキシアセチルナイトレートその他の光化学反応により生成される酸化性物質（中性ヨウ化カリウム溶液からヨウ素を遊離するものに限り，二酸化窒素を除く）をいう。

2　ベンゼン等による大気の汚染に係る環境基準

(平成13年('01) 4 月改正)

物質	ベンゼン	トリクロロエチレン	テトラクロロエチレン	ジクロロメタン
環境上の条件	1 年平均値が0.003mg/m³以下であること	1 年平均値が0.2mg/m³以下であること	1 年平均値が0.2mg/m³以下であること	1 年平均値が0.15mg/m³以下であること

備考　1．環境基準は，工業専用地域，車道その他一般公衆が通常生活していない地域または場所については，適用しない。
2．大気環境濃度がベンゼン等に係る環境基準を満足している地域にあっては，当該環境基準が維持されるよう努めるものとする。大気環境濃度がベンゼン等に係る環境基準を超えている地域にあっては，当該物質の大気環境濃度の着実な低減を図りつつ，できるだけ早期に当該環境基準が達成されるよう努めるものとする。

付表 5-10　ダイオキシン類による大気の汚染，水質の汚濁および土壌の汚染に係る環境基準

(平成14年('02) 7 月改正)

	大気	水質	土壌
基準値	0.6pg-TEQ/m³以下	1 pg-TEQ/ℓ以下	1,000pg-TEQ/g 以下

備考
1．基準値は，2,3,7,8－四塩化ジベンゾ－パラ－ジオキシンの毒性に換算した値とする。
2．大気及び水質の基準値は，年間平均値とする。
3．土壌にあっては，環境基準が達成されている場合であって，土壌中のダイオキシン類の量が250pg-TEQ/g 以上の場合には，必要な調査を実施することとする。

付表 5-11　工場，事業場から排出される大気汚染物質に対する規制方法とその概要

平成15年('03) 3 月現在

物　質　名			発生の形態	規制対象施設	規　制　方　式　と　規　制　概　要
ばい煙	硫黄酸化物(SOx)		ボイラー，焙焼炉などにおける重油，鉱石などの燃焼	ボイラー等	①一般排出基準$K \times 10^{-3} \times$(有効煙突高さ)^2　$K=3.0 \sim 17.5$ ②特別排出基準　$K=1.17 \sim 2.34$ (Kは，地域ごとに設定) ③季節による燃料使用基準 S分0.5～1.2%の範囲内で地域ごとに設定 ④総量規制基準（工場等ごとに設定）
ばい煙	ばいじん		同　上 及び電気の使用	ボイラー，電気炉等	①一般排出基準　0.04～0.50g/Nm^3 ②特別排出基準　0.03～0.20g/Nm^3 （施設の種類と規模によって異なる）
ばい煙	有害物質	カドミウム(Cd) カドミウム化合物	物の燃焼，合成，分解等の化学的処理	銅，亜鉛，鉛の精錬用の焙焼炉，転炉，溶解炉等	1.0mg/Nm^3
ばい煙	有害物質	塩素(Cl_2) 塩化水素(HCl)	同　上	塩素化エチレン製造用の塩素急速冷却施設，化学製品製造用反応施設等	塩素30mg/Nm^3 塩化水素80mg/Nm^3 〔廃棄物焼却炉700mg/Nm^3〕
ばい煙	有害物質	弗　素(F) 弗化水素(HF)等	同　上	アルミニウム製錬用電解炉，ガラス製造用焼成炉等	1.0～20mg/Nm^3 （施設の種類によって異なる）
ばい煙	有害物質	鉛（Pb） 鉛化合物	同　上	銅，亜鉛，鉛の精錬用の焙焼炉，転炉，溶解炉等	10～30mg/Nm^3 （施設の種類によって異なる）
ばい煙	有害物質	窒素酸化物(NOx)	同　上	ボイラー，金属加熱炉，石油加熱炉等	①排出基準60～950ppm （施設の種類と規模によって異なる） ②総量規制基準（工場等ごとに設定）
粉じん	一般粉じん （特定粉じんを除く粉じん）		鉱物，土石等の破砕，選別，その他の機械的処理，堆積	コークス炉，堆積場，ふるい，ベルトコンベア等	構造，使用，管理の基準による規制（集じん機，カバー，フードの設置，散水など）
粉じん	特定粉じん （石綿）		石綿の破砕，混合，その他の機械的処理	解綿機，混合機，切断機，研磨機等	事業場の敷地境界における濃度が10本／ℓ
粉じん	特定粉じん （石綿）		石綿排出等作業	吹付け石綿使用建築物の解体・改造，補修作業	作業方法の基準による規制（集じん機の使用，作業場の隔離，湿潤化など）

注　1)　特別排出基準は，汚染の著しい地域の新増設施設について適用する。
　　2)　ばいじんと有害物質については，都道府県は国の基準より厳しい上乗せ基準を条例で設定することができる。

付表 5-12　建築物衛生法による，室内空気に関する「建築物環境衛生管理基準」

項目	基準
(1)　浮遊粉塵の量	空気 1 m^3 につき 0.15 mg 以下（粒径 10 μm 以下のものについて）
(2)　一酸化炭素の含有率	10 ppm（厚生省令で定める特別の事情がある建築物にあっては，厚生労働省令で定める数値 20 ppm）以下
(3)　二酸化炭素の含有率	1000 ppm 以下
(4)　温　　度	① 17 ℃以上 23 ℃以下 ② 居室における温度を外気の温度より低くする場合は，その差を著しくしない（おおむね 7 ℃以内）こと
(5)　相対湿度	40 %以上 70 %以下
(6)　気　　流	0.5 m/sec 以下
(7)　ホルムアルデヒドの量	空気 1 m^3 につき 0.1 mg 以下

付表 5-13　教室等の環境に係る学校環境衛生基準（学校環境衛生基準より一部抜粋）

（平成 21 年 4 月施行）

	検査項目		基　準
換気及び保温等	（1）換気		換気の基準として，二酸化炭素は，1,500 ppm 以下であることが望ましい．
	（2）温度		10 ℃以上，30 ℃以下であることが望ましい．
	（3）相対湿度		30 %以上，80 %以下であることが望ましい．
	（4）浮遊粉じん		0.10 mg/m^3 以下であること．
	（5）気流		0.5 m/秒以下であることが望ましい．
	（6）一酸化炭素		10 ppm 以下であること．
	（7）二酸化炭素		0.06 ppm 以下であることが望ましい．
	（8）揮発性有機化合物		
		ア．ホルムアルデヒド	100 μg/m^3 以下であること．
		イ．トルエン	260 μg/m^3 以下であること．
		ウ．キシレン	870 μg/m^3 以下であること．
		エ．パラジクロロベンゼン	240 μg/m^3 以下であること．
		オ．エチルベンゼン	3800 μg/m^3 以下であること．
		カ．スチレン	220 μg/m^3 以下であること．
	（9）ダニ又はダニアレルゲン		100 匹/m^2 以下又はこれと同等のアレルゲン量以下であること．
	（10）照度		（ア）教室及びそれに準ずる場所の照度の下限値は，300 lx（ルクス）とする．また，教室及び黒板の照度は，500 lx 以上であることが望ましい． （イ）教室及び黒板のそれぞれの最大照度と最小照度の比は，20 ： 1 を超えないこと．また，10 ： 1 を超えないことが望ましい． （ウ）コンピュータ教室等の机上の照度は，500 ～ 1,000 lx 程度が望ましい． （エ）テレビやコンピュータ等の画面の垂直面照度は，100 ～ 500 lx 程度が望ましい． （オ）その他の場所における照度は，工業標準化法（昭和 24 年法律第 185 号）に基づく日本工業規格（以下「日本工業規格」という．）Z9110 に規定する学校施設の人工照明の照度基準に適合すること．
	（11）まぶしさ		（ア）児童生徒等から見て，黒板の外側 15° 以内の範囲に輝きの強い光源（昼光の場合は窓）がないこと． （イ）見え方を妨害するような光沢が，黒板面及び机上面にないこと． （ウ）見え方を妨害するような電灯や明るい窓等が，テレビ及びコンピュータ等の画面に映じていないこと．
騒音	（12）騒音レベル		教室内の等価騒音レベルは，窓を閉じているときは LAeq50 dB（デシベル）以下，窓を開けているときは LAeq55 dB 以下であることが望ましい．

付表 5-14 事務所の照度基準（JIS）

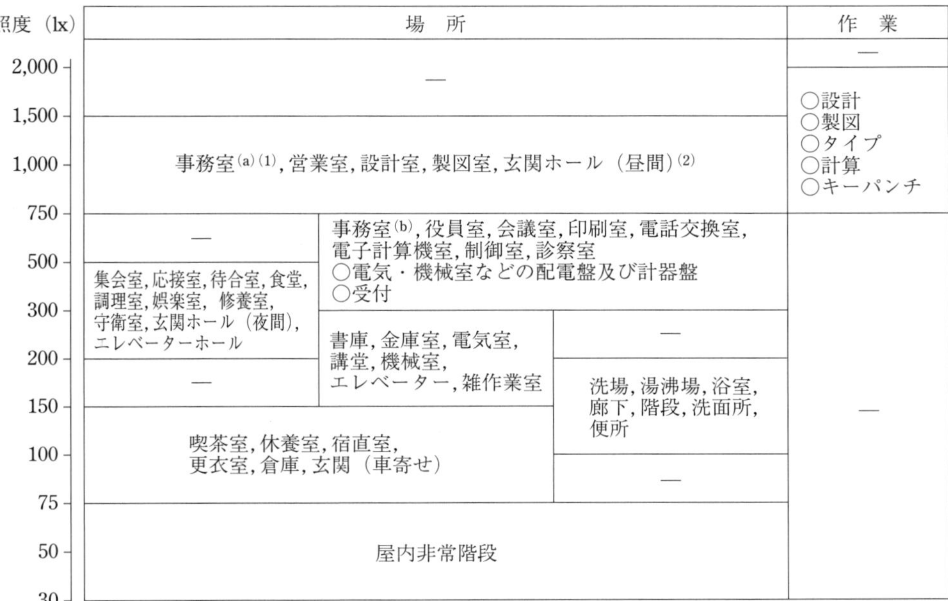

照度（lx）	場所	作業
2,000以上	—	—
2,000～1,500	—	○設計 ○製図 ○タイプ ○計算 ○キーパンチ（2,000～750）
1,500～750	事務室[(a)(1)]，営業室，設計室，製図室，玄関ホール（昼間）[(2)]	
750～500	—	— （750～30）
750～300	事務室[(b)]，役員室，会議室，印刷室，電話交換室，電子計算機室，制御室，診察室 ○電気・機械室などの配電盤及び計器盤 ○受付	
500～200	集会室，応接室，待合室，食堂，調理室，娯楽室，修養室，守衛室，玄関ホール（夜間），エレベーターホール	
300～150	書庫，金庫室，電気室，講堂，機械室，エレベーター，雑作業室	
300～200	—	
200～150	—	
200～100	洗場，湯沸場，浴室，廊下，階段，洗面所，便所	
150～75	喫茶室，休養室，宿直室，更衣室，倉庫，玄関（車寄せ）	
100～75	—	
75～30	屋内非常階段	

注（1）事務室は細かい視作業を伴う場合及び昼光の影響により窓外が明るく，室内が暗く感ずる場合は，（a）を選ぶことが望ましい．

（2）玄関ホールでは，昼間の屋外自然光による数万 lx の照度に目が順応していると，ホール内部が暗く見えるので，照度を高くすることが望ましい．なお，玄関ホール（夜間）と（昼間）は段階点滅で調節してもよい．

出典：日本工業標準調査会 JIS 291110-1979

付表 5-15　普通室内空気試験成績判定基準表

区分	試験項目	季節	A	B	C	D	E
			成績表示区分				
温度条件	気　温（℃）	夏 〔冷房の場合〕	24 ~ 25 (25 ~ 26)	26 23	27 22 ~ 21	28 20	> 29 < 19
		春　秋	22 ~ 24	25 21	26 20	27 19	> 28 < 18
		冬	22 ~ 23	24 21 ~ 20	25 19	26 18	> 27 < 17
	気　湿（%）		50 ~ 60	61 ~ 65 49 ~ 45	66 ~ 70 44 ~ 40	71 ~ 80 39 ~ 30	> 81 < 29
	気　動（m/sec）	夏	0.40 ~ 0.50	0.51 ~ 0.74 0.39 ~ 0.25	0.75 ~ 1.09 0.24 ~ 0.10	1.10 ~ 1.49 0.09 ~ 0.04	> 1.56 < 0.03
		春　秋	0.30 ~ 0.40	0.41 ~ 0.57 0.29 ~ 0.17	0.58 ~ 0.82 0.16 ~ 0.08	0.83 ~ 1.15 0.07 ~ 0.03	> 1.16 < 0.02
		冬	0.20 ~ 0.30	0.31 ~ 0.45 0.19 ~ 0.12	0.46 ~ 0.65 0.11 ~ 0.06	0.66 ~ 0.99 0.05 ~ 0.02	> 1.00 < 0.01
	カタ冷却力	乾	6.0 ~ 7.0	7.1 ~ 9.0 5.9 ~ 5.0	9.1 ~ 11.0 4.9 ~ 3.5	11.1 ~ 12.9 3.4 ~ 2.1	> 13.0 < 2.0
		湿	18.0 ~ 19.0	19.1 ~ 20.9 17.9 ~ 15.1	21.0 ~ 24.9 15.0 ~ 12.1	25.0 ~ 29.9 12.0 ~ 9.1	> 30.0 < 9.0
	感覚温度　℃	夏	22	23 21 ~ 20	24 19	25 18	> 26 < 17
		春秋	20 ~ 21	22 19	23 18	24 17	> 25 < 11
		冬	19	20 18	21 17	22 16	> 23 < 15
汚染条件	二酸化炭素（%）	普通の場合	< 0.069	0.070 ~ 0.099	0.100 ~ 0.139	0.140 ~ 0.199	> 0.200
		再循環式機械換気実施の場合	< 0.099	0.100 ~ 0.139	0.140 ~ 0.199	0.200 ~ 0.249	> 0.250
		無煙突暖房の場合 （主としてガス，石油ストーブ）	< 0.099	0.100 ~ 0.199	0.200 ~ 0.349	0.350 ~ 0.449	> 0.450
	浮遊粒子状物質（mg/m³）		< 0.09	0.1 ~ 0.29	0.3 ~ 0.9	1.0 ~ 1.9	> 2.0
	細菌数（落下法5分間露出）		< 29	30 ~ 74	75 ~ 149	150 ~ 299	> 300

温度（気温，感覚温度）の実測値が小数点以下の端数の場合は，4捨5入した値で判定する．

付表 5-16　騒音に係る環境基準

1　道路に面する地域以外の地域（平成17年（'05）5月改正）

地域の類型	基準値	
	昼　間	夜　間
AA	50デシベル以下	40デシベル以下
A及びB	55デシベル以下	45デシベル以下
C	60デシベル以下	50デシベル以下

・地域の類型
　AA：療養施設，社会福祉施設等が集合して設置される地域など特に静穏を要する地域
　A：専ら住居の用に供される地域
　B：主として住居の用に供される地域
　C：相当数の住居と併せて商業，工業等の用に供される地域
・時間の区分
　昼間：午前6時から午後10時まで
　夜間：午後10時から翌日の午前6時まで

2　道路に面する地域（平成17年（'05）5月改正）

地域の区分	基準値	
	昼　間	夜　間
A地域のうち2車線以上の車線を有する道路に面する地域	60デシベル以下	55デシベル以下
B地域のうち2車線以上の車線を有する道路に面する地域及びC地域のうち車線を有する道路に面する地域	65デシベル以下	60デシベル以下

この場合において，幹線交通を担う道路に近接する空間については，上記にかかわらず，特例として次表の基準値の欄に掲げるとおりとする。

基準値	
昼　間	夜　間
70デシベル以下	65デシベル以下

備考
　個別の住居等において騒音の影響を受けやすい面の窓を主として閉めた生活が営まれていると認められるときは，屋内へ透過する騒音に係る基準（昼間にあっては45デシベル以下，夜間にあっては40デシベル以下）によることができる。

3　航空機（平成12年12月改正）

地域の類型	基準値（単位WECPNL）
I	70以下
II	75以下

注　Iをあてはめる地域はもっぱら住居の用に供される地域とし，IIをあてはめる地域はI以外の地域であって通常の生活を保全する必要がある地域とすること。

4　新幹線鉄道（平成12年12月改正）

地域の類型	基準値
I	70デシベル以下
II	75デシベル以下

注　Iをあてはめる地域は主として住居の用に供される地域とし，IIをあてはめる地域は商工業の用に供される地域などI以外の地域であって通常の生活を保全する必要がある地域とすること。

付表 5-17　産業廃棄物の種類と内容

区分		種　　類	具体例
あらゆる事業活動に伴うもの	法令	1　燃え殻	石炭殻，焼却炉の残灰，炉掃除排出物，その他の焼却残さ
あらゆる事業活動に伴うもの	法令	2　汚　泥	配水処理後の泥状のもの，各種製造業の製造工程で排出された泥状のもの，活性汚泥法による余剰汚泥，凝集沈殿汚泥，ビルピット汚泥，カーバイトかす，ベントナイト汚泥，キラなど
あらゆる事業活動に伴うもの	法令	3　廃　油	鉱物性油，動植物性油，潤滑油，絶縁油，洗浄用油，切削油，タールピッチなど
あらゆる事業活動に伴うもの	法令	4　廃　酸	写真定着廃液，廃硫酸，廃塩酸，各種の有機廃酸，廃ホルマリンなど，すべての酸性廃液
あらゆる事業活動に伴うもの	法令	5　廃アルカリ	写真現像廃液，廃ソーダ液，金属せっけん液など，すべてのアルカリ性廃液
あらゆる事業活動に伴うもの	法令	6　廃プラスチック類	合成樹脂くず，合成繊維くず，合成ゴムくず（廃タイヤを含む.）などすべての合成高分子系化合物
あらゆる事業活動に伴うもの	政令	7　ゴムくず	天然ゴムくずなど
あらゆる事業活動に伴うもの	政令	8　金属くず	鉄くず，非鉄金属くず，切削くず，ダライ粉，溶接かすなど
あらゆる事業活動に伴うもの	政令	9　ガラスくず・コンクリートくず及び陶磁器くず	ガラスくず，耐火レンガくず（工作物でないもの），陶磁器くず，コンクリートくず（工作物の新築，改築又は除去に伴って生じたものを除く）など
あらゆる事業活動に伴うもの	政令	10　鉱さい	鋳物廃砂，高炉・平炉・電気炉などの溶解炉のかす，キューポラのノロ，ボタ，不良石炭，粉炭かすなど
あらゆる事業活動に伴うもの	政令	11　がれき類	工作物の新築，改築又は除去に伴って生じたコンクリートの破片，レンガの破片，アスファルトの破片，その他これに類する不要物
あらゆる事業活動に伴うもの	政令	12　ばいじん（ダスト類）	大気汚染防止法に定めるばい煙発生施設又は産業廃棄物の焼却施設において発生するばいじんであって，集じん施設によって集められたもの
特定の事業活動に伴うもの	政令	13　紙くず	建設業に係るもの（工作物の新築，改築又は除去に伴って生じたものに限る.），パルプ製造業，紙製造業，紙加工品製造業，新聞業，出版業，製本業及び印刷物加工業から生ずる紙くず，並びにPCBが塗布され又は染み込んだもの
特定の事業活動に伴うもの	政令	14　木くず	建設業に係るもの（工作物の新築，改築又は除去に伴って生じたものに限る.），木材又は木製品製造業（家具製造業を含む.），パルプ製造業及び輸入木材卸売業から生ずる木くず，並びにPCBが染み込んだもの
特定の事業活動に伴うもの	政令	15　繊維くず	建設業に係るもの（工作物の新築，改築又は除去に伴って生じたものに限る.），繊維工業（衣服その他の繊維製品製造業を除く.）から生ずる木綿くず，羊毛くず等の天然繊維くず並びにPCBが染み込んだもの
特定の事業活動に伴うもの	政令	16　動植物性残さ	食料品製造業，医薬品製造業，香料製造業から生ずるあめかす，のりかす，醸造かす，発酵かす，魚・獣のあらなど
特定の事業活動に伴うもの	政令	17　動物系固形不要物	と畜場において，と殺し又は解体した獣畜，食鳥処理場において，食鳥処理をした食鳥に係る固形状の不要物
特定の事業活動に伴うもの	政令	18　家畜ふん尿	畜産農業から排出される牛，馬，豚，めん羊，山羊，ニワトリなどのふん尿（畜産類似業も含む.）
特定の事業活動に伴うもの	政令	19　家畜の死体	畜産農業から排出される牛，豚，めん羊，山羊，ニワトリなど死体
	政令	20　その他	以上の産業廃棄物を処分するために処理したもので，上記の産業廃棄物に該当しないもの（有害汚泥のコンクリート固形化物など.）

表 5-18　特別管理廃棄物の種類

<table>
<tr><th>区分</th><th colspan="2">種　類</th><th>備　考</th></tr>
<tr><td rowspan="3">特別管理一般廃棄物</td><td colspan="2">PCB を使用した部品</td><td>一般廃棄物である廃エアコン，テレビ，電子レンジから取り出されたもの，環境整備課長通知（1976 年）「PCB を含む廃棄物の処理対策について」に従い処理</td></tr>
<tr><td colspan="2">ばい塵</td><td>1 日当たりの処理能力が 5 t 以上のごみ焼却施設のうち，焼却灰とばい塵が分離して排出されるものに設けられた集塵装置で捕集されたばい塵</td></tr>
<tr><td colspan="2">感染性一般廃棄物</td><td>医療機関などから排出される，血液の付着したガーゼなどの，感染性病原体を含む，またはそのおそれのある一般廃棄物</td></tr>
<tr><td rowspan="7">特別管理産業廃棄物</td><td colspan="2">廃油</td><td>産業廃棄物である揮発油類，灯油類，軽油類</td></tr>
<tr><td colspan="2">廃酸</td><td>pH が 2.0 以下の廃酸</td></tr>
<tr><td colspan="2">廃アルカリ</td><td>pH が 12.5 以上の廃アルカリ</td></tr>
<tr><td colspan="2">感染性産業廃棄物</td><td>医療機関などから排出される，血液，使用済みの注射針などの，感染性病原体を含む，またはそのおそれのある産業廃棄物</td></tr>
<tr><td rowspan="3">特定有害産業廃棄物</td><td>廃 PCB など・PCB 汚染物</td><td>改正前の廃棄物処理法で廃 PCB など，PCB 汚染物としていたものと内容は変らない</td></tr>
<tr><td>廃石綿など</td><td>建築物から除去した飛散性の吹付け石綿，石綿含有保温剤および，その除去工事から排出されるプラスチックシートなど大気汚染防止法の特定ばい塵発生施設を有する事業場の集塵装置で集められた飛散性の石綿など</td></tr>
<tr><td>改正前の廃棄物処理法の有害産業廃棄物など</td><td>改正前の廃棄物処理法施行令別表第 3 の有害産業廃棄物または遮断型最終処分場に埋立てなければならないとされていた産業廃棄物
（重複あり）
令 7 条 13 号の 2 の産業廃棄物の焼却施設から排出される燃え殻，ばい塵で判定基準を超えるもの</td></tr>
</table>

付表 5-19　土壌の汚染に係る環境基準

（改正平成20年環告46）

項　目	環境上の条件
カドミウム	検液１ℓにつき0.01mg以下であり，かつ，農用地においては，米１kgにつき１mg未満であること
全シアン	検液中に検出されないこと
有　機　燐	検液中に検出されないこと
鉛	検液１ℓにつき0.01mg以下であること
六　価クロム	検液１ℓにつき0.05mg以下であること
砒　素	検液１ℓにつき0.01mg以下であり，かつ，農用地（田に限る）においては，土壌１kgにつき15mg未満であること
総　水　銀	検液１ℓにつき0.0005mg以下であること
アルキル水銀	検液中に検出されないこと
ＰＣＢ	検液中に検出されないこと
銅	農用地（田に限る）において，土壌１kgにつき125mg未満であること
ジクロロメタン	検液１ℓにつき0.02mg以下であること
四塩化炭素	検液１ℓにつき0.002mg以下であること
1,2−ジクロロエタン	検液１ℓにつき0.004mg以下であること
1,1−ジクロロエチレン	検液１ℓにつき0.02mg以下であること
シス−1,2−ジクロロエチレン	検液１ℓにつき0.04mg以下であること
1,1,1−トリクロロエタン	検液１ℓにつき１mg以下であること
1,1,2−トリクロロエタン	検液１ℓにつき0.006mg以下であること
トリクロロエチレン	検液１ℓにつき0.03mg以下であること
テトラクロロエチレン	検液１ℓにつき0.01mg以下であること
1,3−ジクロロプロペン	検液１ℓにつき0.002mg以下であること
チウラム	検液１ℓにつき0.006mg以下であること
シマジン	検液１ℓにつき0.003mg以下であること
チオベンカルブ	検液１ℓにつき0.02mg以下であること
ベンゼン	検液１ℓにつき0.01mg以下であること
セレン	検液１ℓにつき0.01mg以下であること
ふっ素	検液１ℓにつき0.8mg以下であること
ほう素	検液１ℓにつき１mg以下であること

備考

1．環境上の条件のうち検液中濃度に係るものにあっては別途定める方法により検液を作成し，これを用いて測定を行うものとする。

2．カドミウム，鉛，六価クロム，砒素，総水銀，セレン，ふっ素及びほう素に係る環境上の条件のうち検液中濃度に係る値にあっては，汚染土壌が地下水面から離れており，かつ，原状において当該地下水中のこれらの物質の濃度がそれぞれ地下水１ℓにつき0.01mg，0.01mg，0.05mg，0.01mg，0.0005mg及び0.01mgを超えていない場合には，それぞれ検液１ℓにつき0.03mg，0.03mg，0.15mg，0.03mg，0.0015mg，0.03mg，2.4mg及び３mgとする。

3．「検液中に検出されないこと」とは，別途定める方法により測定した場合において，その結果が当該方法の定量限界を下回ることをいう。

4．有機燐とは，パラチオン，メチルパラチオン，メチルジメトン及びEPNをいう。

日本語索引

ア

イ

外国語索引